现代内科常见病
综合诊治

主编　张　櫑　门雪琳　李秀真　宫英芳
　　　马　丽　王佳佳　肖　楠

U0190185

中国海洋大学出版社
·青岛·

图书在版编目（CIP）数据

现代内科常见病综合诊治 / 张檑等主编. —青岛：
中国海洋大学出版社，2023.6
ISBN 978-7-5670-3524-9

Ⅰ．①现… Ⅱ．①张… Ⅲ．①内科—常见病—诊疗
Ⅳ．①R5

中国国家版本馆CIP数据核字（2023）第098900号

出版发行	中国海洋大学出版社		
社　　址	青岛市香港东路23号	邮政编码	266071
出 版 人	刘文菁		
网　　址	http://pub.ouc.edu.cn		
电子信箱	369839221@qq.com		
订购电话	0532-82032573（传真）		
策划编辑	韩玉堂		
责任编辑	韩玉堂	电　　话	0532-85902349
印　　制	日照报业印刷有限公司		
版　　次	2023年6月第1版		
印　　次	2023年6月第1次印刷		
成品尺寸	185 mm×260 mm		
印　　张	29.25		
字　　数	746千		
印　　数	1～1000		
定　　价	208.00元		

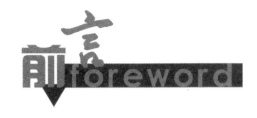

前言 foreword

内科学是一门利用现代医学的方法，对疾病的病因、发病机制、临床表现、诊断、鉴别诊断、治疗和预防等方面进行研究的学科。近年来，有关内科领域的医学知识在理论及临床诊断等方面都得到了日新月异的发展。在这种背景下，医务人员除了要具备全面的医疗理论知识、熟练的技术操作能力、丰富的临床实践经验，更要不断更新医学理论知识、提高临床诊疗水平，这样才能胜任临床工作。

为了将近年来内科学领域的新知识和新技术介绍给我国临床内科医师，同时巩固并提高他们对内科疾病的诊疗水平，我们组织多位内科学专家，在参考国内外有关书籍和论文文献的基础上，详细总结、深入思索并加以汇总、提炼编写了此书。

本书以临床内科常见疾病的诊断与治疗为框架，以基础理论为支撑，首先介绍了常见内科疾病症状与体征、血液净化治疗；然后针对神经内科、心内科、呼吸内科、消化内科等内科常见疾病的病因、发病机制、临床表现、诊断路径、诊断思路解析、诊断内容、医患沟通、治疗要点、患者教育及随访中常遇到的问题等展开论述；最后介绍了医院健康教育、常见内科疾病护理相关内容。

本书具有理论性强、诊断治疗措施全面、所述操作技术实用性强等特点，对现代内科常见病的诊断和治疗具有指导意义，可作为全国各级医院内科医师提高内科临床实践和理论水平的参考书。

由于编者的水平和经验有限，书中难免存在疏漏和不足之处，望广大读者提出宝贵意见和建议。

《现代内科常见病综合诊治》编委会
2023 年 5 月

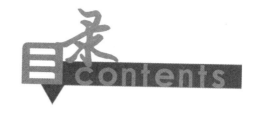

第一章

常见内科疾病症状与体征

第一节 头 痛

狭义的头痛只是指颅顶部疼痛而言,广义的头痛可包括面、咽、颈部疼痛。对头痛的处理首先应找到产生头痛的原因。急性剧烈头痛与既往头痛无关,且以暴发起病或不断加重为特征者,提示有严重疾病存在,可带来不良后果。慢性或复发性头痛,成年累月久治不愈,多半属血管性或精神性头痛。临床上绝大部分患者是慢性或复发性头痛。

一、病因

(一)全身性疾病伴发的头痛

(1)高血压:头痛位于枕部或全头,跳痛性质,晨醒最重为高血压性头痛的特征,舒张压在17.3 kPa(130 mmHg)[①]以上者较常见。

(2)肾上腺皮质功能亢进、原发性醛固酮增多症、嗜铬细胞瘤等,常引起持续性或发作性剧烈头痛,头痛与伴随儿茶酚胺释放时阵发性血压升高有关。

(3)颞动脉炎:50 岁以上,女性居多,头痛剧烈,常突然发作,并呈持续跳动性,一般限于一侧颞部,常伴有皮肤感觉过敏;受累的颞动脉发硬增粗,如管壁病变严重,颞动脉搏动消失,常有触痛,头颅其他血管也可发生类似病变。其可怕的并发症是单眼或双眼失明。本病不少患者伴有原因不明的"风湿性肌肉-关节痛",可有夜汗、发热、红细胞沉降率加速、血白细胞增多。

(4)甲状腺功能减退或亢进。

(5)低血糖,当发生低血糖时通常有不同程度的头痛,尤其是儿童。

(6)慢性充血性心力衰竭、肺气肿。

(7)贫血和红细胞增多症。

(8)心脏瓣膜病变:如二尖瓣脱垂。

[①] 临床上习惯以毫米汞柱(mmHg)作为血压或压力的单位,1 kPa=7.5 mmHg,1 mmHg≈0.133 kPa。全书同。

(9)传染性单核细胞增多症、亚急性细菌性心内膜炎、艾滋病所致的中枢神经系统感染或继发的机会性感染。

(10)头痛型癫痫:脑电图有癫痫样放电,抗癫痫治疗有效,多见于儿童的发作性剧烈头痛。

(11)绝经期头痛:头痛是妇女绝经期常见的症状,常伴有情绪不稳、心悸、失眠、周身不适等症状。

(12)变态反应性疾病引起的头痛常从额部开始,呈弥漫性,双侧或一侧,每次发作都是接触变应原后而发生,伴有过敏症状。头痛持续几小时甚至几天。

(13)急慢性中毒后头痛。①慢性铅、汞、苯中毒:其特点类似功能性头痛,多伴有头昏、眩晕、乏力、食欲减退、情绪不稳以及有自主神经功能紊乱。慢性铅中毒可出现牙龈边缘之蓝色铅线,慢性汞中毒可伴有口腔炎,牙龈边缘出现棕色汞线。慢性苯中毒伴有白细胞减少,血小板和红细胞也相继减少。②一氧化碳中毒。③有机磷农药中毒。④酒精中毒,宿醉头痛是在大量饮酒后隔天早晨出现的持续性头痛,由于血管扩张所致。⑤颠茄碱类中毒,由于阿托品、东莨菪碱过量引起头痛。

(14)脑寄生虫病引起的头痛:如脑囊虫病通常是全头胀痛、跳痛,可伴恶心、呕吐,但无明显定位意义。脑室系统囊虫病头痛的显著特征为,由于头位改变突然出现剧烈头痛发作,呈强迫头位伴眩晕及喷射性呕吐,称为体位改变综合征。流行病学史可以协助诊断。

(二)五官疾病伴发的头痛

1.眼

(1)眼疲劳如隐斜、屈光不正尤其是未纠正的老视等。

(2)青光眼:眼深部疼痛,放射至前额。急性青光眼可有眼部剧烈疼痛,瞳孔常不对称,病侧角膜周围充血。

(3)视神经炎:除视力模糊外并有眼内、眼后或眼周疼痛,眼过分活动时产生疼痛,眼球有压痛。

2.耳、鼻、喉

(1)鼻源性头痛:系指鼻腔、鼻窦病变引起的头痛,多为前额深部头痛,呈钝痛和隐痛,无搏动性,上午痛较重,下午痛减轻,一般都有鼻病症状,如鼻塞、流脓涕等。

(2)鼻咽癌:除头痛外常有耳鼻症状如鼻衄、耳鸣、听力减退、鼻塞以及脑神经损害(第Ⅴ、Ⅵ、Ⅸ、Ⅻ较常见),及颈淋巴结转移等。

3.齿

(1)龋病或牙根炎感染可引起第2、第3支三叉神经痛。

(2)颞下颌关节紊乱综合征:即颞颌关节功能紊乱,患侧耳前疼痛,放射至颞、面或颈部,伴耳阻塞感。

(三)头面部神经痛

1.三叉神经痛

疼痛不超出三叉神经分布范围,常位于口-耳区(自下犬齿向后扩展至耳深部)或鼻-眶区(自鼻孔向上放射至眼眶内或外),疼痛剧烈,来去急骤,数秒钟即过。可伴面肌抽搐,流涎,流泪,结膜充血,发作常越来越频繁,间歇期正常。咀嚼、刷牙、说话、风吹颜面均可触发。须区别原发性或症状性三叉神经痛,后者检查时往往有神经损害体征,如颜面感觉障碍、角膜反射消失、颞肌咬肌萎缩等。病因有小脑脑桥角病变、鼻咽癌侵蚀颅底等。

2.眶上神经痛

位于一侧眼眶上部,眶上切迹处有持续性疼痛并有压痛,局部皮肤有感觉过敏或减退,常见于感冒后。

3.舌咽神经痛

累及舌咽神经和迷走神经的耳、咽支的感觉分布区域,疼痛剧烈并呈阵发性,但也可呈持续性,疼痛限于咽喉,或波及耳、腭甚至颈部,吞咽、伸舌均可促发。

4.枕神经痛

病变侵犯上颈神经感觉根或枕大神经或耳后神经,疼痛自枕部放射至头顶,也可放射至肩或同侧颞、额、眶后区域,疼痛剧烈,活动、咳嗽、打喷嚏使疼痛加重,常为持续性痛,但可有阵发性痛,常有头皮感觉过敏,梳头时觉两侧头皮感觉不一样。病因不一,可见于受凉、感染、外伤、上颈椎类风湿病、寰枢椎畸形、Arnoid-Chiari畸形(小脑扁桃体下疝畸形)、小脑或脊髓上部肿瘤。

5.其他

疼痛性眼肌麻痹,带状疱疹性眼炎等。

(四)颈椎病伤引起的头痛

1.颈椎关节强硬及椎间盘病

头痛位于枕部或下枕部,多钝痛,单侧或双侧,严重时波及前额、眼或颞部,甚至同侧上臂,起初间歇发作,后呈持续性,多发生在早晨,颈转动以及咳嗽和用力时头痛加重。除由于颈神经根病变或脊髓受压引起者外神经体征少见,头和颈可呈异常姿势,颈活动受限,几乎总有枕下部压痛和肌痉挛,头顶加压可再现头痛。

2.类风湿关节炎和关节强硬性脊椎炎

枕骨下深部的间歇或持续疼痛,头前屈时成锐痛和刀割样痛,头后仰或固定于两手间可暂时缓解,疼痛可放射至颜面部或眼。

3.枕颈部病变

寰枢椎脱位、寰枢关节脱位、寰椎枕化及颅底压迹均可产生枕骨下疼痛,屈颈或向前弯腰促发疼痛,平卧时减轻。小脑扁桃体疝、枕大孔脑膜瘤、上颈部神经纤维瘤、室管膜瘤、转移性瘤可牵拉神经根而产生枕骨下疼痛,向额部放射。头颅和脊柱本身病变诸如骨髓瘤、转移瘤、骨髓炎、脊椎结核、Paget病(变形性骨炎)引起骨膜痛,并产生反射性肌痉挛。

4.颈部外伤后

头痛剧烈,有时枕部一侧较重,持续性,颈活动时加重,运动受限,颈肌痉挛。

(五)颅内疾病所致头痛

1.脑膜刺激性头痛

自发性蛛网膜下腔出血,起病突然,多为全头痛,扩展至头、颈后部,呈"裂开样"痛,常有颈项强直。脑炎、脑膜炎时也为全面性头痛,伴有发热及颈项强直,脑脊液检查有助诊断。

2.牵引性头痛

由于脑膜与血管或脑神经的移位或过牵引产生。见于颅内占位病变、颅内高压症和颅内低压症。各种颅内占位病变如硬膜下血肿、脑瘤、脑脓肿等均可产生头痛。脑瘤头痛,起初常是阵发性,早晨最剧,其后变为持续性,可并发呕吐。阻塞性脑积水引起颅内压增高,头痛为主要症状,用力、咳嗽、排便时头痛加重,常并发喷射性呕吐、脉缓、血压高、呼吸不规则、意识模糊、癫痫、视盘水肿等。颅内低压症见于腰穿后、颅脑损伤、脱水,腰穿后头痛于腰穿后48 h内出现,于卧位坐起或站立后发生头痛,伴恶心、呕吐,平卧后头痛缓解,腰穿压力在 0.7 kPa(71.4 mmH$_2$O)以下,严重时无脑脊液流出,可伴有颈部僵直感。良性高颅内压性头痛具有颅内压增高的症状,急性或发作性全头痛,有呕吐、眼底视盘水肿,腰穿压力增高,头颅 CT 或 MRI 无异常。

(六)偏头痛

偏头痛可有遗传因素,以反复发作性头痛为特征,头痛程度、频度及持续时间可有很大差别,多为单侧,常有厌食、恶心和呕吐,有些病例伴有情绪障碍。又可分为以下几种。

1.有先兆的偏头痛

占 10%～20%,青春期发病,有家族史,劳累、情绪因素、月经期等易发。发作前常有先兆,如闪光、暗点、偏盲以及面、舌、肢体麻木等。继之以一侧或双侧头部剧烈搏动性跳痛或胀痛,多伴有恶心、呕吐、面色苍白、畏光或畏声。持续 2～72 h 恢复。间歇期自数天至十余年不等。

2.没有先兆的偏头痛

最常见,无先兆或有不清楚的先兆,见于发作前数小时或数天,包括精神障碍、胃肠道症状和体液平衡变化,面色苍白、头昏、出汗、兴奋、局部或全身水肿则与典型偏头痛相同,头痛可双侧,持续时间较长,自十多小时至数天不等,随年龄增长头痛强度变轻。

3.眼肌瘫痪型偏头痛

少见,头痛伴有动眼神经麻痹,常在持续性头痛经 3～5 d,头痛强度减轻时麻痹变得明显,睑下垂最常见。若发作频繁动眼神经偶可永久损害。颅内动脉瘤可引起单侧头痛和动眼神经麻痹。

4.基底偏头痛

少见。见于年轻妇女和女孩,与月经周期明显有关。先兆症状包括失明、意识障碍和各种脑干症状如眩晕、共济失调、构音障碍和感觉异常,历时 20～40 min,继之剧烈搏动性枕部头痛和呕吐。

5.偏瘫型偏头痛

以出现偏瘫为特征,头痛消失后神经体征可保留一段时期。

(七)丛集性头痛

为与偏头痛密切相关的单侧型头痛,男多于女,常在 30～60 岁起病,其特点是一连串紧密发作后间歇数月甚至数年。发作突然,强烈头痛位于面上部、眶周和前额,常在夜间发作,密集的短阵头痛每次15～90 min;有明显的并发症状,包括球结膜充血、流泪、鼻充血,约 20%患者同侧有 Horner 综合征(瞳孔缩小,但对光及调节反射正常,轻度上睑下垂,眼球内陷,患侧头面颈部无汗,颜面潮红,温度增高,系交感神经损害所致),发作通常持续 3～16 周。

(八)紧张型头痛

紧张型头痛包括发作性及慢性肌肉收缩性头痛或非肌肉收缩性痛(焦虑、抑郁)。患者叙述含糊的弥漫性钝痛和重压感、箍紧感,几乎总是双侧性。偏头痛的特征样单侧搏动性疼痛少见,无明显恶心、呕吐等伴随症状。慢性头痛可以持续数十年,导致焦虑、抑郁状态,失眠、噩梦、厌食、疲乏、便秘、体质量减轻等。镇痛剂短时有效,但长期服用反而可能造成药物依赖性头痛,生物反馈是较好的治疗方法。

(九)脑外伤后头痛

脑外伤后头痛指外伤恢复期后的慢性头痛,主要起源于颅外因素,如头皮局部瘢痕。可表现肌肉收缩性痛、偏头痛、功能性头痛。有时并发转头时眩晕、恶心、过敏和失眠。

二、诊断

（一）问诊

不少头痛病例的诊断（如偏头痛、精神性头痛等），主要是以病史为依据，特别要注意下列各点。

1.头痛的特点

（1）起病方式及病程：急、慢、长、短，发作性、持续性或在持续性基础上有发作性加重，注意发作时间长短及次数，以及头痛发作前后情况。

（2）头痛的性质及程度：压榨样痛、胀痛、钝痛、跳痛、闪电样痛、爆裂样痛、针刺样痛，加重或减轻因素，与体位的关系。

（3）头痛的部位：局部、弥散、固定、多变。

2.伴随症状

有无先兆（眼前闪光、黑蒙、口唇麻木及偏身麻木、无力），恶心、呕吐、头昏、眩晕、出汗、排便，五官症状（眼痛、视力减退、畏光、流泪、流涕、鼻塞、鼻出血、耳鸣、耳聋），神经症状（抽搐、瘫痪、感觉障碍），精神症状（失眠、多梦、记忆力减退、注意力不集中、淡漠、忧郁等），以及发热等。

3.常见病因

有无外伤、感染、中毒或精神因素、肿瘤病史。

（二）系统和重点检查

在一般检查、神经检查及精神检查中应着重以下几点。

（1）体温、脉搏、呼吸、血压的测量。

（2）眼、耳、鼻、鼻窦、咽、齿、下颌关节有无病变，特别注意有无鼻咽癌迹象。

（3）头、颈部检查：注意有无强迫头位，颈椎活动幅度如何。观察体位改变（直立、平卧、转头）对头痛的影响。头颈部有无损伤、肿块、压痛、肌肉紧张、淋巴结肿大，有无血管怒张、发硬、杂音、搏动消失等。有无脑膜刺激征。

（4）神经检查：注意瞳孔大小、视力、视野，视盘有无水肿，头面部及肢体有无瘫痪和感觉障碍。

（三）分析方法

根据病史和体检的发现，对照前述病因分类中各种头痛的临床特点，进行细致考虑。一般而论，首先考虑是官能性还是器质性头痛。若属后者，分析是全身性疾病，还是颅内占位性病变或非占位性病变引起的头痛，或颅外涉及眼、耳、鼻、喉、齿部疾病和头面部神经痛性头痛。对一时诊断不清者，应严密观察，定期复查，切忌"头痛医头"，以免误诊。

（四）选择辅助检查

根据前述设想，推断头痛患者可能的病因，依照拟诊，选作针对性的辅助检查，如怀疑蛛网膜下腔出血，可检查脑脊液；怀疑脑瘤，可作头颅 CT 或 MRI；怀疑颅内感染，可行脑电图检查。

（门雪琳）

第二节 心 悸

一、概述

心悸是人们主观感觉心跳或心慌,患者主诉心脏像擂鼓样,心跳停搏,心慌不稳等,常伴心前区不适,是由于心率过快或过缓、心律不齐、心肌收缩力增加或神经敏感性增高等因素引起。一般健康人仅在剧烈运动、神经过度紧张或高度兴奋时才会有心悸的感觉,神经症或处于焦虑状态的患者即使没有心律失常或器质性心脏病,也常以心悸为主诉而就诊,而某些患器质性心脏病者或出现频发性期前收缩,甚至心房颤动而并不感觉心悸。

二、诊断

(一)临床表现

由于心律失常引起的心悸,在检查患者的当时心律失常不一定存在,因此务必让患者详细陈述发病的缓急、病程的长短;发生心悸当时的主要症状,如有无心脏活动过强、过快、过慢、不规则的感觉;持续性或阵发性;是否伴有意识改变;周围循环状态如四肢发冷、面色苍白以及发作持续时间等;有无多食、怕热、易出汗、消瘦等;心悸发作的诱因与体位、体力活动、精神状态以及麻黄碱、胰岛素等药物的关系。体检重点检查有无心脏疾病的体征,如心脏杂音、心脏扩大及心律改变,有无血压增高、脉压增宽、动脉枪击音、水冲脉等高动力循环的表现,注意甲状腺是否肿大、有无突眼、震颤和杂音以及有无贫血的体征。

(二)辅助检查

为明确有无心律失常存在及其性质应做心电图检查,如常规心电图未发现异常,可根据患者情况予以适当运动如仰卧起坐、蹲踞活动或24 h动态心电图检查,怀疑冠心病、心肌炎者给予运动负荷试验,阳性检出率较高,如高度怀疑有恶性室性心律失常者,应做连续心电图监测。如怀疑有甲状腺功能亢进、低血糖或嗜铬细胞瘤时可进行相关的实验室检查。

三、鉴别诊断

心悸的鉴别需明确其为心脏原发性节律紊乱引起还是继发循环系统以外的疾病所致,进一步需确定其为功能性还是器质性疾病导致的心悸。

(一)心律失常

1.期前收缩

期前收缩为心悸最常见的病因。不少正常人可因期前收缩的发生而以心悸就诊,心突然"悬空""下沉"或"停顿"感是期前收缩的特征。此种感觉不但与代偿间歇的长短有关,且往往与期前收缩后的心搏出量有关。心脏病患者发生期前收缩的机会更多,心肌梗死患者如期前收缩发生在前一心搏的T波上,特别容易引起室性心动过速或心室颤动,应及时处理。听诊可发现心跳不规则,第一心音增强,第二心音减弱或消失,以后有一较长的代偿间歇,桡动脉搏动减弱,甚或消失,形成脉搏短绌。

2.阵发性心动过速

阵发性心动过速是一种阵发性规则而快速的异位心律,具有突发突止的特点,发作时间长短不一,心率为每分钟 160～220 次,大多数阵发性室上性心动过速是由折返机制引起,多无器质性心脏病,心动过速发作可由情绪激动、突然用力、疲劳或饱餐所致,亦可无明显诱因出现心悸、心前区不适、精神不安等,严重者可出现血压下降、头晕、乏力甚至心绞痛。室性心动过速最常发生于冠心病,尤其是发生过心肌梗死有室壁瘤的患者及心功能较差者;也可见于其他心脏病甚至无心脏病的患者。阵发性室上性心动过速和室性心动过速心电图不难鉴别,但宽 QRS 波室上性心动过速有时与室速难以区分,必要时可做心脏电生理检查。

3.心房颤动

心房颤动亦为常见心悸原因之一,特别是初发又未经治疗而心率快速者。多发生在器质性心脏病基础上。由于心房活动不协调,失去有效收缩力,加以快而不规则心室节律使心室舒张期缩短,心室充盈不足,因而心排血量不足,常可诱发心力衰竭。体征主要是心律完全不规则,输出量甚少的心搏可引起脉搏短绌,心率越快,脉搏短绌越显著。心电图检查示窦性 P 波消失,出现细小而形态不一的心房颤动波,心室率绝对不齐则可明确诊断。

(二)心外因素性心悸

1.贫血

常见病因和诱因有钩虫病、溃疡病、痔、月经过多、产后出血、外伤出血等。心悸因心率代偿性增快所致,头晕、眼花、乏力、皮肤黏膜苍白,为贫血疾病的共性,贫血纠正,心悸好转。各种贫血有其特有的临床表现:可有皮肤黏膜出血,上腹部压痛,消瘦,产后出血等。血常规、血小板计数、网织红细胞计数、血细胞比容、外周血及骨髓涂片、粪检寄生虫卵等可资鉴别。

2.甲状腺功能亢进症

以 20～40 岁女性多见。甲状腺激素分泌过多,兴奋和刺激心脏,心悸因代谢亢进心率增快引起,稍活动心悸明显加剧,伴手震颤、怕热、多汗、失眠、易激动、食欲亢进、消瘦;甲状腺弥漫性肿大;有细震颤和血管杂音;眼球突出,持续性心动过速。实验室检查甲状腺摄碘率升高,甲状腺抑制试验阴性,血总 T_3、T_4 升高,基础代谢率升高等。

3.休克

由于全身组织灌注不足,微循环血流减少,致使心率增快,出现心悸。典型临床症状为皮肤苍白,四肢皮肤湿冷,意识模糊,脉快而弱,血压明显下降,脉压小,尿量减少,二氧化碳结合力和血 pH 有不同程度的降低,收缩压下降至 10.7 kPa(80 mmHg)以下,脉压<2.7 kPa(20 mmHg),原有高血压者收缩压较原有水平下降 30％ 以上。

4.高原病

多见于初入高原者,由于在海拔 3 000 m 以上,大气压和氧分压降低,引起人体缺氧,心率代偿性增快而出现心悸,伴头痛、头晕、眩晕、恶心、呕吐、失眠、疲倦、气喘、胸闷、胸痛、咳嗽、咯血色泡沫痰、呼吸困难等,严重者可出现高原性肺脑水肿。X 线检查:肺动脉段隆凸,右心室肥大,心电图见右心室肥厚及肺性P波等;血液检查:红细胞增多。

5.发热性疾病

由病毒、细菌、支原体、立克次体、寄生虫等感染引起。心悸常与发热有明显关系,热退,则心悸缓解。根据原发病不同,有其不同临床体征,血、尿、粪常规检查及 X 线,超声检查等可明确诊断。药物作用所致的心悸:肾上腺素、阿托品、甲状腺素等药物使用后心率加快,出现心悸。停药后心悸逐渐消失。临床表现除原有疾病的症状外,尚有心前区不适、面色潮红、烦躁不安、心动过速等,详细询问用药史及停药后症状消失可资鉴别。

(三)妊娠期心动过速

由于胎儿生长需要,血流量增加,流速加快,心率加快而致心悸。多见于妊娠后期,有妊娠期的变化:如子宫增大、乳房增大、呼吸困难等症状,下肢水肿、心动过速、腹部随妊娠月龄的增加而膨大,可伴有高血压,尿妊娠试验、孕酮试验、超声检查等鉴别不难。

(四)更年期综合征

主要与卵巢功能衰退,性激素分泌失调有关。多发生于45～55岁,激素分泌紊乱、自主神经功能异常而引起心悸。主要特征为月经紊乱,全身不适,面部皮肤阵阵发红,忽冷、忽热,出汗,情绪易激动,失眠、耳鸣、腰背酸痛,性功能减退等。血、尿中的雌激素及催乳素减少。卵泡刺激素(FSH)与黄体生成激素(LH)增高为诊断依据。

(五)心脏神经症

主要由于中枢神经功能失调,影响自主神经功能,造成心脏血管功能异常。患者群多为青壮年(20～40岁)女性,心悸与精神状态、失眠有明显关系,主诉较多。如呼吸困难、心前区疼痛、易激动、易疲劳、失眠、多梦、头晕、头痛、记忆力差、注意力涣散、多汗、手足冷、腹胀、尿频等。X线检查、心电图、超声心动图等检查正常。

(门雪琳)

第三节　腹　　痛

一、急性腹痛

(一)病因

1.腹腔脏器疾病引起的急性腹痛

(1)炎症性:急性胃炎、急性胃肠炎、急性胆囊炎、急性胰腺炎、急性阑尾炎、急性出血坏死性肠炎、急性局限性肠炎、急性末端回肠憩室炎(Meckel憩室炎)、急性结肠憩室炎、急性肠系膜淋巴结炎、急性原发性腹膜炎、急性继发性腹膜炎、急性盆腔炎、急性肾盂肾炎。

(2)穿孔性:胃或十二指肠急性穿孔、急性肠穿孔。

(3)梗阻(或扭转)性:胃黏膜脱垂症、急性胃扭转、急性肠梗阻、胆道蛔虫病、胆石症、急性胆囊扭转、肾与输尿管结石、大网膜扭转、急性脾扭转、卵巢囊肿扭转、妊娠子宫扭转。

(4)内出血性:肝癌破裂、脾破裂、肝破裂、腹主动脉瘤破裂、肝动脉瘤破裂、脾动脉瘤破裂、异位妊娠破裂、卵巢破裂(滤泡破裂或黄体破裂)。痛经为常见病因。

(5)缺血性:较少见,如由于心脏内血栓脱落,或动脉粥样硬化血栓形成所引起的肠系膜动脉急性闭塞、腹腔手术后或盆腔炎并发的肠系膜静脉血栓形成。网膜缺血、肝梗死、脾梗死、肾梗死、主动脉瘤。

2.腹腔外疾病引起的急性腹痛

（1）胸部疾病：大叶性肺炎、急性心肌梗死、急性心包炎、急性右心衰竭、膈胸膜炎、肋间神经痛。

（2）神经源性疾病：神经根炎、带状疱疹、腹型癫痫。脊髓肿瘤、脊髓痨亦常有腹痛。

（3）中毒及代谢性疾病：铅中毒、急性铊中毒、糖尿病酮症酸中毒、尿毒症、血卟啉病、低血糖状态、原发性高脂血症、低钙血症、低钠血症。细菌（破伤风）毒素可致剧烈腹痛。

（4）变态反应及结缔组织疾病：腹型过敏性紫癜、腹型荨麻疹、腹型风湿热、结节性多动脉炎、系统性红斑狼疮。

（5）急性溶血：可由药物、感染、食物（如蚕豆）或误输异型血引起。

（二）诊断

（1）首先区别急性腹痛起源于腹腔内疾病或腹腔外疾病，腹腔外病变造成的急性腹痛属于内科范畴，常在其他部位可发现阳性体征。不能误认为外科急性腹痛而盲目进行手术。

（2）如已肯定病变在腹腔脏器，应区别属外科（包括妇科）抑或内科疾病。外科性急腹痛一般具有下列特点：①起病急骤，多无先驱症状；②如腹痛为主症，常先有腹痛，后出现发热等全身性中毒症状；③有腹膜激惹体征（压痛、反跳痛、腹肌抵抗）。造成内科性急性腹痛的腹部脏器病变主要是炎症，其特点：①急性腹痛常是各种临床表现中的一个症状，或在整个病程的某一阶段构成主症；②全身中毒症状常出现在腹痛之前；③腹部有压痛，偶有轻度腹肌抵抗，但无反跳痛。

（3）进一步确定腹部病变脏器的部位与病因。①详尽的病史和细致的体检仍然是最重要、最基本的诊断手段。一般应询问最初痛在何处及发展经过怎样，阵发性痛或是持续性痛，轻重程度如何，痛与排便有无关系，痛时有无呕吐，呕吐物性质如何，有无放射痛，痛与体位、呼吸的关系等。腹痛性质的分析，常与确定诊断有很大帮助。阵发性绞痛是空腔脏器发生梗阻或痉挛，如胆管绞痛，肾、输尿管绞痛，肠绞痛。阵发性钻顶样痛是胆道、胰管或阑尾蛔虫梗阻的特征。持续性腹痛多是腹内炎症性疾病，如急性阑尾炎、腹膜炎等。结肠与小肠急性炎症时也常发生绞痛，但常伴有腹泻。持续性疼痛伴阵发性加剧，多表明炎症同时伴有梗阻，如胆石症伴发感染。腹痛部位一般即病变部位，但也有例外，如急性阑尾炎初期疼痛在中上腹部或脐周。膈胸膜炎、急性心肌梗死等腹外病变也可能以腹痛为首发症状。中上腹痛伴右肩背部放射痛者，常为胆囊炎、胆石症。上腹痛伴腰背部放射痛者，常为胰腺炎。②体检重点在腹部，同时也必须注意全身检查，如面容表情、体位、心、肺有无过敏性皮疹及紫癜等。肛门、直肠指检应列为常规体检内容，检查时注意有无压痛、膨隆、波动及肿块等，并注意指套上有无血和黏液。一般根据病史和体格检查已能作出初步诊断。③辅助检查应视病情需要与许可，有目的地选用。检验：炎症性疾病血白细胞计数常增加。急性胰腺炎患者血与尿淀粉酶增高。排除糖尿病酮症酸中毒须查尿糖和尿酮体。X线检查：胸片可以明确或排除肺部和胸膜病变。腹部平片可观察有无气液面和游离气体，有助于肠梗阻和消化道穿孔的诊断。右上腹出现结石阴影提示胆结石或肾结石。下腹部出现结石阴影可能是输尿管结石。腹主动脉瘤的周围可有钙化壳。CT、MRI检查：较X线检查有更高的分辨力，所显示的影像更为清晰。超声检查：有助于提示腹腔内积液，并可鉴别肿块为实质性或含有液体的囊性。腹腔穿刺和腹腔灌洗：在疑有腹膜炎及血腹时，可做腹腔穿刺。必要时可通过穿刺将透析用导管插入腹腔，用生理盐水灌洗，抽出液体检查可提高阳性率。穿刺液如为血性，说明腹内脏器有破裂出血。化脓性腹膜炎为混浊黄色脓液，含大量中性多核白细胞，有时可镜检和/或培养得细菌。急性胰腺炎为血清样或血性液体，淀粉酶含量早期升高，超过血清淀粉酶。

胆囊穿孔时,可抽得感染性胆汁。急性腹痛的病因较复杂,病情大多危重,且时有变化,诊断时必须掌握全面的临床资料,细致分析。少数难以及时确定诊断的病例,应严密观察,同时采取相应的治疗措施,但忌用镇痛剂,以免掩盖病情,贻误正确的诊断与治疗。

二、慢性腹痛

(一)病因

慢性腹痛是指起病缓慢、病程较长或急性发作后时发时愈者,其病因常与急性腹痛相仿。

1.慢性上腹痛

(1)食管疾病:如反流性食管炎、食管裂孔疝、食管炎、食管溃疡、食管贲门失弛缓症、贲门部癌等。

(2)胃十二指肠疾病:如胃或十二指肠溃疡、慢性胃炎、胃癌、胃黏膜脱垂、胃下垂、胃神经症、非溃疡性消化不良、十二指肠炎、十二指肠壅滞症、十二指肠憩室炎等。

(3)肝、胆疾病:如慢性病毒性肝炎、肝脓肿、肝癌、肝片形吸虫病、血吸虫病、华支睾吸虫病、慢性胆囊炎、胆囊结石、胆囊息肉、胆囊切除后综合征、胆道运动功能障碍、原发性胆囊癌、胆系贾第虫病等。

(4)其他:如慢性胰腺炎、胰腺癌、胰腺结核、肝(脾)曲综合征、脾周围炎、结肠癌等。

2.慢性中下腹痛

(1)肠道寄生虫病:如蛔虫、姜片虫、鞭虫、绦虫等以及其他较少见的肠道寄生虫病。

(2)回盲部疾病:如慢性阑尾炎、局限性回肠炎、肠阿米巴病、肠结核、盲肠癌等。

(3)小肠疾病:如肠结核、局限性肠炎、空肠回肠憩室炎、原发性小肠肿瘤等。

(4)结肠、直肠疾病:如慢性结肠炎、结肠癌、直肠癌、结肠憩室炎等。

(5)其他:如慢性盆腔炎、慢性前列腺炎、肾下垂、游离肾、肾盂肾炎、泌尿系统结石、前列腺炎、精囊炎、肠系膜淋巴结结核等。

3.慢性广泛性或不定位性腹痛

如结核性腹膜炎、腹腔内或腹膜后肿瘤、腹型肺吸虫病、血吸虫病、腹膜粘连、血卟啉病、腹型过敏性紫癜、神经官能性腹痛等。

(二)诊断

应注意询问过去病史,并根据腹痛部位和特点,结合伴随症状、体征,以及有关的检验结果,综合分析,作出判断。

1.过去史

注意有无急性阑尾炎、急性胰腺炎、急性胆囊炎等急性腹痛病史,以及腹部手术史等。

2.腹痛的部位

常是病变脏器的所在位置,有助于及早明确诊断。

3.腹痛的性质

如消化性溃疡多为节律性上腹痛,呈周期性发作;肠道寄生虫病呈发作性隐痛或绞痛,可自行缓解;慢性结肠病变多为阵发性痉挛性胀痛,大便后常缓解;肿瘤的疼痛常呈进行性加重。

4.腹痛与伴随症状、体征的关系

如伴有发热者,提示有炎症、脓肿或恶性肿瘤;伴有吞咽困难、反食者,多见于食管疾病;伴有呕吐者,见于胃十二指肠梗阻性病变;伴有腹泻者,多见于慢性肠道疾病或胰腺疾病;伴有腹块者,应注意是肿大的脏器,亦是炎性包块或肿瘤。

5.辅助检查

如胃液分析对胃癌和消化性溃疡的鉴别诊断有一定价值;十二指肠引流液检查、胆囊及胆道造影可了解胆囊结石及胆道病变;疑有食管、胃、小肠疾病可做 X 线钡餐检查,结肠病变则须钡剂灌肠检查,消化道X 线气钡双重造影可提高诊断率;各种内镜检查除可直接观察消化道内腔、腹腔和盆腔病变外,并可采取活组织检查;超声检查可显示肝、脾、胆囊、胰等脏器及腹块的大小和轮廓等;CT、MRI 具有较高的分辨力,并可自不同角度和不同方向对病变部位进行扫描,获得清晰影像,对鉴别诊断有很大帮助。

(门雪琳)

第四节　发　　热

一、概述

正常人体的体温在体温调节中枢的控制下,人体的产热和散热处于动态平衡之中,维持人体的体温在相对恒定的范围之内,腋窝下所测的体温为 36 ℃～37 ℃;口腔中舌下所测的体温为 36.3 ℃～37.2 ℃;肛门内所测的体温为 36.5 ℃～37.7 ℃。在生理状态下,不同的个体、不同的时间和不同的环境,人体体温会有所不同。①不同个体间的体温有差异:儿童由于代谢率较高,体温可比成年人高;老年人代谢率低,体温比成年人低。②同一个体体温在不同时间有差异:正常情况下,人体体温在早晨较低,下午较高;妇女体温在排卵期和妊娠期较高,月经期较低。③不同环境下的体温亦有差异:运动、进餐、情绪激动和高温环境下工作时体温较高,低温环境下工作时体温较低。在病理状态下,人体产热增多,散热减少,体温超过正常时,就称为发热。发热持续时间在 2 周以内为急性发热,超过 2 周为慢性发热。

(一)病因

引起发热的病因很多,按有无病原体侵入人体分为感染性发热和非感染性发热两大类。

1.感染性发热

各种病原体侵入人体后引起的发热称为感染性发热。引起感染性发热的病原体有细菌、病毒、支原体、立克次体、真菌、螺旋体及寄生虫。病原体侵入机体后可引起相应的疾病,不论急性还是慢性、局限性还是全身性均可引起发热。病原体及其代谢产物或炎性渗出物等外源性致热原,在体内作用致热原细胞如中性粒细胞、单核细胞及巨噬细胞等,使其产生并释放白细胞介素-1、干扰素、肿瘤坏死因子和炎症蛋白-1 等而引起发热。感染性发热占发热病因的 $50\%～60\%$。

2.非感染性发热

由病原体以外的其他病因引起的发热称为非感染性发热。常见于以下原因。

(1)吸收热:由于组织坏死,组织蛋白分解和坏死组织吸收引起的发热称为吸收热。①物理和机械因素损伤:大面积烧伤、内脏出血、创伤、大手术后,骨折和热射病等。②血液系统疾病:白血病、恶性淋巴瘤、恶性组织细胞病、骨髓增生异常综合征、多发性骨髓瘤、急性溶血和血型不合输血等。③肿瘤性疾病:各种恶性肿瘤。④血栓栓塞性疾病:静脉血栓形成,如股静脉和髓静脉血栓形成;动脉血栓形成,如心肌梗死、脑动脉栓塞、肠系膜动脉栓塞和四肢动脉栓塞等。微循环血栓形成,如溶血性尿毒综合征和血栓性血小板减少性紫癜。

(2)变态反应性发热:变态反应产生时形成外源性致热原抗原抗体复合物,激活了致热原细胞,使其产生并释放白细胞介素-1、干扰素、肿瘤坏死因子和炎症蛋白-1等引起的发热。如风湿热、药物热、血清病和结缔组织病等。

(3)中枢性发热:有些致热因素不通过内源性致热原而直接损害体温调节中枢,使体温调定点上移后发出调节冲动,造成产热大于散热,体温升高,称为中枢性发热。①物理因素:如中暑等。②化学因素:如重度安眠药中毒等。③机械因素:如颅内出血和颅内肿瘤细胞浸润等。④功能性因素:如自主神经功能紊乱和感染后低热。

(4)其他:如甲状腺功能亢进,脱水等。

发热都是由于致热因素的作用使人体产生的热量超过散发的热量,引起体温升高超过正常范围。

(二)发生机制

1.外源性致热原的摄入

各种致病的微生物或它们的毒素、抗原抗体复合物、淋巴因子、某些致炎物质(如尿酸盐结晶和硅酸盐结晶)、某些类固醇、肽聚糖和多核苷酸等外源性致热原多数是大分子物质,侵入人体后不能通过血-脑屏障作用于体温调节中枢,但可通过激活血液中的致热原细胞产生白细胞介素-1等。白细胞介素-1等的产生:在各种外源性致热原侵入人体内后,能激活血液中的中性粒细胞,单核-巨噬细胞和嗜酸性粒细胞等,产生白细胞介素-1、干扰素、肿瘤坏死因子和炎症蛋白-1。其中研究最多的是白细胞介素-1。

2.白细胞介素-1的作用部位

(1)脑组织:白细胞介素-1可能通过下丘脑终板血管器(此处血管为有孔毛细血管)的毛细血管进入脑组织。

(2)下丘脑视前区神经元:白细胞介素-1亦有可能通过下丘脑终板血管器毛细血管到达血管外间隙(即血-脑屏障外侧)的下丘脑视前区神经元。

3.发热的产生

白细胞介素-1作用于下丘脑视前区神经元或在脑组织内再通过中枢介质引起体温调定点上移,体温调节中枢再对体温重新调节,发出调节命令,一方面可能通过垂体内分泌系统使代谢增加和/或通过运动神经系统使骨骼肌阵缩(即寒战),引起产热增加;另一方面通过交感神经系统使皮肤血管和立毛肌收缩,排汗停止,散热减少。这几方面作用使人体产生的热量超过散发的热量,体温升高,引起发热,一直达到体温调定点的新的平衡点。

二、发热的诊断

(一)发热的程度诊断

(1)低热:人体的体温超过正常,但低于 38 ℃。

(2)中度热:人体的体温为 38.1 ℃～39 ℃。

(3)高热:人体的体温为 39.1 ℃～41 ℃。

(4)过高热:人体的体温超过 41 ℃。

（二）发热的分期诊断

1.体温上升期

此期为白细胞介素-1作用于下丘脑视前区神经元或在脑组织内再通过中枢介质引起体温调定点上移,体温调节中枢对体温重新调节,发出调节命令,可通过代谢增加,骨骼肌阵缩(寒战),使产热增加;皮肤血管和立毛肌收缩,使散热减少。因此,产热超过散热使体温升高。体温升高的方式有骤升和缓升两种。

（1）骤升型:人体的体温在数小时内达到高热或以上,常伴有寒战。

（2）缓升型:人体的体温逐渐上升在几天内达高峰。

2.高热期

此期为人体的体温达到高峰后的时期,体温调定点已达到新的平衡。

3.体温下降期

此期由于病因已被清除,体温调定点逐渐降到正常,散热超过产热,体温逐渐恢复正常。与体温升高的方式相对应的有两种体温降低的方式。

（1）骤降型:人体的体温在数小时内降到正常,常伴有大汗。

（2）缓降型:人体的体温在几天内逐渐下降到正常。体温骤升和骤降的发热常见疟疾、大叶性肺炎、急性肾盂肾炎和输液反应。体温缓升缓降的发热常见于伤寒和结核。

（三）发热的分类诊断

1.急性发热

发热的时间在2周以内为急性发热。

2.慢性发热

发热的时间超过2周为慢性发热。

（四）发热的热型诊断

把不同时间测得的体温数值分别记录在体温单上,将不同时间测得的体温数值按顺序连接起来,形成体温曲线,这些曲线的形态称热型。

1.稽留热

人体的体温维持在高热和以上水平达几天或几周。常见大叶性肺炎和伤寒高热期。

2.弛张热

人体的体温在一天内都在正常水平以上,但波动范围在2℃以上。常见化脓性感染、风湿热、败血症等。

3.间歇热

人体的体温骤升到高峰后维持几小时,再迅速降到正常,无热的间歇时间持续一到数天,反复出现。常见于疟疾和急性肾盂肾炎等。

4.波状热

人体的体温缓升到高热后持续几天后,再缓降到正常,持续几天后再缓升到高热,反复多次。常见于布鲁杆菌病。

5.回归热

人体的体温骤升到高热持续几天后,再骤降到正常,持续几天后再骤升到高热,反复数次。常见恶性淋巴瘤和部分恶性组织细胞病等。

6.不规则热

人体的体温可高可低,无规律性。常见于结核病,风湿热等。

三、发热的诊断方法

(一)详细询问病史

1.现病史

(1)起病情况和患病时间:发热的急骤和缓慢,发热持续时间。急性发热常见细菌、病毒、肺炎支原体、立克次体、真菌、螺旋体及寄生虫感染。其他有结缔组织病、急性白血病、药物热等。长期发热的原因,除中枢性原因外,还可包括以下四大类:①感染是长期发热最常见的原因,常见于伤寒、副伤寒、亚急性感染性心内膜炎、败血症、结核病、阿米巴肝病、黑热病、急性血吸虫病等。在各种感染中,结核病是主要原因之一,特别是某些肺外结核,如深部淋巴结结核、肝结核。②造血系统的新陈代谢率较高,有病理改变时易引起发热,如深部恶性淋巴瘤、恶性组织细胞病等。③结缔组织疾病如播散性红斑狼疮、结节性多动脉炎、风湿热等疾病,可成为长期发热的疾病。④恶性肿瘤增长迅速,当肿瘤组织崩溃或附加感染时则可引起长期发热,如肝癌、结肠癌等早期常易漏诊。

(2)病因和诱因:常见的有流行性感冒、其他病毒性上呼吸道感染、急性病毒性肝炎、流行性乙型脑炎、脊髓灰质炎、传染性单核细胞增多症、流行性出血热、森林脑炎、传染性淋巴细胞增多症、麻疹、风疹、流行性腮腺炎、水痘、肺炎支原体肺炎、肾盂肾炎、胸膜炎、心包炎、腹膜炎、血栓性静脉炎、丹毒、伤寒、副伤寒、亚急性感染性心内膜炎、败血症、结核病、阿米巴肝病、黑热病、急性血吸虫病、钩端螺旋体病、疟疾、阿米巴肝病、急性血吸虫病、丝虫病、旋毛虫病、风湿热。药热、血清病、系统性红斑狼疮、皮肌炎、结节性多动脉炎、急性胰腺炎、急性溶血、急性心肌梗死、脏器梗阻或血栓形成,体腔积血或血肿形成,大面积烧伤、白血病、恶性淋巴瘤、癌、肉瘤、恶性组织细胞病、痛风发作、甲状腺危象、重度脱水、热射病、脑出血、白塞病、高温下工作等。

(3)伴随症状:有寒战、结膜充血、口唇疱疹、肝脾大、淋巴结肿大、出血、关节肿痛、皮疹和昏迷等。发热的伴随症状越多,越有利于诊断或鉴别诊断,所以应尽量询问和采集发热的全部伴随症状。寒战常见于大叶肺炎、败血症、急性胆囊炎、急性肾盂肾炎、流行性脑脊髓膜炎、疟疾、钩端螺旋体病、药物热、急性溶血或输血反应等。结膜充血多见于麻疹、咽结膜热、流行性出血热、斑疹伤寒、钩端螺旋体病等。口唇单纯疱疹多出现于急性发热性疾病,如大叶肺炎、流行性脑脊髓膜炎、间日疟、流行性感冒等。淋巴结肿大见于传染性单核细胞增多症、风疹、淋巴结结核、局灶性化脓性感染、丝虫病、白血病、淋巴瘤、转移癌等。

肝脾大常见于传染性单核细胞增多症、病毒性肝炎、肝及胆管感染、布鲁杆菌病、疟疾、结缔组织病、白血病、淋巴瘤及黑热病、急性血吸虫病等。出血可见于重症感染及某些急性传染病,如流行性出血热、病毒性肝炎、斑疹伤寒、败血症等。也可见于某些血液病,如急性白血病、重型再生障碍性贫血、恶性组织细胞病等。关节肿痛常见于败血症、猩红热、布鲁杆菌病、风湿热、结缔组织病、痛风等。皮疹常见于麻疹、猩红热、风疹、水痘、斑疹伤寒、风湿热、结缔组织病、药物热等。昏迷发生在发热之后者常见于流行性乙型脑炎、斑疹伤寒、流行性脑脊髓膜炎、中毒性菌痢、中暑等;昏迷发生在发热前者见于脑出血、巴比妥类中毒等。

2.既往史和个人史

如过去曾患的疾病、有无外伤、做过何种手术、预防接种史和过敏史等。个人经历:如居住地、职业、旅游史和接触感染史等。职业:如工种、劳动环境等。发病地区及季节,对传染病与寄生虫病特别重要。某些寄生虫病如血吸虫病、黑热病、丝虫病等有严格的地区性。斑疹伤寒、回归热、白喉、流行性脑脊髓膜炎等流行于冬春季节;伤寒、乙型脑炎、脊髓灰质炎则流行于夏秋;钩端螺旋体病的流行常见于夏收与秋收季节。麻疹、猩红热、伤寒等急性传染病病愈后常有较牢固的免疫力,第二次发病的可能性甚少。中毒型菌痢、食物中毒的患者发病前多有进食不洁饮食史;疟疾、病毒性肝炎可通过输血传染。阿米巴肝病可有慢性痢疾病史。

(二)仔细全面体检

(1)记录体温曲线:每天记录 4 次体温以此判断热型。

(2)细致、精确、规范、全面和有重点的体格检查。

(三)准确的实验室检查

1.常规检查

包括三大常规(即血常规、尿常规和大便常规)、红细胞沉降率和肺部 X 线片。

2.细菌学检查

可根据病情取血、骨髓、尿、胆汁、大便和脓液进行培养。

(四)针对性的特殊检查

1.骨髓穿刺和骨髓活检

对血液系统的肿瘤和骨髓转移癌有诊断意义。

2.免疫学检查

免疫球蛋白电泳、类风湿因子、抗核抗体、抗双链 DNA 抗体等。

3.影像学检查

如超声、电子计算机 X 线体层扫描(CT)和磁共振成像(MRI)下摄像仪检查。

4.淋巴结活检

对淋巴组织增生性疾病的确诊有诊断价值。

5.诊断性探查术

对经过以上检查仍不能诊断的腹腔内肿块可慎重采用。

四、鉴别诊断

(一)急性发热

急性发热指发热在 2 周以内者。病因主要是感染,其局部定位症状常出现在发热之后。准确的实验室检查和针对性的特殊检查对鉴别诊断有很大的价值。如果发热缺乏定位,血白细胞计数不高或减低难以确定诊断的大多为病毒感染。

(二)慢性发热

1.长期发热

长期发热指中高度发热超过 2 周以上者。常见的病因有四类:即感染、结缔组织疾病、肿瘤和恶性血液病。其中以感染多见。

(1)感染:常见的原因有伤寒、副伤寒、结核、败血症、肝脓肿、慢性胆囊炎、感染性心内膜炎、急性血吸虫病、传染性单核细胞增多症、黑热病等。

感染所致发热的特点:①常伴畏寒和寒战;②血白细胞数$>10\times10^9$/L、中性粒细胞$>80\%$、杆状核粒细胞$>5\%$,常为非结核感染;③病原学和血清学的检查可获得阳性结果;④抗生素治疗有效。

（2）结缔组织疾病：常见的原因有系统性红斑狼疮、风湿热、皮肌炎、结节性多动脉炎等。

结缔组织疾病所致发热的特点：①多发于生育期的妇女；②多器官受累、表现多样；③血清中有高滴度的自身抗体；④抗生素治疗无效且易过敏；⑤水杨酸或肾上腺皮质激素治疗有效。

（3）肿瘤：常见各种恶性肿瘤和转移性肿瘤。肿瘤所致发热的特点：无寒战、抗生素治疗无效、伴进行性消瘦和贫血。

（4）恶性血液病：常见于恶性淋巴瘤和恶性组织细胞病。恶性血液病所致发热的特点：常伴肝脾大、全血细胞计数减少和进行性衰竭，抗生素治疗无效。

2.慢性低热

慢性低热指低度发热超过 3 周以上者，常见的病因有器质性和功能性低热。

（1）器质性低热：①感染，常见的病因有结核、慢性泌尿系统感染、牙周脓肿、鼻旁窦炎、前列腺炎和盆腔炎等。注意进行有关的实验室检查和针对性的特殊检查对鉴别诊断有很大的价值。②非感染性发热，常见的病因有结缔组织疾病和甲亢，凭借自身抗体和毛、爪的检查有助于诊断。

（2）功能性低热：①感染后低热，急性传染病等引起低热在治愈后，由于体温调节中枢的功能未恢复正常，低热可持续数周，反复的体检和实验室检查未见异常。②自主神经功能紊乱，多见于年轻女性，一天内体温波动不超过 0.5 ℃，体力活动后体温不升反降，常伴颜面潮红、心悸、手颤、失眠等。并排除其他原因引起的低热后才能诊断。

（李秀真）

第五节 发 绀

一、发绀的概念

发绀是指血液中脱氧血红蛋白增多，使皮肤、黏膜呈青紫色的表现。广义的发绀还包括由异常血红蛋白衍生物（高铁血红蛋白、硫化血红蛋白）所致皮肤黏膜青紫现象。

发绀在皮肤较薄、色素较少和毛细血管丰富的部位如口唇、鼻尖、颊部与甲床等处较为明显，易于观察。

二、发绀的病因、发生机制及临床表现

发绀的原因有血液中还原血红蛋白增多及血液中存在异常血红蛋白衍生物两大类。

（一）血液中还原血红蛋白增多

血液中还原血红蛋白增多所致引起的发绀，是发绀的主要原因。

血液中还原血红蛋白绝对含量增多。还原血红蛋白浓度可用血氧未饱和度表示，正常动脉血氧未饱和度为 5%，静脉内血氧未饱和度为 30%，毛细血管中血氧未饱和度约为前两者的平均数。每 1 g 血红蛋白约与 1.34 mL 氧结合。当毛细血管血液的还原血红蛋白量超过 50 g/L（5 g/dL）时，皮肤黏膜即可出现发绀。

1.中心性发绀

由于心、肺疾病导致动脉血氧饱和度（SaO_2）降低引起。发绀的特点是全身性的，除四肢与面颊外，亦见于黏膜（包括舌及口腔黏膜）与躯干的皮肤，但皮肤温暖。中心性发绀又可分为肺性发绀和心性混血性发绀两种。

（1）肺性发绀：①病因，见于各种严重呼吸系统疾病，如呼吸道（喉、气管、支气管）阻塞、肺部疾病（肺炎、阻塞性肺气肿、弥漫性肺间质纤维化、肺淤血、肺水肿、急性呼吸窘迫综合征）和肺血管疾病（肺栓塞、原发性肺动脉高压、肺动静脉瘘）等。②发生机制，是由于呼吸功能衰竭，通气或换气功能障碍，肺氧合作用不足，致使体循环血管中还原血红蛋白含量增多而出现发绀。

（2）心性混血性发绀：①病因，见于发绀型先天性心脏病，如法洛四联症、艾生曼格综合征等。②发生机制，是由于心与大血管之间存在异常通道，部分静脉血未通过肺进行氧合作用，即经异常通道分流混入体循环动脉血中，如分流量超过心排血量的 1/3 时，即可引起发绀。

2.周围性发绀

由于周围循环血流障碍所致，发绀特点是常见于肢体末梢与下垂部位，如肢端、耳垂与鼻尖，这些部位的皮肤温度低、发凉，若按摩或加温耳垂与肢端，使其温暖，发绀即可消失。此点有助于与中心性发绀相互鉴别，后者即使按摩或加温，青紫也不消失。此型发绀又分为淤血性周围性发绀、真性红细胞增多症和缺血性周围性发绀 3 种。

（1）淤血性周围性发绀：①病因，如右心衰竭、渗出性心包炎、心包压塞、缩窄性心包炎、局部静脉病变（血栓性静脉炎、上腔静脉综合征、下肢静脉曲张）等。②发生机制，是因体循环淤血、周围血流缓慢，氧在组织中被过多摄取所致。

（2）缺血性周围性发绀：①病因，常见于重症休克。②发生机制，由于周围血管痉挛收缩，心排血量减少，循环血容量不足，血流缓慢，周围组织血流灌注不足、缺氧，致皮肤黏膜呈青紫、苍白。③局部血液循环障碍，如血栓闭塞性脉管炎、雷诺（Raynaud）病、肢端发绀症、冷球蛋白血症、网状青斑、严重受寒等，由于肢体动脉阻塞或末梢小动脉强烈痉挛、收缩，可引起局部冰冷、苍白与发绀。

（3）真性红细胞增多症：所致发绀亦属周围性，除肢端外，口唇亦可发绀。其发生机制是由于红细胞过多，血液黏稠，致血流缓慢，周围组织摄氧过多，还原血红蛋白含量增高所致。

3.混合性发绀

中心性发绀与周围性发绀并存，可见于心力衰竭（左心衰竭、右心衰竭和全心衰竭），因肺淤血或支气管-肺病变，致血液在肺内氧合不足以及周围血流缓慢，毛细血管内血液脱氧过多所致。

（二）异常血红蛋白衍化物

血液中存在着异常血红蛋白衍化物（高铁血红蛋白、硫化血红蛋白），较少见。

1.药物或化学物质中毒所致的高铁血红蛋白血症

（1）发生机制：由于血红蛋白分子的二价铁被三价铁所取代，致使失去与氧结合的能力，当血液中高铁血红蛋白含量达 30 g/L 时，即可出现发绀。此种情况通常由伯氨喹、亚硝酸盐、氯酸钾、磺胺类、苯丙砜、硝基苯、苯胺等中毒引起。

（2）临床表现：其发绀特点是急骤出现，暂时性，病情严重，经过氧疗青紫不减，抽出的静脉血呈深棕色，暴露于空气中也不能转变成鲜红色，若静脉注射亚甲蓝溶液、硫代硫酸钠或大剂量维生素 C，均可使青紫消退。分光镜检查可证明血中高铁血红蛋白的存在。由于进食大量含有亚硝酸盐的变质蔬菜而引起的中毒性高铁血红蛋白血症，也可出现发绀，称"肠源性青紫症"。

2.先天性高铁血红蛋白血症

患者自幼即有发绀,有家族史,而无心肺疾病及引起异常血红蛋白的其他原因,身体一般健康状况较好。

3.硫化血红蛋白血症

(1)发生机制:硫化血红蛋白并不存在于正常红细胞中。凡能引起高铁血红蛋白血症的药物或化学物质也能引起硫化血红蛋白血症,但患者须同时有便秘或服用硫化物(主要为含硫的氨基酸),在肠内形成大量硫化氢为先决条件。所服用的含氮化合物或芳香族氨基酸则起触媒作用,使硫化氢作用于血红蛋白,而生成硫化血红蛋白,当血中含量达 5 g/L 时,即可出现发绀。

(2)临床表现:发绀的特点是持续时间长,可达几个月或更长时间,因硫化血红蛋白一经形成,不论在体内或体外均不能恢复为血红蛋白,而红细胞寿命仍正常;患者血液呈蓝褐色,分光镜检查可确定硫化血红蛋白的存在。

三、发绀的伴随症状

(一)发绀伴呼吸困难

常见于重症心、肺疾病和急性呼吸道阻塞、气胸等;先天性高铁血红蛋白血症和硫化血红蛋白血症虽有明显发绀,但一般无呼吸困难。

(二)发绀伴杵状指(趾)

病程较长后出现,主要见于发绀型先天性心脏病及某些慢性肺内部疾病。

(三)急性起病伴意识障碍和衰竭

见于某些药物或化学物质急性中毒、休克、急性肺部感染等。

(李秀真)

第六节 呼 吸 困 难

正常人平静呼吸时,其呼吸运动无须费力,也不易察觉。呼吸困难尚无公认的明确定义,通常是指伴随呼吸运动所出现的主观不适感,如感到空气不足、呼吸费劲等。体格检查时可见患者用力呼吸,辅助呼吸肌参加呼吸运动,如张口抬肩,并可出现呼吸频率、深度和节律的改变。严重呼吸困难时,可出现鼻翼翕动、发绀,患者被迫采取端坐位。许多疾病可引起呼吸困难,如呼吸系统疾病、心血管疾病、神经肌肉疾病、肾脏疾病、内分泌疾病(包括妊娠)、血液系统疾病、类风湿疾病以及精神情绪改变等。正常人运动量大时也会出现呼吸困难。

一、呼吸困难的临床类型

(一)肺源性呼吸困难

肺源性呼吸困难的两个主要原因是肺或胸壁顺应性降低引起的限制性缺陷和气流阻力增加引起的阻塞性缺陷。限制性呼吸困难的患者(如肺纤维化或胸廓变形)在休息时可无呼吸困难,但当活动使肺通气接近其最大受限的呼吸能力时,就有明显的呼吸困难。阻塞性呼吸困难的患者(如阻塞性肺气肿或哮喘),即使在休息时,也可因努力增加通气而致呼吸困难,且呼吸费力而缓慢,尤其是在呼气时。尽管详细询问呼吸困难感觉的特性和类型有助于鉴别限制性和阻塞性呼吸困难,然而这些肺功能缺陷常是混合的,呼吸困难可显示出混合和过渡的特征。体格检查和肺功能测定可补充得之于病史的详细信息。体格检查有助于显示某些限制性呼吸困难的原因(如胸腔积液、气胸),肺气肿和哮喘的体征有助于确定其基础的阻塞性肺病的性质和严重程度。肺功能检查可提供限制性或气流阻塞存在的数据,可与正常值或同一患者不同时期的数据做比较。

(二)心源性呼吸困难

在心力衰竭早期,心排血量不能满足活动期间的代谢增加,因而组织和大脑酸中毒使呼吸运动大大增强,患者过度通气。各种反射因素,包括肺内牵张感受器,也可促成过度通气,患者气短,常伴有乏力、窒息感或胸骨压迫感。其特征是"劳力性呼吸困难",即在体力运动时发生或加重,休息或安静状态时缓解或减轻。

在心力衰竭后期,肺充血水肿,僵硬的肺脏通气量降低,通气用力增加。反射因素,特别是肺泡-毛细血管间隔内毛细血管旁感受器,有助于肺通气的过度增加。心力衰竭时,循环缓慢是主要原因,呼吸中枢酸中毒和低氧起重要作用。端坐呼吸是患者在卧位时发生呼吸不舒畅,迫使患者取坐位。其原因是卧位时回流入右心的静脉血增加,而衰竭的左心不能承受这种增加的前负荷,其次是卧位时呼吸用力增加。端坐呼吸有时发生于其他心血管疾病,如心包积液。急性左心功能不全,患者常表现为阵发性呼吸困难。其特点是多在夜间熟睡时,因呼吸困难而突然憋醒,胸部有压迫感,被迫坐起,用力呼吸。轻者短时间后症状消失,称为夜间阵发性呼吸困难。病情严重者,除端坐呼吸外,尚可有冷汗、发绀、咳嗽、咳粉红色泡沫样痰,心率加快,两肺出现哮鸣音、湿性啰音,称为心源性哮喘。它是由于各种心脏病发生急性左心功能不全,导致急性肺水肿所致。

(三)中毒性呼吸困难

糖尿病酸中毒产生一种特殊的深大呼吸类型,然而,由于呼吸能力储存完好,故患者很少主诉呼吸困难。尿毒症患者由于酸中毒、心力衰竭、肺水肿和贫血联合作用造成严重气喘,患者可主诉呼吸困难。急性感染时呼吸加快,是由于体温增高及血中毒性代谢产物刺激呼吸中枢引起的。吗啡、巴比妥类药物急性中毒时,呼吸中枢受抑制,使呼吸缓慢,严重时出现潮式呼吸或间停呼吸。

(四)血源性呼吸困难

由于红细胞携氧量减少,血含氧量减低,引起呼吸加快,常伴有心率加快。发生于大出血时的急性呼吸困难是一个需立即输血的严重指证。呼吸困难也可发生于慢性贫血,除非极度贫血,否则呼吸困难仅发生于活动期间。

(五)中枢性呼吸困难

颅脑疾病或损伤时,呼吸中枢受到压迫或供血减少,功能降低,可出现呼吸频率和节律的改变。如病损于间脑及中脑上部时出现潮式呼吸;中脑下部与脑桥上部受累时出现深快均匀的中枢型呼吸;脑桥下部与延髓上部病损时出现间停呼吸;累及延髓时出现缓慢不规则的延髓型呼吸,这是中枢呼吸功能不全的晚期表现;叹气样呼吸或抽泣样呼吸常为呼吸停止的先兆。

(六)精神性呼吸困难

癔症时,其呼吸困难主要特征为呼吸浅表频速,患者常因过度通气而发生胸痛、呼吸性碱中毒。易出现手足搐搦症。

二、呼吸困难的诊断思维

根据呼吸困难多种多样的临床表现可引导出对某些疾病的诊断思维。以下可供参考。

(一)呼吸频率

每分钟呼吸超过 24 次称为呼吸频率加快,见于呼吸系统疾病、心血管疾病、贫血、发热等。每分钟呼吸少于 10 次称为呼吸频率减慢,是呼吸中枢受抑制的表现,见于麻醉安眠药物中毒、颅内压增高、尿毒症、肝性脑病等。

(二)呼吸深度

呼吸加深见于糖尿病酮症及尿毒症酸中毒;呼吸变浅见于肺气肿、呼吸肌麻痹及镇静剂过量。

(三)呼吸节律

潮式呼吸和间停呼吸见于中枢神经系统疾病和脑部血液循环障碍如颅内压增高、脑炎、脑膜炎、颅脑损伤、尿毒症、糖尿病昏迷、心力衰竭、高山病等。

(四)年龄性别

儿童呼吸困难应多注意呼吸道异物、先天性疾病、急性感染等;青壮年则应想到胸膜疾病、风湿性心脏病、结核;老年人应多考虑冠心病、肺气肿、肿瘤等。癔症性呼吸困难较多见于年青女性。

(五)呼吸时限

吸气性呼吸困难多见于上呼吸道不完全阻塞如异物、喉水肿、喉癌等,也见于肺顺应性降低的疾病如肺间质纤维化、广泛炎症、肺水肿等。呼气性呼吸困难多见于下呼吸道不完全阻塞,如慢性支气管炎、支气管哮喘、肺气肿等。大量胸腔积液、大量气胸、呼吸肌麻痹、胸廓限制性疾病则呼气、吸气均感困难。

(六)起病缓急

呼吸困难缓起者包括心肺慢性疾病,如肺结核、尘肺、肺气肿、肺肿瘤、肺纤维化、冠心病、先心病等。呼吸困难发生较急者有肺水肿、肺不张、呼吸系统急性感染、迅速增长的大量胸腔积液等。突然发生严重呼吸困难者有呼吸道异物、张力性气胸、大块肺梗死、成人呼吸窘迫综合征等。

(七)患者姿势

端坐呼吸见于充血性心力衰竭患者;一侧大量胸腔积液患者常喜卧向患侧;重度肺气肿患者常静坐而缓缓吹气;心肌梗死患者常叩胸作痛苦貌。

(八)劳力活动

劳力性呼吸困难是左心衰竭的早期症状,肺尘埃沉着症、肺气肿、肺间质纤维化、先天性心脏病往往也以劳力性呼吸困难为早期表现。

(九)职业环境

接触各类粉尘的职业是诊断尘肺的基础;饲鸽者、种蘑菇者发生呼吸困难时应考虑外源性过敏性肺泡炎。

(十)伴随症状

伴咳嗽、发热者考虑支气管-肺部感染;伴神经系统症状者注意脑及脑膜疾病或转移性肿瘤;伴上腔静脉综合征者考虑纵隔肿块;触及颈部皮下气肿时立即想到纵隔气肿。

(李秀真)

第七节　咳嗽与咳痰

咳嗽是一种保护性反射动作,借以将呼吸道的异物或分泌物排出。但长期、频繁、剧烈的咳嗽影响工作与休息,则失去其保护性意义,属于病理现象。咳痰是凭借咳嗽动作将呼吸道内病理性分泌物或渗出物排出口腔外的病态现象。

一、咳嗽常见病因

主要为呼吸道与胸膜疾病。

(一)呼吸道疾病

从鼻咽部到小支气管整个呼吸道黏膜受到刺激时均可引起咳嗽,而刺激效应以喉部杓状间腔和气管分叉部的黏膜最敏感。呼吸道各部位受到刺激性气体、烟雾、粉尘、异物、炎症、出血、肿瘤等刺激时均可引起咳嗽。

(二)胸膜疾病

胸膜炎、胸膜间皮瘤、胸膜受到损伤或刺激(如自发性或外伤性气胸、血胸、胸膜腔穿刺)等均可引起咳嗽。

(三)心血管疾病

如二尖瓣狭窄或其他原因所致左心功能不全引起的肺淤血与肺水肿,或因右心或体循环静脉栓子脱落引起肺栓塞时,肺泡及支气管内有漏出物或渗出物,刺激肺泡壁及支气管黏膜,出现咳嗽。

(四)胃食管反流病

胃反流物对食管黏膜的刺激和损伤,少数患者以咳嗽与哮喘为首发或主要症状。

(五)神经精神因素

呼吸系统以外器官的刺激经迷走、舌咽和三叉神经与皮肤的感觉神经纤维传入,经喉下、膈神经与脊神经分别传到咽、声门、膈等,引起咳嗽;神经症,如习惯性咳嗽、癔症等。

二、咳痰的常见病因

主要见于呼吸系统疾病。如急慢性支气管炎、支气管哮喘、支气管肺癌、支气管扩张、肺部感染(包括肺炎、肺脓肿等)、肺结核、过敏性肺炎等。另外,心功能不全所致肺淤血、肺水肿以及白血病、风湿热等所致的肺浸润等。

三、咳嗽的临床表现

为判断其临床意义,应注意详细了解下述内容。

(一)咳嗽的性质

咳嗽无痰或痰量甚少,称为干性咳嗽,常见于急性咽喉炎、支气管炎的初期、胸膜炎、轻症肺结核等。咳嗽伴有痰液时,称为湿性咳嗽,常见于肺炎、慢性支气管炎、支气管扩张、肺脓肿及空洞型肺结核等疾病。

(二)咳嗽出现的时间与规律

突然出现的发作性咳嗽,常见于吸入刺激性气体所致急性咽喉炎与气管-支气管炎、气管与支气管异物、百日咳、支气管内膜结核、气管或气管分叉部受压迫刺激等。长期慢性咳嗽,多见于呼吸道慢性病,如慢性支气管炎、支气管扩张、肺脓肿和肺结核等。

周期性咳嗽可见于慢性支气管炎或支气管扩张,且往往于清晨起床或夜晚卧下时(即体位改变时)咳嗽加剧;卧位咳嗽比较明显的可见于慢性左心功能不全;肺结核患者常有夜间咳嗽。

(三)咳嗽的音色

音色指咳嗽声音的性质和特点。

1.咳嗽声音嘶哑

多见于喉炎、喉结核、喉癌和喉返神经麻痹等。

2.金属音调咳嗽

见于纵隔肿瘤、主动脉瘤或支气管癌、淋巴瘤、结节病压迫气管等。

3.阵发性连续剧咳伴有高调吸气回声(犬吠样咳嗽)

见于百日咳、会厌、喉部疾病和气管受压等。

4.咳嗽无声或声音低微

可见于极度衰弱的患者或声带麻痹。

四、痰的性状及临床意义

痰的性质可分为黏液性、浆液性、脓性、黏液脓性、血性等。急性呼吸道炎症时痰量较少,多呈黏液性或黏液脓性;慢性阻塞性肺疾病时,多为黏液泡沫痰,当痰量增多且转为脓性,常提示急性加重;支气管扩张、肺脓肿、支气管胸膜瘘时痰量较多,清晨与晚睡前增多,且排痰与体位有关,痰量多时静置后出现分层现象:上层为泡沫、中层为浆液或浆液脓性、底层为坏死组织碎屑;肺炎链球菌肺炎可咳铁锈色痰;肺厌氧菌感染,脓痰有恶臭味;阿米巴性肺脓肿咳巧克力色痰;肺水肿为咳粉红色泡沫痰;肺结核、肺癌常咳血痰;黄绿色或翠绿色痰,提示铜绿假单胞菌(绿脓杆菌)感染;痰白黏稠、牵拉成丝难以咳出,提示有白念珠菌感染。

五、咳嗽与咳痰的伴随症状

(一)咳嗽伴发热

见于呼吸道(上、下呼吸道)感染、胸膜炎、肺结核等。

(二)咳嗽伴胸痛

多见于肺炎、胸膜炎、自发性气胸、肺梗死和支气管肺癌。

(三)咳嗽伴呼吸困难

见于喉炎、喉水肿、喉肿瘤、支气管哮喘、重度慢性阻塞性肺疾病、重症肺炎和肺结核、大量胸腔积液、气胸、肺淤血、肺水肿、气管与支气管异物等。呼吸困难严重时引起动脉血氧分压降低(缺氧)出现发绀。

(四)咳嗽伴大量脓痰

见于支气管扩张、肺脓肿、肺囊肿合并感染和支气管胸膜瘘等。

(五)咳嗽伴咯血

多见于肺结核、支气管扩张、支气管肺癌、二尖瓣狭窄、肺含铁血黄素沉着症、肺出血肾炎综合征等。

（六）慢性咳嗽伴杵状指（趾）

主要见于支气管扩张、肺脓肿、支气管肺癌和脓胸等。

（七）咳嗽伴哮鸣音

见于支气管哮喘、慢性支气管炎喘息型、弥漫性支气管炎、心源性哮喘、气管与支气管异物、支气管肺癌引起气管与大气管不完全阻塞等。

（八）咳嗽伴剑突下烧灼感、反酸、饭后咳嗽明显

提示为胃-食管反流性咳嗽。

（张观波）

第八节　恶心与呕吐

一、概述

恶心、呕吐是临床上最常见的症状之一。恶心是一种特殊的主观感觉，表现为胃部不适和胀满感，常为呕吐的前奏，多伴有流涎与反复的吞咽动作。呕吐是一种胃的反射性强力收缩，通过胃、食管、口腔、膈肌和腹肌等部位的协同作用，能迫使胃内容物由胃食管经口腔急速排出体外。恶心、呕吐可由多种迥然不同的疾病和病理生理机制引起。两者可或不相互伴随。

二、病因

引起恶心、呕吐的病因很广泛，包括多方面因素，几乎涉及各个系统。

（一）感染

急性病毒性胃肠炎、急性细菌性胃肠炎、急性病毒性肝炎、急性阑尾炎、胆囊炎、腹膜炎、急性输卵管炎、盆腔炎等。

（二）腹腔其他脏器疾病

1.脏器疼痛

胰腺炎、胆石症、肾结石、肠缺血、卵巢扭转。

2.胃肠道梗阻

幽门梗阻。

3.溃疡病、胃癌、腔外肿物压迫

胃及十二指肠溃疡、十二指肠梗阻、十二指肠癌、胰腺癌、肠粘连、肠套叠、克罗恩病、肠结核、肠道肿瘤、肠蛔虫、肠扭转、肠系膜上动脉压迫综合征；胃肠动力障碍（糖尿病胃轻瘫、非糖尿病胃轻瘫）、假性肠梗阻（结缔组织病、糖尿病性肠神经病、肿瘤性肠神经病、淀粉样变等）。

（三）内分泌代谢性疾病

低钠血症、代谢性酸中毒、营养不良、维生素缺乏症、糖尿病酸中毒、甲状腺功能亢进、甲状腺功能减退、甲状旁腺功能亢进症、垂体功能低下、肾上腺功能低下、各种内分泌危象、尿毒症等。

（四）神经系统疾病

中枢神经系统感染（脑炎、脑膜炎）、脑瘤、脑供血不足、脑出血、颅脑外伤。

（五）药物等理化因素

麻醉剂、洋地黄类、化学治疗（以下简称化疗）药物、抗生素、多巴胺受体激动剂、非甾体抗炎药、茶碱、乙醇、放射线等。

（六）精神性呕吐

神经性多食、神经性厌食。

（七）前庭疾病

晕动症、梅尼埃病、内耳迷路炎。

（八）妊娠呕吐

妊娠剧吐、妊娠期急性脂肪肝。

（九）其他

心肺疾病（心肌梗死、肺梗死、高血压、急性肺部感染、肺源性心脏病）、泌尿系统疾病（急性肾小球肾炎、急性肾盂肾炎、尿毒症）、周期性呕吐、术后恶心呕吐、青光眼等。

三、发病机制

恶心是人体一种神经精神活动，多种因素可引起恶心，如内脏器官疼痛、颅内高压、迷路刺激、某些精神因素等。恶心发生时，胃蠕动减弱或消失，排空延缓，十二指肠及近端空肠紧张性增加，出现逆蠕动，导致十二指肠内容物反流至胃内。恶心常是呕吐的前兆。

呕吐是一种复杂的病理生理反射过程。反射通路包括以下几个。

（一）信息传入

由自主神经传导（其中迷走神经纤维较交感神经纤维起的作用大）。

（二）呕吐反射中枢

目前认为中枢神经系统的两个区域与呕吐反射密切相关。一是延髓呕吐中枢，二是化学感受器触发区（CTZ）。通常把内脏神经末梢传来的冲动引起的呕吐称为反射性呕吐，把CTZ受刺激后引起的呕吐称为中枢性呕吐。延髓呕吐中枢位于延髓外侧网状结构背外侧，迷走神经核附近。主要接受来自消化道和内脏神经、大脑皮质、前庭器官、视神经、痛觉感受器和CTZ的传入冲动。化学感受器触发区（CTZ）位于第四脑室底部的后极区，为双侧性区域，有密集多巴胺受体。多巴胺受体在CTZ对呕吐介导过程中起重要作用，因为应用阿扑吗啡、左旋多巴、溴隐亭等多巴胺受体激动剂可引起呕吐，而其拮抗剂、甲氧氯普胺、吗丁啉等药物有止呕作用。化学感受器触发区的5-羟色胺、去甲肾上腺素、神经胺物质等神经递质也可能参与呕吐反射过程。CTZ主要接受来自血液循环中的化学等方面的呕吐刺激信号，并发出引起呕吐反应的神经冲动。但CTZ本身不能直接引起呕吐，必须在延髓呕吐中枢完整及其介导下才能引起呕吐，但两者的关系尚不明了。CTZ位于血-脑屏障之外，许多药物或代谢紊乱均可作用于CTZ。麻醉剂类药物麦角衍生物类药物、吐根糖浆等及体内某些多肽物质如甲状腺激素释放激素、P物质、血管紧张素、胃泌素、加压素、血管肠肽等均作用于CTZ引起恶心呕吐。此外，某些疾病如尿毒症、低氧血症、酮症酸中毒、放射病、晕动症等引起的恶心呕吐也与CTZ有关。

（三）传出神经

传出神经包括迷走神经、交感神经、体神经和脑神经。上述传出神经将呕吐信号传至各效应器官,引起恶心呕吐过程,呕吐开始时,幽门口关闭,胃内容物不能排到十二指肠。同时,贲门口松弛,贲门部上升,腹肌、膈肌和肋间肌收缩,胃内压及腹内压增高,下食管括约肌松弛,导致胃内容排出体外。

四、诊断

恶心呕吐的病因广泛,正确的诊断有赖于详尽的病史以及全面的体检和有针对性的实验室检查。

(一)病史

1.呕吐的伴随症状

呕吐伴发热者,须注意急性感染。呕吐伴有不洁饮食或同食者集体发病者,应考虑食物或药物中毒。呕吐伴胸痛,常见于急性心肌梗死或急性肺梗死等。呕吐伴有腹痛者,常见于腹腔脏器炎症、梗阻和破裂。腹痛于呕吐后暂时缓解者,提示消化性溃疡、急性胃炎及胃肠道梗阻疾病。呕吐后腹痛不能缓解者,常见于胆管疾病、泌尿系统疾病、急性胰腺炎等。呕吐伴头痛,除考虑颅内高压的疾病外,还应考虑偏头痛、鼻炎、青光眼及屈光不正等疾病。呕吐伴眩晕,应考虑前庭、迷路疾病、基底-椎动脉供血不足、小脑后下动脉供血不足以及某些药物(如氨基糖苷类抗生素)引起的颅神经损伤。

2.呕吐的方式和特征

喷射性呕吐多见于颅内炎症、水肿出血、占位性病变、脑膜炎症粘连等所致颅内压增高,通常不伴有恶心。此外,青光眼和第Ⅷ对颅神经病变也可出现喷射性呕吐。呕吐不费力,餐后即发生,呕吐物量少,见于精神性呕吐。

应注意呕吐物的量、性状和气味等。呕吐物量大,且含有腐烂食物提示幽门梗阻、胃潴留、胃轻瘫及回肠上段梗阻等。呕吐物为咖啡样或血性,见于上消化道出血;含有未完全消化的食物则提示食管性呕吐(贲门失弛缓症、食管憩室、食管癌等)和神经性呕吐;含有胆汁者,常见于频繁剧烈呕吐、十二指肠乳头以下的十二指肠或小肠梗阻、胆囊炎、胆石症及胃大部切除术后等,有时见于妊娠剧吐、晕动症。呕吐物有酸臭味者,说明为胃内容物。有粪臭味提示小肠低位梗阻、麻痹性肠梗阻、结肠梗阻、回盲瓣关闭不全或胃结肠瘘等。

3.呕吐和进食的时相关系

进食过程或进食后早期发生呕吐常见于幽门管溃疡或精神性呕吐;进食后期或积数餐后呕吐,见于幽门梗阻、肠梗阻、胃轻瘫或肠系膜上动脉压迫导致十二指肠淤积。晨间呕吐多见于妊娠呕吐,有时亦见于尿毒症、慢性酒精中毒和颅内高压症等。

4.药物或放射线接触史

易引起呕吐的常用药物有抗生素、洋地黄、茶碱、化疗药物、麻醉剂、乙醇等。深部射线治疗,镭照射治疗和^{60}Co照射治疗亦常引起恶心呕吐。

5.其他

呕吐可为许多系统性疾病的表现之一,包括糖尿病、甲状腺功能亢进或减退、肾上腺功能减退等内分泌疾病;硬皮病等结缔组织病;脑供血不足、脑出血、脑瘤、脑膜炎、脑外伤等中枢神经系统疾病;尿毒症等肾脏疾病。

(二)体格检查

1.一般情况

应注意神志、营养状态、脱水、循环衰竭、贫血及发热等。

2.腹部伴症

应注意胃型、胃蠕动波、振水声等幽门梗阻表现;肠鸣音亢进、肠型等急性肠梗阻表现;腹肌紧张、压痛、反跳痛等急腹症表现,此外,还应注意有无腹部肿块、疝气等。

3.其他

眼部检查注意眼球震颤、眼压测定、眼底有无视盘水肿等;有无病理反射及腹膜刺激征等。

(三)辅助检查

主要包括与炎症、内分泌代谢及水盐、电解质代谢紊乱等有关的实验室检查。必要时可做CT、磁共振、B超、胃镜等特殊检查以确定诊断。

五、鉴别诊断

(一)急性感染

急性胃肠炎有许多病因,常见有细菌感染、病毒感染,化学性和物理性刺激,过敏因素和应激因素作用等,其中急性非伤寒性沙门菌感染是呕吐的常见原因。急性胃肠炎所引起的呕吐常伴有发热、头痛、肌痛、腹痛、腹泻等。另外,恶心呕吐也是急性病毒性肝炎的前驱症状。某些病毒感染可引起流行性呕吐。其主要的临床特征有:突然出现频繁的恶心呕吐,多见于早晨发生,常伴有头晕、头痛、肌肉酸痛、出汗等。该病恢复较快,通常 10 d 左右呕吐停止,但 3 周后有可能复发。

(二)脏器疼痛所致恶心呕吐

脏器疼痛所致恶心呕吐属反射性呕吐。如急性肠梗阻、胆管结石、输尿管结石、肠扭转、卵巢囊肿扭转等。急性内脏炎症(阑尾炎、胰腺炎、胆囊炎、憩室炎、腹膜炎、重症克罗恩病及溃疡性结肠炎等)常伴有恶心呕吐。患者多有相应的体征,如腹肌紧张、压痛、反跳痛、肠鸣音变化等。实验室检查可见血白细胞计数升高,有的患者血清淀粉酶升高(胰腺炎)或胆红素升高(胆石症)。

(三)机械性梗阻

1.幽门梗阻

急性幽门管或十二指肠球部溃疡可使幽门充血水肿、括约肌痉挛引起幽门梗阻,表现为恶心、呕吐、腹痛。呕吐于进食早期(餐后 3～4 h 后)发生,呕吐后腹痛缓解。经抗溃疡治疗及控制饮食后,恶心、呕吐症状可消失。慢性十二指肠溃疡瘢痕引起的幽门梗阻表现为进食后上腹部饱胀感,迟发性呕吐,呕吐物量大、酸臭、可含隔夜食物。上腹部可见扩张的胃型和蠕动波并可闻及振水声。胃窦幽门区晚期肿瘤也可引起幽门梗阻,表现为恶心呕吐、食欲缺乏、贫血、消瘦、乏力、上腹疼痛等。

2.十二指肠压迫或狭窄

引起十二指肠狭窄的病变有十二指肠癌、克罗恩病、肠结核等,引起腔外压迫的疾病有胰头、胰体癌及肠系膜上动脉压迫综合征。这类呕吐的特点是餐后迟发性呕吐,伴有上腹部饱胀不适,有时伴有上腹部痉挛性疼痛,呕吐物中常含胆汁,呕吐后腹部症状迅速缓解。肠系膜上动脉压迫综合征,多发生于近期消瘦、卧床、脊柱前凸患者,前倾位或胸膝位时呕吐可消失;胃肠造影示十二指肠水平部中线右侧呈垂直性锐性截断,胃及近端十二指肠扩张,患者有时需做松解或短路手术。

3.肠梗阻

肠腔的肿瘤、结核及克罗恩病等,或肠外粘连压迫均可引起肠道排空障碍,导致肠梗阻。常表现为腹痛、腹胀、恶心呕吐和肛门停止排便排气。呕吐反复发作,较剧烈。早期呕吐物为食物、胃液或胆汁,之后呕吐物呈棕色或浅绿色,晚期呈粪质样,带恶臭味。呕吐后腹痛常无明显减轻。检查可见肠型,压痛明显,可扪及包块,肠鸣音亢进。结合腹部 X 线平片等检查,可做出诊断。

(四)内分泌或代谢性疾病

许多内分泌疾病可出现恶心呕吐,如胃轻瘫,结缔组织病性甲亢危象、甲低危象、垂体肾上腺危象、糖尿病酸中毒等。低钠血症可以反射性地引起恶心呕吐。另外,恶心呕吐常出现于尿毒症的早期,伴有食欲缺乏、嗳气、腹泻等消化道症状。根据各种疾病的临床特征及辅助检查,可明确恶心呕吐的病因。

(五)药物性呕吐

药物是引起恶心、呕吐的最常见原因之一,药物或及其代谢产物,一方面可通过刺激 CTZ 受体(如多巴胺受体),由此产生冲动并传导至呕吐中枢而引起恶心呕吐。如化疗药物、麻醉药物、洋地黄类药物等;另一方面药物可刺激胃肠道,使胃肠道神经兴奋并发出冲动传入呕吐中枢,引起呕吐中枢兴奋,出现恶心呕吐。如部分化疗药物、非甾体抗炎药及某些抗生素等。

(六)中枢神经系统疾病

脑血管病、颈椎病及各种原因所致的颅内压增高均可引起恶心、呕吐。

1.脑血管病

常见疾病有偏头痛和椎基底动脉供血不足。偏头痛可能与 5-羟色胺、缓激肽等血管活性物质引起血管运动障碍有关。常见的诱因有情绪激动、失眠、饮酒及过量吸烟等。主要临床表现为阵发性单侧头痛,呕吐常呈喷射状,呕吐胃内容物,呕吐后头痛可减轻,还伴有面色苍白、出冷汗、视觉改变及嗜睡等症状,应用麦角衍生物制剂可迅速缓解症状。椎-基底动脉供血不足也可出现恶心呕吐,且有眩晕、视力障碍、共济失调、头痛、意识障碍等表现。

2.颅内压增高

脑血管破裂或阻塞,中枢神经系统感染(如急性脑炎、脑膜炎)和颅内肿瘤均可引起颅内压增高而出现呕吐,其特点为呕吐前常无恶心或仅有轻微恶心,呕吐呈喷射状且与饮食无关,呕吐物多为胃内容物,常伴有剧烈头痛和不同程度的意识障碍,呕吐后头痛减轻不明显。脑血管病变常出现剧烈头痛、呕吐、意识障碍、偏瘫等;颅内感染者除头痛、呕吐外,还伴有畏寒、发热,严重可出现神志、意识障碍。脑肿瘤的呕吐常在头痛剧烈时发生,呕吐后头痛可暂时减轻,常伴有不同程度颅神经损害的症状。

(七)妊娠呕吐

恶心呕吐是妊娠期最常见的临床表现之一,50%～90%的妊娠妇女有恶心,25%～55%的孕妇出现呕吐。恶心呕吐常发生于妊娠的早期,于妊娠 15 周后消失。呕吐多见于早晨空腹时,常因睡眠紊乱、疲劳、情绪激动等情况而诱发。孕妇若为第一次怀孕时,更易出现呕吐。妊娠呕吐一般不引起水电解质平衡失调或营养障碍,也不危及孕妇和胎儿的安全和健康。约 3.5%的妊娠妇女有妊娠剧吐,可引起严重的水电解质紊乱和酮症酸中毒。妊娠剧吐较易发生于多胎妊娠、葡萄胎及年轻而精神状态欠稳定的妇女。关于妊娠呕吐的发生机制目前尚不清楚,可能与内分泌因素和精神因素有关。

(八)精神性呕吐

精神性呕吐常见于年轻女性,有较明显的精神心理障碍,包括神经性呕吐、神经性厌食和神经性多食。其特点为呕吐发作与精神受刺激密切相关。呕吐常发生于进食开始或进食结束时,无恶心,呕吐不费力,呕吐物不多,常为食物或黏液,吐毕又可进食,患者可自我控制或诱发呕吐。除少数神经性厌食者因惧怕或拒绝进食可有极度消瘦和营养不良、闭经外,许多神经性呕吐患者食欲及营养状态基本正常。有时患者甚至多食导致营养过剩。

(九)内耳前庭疾病

内耳前庭疾病所致恶心呕吐的特点是呕吐突然发作,较剧烈,有时呈喷射状,多伴眩晕、头痛、耳鸣、听力下降等。常见疾病有晕动症、迷路炎和梅尼埃病等。

晕动症主要临床表现为头晕、恶心呕吐等。恶心常较明显,呕吐常于头晕后发生,多呈喷射状,并伴上腹部不适,出冷汗,面色苍白、流涎等。晕动症的发生机制尚不清楚,可能是由于某些因素刺激内耳前庭部,反射性引起呕吐中枢兴奋所致。迷路炎是急慢性中耳炎的常见并发症,主要临床表现除了恶心呕吐外,还伴有发作性眩晕,眼球震颤等。梅尼埃病最突出的临床表现为发作性旋转性眩晕,伴恶心呕吐,耳鸣、耳聋、眼球震颤等。呕吐常于眩晕后发生,可呈喷射状,伴恶心、呕吐后眩晕无明显减轻。团块样堵塞感,但往往不能明确指出具体部位,且进食流质或固体食物均无困难,这类患者常伴有神经症的其他症状。

(刘美林)

第二章

血液净化治疗

第一节 血液透析

一、定义及概述

利用弥散、超滤和对流原理清除血液中有害物质和过多水分,是最常用的肾脏替代治疗方法之一,也可用于治疗药物或毒物中毒等。

二、患者血液透析治疗前准备

(一)加强专科随访

(1)慢性肾衰竭(CKD4 期)[估算肾小球滤过率 eGFR<30 mL/(min·1.73 m²)]患者均应转至肾脏专科随访。

(2)建议每 3 个月评估 1 次 eGFR。

(3)积极处理并发症。①贫血:建议外周血 Hb<100 g/L 开始促红细胞生成素治疗。②骨病和矿物质代谢障碍:应用钙剂和/或活性维生素 D 等治疗,建议维持血钙 2.1~2.4 mmol/L、血磷 0.9~1.5 mmol/L、血 iPTH 70~110 pg/mL。③高血压:应用降压药治疗,建议控制血压于 17.3/10.7 kPa(130/80 mmHg)以下。④其他:纠正脂代谢异常、糖代谢异常和高尿酸血症等。

(二)加强患者教育,为透析治疗做好思想准备

(1)教育患者纠正不良习惯,包括戒烟、戒酒及饮食调控。

(2)当 eGFR<20 mL/(min·1.73 m²)或预计 6 个月内需接受透析治疗时,对患者进行透析知识宣教,增强其对透析的了解,消除顾虑,为透析治疗做好思想准备。

(三)对患者进行系统检查及评估,决定透析模式及血管通路方式

(1)系统病史询问及体格检查。

(2)进行心脏、肢体血管、肺、肝、腹腔等器官组织检查,了解其结构及功能。

(3)在全面评估基础上,制订患者病历档案。

(四)择期建立血管通路

(1)对于 eGFR$<$30 mL/(min·1.73 m^2)患者进行上肢血管保护教育,以避免损伤血管,为以后建立血管通路创造好的血管条件。

(2)血管通路应于透析前合适的时机建立。

(3)对患者加强血管通路的维护、保养、锻炼教育。

(4)建立血管通路。

(5)定期随访、评估及维护保养血管通路。

(五)患者 eGFR$<$15 mL/(min·1.73 m^2)时,应更密切随访

(1)建议每 2～4 周进行 1 次全面评估。

(2)评估指标包括症状、体征、肾功能、血电解质(血钾、血钙、血磷等)及酸碱平衡(血 HCO$_3$$^-$,或 CO$_2$CP、动脉血气等)、Hb 等指标,以决定透析时机。

(3)开始透析前应检测患者肝炎病毒指标、HIV 和梅毒血清学指标。

(4)开始透析治疗前应对患者凝血功能进行评估,为透析抗凝方案的决定做准备。

(5)透析治疗前患者应签署知情同意书。

三、适应证及禁忌证

患者是否需要血液透析治疗应由有资质的肾脏专科医师决定。肾脏专科医师负责患者的筛选、治疗方案的确定等。

(一)适应证

(1)终末期肾病透析指证:非糖尿病肾病 eGFR$<$10 mL/(min·1.73 m^2);糖尿病肾病 eGFR$<$15 mL/(min·1.73 m^2)。

当有下列情况时,可酌情提前开始透析治疗:严重并发症,经药物治疗等不能有效控制者,如容量过多包括急性心力衰竭、顽固性高血压;高钾血症;代谢性酸中毒;高磷血症;贫血;体质量明显下降和营养状态恶化,尤其是伴有恶心、呕吐等。

(2)急性肾损伤。

(3)药物或毒物中毒。

(4)严重水、电解质和酸碱平衡紊乱。

(5)其他:如严重高热、低体温等。

(二)禁忌证

无绝对禁忌证,但下列情况应慎用。

(1)颅内出血或颅内压增高。

(2)药物难以纠正的严重休克。

(3)严重心肌病变并有难治性心力衰竭。

(4)活动性出血。

(5)精神障碍不能配合血液透析治疗。

四、血管通路的建立

临时或短期血液透析患者可以选用临时中心静脉置管血管通路,需较长期血液透析患者应选用长期血管通路。

五、透析处方确定及调整

(一)首次透析患者(诱导透析期)

1.透析前准备

透析前应有肝炎病毒、HIV和梅毒血清学指标,以决定透析治疗分区及血透机安排。

2.确立抗凝方案

(1)治疗前患者凝血状态评估:评估内容包括患者出血性疾病发生的危险、临床上血栓栓塞性疾病发生的危险和凝血指标的检测。

(2)抗凝剂的合理选择:①对于临床上没有出血性疾病的发生和风险;没有显著的脂代谢和骨代谢的异常;血浆抗凝血酶Ⅲ活性在50%以上;血小板计数、血浆部分凝血活酶时间、凝血酶原时间、国际标准化比值、D-二聚体正常或升高的患者,推荐选择普通肝素作为抗凝药物。②对于临床上没有活动性出血性疾病,血浆抗凝血酶Ⅲ活性在50%以上,血小板数量基本正常;但脂代谢和骨代谢的异常程度较重,或血浆部分凝血活酶时间、凝血酶原时间和国际标准化比值轻度延长具有潜在出血风险的患者,推荐选择低分子量肝素作为抗凝药物。③对于临床上存在明确的活动性出血性疾病或明显的出血倾向,或血浆部分凝血活酶时间、凝血酶原时间和国际标准化比值明显延长的患者,推荐选择阿加曲班、枸橼酸钠作为抗凝药物,或采用无抗凝剂的方式实施血液净化治疗。④对于以糖尿病肾病、高血压性肾损害等疾病为原发疾病,临床上心血管事件发生风险较大,而血小板数量正常或升高、血小板功能正常或亢进的患者,推荐每天给予抗血小板药物作为基础抗凝治疗。⑤对于长期卧床具有血栓栓塞性疾病发生的风险,国际标准化比值较低、血浆D-二聚体水平升高,血浆抗凝血酶Ⅲ活性在50%以上的患者,推荐每天给予低分子量肝素作为基础抗凝治疗。⑥合并肝素诱发的血小板减少症,或先天性、后天性抗凝血酶Ⅲ活性在50%以下的患者,推荐选择阿加曲班或枸橼酸钠作为抗凝药物。此时不宜选择普通肝素或低分子量肝素作为抗凝剂。

(3)抗凝方案。①普通肝素:一般首剂量0.3~0.5 mg/kg,追加剂量5~10 mg/h,间歇性静脉注射或持续性静脉输注(常用);血液透析结束前30~60 min停止追加。应依据患者的凝血状态个体化调整剂量。②低分子量肝素:一般选择60~80 U/kg,推荐在治疗前20~30 min静脉注射,无须追加剂量。③局部枸橼酸抗凝:枸橼酸浓度为4%~46.7%,以临床常用的4%枸橼酸钠为例。4%枸橼酸钠180 mL/h滤器前持续注入,控制滤器后的游离钙离子浓度0.25~0.35 mmol/L;在静脉端给予0.056 mmol/L氯化钙生理盐水(10%氯化钙80 mL加入1 000 mL生理盐水中)40 mL/h,控制患者体内游离钙离子浓度1.0~1.35 mmol/L;直至血液净化治疗结束。也可采用枸橼酸置换液实施。重要的是,临床应用局部枸橼酸抗凝时,需要考虑患者实际血流量,并应依据游离钙离子的检测相应调整枸橼酸钠(或枸橼酸置换液)和氯化钙生理盐水的输入速度。④阿加曲班:一般首剂量250 μg/kg、追加剂量2 μg/(kg·min),或2 μg/(kg·min)持续滤器前给药,应依据患者血浆部分活化凝血酶原时间的监测,调整剂量。⑤无抗凝剂:治疗前给予0.4 mg/L(4 mg/dL)的肝素生理盐水预冲、保留灌注20 min后,再给予生理盐水500 mL冲洗;血液净化治疗过程每30~60 min,给予100~200 mL生理盐水冲洗管路和滤器。

(4)抗凝治疗的监测:由于血液净化患者的年龄、性别、生活方式、原发疾病以及并发症的不同,患者间血液凝血状态差异较大。因此,为确定个体化的抗凝治疗方案,应实施凝血状态监测。包括血液净化前、净化中和结束后凝血状态的监测。不同的药物有不同的监测指标。

(5)并发症的处理:并发症主要包括抗凝不足引起的凝血而形成血栓栓塞性疾病、抗凝太过而导致的出血及药物本身的不良反应等。根据病因不同而做相应的处理。

3.确定每次透析治疗时间

建议首次透析时间不超过 3 h,以后每次逐渐延长透析时间,直至达到设定的透析时间(每周 2 次透析者每次 5.0~5.5 h,每周 3 次者每次 4.0~4.5 h;每周总治疗时间不低于 10 h)。

4.确定血流量

首次透析血流速度宜适当减慢,可设定为 150~200 mL/min。以后根据患者情况逐渐调高血流速度。

5.选择合适膜面积透析器

首次透析应选择相对小面积透析器,以减少透析失衡综合征的发生。

6.透析液流速

透析液流速可设定为 500 mL/min。通常不需调整,如首次透析中发生严重透析失衡表现,可调低透析液流速。

7.透析液成分

透析液成分常不作特别要求,可参照透析室常规应用。但如果患者严重低钙,则可适当选择高浓度钙的透析液。

8.透析液温度

透析液温度常设定为 36.5 ℃左右。

9.确定透析超滤总量和速度

根据患者容量状态及心肺功能、残肾功能等情况设定透析超滤量和超滤速度。建议每次透析超滤总量不超过体质量的 5%。存在严重水肿、急性肺水肿等情况时,超滤速度和总量可适当提高。在 1~3 个月逐步使患者透后体质量达到理想的"干体质量"。

10.透析频率

诱导透析期内为避免透析失衡综合征,建议适当调高患者每周透析频率。根据患者透前残肾功能,可采取开始透析的第 1 周透析 3~5 次,以后根据治疗反应及残肾功能、机体容量状态等,逐步过渡到每周 2~3 次透析。

(二)维持透析期

维持透析患者每次透析前均应进行症状和体征评估,观察有无出血,测量体质量,评估血管通路,并定期进行血生化检查及透析充分性评估,以调整透析处方。

1.确立抗凝方案

根据患者的评估确立抗凝方案。

2.超滤量及超滤速度设定

(1)干体质量的设定:干体质量是指透析后患者体内过多的液体全部或绝大部分被清除时的体质量。由于患者营养状态等的变化会影响体质量,故建议每 2 周评估一次干体质量。

(2)每次透析前根据患者既往透析过程中血压和透析前血压情况、机体容量状况以及透前实际体质量,计算需要超滤量。建议每次透析超滤总量不超过体质量的 5%。存在严重水肿、急性肺水肿等情况时,超滤速度和总量可适当提高。

（3）根据透析总超滤量及预计治疗时间,设定超滤速度。同时在治疗中应密切监测血压变化,避免透析中低血压等并发症发生。

3.透析治疗时间

依据透析治疗频率,设定透析治疗时间。建议每周 2 次透析者为每次 5.0～5.5 h,每周 3 次者为 4.0～4.5 h/次,每周透析时间至少 10 h 以上。

4.透析治疗频率

一般建议每周 3 次透析;对于残肾功能较好,每天尿量 200 mL 以上且透析间期体质量增长不超过 3%、心功能较好者,可予每周 2 次透析,但不作为常规透析方案。

5.血流速度

每次透析时,先予 150 mL/min 血流速度治疗 15 min 左右,如无不适反应,调高血流速度至 200～400 mL/min。要求每次透析时血流速度最低 200 mL/min。但存在严重心律失常患者,可酌情减慢血流速度,并密切监测患者治疗中心律的变化。

6.透析液设定

（1）每次透析时要对透析液流速、透析液溶质浓度及温度进行设定。

（2）透析液流速:一般设定为 500 mL/min。如采用高通量透析,可适当提高透析液流速至 800 mL/min。

（3）透析液溶质浓度。①钠浓度:常为 135～140 mmol/L,应根据血压情况选择。顽固高血压时可选用低钠透析液,但应注意肌肉抽搐、透析失衡综合征及透析中低血压或高血压的发生危险;反复透析中低血压可选用较高钠浓度透析液,或透析液钠浓度由高到低的序贯钠浓度透析,但易并发口渴、透析间期体质量增长过多、顽固性高血压等。②钾浓度:为 0～4.0 mmol/L,常设定为 2.0 mmol/L。对慢性透析患者,根据患者血钾水平、存在心律失常等并发症、输血治疗、透析模式(如每天透析者可适当选择较高钾浓度透析液)情况,选择合适钾浓度透析液。过低钾浓度透析液可引起血钾下降过快,并导致心律失常甚至心搏骤停。③钙浓度:常用透析液钙浓度为 1.25～1.75 mmol/L。透析液钙浓度过高易引起高钙血症,并导致机体发生严重异位钙化等并发症,因此当前应用最多的是钙浓度为 1.25 mmol/L 的透析液。当存在高钙血症、难以控制的继发性甲旁亢时,选用低钙透析液,但建议联合应用活性维生素 D 和磷结合剂治疗;血 iPTH 水平过低时也应选用相对低浓度钙的透析液;当透析中反复出现低钙抽搐、血钙较低、血管反应性差导致反复透析低血压时,可短期选用高钙透析液,但此时应密切监测血钙、血磷、血 iPTH 水平,并定期评估组织器官的钙化情况,防止出现严重骨盐代谢异常。

（4）透析液温度:为 35.5 ℃～36.5 ℃,常设定为 36.5 ℃。透析中常不对透析液温度进行调整。但如反复发作透析低血压且与血管反应性有关,可适当调低透析液温度。对于高热患者,也可适当调低透析液温度,以达到降低体温作用。

六、血液透析操作

血液透析操作流程见图 2-1。操作步骤有以下几个方面。

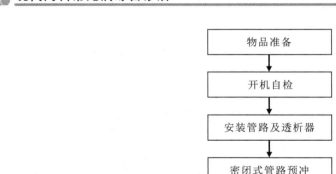

图 2-1 血液透析操作流程

(一)物品准备

血液透析器、血液透析管路、穿刺针、无菌治疗巾、生理盐水、碘伏和棉签等消毒物品、止血带、一次性手套、透析液等。

护士治疗前应核对 A、B 浓缩透析液浓度、有效期;检查 A、B 透析液连接。

(二)开机自检

(1)检查透析机电源线连接是否正常。

(2)打开机器电源总开关。

(3)按照要求进行机器自检。

(三)血液透析器和管路的安装

(1)检查血液透析器及透析管路有无破损,外包装是否完好。

(2)查看有效日期、型号。

(3)按照无菌原则进行操作。

(4)安装管路顺序按照体外循环的血流方向依次安装。

(四)密闭式预冲

(1)启动透析机血泵 80～100 mL/min,用生理盐水先排净透析管路和透析器皿室(膜内)气体。生理盐水流向为动脉端→透析器→静脉端,不得逆向预冲。

(2)将泵速调至 200～300 mL/min,连接透析液接头与透析器旁路,排净透析器透析液室(膜外)气体。

(3)生理盐水预冲量应严格按照透析器说明书中的要求;若需要进行闭式循环或肝素生理盐水预冲,应在生理盐水预冲量达到后再进行。

(4)推荐预冲生理盐水直接流入废液收集袋中,并且废液收集袋放于机器液体架上,不得低于操作者腰部以下;不建议预冲生理盐水直接流入开放式废液桶中。

(5)冲洗完毕后根据医嘱设置治疗参数。

（五）建立体外循环（上机）

1.操作流程如图 2-2 所示。

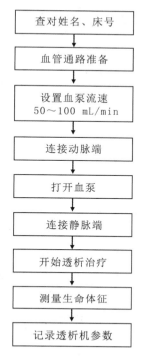

查对姓名、床号

↓

血管通路准备

↓

设置血泵流速
50～100 mL/min

↓

连接动脉端

↓

打开血泵

↓

连接静脉端

↓

开始透析治疗

↓

测量生命体征

↓

记录透析机参数

图 2-2　建立体外循环操作流程

2.血管通路准备

(1)动静脉内瘘穿刺。①检查血管通路:有无红肿、渗血、硬结,并摸清血管走向和搏动。②选择穿刺点后,用碘伏消毒穿刺部位。③根据血管的粗细和血流量要求等选择穿刺针。④采用阶梯式、纽扣式等方法,以合适的角度穿刺血管。先穿刺静脉、再穿刺动脉,以动脉端穿刺点距动静脉内瘘口 3 cm 以上、动静脉穿刺点的距离 10 cm 以上为宜,固定穿刺针。根据医嘱推注首剂量肝素(使用低分子量肝素作为抗凝剂,应根据医嘱上机前静脉一次性注射)。

(2)中心静脉留置导管连接:①准备碘伏消毒棉签和医用垃圾袋。②打开静脉导管外层敷料。③患者头偏向对侧,将无菌治疗巾垫于静脉导管下。④取下静脉导管内层敷料,将导管放于无菌治疗巾上。⑤分别消毒导管和导管夹子,放于无菌治疗巾内。⑥先检查导管夹子处于夹闭状态,再取下导管肝素帽。⑦分别消毒导管接头。⑧用注射器回抽导管内封管肝素,推注在纱布上检查是否有凝血块,回抽量为动、静脉管各 2 mL 左右。如果导管回抽血流不畅时,认真查找原因,严禁使用注射器用力推注导管腔。⑨根据医嘱从导管静脉端推注首剂量肝素(使用低分子量肝素作为抗凝剂,应根据医嘱上机前静脉一次性注射),连接体外循环。⑩医疗污物放于医疗垃圾桶中。

3.血液透析中的监测

(1)体外循环建立后,立即测量血压、脉搏,询问患者的自我感觉,详细记录在血液透析记录单上。

(2)自我查对:①按照体外循环管路走向的顺序,依次查对体外循环管路系统各连接处和管路开口处,未使用的管路开口应处于加帽密封和夹闭管夹的双保险状态。②根据医嘱查对机器治疗参数。

（3）双人查对：自我查对后,与另一名护士同时再次查对上述内容,并在治疗记录单上签字。

（4）血液透析治疗过程中,每小时1次仔细询问患者自我感觉,测量血压、脉搏,观察穿刺部位有无渗血、穿刺针有无脱出移位,并准确记录。

（5）如果患者血压、脉搏等生命体征出现明显变化,应随时监测,必要时给予心电监护。

（六）回血下机

1.基本方法

（1）消毒用于回血的生理盐水瓶塞和瓶口。

（2）插入无菌大针头,放置在机器顶部。

（3）调整血液流量至50～100 mL/min。

（4）关闭血泵。

（5）夹闭动脉穿刺针夹子,拔出动脉针,按压穿刺部位。

（6）拧下穿刺针,将动脉管路与生理盐水上的无菌大针头连接。

（7）打开血泵,用生理盐水全程回血。回血过程中,可使用双手揉搓透析器,但不得用手挤压静脉端管路;当生理盐水回输至静脉壶、安全夹自动关闭后,停止继续回血;不宜将管路从安全夹中强制取出,将管路液体完全回输至患者体内(否则易发生凝血块入血或空气栓塞)。

（8）夹闭静脉管路夹子和静脉穿刺针处夹子,拔出静脉针,压迫穿刺部位2～3 min。

（9）用弹力绷带或胶布加压包扎动、静脉穿刺部位10～20 min后,检查动、静脉穿刺针部位无出血或渗血后松开包扎带。

（10）整理用物。

（11）测量生命体征,记录治疗单,签名。

（12）治疗结束嘱患者平卧10～20 min,生命体征平稳,穿刺部位无出血,听诊内瘘杂音良好。

（13）向患者交代注意事项,送患者离开血液净化中心。

2.推荐密闭式回血下机

（1）调整血液流量至50～100 mL/min。

（2）打开动脉端预冲侧管,用生理盐水将残留在动脉侧管内的血液回输到动脉壶。

（3）关闭血泵,靠重力将动脉侧管近心侧的血液回输入患者体内。

（4）夹闭动脉管路夹子和动脉穿刺针处夹子。

（5）打开血泵,用生理盐水全程回血。回血过程中,可使用双手揉搓滤器,但不得用手挤压静脉端管路。当生理盐水回输至静脉壶、安全夹自动关闭后,停止继续回血。不宜将管路从安全夹中强制取出,将管路液体完全回输至患者体内(否则易发生凝血块入血或空气栓塞)。

（6）夹闭静脉管路夹子和静脉穿刺针处夹子。

（7）先拔出动脉内瘘针,再拔出静脉内瘘针,压迫穿刺部位2～3 min。用弹力绷带或胶布加压包扎动、静脉穿刺部位10～20 min后,检查动、静脉穿刺针部位无出血或渗血后松开包扎带。

（8）整理用物。

（9）测量生命体征,记录治疗单,签名。

（10）治疗结束嘱患者平卧10～20 min,生命体征平稳,穿刺点无出血。

（11）听诊内瘘杂音良好。

(12)向患者交代注意事项,送患者离开血液净化中心。

七、透析患者的管理及监测

加强维持性血液透析患者的管理及监测是保证透析效果、提高患者生活质量、改善患者预后的重要手段,包括建立系统而完整的病历档案和透析间期患者的教育管理,定期监测、评估各种并发症情况,并做出相应处理。

(一)建立系统完整的病历档案

应建立透析病史,记录患者原发病、并发症情况,并对每次透析中出现的不良反应、平时的药物及其他器械等治疗情况、患者的实验室和影像学检查结果进行记录。有利于医护人员全面了解患者病情,调整治疗方案,最终提高患者生活质量和长期生存率。

(二)透析间期的患者管理

(1)加强教育,纠正不良生活习惯:包括戒烟、戒酒、生活规律等。

(2)饮食控制:包括控制水和钠盐摄入,使透析间期体质量增长不超过5%或每天体质量增长不超过1 kg;控制饮食中磷的摄入,少食高磷食物;控制饮食中钾的摄入,以避免发生高钾血症。保证患者每天蛋白质摄入量达到1.0~1.2 g/kg,并保证足够的糖类摄入,以避免出现营养不良。

(3)指导患者记录每天尿量及每天体质量情况,并保证大便通畅;教育患者有条件时每天测量血压情况并记录。

(4)指导患者维护和监测血管通路:对采用动静脉内瘘者每天应对内瘘进行检查,包括触诊检查有无震颤,也可听诊检查有无杂音;对中心静脉置管患者每天应注意置管部位出血、局部分泌物和局部出现不适表现等,一旦发现异常应及时就诊。

(三)并发症定期评估与处理

常规监测指标及其检测频率见表2-1。

表 2-1 血液透析患者常规监测指标及评估频率

指标	推荐频率
血常规,肝、肾功能,血电解质(包括血钾、血钙、血磷、HCO$_3^-$ 或 CO$_2$CP 等)	每月 1 次
血糖、血脂等代谢指标	每 1~3 个月(有条件者)1 次
铁状态评估	3 个月 1 次
血 iPTH 水平	3 个月 1 次
营养及炎症状态评估	3 个月 1 次
尿素清除指数和尿素下降率评估	3 个月 1 次
传染病学指标必须检查(包括乙肝、丙肝、HIV 和梅毒血清学指标)	开始透析 6 个月内,应每 1~3 个月 1 次;维持透析超过 6 个月,应 6 个月 1 次
心血管结构和功能	6~12 个月 1 次

1.血常规、肾功能、血电解质(包括血钾、血钙、血磷、HCO$_3^-$ 或 CO$_2$CP 等)等指标

建议每月检测1次。一旦发现异常应及时调整透析处方和药物治疗。血糖和血脂等代谢指标,建议有条件者每1~3个月检测1次。

2.铁指标

建议每3个月检查1次。一旦发现血清铁蛋白低于200 ng/mL或转铁蛋白饱和度低于20%,需补铁治疗;如血红蛋白(Hb)低于110 g/L,则应调整促红细胞生成素用量,以维持Hb于110~120 g/L。

3.iPTH监测

建议血iPTH水平每3个月检查1次。要求血清校正钙水平维持在正常低限,为2.1~2.5 mmol/L;血磷水平维持在1.13~1.78 mmol/L;血钙磷乘积维持在55 mg/dL及以下;血iPTH维持在150~300 pg/mL。

4.整体营养评估及炎症状态评估

建议每3个月评估1次。包括血清营养学指标、血高敏C反应蛋白水平、nPCR及与营养相关的体格检查指标等。

5.尿素清除指数和尿素下降率评估

建议每3个月评估1次。要求spKt/V至少1.2,目标为1.4;URR至少65%,目标为70%。

6.传染病学指标

传染病学指标必须检查,包括肝炎病毒标记、HIV和梅毒血清学指标。要求开始透析不满6个月患者,应每1~3个月检测1次;维持性透析6个月以上患者,应每6个月检测1次。

7.心血管结构和功能测定

心血管结构和功能测定包括心电图、心脏超声波、外周血管彩色超声波等检查。建议每6~12个月1次。

8.内瘘血管检查评估

每次内瘘穿刺前均应检查内瘘皮肤、血管震颤、有无肿块等改变。并定期进行内瘘血管流量、血管壁彩色超声等检查。

9.胸部X线检查

建议每3~6个月检查1次胸部正侧位片。

(林建美)

第二节 血液灌流

血液灌流(Hp)技术是指将患者的血液引出体外,经过灌流器,通过吸附的方法来清除人体内源性和外源性的毒性物质,达到净化血液的一种治疗方法。

目前常用灌流器按吸附材料分类:活性炭和树脂(合成高分子材料)。以活性炭为吸附剂的灌流器,其特点是吸附速度快、吸附容量高、吸附选择性低,但活性炭与血液接触会引起血液有形成分的破坏,同时炭的微颗粒脱落有引起微血管栓塞的危险。随着科学技术的进步,活性炭灌流器得以改良,采用半透膜材料将活性炭进行包裹,防止炭微颗粒脱落。以树脂为吸附剂的灌流器,对有机物具有较大的吸附能力,选择性高,性能稳定,目前临床应用较广,已应用于多学科和多种疾病的治疗,具有特异性及先进性。

灌流技术与其他血液净化方法联合应用,如血液灌流与连续性肾脏替代疗法(CRRT)、血液透析(HD)或血液透析滤过(HDF)联合可形成不同的杂合式血液净化方法。

一、适应证

(一)急性药物或毒物中毒

当药物或毒物中毒时,利用血液透析也能清除毒物,但仅适用于水溶性、不与蛋白质或血浆其他成分结合的物质,且对分子量较大的毒物无效。对大部分毒物或药物,血液灌流效果比血液透析的效果好。

1.巴比妥类

苯巴比妥、异戊巴比妥、司可巴比妥、甲基巴比妥、硫喷妥钠。

2.非巴比妥催眠镇静药类

地西泮、甲丙氨酯、甲喹酮、硝西泮、异丙嗪、奥沙西泮。

3.抗精神失常药

奋乃静、氯丙嗪、阿米替林、三氟拉嗪、丙米嗪。

4.解热镇静药

阿司匹林、对乙酰氨基酚(扑热息痛)、非那西丁、秋水仙碱。

5.心血管药

地高辛、洋地黄毒苷、奎尼丁、普鲁卡因胺。

6.除草剂、杀虫剂

百草枯、有机磷类、有机氯类、氟乙酰胺(灭鼠药)。

7.食物中毒

如青鱼胆中毒。

8.其他

士的宁、茶碱、奎宁、苯妥英钠、三氯乙烯。

(二)尿毒症

血液灌流可以清除很多与尿毒症有关的物质,如肌酐、尿酸等,且中分子物质的清除率比血液透析好,但不能清除水分和电解质,因此不能单独用来治疗尿毒症。对尿毒症伴有难治性高血压、顽固性瘙痒等疗效显著。

(三)肝衰竭

对肝衰竭患者血中的芳香族氨基酸和中分子代谢药物有显著的吸附作用,对重症肝炎伴有肝性脑病、高胆红素血症有较好治疗效果。

(四)严重感染

脓毒症或系统性炎症综合征。

(五)其他疾病

银屑病或其他自身免疫性疾病、肿瘤化疗、甲状腺危象等。

二、操作方法

(一)操作前准备

1.灌流器准备

选择合适的灌流器(灌流器不同型号具有不同功能),使用前阅读说明书,检查包装及有效期。

2.建立血管通路

紧急灌流治疗的患者常规选用临时性血管通路,首选深静脉置管(股静脉或颈内静脉)。若维持性血液透析患者需血液灌流联合治疗,则应用其血液透析时的血管通路。

3.机器准备

根据原治疗中心的设备,可选用 CRRT 机器、血液透析机或血液灌流机。

4.治疗物品的准备

配套的循环管路、生理盐水、肝素、5%葡萄糖注射液、抗凝剂、穿刺针等。

5.抢救物品和药物的准备

心电监护、抢救车、除颤仪等。

(二)操作程序

注意仔细阅读产品说明书,不同的产品有不同的预冲要求。

1.预冲

(1)预冲方法一:将灌流器静脉端向上垂直固定在支架上,血路管分别连接灌流器的动脉端和静脉端,用肝素生理盐水(500 mL 生理盐水含 2 500 U 肝素)从血路管动脉端、灌流器、静脉端依次排出,流速200～300 mL/min,预冲肝素生理盐水总量为 2 000～5 000 mL(根据说明书要求)。预冲时轻拍和转动灌流器,排出气泡,排出微小炭粒,保证灌流器充分湿化、肝素化、无气泡。

(2)预冲方法二:将灌流器静脉端向上垂直固定在支架上,血路管分别连接灌流器的动脉端和静脉端,先用 5%葡萄糖 500 mL 充满血路管和灌流器(使其糖化),再用肝素生理盐水(500 mL生理盐水含 2 500 U 肝素)预冲,流速 200～300 mL/min,预冲肝素生理盐水总量为 2 000～5 000 mL(根据说明书要求)。预冲时轻拍和转动灌流器,排出气泡,排出微小炭粒,保证灌流器充分湿化、肝素化、无气泡。糖化的目的:使灌流器吸附糖的能力饱和,防止治疗时灌流器吸附人体血液中葡萄糖而导致低血糖发生。

(3)预冲方法三:将灌流器静脉端向上垂直固定在支架上,血路管分别连接灌流器的动脉端和静脉端,用肝素生理盐水(500 mL 生理盐水含 2 500 U 肝素)从血路管动脉端、灌流器、静脉端预冲,流速 200～300 mL/min,预冲肝素生理盐水总量为 2 000 mL;再用生理盐水 500 mL＋肝素 12 500 U 的溶液冲洗300 mL。如果血液灌流和血液透析联合应用时,接上透析器(透析器已用生理盐水预冲),灌流器置于透析器前,再进行闭路循环 20 min(根据说明书提供)。预冲时轻拍和转动灌流器,排出气泡,排出微小炭粒,保证灌流器充分湿化、肝素化、无气泡。

(4)预冲方法四:打开灌流器上端的帽盖,用无菌针筒去除针头抽取肝素 100～200 mg(12 500～25 000 U),加入灌流器内。加入肝素时缓慢注入,回抽相应量的空气,盖上帽,上下颠倒 10 次,使肝素液与树脂充分融合,置于治疗盘中 30 min 以上。如果血液灌流和血液透析联合应用时,先将血路管和透析器预冲好,再将灌流器置于透析器前。用生理盐水 3 000 mL、血泵流速 200 mL/min 进行冲洗后,连接患者。

2.抗凝

由于树脂和活性炭具有吸附作用,同时接受灌流治疗的患者病情也有不同,故应根据患者的血红蛋白、凝血状况等合理应用抗凝剂。在护理操作中,除了准确根据医嘱给予抗凝剂外,同时要注意首剂抗凝剂必须在引血治疗前 3～5 min 静脉注射,使其充分体内肝素化。

3.治疗前护理评估

(1)判断患者神志状况,监测生命体征。

(2)对烦躁、昏迷、神志不清等患者应加强安全护理,防止坠床,必要时进行约束。

(3)做好抢救的各种准备工作。

(4)评估患者有无出血情况;糖尿病患者还应评估进食情况,防止低血糖发生。

4.建立体外循环

从动脉端引血,血流量为 $50\sim100$ mL/min,灌流器静脉端向上,动脉端朝下。如患者的血压、心率平稳可逐渐增加到 $150\sim200$ mL/min。

5.治疗时间

灌流器中吸附材料的吸附能力与饱和度决定了每次灌流的时间。一般吸附剂对溶质的吸附在 $2\sim3$ h 内达到饱和。因此,临床需要可每间隔 2 h 更换 1 次灌流器,但一次治疗不超过 6 h。对于部分脂溶性的药物或毒物,在一次治疗后很可能会有脂肪组织中的相关物质释放入血的情况,可根据不同物质的特性间隔一定的时间后再次灌流治疗。

6.治疗结束

灌流结束,根据灌流器的成分,选择空气或生理盐水回血(根据临床经验和生产厂家建议,近年来碳罐选择空气回血、树脂罐选择生理盐水回血为宜),血泵速度为 100 mL/min,严密监测,严防空气进入血液。如果是血液灌流和血液透析联合应用,2 h 后灌流器卸除,继续透析治疗。

(林建美)

第三节 血 浆 置 换

血浆置换是指通过有效的分离、置换方法迅速地选择性从循环血液中去除病理血浆或血浆中的病理成分(如自身抗体、免疫复合物、副蛋白、高黏度物质、与蛋白质结合的毒物等),同时将细胞成分和等量的血浆替代品回输患者体内,从而治疗使用一般方法治疗无效的多种疾病的血液净化疗法。

自开展血浆置换疗法以来,常规应用两种分离技术,即离心式血浆分离和膜式血浆分离。随着血液净化技术的不断发展,离心式血浆分离已逐步被膜式血浆分离所替代。临床上膜式血浆分离又分为非选择性血浆置换与选择性血浆置换。

一、临床应用

(一)适应证

目前血浆置换的诊疗范畴已扩展至神经系统疾病、结缔组织病、血液病、肾脏病、代谢性疾病、肝脏疾病、急性中毒及移植等领域大约 200 多种疾病,其主要适应证如下。

1.作为首选方法的疾病或综合征

冷球蛋白血症、抗肾小球基膜病、格林-巴利综合征、高黏滞综合征、栓塞性血小板减少性紫癜、纯合子家族性高胆固醇血症、重症肌无力、药物过量(如洋地黄中毒)、与蛋白质结合的物质中毒、新生儿溶血、自身免疫性血友病甲。

2.作为辅助疗法的疾病或综合征

急进性肾小球肾炎、抗中性粒细胞胞质抗体阳性的系统性血管炎、累及肾脏的多发性骨髓瘤、系统性红斑狼疮(尤其是狼疮性脑病)。

(二)治疗技术及要求

1.血浆置换的频度

一般置换间隔时间为1~2 d,连续3~5次。

2.血浆置换的容量

为了进行合适的血浆置换,需要对正常人的血浆容量进行估算,可按以下公式计算:

$$PV = (1 - Hct)(B + C \times W)$$

式中,PV为血浆容量;Hct为血细胞比容;W为干体质量;B男性为1530,女性为864;C男性为41,女性为47.2。

例如,一个60 kg的男性患者,Hct为0.40,则$PV = (1 - 0.40)(1530 + 41 \times 60)$。如血细胞比容正常(0.45),则血浆容积大致为40 mL/kg。

3.置换液的种类

置换液包括晶体液和胶体液。血浆置换时应用的晶体液为林格液(富含各种电解质),补充量为丢失血浆量的1/3~1/2,500~1 000 mL。胶体液包括血浆代用品和血浆制品。血浆代用品包括中分子右旋糖酐、右旋糖酐-40、羟乙基淀粉(706代血浆),补充量为丢失血浆量的1/3~1/2;血浆制品有5%清蛋白和新鲜冰冻血浆。一般含有血浆或血浆清蛋白成分的液体占补充液40%~50%。原则上补充置换液时采用先晶后胶的顺序,即先补充电解质溶液或血浆代用品,再补充蛋白质溶液,目的是使补充的蛋白质尽可能少丢失。

4.置换液补充方式

血浆置换时必须选择后稀释法。

5.置换液补充原则

等量置换,即丢弃多少血浆,补充多少血浆;保持血浆胶体渗透压正常;维持水、电解质平衡;如应用的胶体液为4%~5%的清蛋白溶液时,必须补充凝血因子;为防止补体和免疫球蛋白的丢失,可补充免疫球蛋白;应用血浆时应注意减少病毒感染机会;置换液必须无毒性、无组织蓄积。

6.抗凝剂

可使用肝素或枸橼酸钠作为抗凝剂。肝素用量大约为常规血液透析的1.5~2倍。对于无出血倾向的患者,一般首剂量为40~60 U/kg,维持量为1 000 U/h,但必须根据患者的个体差异来调整。枸橼酸钠一般采用血液保存液配方,即含22 g/L枸橼酸钠和0.73 g/L枸橼酸。为防止低血钙,可补充葡萄糖酸钙。

二、常见血浆置换术

(一)非选择性血浆置换

1.原理

用血浆分离器一次性分离血细胞与血浆,将分离出来的血浆成分全部去除,再置换与去除量相等的FFP(新鲜血浆)或清蛋白溶液。

2.适应证

重症肝炎、严重的肝功能不全、血栓性血小板减少性紫癜、多发性骨髓瘤、手术后肝功能不全、急性炎症性多神经炎、多发性硬化症等。

3.护理评估

(1)对患者的体质量、生命体征、神志、原发病、治疗依从性进行评估,并做好相应干预措施。准确的体质量有助于确定患者血浆置换的总量;对患者依从性的评估,有利于提升患者对治疗的信心和配合程度;评估可能的并发症以确定干预措施。

(2)对设备、器材、药物等进行评估,做好充分准备;对血浆、清蛋白等做好存放和保管。

(3)确认相关的生化检查(凝血指标)、操作过程、治疗参数。

(4)对血管通路及血液流量进行评估,确认静脉回路畅通,以免静脉压增高而引起血浆分离器破膜或再循环。

4.操作准备

(1)物品准备:配套血路管、血浆分离器、生理盐水 2 000 mL、血浆分离机器、心电监护仪等。

(2)药品及置换液准备。①置换液:置换液成分原则上根据患者的基础疾病制订,如肝功能损害严重、低蛋白血症的患者应适当提高患者胶体渗透压,提高清蛋白成分;血栓性血小板减少性紫癜患者除了常规血浆置换外,可适当补充新鲜血小板;严重肝功能损害患者在血浆置换以后可适当补充凝血因子、纤维蛋白原等。置换液(以患者置换血浆 3 000 mL 为例)主要有两种配方:①清蛋白 60 g、右旋糖酐-40 1 000 mL、706 代血浆 500 mL、平衡液 1 000 mL、5% 或 10% 葡萄糖 500 mL(注:清蛋白根据医嘱稀释于 5% 或 10% 葡萄糖溶液 500 mL)。②新鲜血浆 1 000 mL、706 代血浆 500 mL、右旋糖酐-40 500 mL、平衡液 500 mL、5% 或 10% 葡萄糖 500 mL。以上配方可根据患者病情或需要做适当调整。②抗凝剂:由于血浆置换患者大多为高危患者,故在抗凝剂的选择上首选低分子量肝素。③葡萄糖酸钙:非选择性血浆置换时,在输入大量新鲜血浆的同时,枸橼酸钠也被输入体内,枸橼酸钠可以与体内钙离子结合,造成低血钙,患者出现抽搐,故可适当补充葡萄糖酸钙。④激素:由于血浆置换时输入了大剂量的异体蛋白,患者在接受治疗过程中可能出现变态反应。

(3)建立血管通路:采用深静脉留置导管或内瘘,动脉血流量应达到 150 mL/min。静脉回路必须畅通,采用双腔留置导管时注意防止再循环。

5.操作过程及护理

血浆置换是一种特殊的血液净化方法,操作治疗时应有一个独立的空间,并有专职护士对患者进行管理和监护。术前向患者和家属做好心理护理和治疗风险意识培训,取得患者的积极配合。

(1)打开总电源,打开血浆分离机电源,开机并自检。

(2)连接血路管、血浆分离器,建立通路循环。

(3)阅读说明书,按血浆分离器说明书上的预冲方法,进行管路及血浆分离器的预冲。预冲的血流量一般为 100～150 mL/min,预冲液体量为 1 500～2 000 mL。用 500 mL 生理盐水加入 2 500 U(20 mg)肝素,使血浆分离器和管路肝素化。

(4)设定各项治疗参数:每分钟血流量、每小时血浆分离量、置换总量、肝素量、治疗时间等。

(5)建立血管通路,静脉端注入抗凝剂(等待 3～5 min,充分体内肝素化),建立血循环,引血时血流量应<100 mL/min。运转 5～10 min 后患者无反应,加大血流量至 100～150 mL/min;

启动弃浆泵及输液泵。要求保持进出液量平衡,可将弃浆泵及输液泵流量调节至 25~40 mL/min。

(6)观察血浆分离器及弃浆颜色,判断有无破膜现象发生。一旦出现破膜,立即更换血浆分离器。

(7)治疗过程中严密监测生命体征;随时观察跨膜压、静脉压、动脉压变化,防止破膜;观察变态反应及低钙反应;观察电解质及容量平衡。

(8)及时记录数据;及时处理各类并发症。

(9)下机前评估:患者生命体征、标本采集、抗凝剂总结、治疗目标值情况。

(10)书写记录,患者转运、交班;整理物品;处理好医疗废弃物及环境。

(二)选择性血浆置换

1.原理

选择性血浆置换也称为双重血浆置换。由血浆分离器分离血细胞和血浆,再将分离出的血浆引入血浆成分分离器(血浆成分分离器原则上按照分子量的大小进行选择,如胆红素分离器、血脂分离器等),能通过血浆成分分离器的小分子物质与清蛋白随血细胞回输入体内,大分子物质被滞留而弃去。根据弃去血浆量补充相应的清蛋白溶液,清蛋白的相对分子质量为 69 000,当致病物质分子量为清蛋白分子量10倍以上时,可采用选择性血浆置换。

2.适应证

多发性骨髓瘤、原发性巨球蛋白血症、家族性难治性高脂血症、难治性类风湿关节炎、系统性红斑狼疮、血栓性血小板减少性紫癜、重症肌无力、多发性硬化症、多发性神经炎及移植前后的抗体去除等。

3.护理评估

同非选择性血浆置换。

4.操作准备

(1)物品准备:配套血路管、血浆分离机、血浆分离器、血浆成分分离器、心电监护仪等。

(2)药品和置换液准备:生理盐水 4 000 mL、清蛋白溶液 30 g(备用,根据丢弃量补充所需清蛋白)、激素等。

(3)血管通路:同非选择性血浆置换。

(4)抗凝剂应用:同非选择性血浆置换。

5.操作过程与护理

(1)打开总电源,打开血浆分离机电源,开机并自检。

(2)连接血路管、血浆分离器及血浆成分分离器,建立通路循环。

(3)按照说明书要求预冲血浆分离器、成分分离器及管路。预冲流量为 100~150 mL/min,预冲液量为 2 500~3 000 mL。最后用 1 000 mL 生理盐水加入 2 500 U(40 mg)肝素使血浆分离器、血浆成分分离器和血路管肝素化。

(4)设定各项治疗参数:血流量 mL/min、血浆分离量 mL/h、成分分离器流量 mL/h、血浆置换总量、肝素量、治疗时间等。

(5)建立血管通路,注入抗凝剂,建立血循环,引血时建议血流量<100 mL/min。运转 5~10 min 后患者无不适反应,治疗血流量增至 120~150 mL/min,启动血浆泵、弃浆泵及返浆泵。

(6)操作中严密监测动脉压、静脉压、跨膜压的变化,以防压力增高,引起破膜。

（7）观察血浆分离器、成分分离器及弃浆颜色，判断有无破膜发生。一旦发生破膜，及时更换。

（8）选择性血浆分离，根据患者体质量和病情决定血浆置换总量，根据分子大小决定弃浆量，一次选择性血浆置换会丢弃含有大分子蛋白的血浆 100～500 mL。

（9）治疗过程中严密监测 T、P、R、BP；随时观察跨膜压、静脉压、动脉压变化，防止破膜；观察电解质及容量平衡。

（10）及时记录数据；及时处理各类并发症。

（11）达到治疗目标值，下机。

（12）完成护理记录；向患者所在病房交班；合理转运危重患者；整理物品；处理医疗废弃物。

三、并发症

血浆置换的并发症同常规血液净化的并发症、血管通路的相关并发症、抗凝的并发症等。与血浆置换特别相关的并发症如下。

（一）变态反应

新鲜冰冻血浆含有凝血因子、补体和清蛋白，但由于其成分复杂，常可诱发变态反应。据文献报道，变态反应发生率为 0～12%。补充血液制品前，静脉给予地塞米松 5～10 mg 或 10% 葡萄糖酸钙 20 mL 并选择合适的置换液是预防和减少过敏的关键。

治疗过程中要严密观察，如出现皮肤瘙痒、皮疹、寒战、高热时不可随意搔抓皮肤，应及时给予激素、抗组胺药或钙剂，可摩擦皮肤以缓解瘙痒。治疗前认真执行三查七对，核对血型，血浆输入速度不宜过快。

（二）低血压

引起低血压的主要原因：置换液补充过缓，有效血容量减少；应用血制品引起变态反应；补充晶体溶液时，血浆胶体渗透压下降。血浆置换中应注意血浆等量置换，即血浆出量应与置换液输入量保持相等。当患者血压下降时可先输入胶体溶液，血压稳定时再输入晶体溶液。要维持水、电解质的平衡，保持血浆胶体渗透压稳定。当患者出现低血压时可延长血浆置换时间，血流量应控制在 50～80 mL/min，血浆流速相应减低，血浆出量与输入的血浆和液体量保持平衡。

（三）低血钙

新鲜血浆含有枸橼酸钠，过多、过快输入新鲜血浆容易导致低血钙，患者会出现口麻、腿麻及小腿肌肉痉挛等低血钙症状，严重时发生心律失常。治疗前应常规静脉注射 10% 葡萄糖酸钙 10 mL，注意控制枸橼酸钠输入速度，出现低钙反应时及时补充钙剂。

（四）出血

严密观察皮肤及黏膜、消化道等有无出血点，进行医疗护理操作时，动作轻柔、娴熟，熟练掌握静脉穿刺技巧，避免反复穿刺加重出血。一旦发生出血，立即通知医师采取措施，必要时用鱼精蛋白中和肝素，用无菌纱布加压包扎穿刺点，并观察血小板的变化。

（五）感染

当置换液含有致热原、血管通路发生感染、操作不严谨时，患者会出现感染、发热等。血浆置换是一种特殊的血液净化疗法，必须严格无菌操作，患者应置于单间进行治疗，要求治疗室清洁，操作前紫外线照射 30 min，家属及无关人员不得进入治疗场所。操作人员必须认真洗手，戴口罩、帽子，配置置换液时需认真核对、检查、消毒，同时做到现配现用。

(六)破膜

血浆分离的滤器因为制作工艺的原因而受到血流量及跨膜压的限制,如置换时血流量过大或置换量增大,往往会导致破膜。故应注意血流量在 100～150 mL/min,每小时分离血浆<1 000 mL,跨膜压控制于 6.7 kPa(50 mmHg)。预冲分离器时注意不要用血管钳敲打,防止破膜。

四、选择性血浆分离和非选择性血浆分离的比较

(一)非选择性血浆分离

1.优点

可补充凝血因子(使用新鲜冰冻血浆时);排出含有致病物质的全部血浆成分。

2.缺点

因使用他人的血浆,有感染的可能性;因混入微小凝聚物,有产生相应不良反应的可能。必须选用新鲜血浆或清蛋白溶液。

(二)选择性血浆分离

1.优点

对患者血浆容量的改变较小、特异性高,故所用置换量少,约为常规血浆置换量的 1/4,有时甚至可完全不用。这既节省了开支,又减少了感染并发症的发生机会。选择性血浆分离法不但可选择使用不同孔径的血浆成分分离器,同时可根据血浆中致病介质的分子量,选择不同的膜滤过器治疗不同的疾病,如应用 0.02～0.04 μm 孔径的滤膜治疗冷球蛋白血症、家族性高胆固醇血症等。

2.缺点

因利用分子量大小进行分离(根据膜孔的不同分离),故可能会除去一些有用的蛋白质。

(林建美)

46

第三章

神经内科疾病诊治

第一节　流行性乙型脑炎

流行性乙型脑炎简称乙脑,是由乙型脑炎病毒引起,经蚊传播的一种中枢神经系统急性传染病。因其首先在日本发现,故又名"日本脑炎"。本病流行于夏秋季。重型患者病死率高,幸存者常留有后遗症。在广泛接种乙脑疫苗后,发病率已明显下降。

一、病原学

病原学诊断依赖病毒分离或脑脊液和血病毒特异性抗原或抗体检测。确诊条件为下列之一。

(1)酶联免疫法在脑脊液或血中检测出特异性 IgM 抗体。

(2)在组织、血、脑脊液或其他体液分离到病毒或证实病毒特异性抗原或基因片段存在。

(3)双份血清特异性 IgG 抗体有≥4 倍升高。

二、流行病学

乙脑病毒为单股正链 RNA 病毒,属于黄病毒科黄病毒属,为 B 组虫媒病毒。乙脑病毒嗜神经性强,抗原性稳定。猪为主要传染源,其次为马、牛、羊和狗,其他如猫、鸡、鸭和鹅等也可感染。蚊虫是主要传播媒介,主要是三带喙库蚊,伊蚊和按蚊也能传播。候鸟及蝙蝠也是乙脑病毒的越冬宿主。人是终宿主,但感染后病毒血症期短暂且病毒载量低,因此不是主要传染源。未见人与人传播的报道。人群普遍易感,多见于 10 岁以下儿童,病后获得持久免疫力。典型患者与隐性感染者之比为 1∶2 000～1∶1 000。

三、发病机制

人被带乙脑病毒的蚊虫叮咬后,病毒进入体内,先在单核-吞噬细胞系统内繁殖,随后进入血液循环,形成病毒血症。乙脑病毒如何进入脑组织仍不完全明了,可能与病毒经血管内皮细胞被动转运而穿透血-脑屏障有关。发病与否主要取决于人体的免疫力,但病毒的数量及毒力对发病

47

也起一定作用,并与易感者临床表现的轻重有密切关系。机体免疫力强时,只形成短暂病毒血症,病毒不侵入中枢神经系统,表现为隐性感染或轻型病例,可获终生免疫力。如受感染者免疫力弱,感染的病毒量大且毒力强,则病毒可侵入中枢神经系统,在神经细胞内繁殖,引起脑实质病变。另外,血-脑屏障的健全与否,亦有密切关系,脑寄生虫病、癫痫、高血压、脑血管病和脑外伤等可使血-脑屏障功能降低,使病毒易于侵入中枢神经系统。

乙脑的神经组织病变既有病毒的直接损伤,致神经细胞变性、坏死,更与免疫损伤有关,免疫病理被认为是本病的主要发病机制。病毒抗原与相应抗体的结合及在神经组织和血管壁的沉积,激活免疫反应和补体系统,导致脑组织免疫性损伤和坏死。血管壁破坏,附壁血栓形成,致脑组织供血障碍和坏死。大量炎性细胞的血管周围浸润,形成"血管套",吞噬被感染的神经细胞,形成嗜神经现象。急性期脑脊液中 CD4$^+$、CD8$^+$ 淋巴细胞(以 CD4$^+$ 细胞为主)及 TNF-α 均明显增加。尸体解剖可在脑组织内检出 IgM、补体 C3、C4,在"血管套"及脑实质病灶中发现 CD3$^+$、CD4$^+$ 及 CD8$^+$ 淋巴细胞。迅速死亡的患者组织学检查可无炎症征象,但免疫组化检查发现形态正常的神经元细胞有乙脑病毒抗原表达。

四、临床表现

潜伏期 4～21 d,大多为 10～14 d。大多呈隐性感染或轻症,仅少数出现中枢神经系统症状。

(一)临床分期

1.初热期

病初 3 d,为病毒血症期。有发热、精神差、食欲缺乏、轻度嗜睡及头痛。体温 39 ℃ 左右持续不退。常无明显神经系统症状,易误诊为上呼吸道感染。

2.极期

病程第 4～10 d,体温达 40 ℃ 以上并持续不退。全身症状加重,出现明显神经系统症状及体征。意识障碍加重,渐转入昏迷,并出现惊厥。重者惊厥反复发作,出现肢体强直性瘫痪、昏迷加重、深浅反射消失及颈强直等明显脑膜刺激症状。严重者发生脑疝或中枢性呼吸衰竭。

3.恢复期

极期过后即进入恢复期。体温下降,昏迷者经过短期精神呆滞或淡漠而渐清醒。神经系统体征逐渐改善或消失。重症患者可有中枢性发热、多汗、神志呆滞及反应迟钝,部分记忆力丧失、精神及行为异常,肢体强直性瘫痪或有癫痫样发作。

4.后遗症期

5%～20% 患者有不同程度神经系统后遗症,病程 6 个月后仍不能恢复。主要为意识异常、智力障碍、癫痫样发作及肢体强直性瘫痪等。

(二)病情分型

乙脑可分为下列四型,以轻型和普通型为多见。

1.轻型

体温 38 ℃～39 ℃,神志清楚,有嗜睡、轻度颈强直等脑膜刺激症状,一般无惊厥。病程1周,无后遗症。

2.普通型(中型)

体温 39 ℃～40 ℃,昏睡、头痛、呕吐,出现浅昏迷。脑膜刺激症状明显,深浅反射消失,有1 次或短暂数次惊厥。病程为 10～14 d,无或有轻度恢复期神经精神症状,一般无后遗症。

3.重型

体温持续 40 ℃或更高,出现不同程度昏迷、反复或持续惊厥。病程在 2 周以上。部分患者留有不同程度后遗症。

4.极重型

初热期体温迅速上升达 40.5 ℃~41 ℃或更高,伴反复发作难以控制的持续惊厥。于 1~2 d 内转入深昏迷,肢体强直,有重度脑水肿表现,可发生中枢性呼吸衰竭或脑疝。病死率高,存活者均有严重后遗症。少数极重型可出现循环衰竭,由于延髓血管舒缩中枢严重病变或并发心肌炎和心功能不全所致。

五、辅助检查

(一)血常规

白细胞总数(10~20)×10^9/L,儿童可达 40×10^9/L。病初中性粒细胞可高达 80%,1~2 d 后,淋巴细胞占优势。少数患者血常规始终正常。

(二)脑脊液检查

外观无色透明,压力增高,白细胞计数(50~500)×10^6/L,个别高达 1 000×10^6/L,病初 1~2 d 以中性粒细胞为主,以后则淋巴细胞增多。蛋白轻度增高,糖及氯化物正常。极少数脑脊液常规和生化正常。

(三)脑电图和影像学检查

脑电图为非特异性表现,呈弥漫性不规则高幅慢波改变。头颅 CT 或 MRI 影像可见弥漫性脑水肿,可在丘脑、基底节、中脑、脑桥或延髓见低密度影。

六、鉴别诊断

(一)中毒性菌痢

中毒性菌痢与乙脑季节相同,多见于夏秋季。但起病急骤,数小时内出现高热、惊厥、昏迷、休克甚至呼吸衰竭。一般不出现颈强直等脑膜刺激征。用生理盐水灌肠,粪便有黏液和脓血,镜检和粪便培养可明确诊断。特殊情况下可进行脑脊液检查,中毒性菌痢脑脊液一般正常。

(二)化脓性脑膜炎

化脓性脑膜炎多发生在冬春季,脑脊液混浊,白细胞可数以万计,中性粒细胞在 80% 以上,糖明显降低,蛋白增高。脑脊液涂片及培养可检出细菌。

(三)其他病毒性脑炎

腮腺炎病毒、肠道病毒和单纯疱疹病毒等可引起脑炎,应根据流行病学资料、临床特征以及病原学检查加以区别。

七、治疗

重点是把握高热、惊厥、呼吸衰竭这三个主要病症的有效处理。

(一)急性期治疗

1.一般治疗

保证足够营养。高热、惊厥者易有脱水,应静脉补液,补液量根据有无呕吐及进食情况而定,50~80 mL/(kg·d)。昏迷者给予鼻饲,注意口腔卫生。注意观察患者精神、意识、呼吸、脉搏、血压及瞳孔的变化等。

2.对症治疗

(1)高热:室温应维持在 25 ℃以下;最好使体温保持在 38 ℃左右。每隔 2 h 测体温,若体温高于 38 ℃给予退热药(可采用布洛芬口服和退热栓交替使用)和/或冰袋冰帽等物理降温;若持续性高热伴反复惊厥者可采用亚冬眠疗法:氯丙嗪和异丙嗪各 0.5～1 mg/次,肌内注射,间隔 2～4 h 重复,维持 12～24 h。

(2)控制颅内压:首选 20%甘露醇(0.5～1 g/kg)30 min 内静脉滴完,间隔 4～6 h 重复使用;脑疝时剂量增至 2.0 g/kg,分 2 次间隔 30 min 快速静脉注射,可先利尿如呋塞米或同时用强心剂。重症病例可短期(<3 d)加用地塞米松静脉推注,地塞米松 0.5 mg/(kg·d)。

(3)惊厥:用止痉剂如氯硝西泮、水合氯醛及苯巴比妥等。氯硝西泮每次 0.03～0.05 mg/kg,静脉缓慢推注,每天 2～3 次;10%水合氯醛保留灌肠每次 1～2 mL;苯巴比妥 10～15 mg/kg 饱和量肌内注射,极量每次 0.2 g,12 h 后 5 mg/(kg·d)维持。并针对发生惊厥的原因采取相应措施:如脑水肿者应以脱水治疗为主;气道分泌物堵塞者应吸痰、保持呼吸道通畅,必要时气管插管或切开;因高热所致惊厥者应迅速降温。

(4)呼吸障碍和呼吸衰竭:深昏迷患者喉部痰液增多影响呼吸时,应加强吸痰。出现呼吸衰竭表现者应及早使用呼吸机,必要时行气管切开术。

(5)循环衰竭:如为心源性心力衰竭,应用强心药物如毛花苷 C 等洋地黄类。毛花苷 C:24 h 负荷量<2 岁 0.03～0.04 mg,>2 岁 0.02～0.03 mg,静脉推注。首次用 1/2 量,余 1/2 量分 2 次用,间隔 6～12 h 给药。次日给予地高辛维持(1/5～1/4 负荷量)。如因高热、昏迷、脱水过多,造成血容量不足而致循环衰竭,则应以扩容为主。先予生理盐水或等渗含钠液 10～20 mL/kg,30 min 内输入,仍不能纠正者输注胶体液如清蛋白或血浆。

(二)恢复期及后遗症治疗

重点在于功能锻炼。可采用理疗、针灸、按摩、推拿或中药等。

八、预防

(一)灭蚊

为预防乙脑的主要措施。消除蚊虫的滋生地,喷药灭蚊能起到有效作用。使用蚊帐、蚊香,涂擦防蚊剂等防蚊措施。

(二)动物宿主的管理

有条件者最好对母猪进行免疫接种,在乡村及饲养场要做好环境卫生,以控制猪的感染,可有效降低局部地区人群乙脑的发病率。

(三)接种乙脑疫苗

初次免疫年龄为 8 月龄,乙脑灭活疫苗需接种 2 次,间隔 7～10 d;18～24 月龄和 6 岁时各需加强接种 1 剂,保护率为 70%～90%。乙脑减毒活疫苗初次免疫接种 1 次,2 周岁时加强 1 次,2 次接种的保护率达 97.5%。

(肖　楠)

第二节 急性细菌性脑膜炎

急性细菌性脑膜炎引起脑膜、脊髓膜和脑脊液化脓性炎性改变,又称急性化脓性脑膜炎,多种细菌如流感嗜血杆菌、肺炎链球菌、脑膜炎双球菌或脑膜炎奈瑟菌为最常见的引起急性脑膜炎者。

一、临床表现

(一)一般症状和体征

呈急性或暴发性发病,病前常有上呼吸道感染、肺炎和中耳炎等其他系统感染。患者的症状、体征可因具体情况表现不同,成人多见发热、剧烈头痛、恶心、呕吐和畏光、颈强直、Kernig 征和 Brudzinski 征等,严重时出现不同程度的意识障碍,如嗜睡、精神错乱或昏迷。患者出现脑膜炎症状前,如患有其他系统较严重的感染性疾病,并已使用抗生素,但所用抗生素剂量不足或不敏感,患者可能只以亚急性起病的意识水平下降作为脑膜炎的唯一症状。

婴幼儿和老年人患细菌性脑膜炎时脑膜刺激征可表现不明显或完全缺如,婴幼儿临床只表现发热、易激惹、昏睡和喂养不良等非特异性感染症状,老年人可因其他系统疾病掩盖脑膜炎的临床表现,须高度警惕,需腰椎穿刺方可确诊。

脑膜炎双球菌脑膜炎可出现暴发型脑膜脑炎,是因脑部微血管先痉挛后扩张,大量血液聚积和炎性细胞渗出,导致严重脑水肿和颅内压增高。暴发型脑膜炎的病情进展极为迅速,患者于发病数小时内死亡。华-佛综合征发生于 10%～20% 的患者,表现为融合成片的皮肤瘀斑、休克及肾上腺皮质出血,多合并弥散性血管内凝血(DIC),皮肤瘀斑首先见于手掌和脚掌,可能是免疫复合体沉积的结果。

(二)非脑膜炎体征

如可发现紫癜和瘀斑,被认为是脑膜炎双球菌感染疾病的典型体征,发现心脏杂音应考虑心内膜炎的可能,应进一步检查,特别是血培养发现肺炎链球菌和金黄色葡萄球菌时更应注意:蜂窝织炎,鼻窦炎,肺炎,中耳炎和化脓性关节炎;面部感染。

(三)神经系统并发症

细菌性脑膜炎病程中可出现局限性神经系统症状和体征。

1.神经麻痹

炎性渗出物在颅底积聚和药物毒性反应可造成多数颅神经麻痹,特别是前庭耳蜗损害,以展神经和面神经多见。

2.脑皮质血管炎性改变和闭塞

表现为轻偏瘫、失语和偏盲。可于病程早期或晚期脑膜炎性病变过程结束时发生。

3.癫痫发作

局限和全身性发作皆可见。包括局限性脑损伤、发热、低血糖、电解质紊乱(如低血钠)、脑水肿和药物的神经毒性(如青霉素和亚胺培南),均可能为其原因。癫痫发作在疾病后期脑膜炎经处理已控制的情况下出现,则意味着患者存有继发性并发症。

4.急性脑水肿

细菌性脑膜炎可出现脑水肿和颅内压增高,严重时可导致脑疝。颅内压增高必须积极处理,如给予高渗脱水剂,抬高头部,过度换气和必要时脑室外引流。

5.其他

脑血栓形成和颅内静脉窦血栓形成,硬膜下积脓和硬膜下积液,脑脓肿形成甚或破裂。长期的后遗症除神经系统功能异常外,10%~20%的患者还可出现精神和行为障碍,以及认知功能障碍。少数儿童患者还可遗留有发育障碍。

二、诊断要点

(一)诊断

根据患者呈急性或暴发性发病,表现为高热、寒战、头痛、呕吐、皮肤瘀点或瘀斑等全身性感染中毒症状,颈强直及 Kernig 征等,可伴动眼神经、展神经和面神经麻痹,严重病例出现嗜睡、昏迷等不同程度的意识障碍,脑脊液培养发现致病菌方能确诊。

(二)辅助检查

1.血常规

白细胞增高和核左移,红细胞沉降率增高。

2.血培养

应作为常规检查,常见病原菌感染阳性率可达 75%,若在使用抗生素 2 h 内腰椎穿刺,脑脊液培养不受影响。

3.腰椎穿刺和脑脊液检查

本检查是细菌性脑膜炎诊断的金指标,可判断严重程度、预后及观察疗效,腰椎穿刺对细菌性脑膜炎几乎无禁忌证,相对禁忌证包括严重颅内压增高、意识障碍等;典型 CSF 为脓性或浑浊外观,细胞数(1 000~10 000)×10^6/L,早期中性粒细胞占 85%~95%,后期以淋巴细胞及浆细胞为主;蛋白增高,可达1~5 g/L,糖含量降低,氯化物亦常降低,致病菌培养阳性,革兰染色阳性率达 60%~90%,有些病例早期脑脊液离心沉淀物可发现大量细菌,特别是流感杆菌和肺炎链球菌。

4.头颅 CT 或 MRI 等影像学检查

早期可与其他疾病鉴别,后期可发现脑积水(多为交通性)、静脉窦血栓形成、硬膜下积液或积脓、脑脓肿等。

三、治疗方案及原则

(一)一般处理

一般处理包括降温、控制癫痫发作、维持水及电解质平衡等,低钠可加重脑水肿,处理颅内压增高和抗休克治疗,出现 DIC 应及时给予肝素化治疗。应立即采取血化验和培养,保留输液通路,头颅 CT 检查排除颅内占位病变,立即行诊断性腰椎穿刺。当 CSF 结果支持化脓性脑膜炎的诊断时,应立即转入感染科或内科,并立即开始适当的抗生素治疗,等待血培养化验结果才开始治疗是不恰当的。

(二)抗生素选择

表 3-1 中的治疗方案可供临床医师选择,具体方案应由感染科医师决定。

表 3-1　细菌性脑膜炎治疗的抗生素选择

人　群	常见致病菌	首选方案	备选方案
新生儿<1 个月	B 或 D 组链球菌、肠杆菌科、李斯特菌	氨苄西林＋庆大霉素	氨苄西林＋头孢噻肟或头孢曲松
婴儿 1～3 个月	肺炎链球菌、脑膜炎球菌、流感杆菌、新生儿致病菌	氨苄西林＋头孢噻肟或头孢曲松±地塞米松	氯霉素＋庆大霉素
婴儿>3 个月，儿童<7 岁	肺炎链球菌、脑膜炎球菌、流感杆菌	头孢噻肟或头孢曲松±地塞米松±万古霉素	氯霉素＋万古霉素或头孢吡肟替代头孢噻肟
儿童 7～17 岁和成人	肺炎链球菌、脑膜炎球菌、李斯特菌、肠杆菌科	头孢噻肟或头孢曲松＋氨苄西林±万古霉素	青霉素过敏者用氯霉素＋TMP/SMZ
儿童 7～17 和成人	(对肺炎链球菌抗药发生率高组)	万古霉素＋三代头孢＋利福平	氯霉素(非杀菌)
HIV 感染	同成人＋梅毒、李斯特菌、隐球菌、结核分枝杆菌	病原不清时同成人＋抗隐球菌治疗	
外伤或神经外科手术	金黄色葡萄球菌、革兰阴性菌、肺炎链球菌	万古霉素＋头孢他啶(假单胞菌属加用静脉±鞘内庆大霉素)，甲硝唑(厌氧菌)	万古霉素＋美罗培南

(三)脑室内用药

脑室内使用抗生素的利弊尚未肯定，一般情况下不推荐使用，某些特殊情况如脑室外引流、脑脊液短路术或脑积水时，药代动力学及药物分布改变可考虑脑室内给药。表 3-2 供参考。

表 3-2　脑室内应用抗生素的剂量

抗生素	指证	每天剂量
万古霉素	苯甲异噁唑青霉素抗药	5～20 mg(或 5～10 mg/48 h)
庆大霉素	革兰阴性菌严重感染	2～8 mg(典型剂量 8 mg/d)
氨基丁卡霉素	庆大霉素抗药	5～50 mg(典型剂量 12 mg/d)

(四)类固醇皮质激素的应用

为预防神经系统后遗症如耳聋等，可在应用抗生素前或同时应用类固醇激素治疗。小儿流感杆菌脑膜炎治疗前可给予地塞米松，0.15 mg/kg，1 次/6 小时，共 4 d，或 0.4 mg/kg，1 次/12 h，共 2 d。

(肖　楠)

第三节　蛛网膜下腔出血

蛛网膜下腔出血(subarachnoid hemorrhage，SAH)是指脑表面或脑底部的血管自发破裂，血液流入蛛网膜下腔，伴或不伴颅内其他部位出血的一种急性脑血管疾病。本病可分为原发性、继发性和外伤性。原发性 SAH 是指脑表面或脑底部的血管破裂出血，血液直接或基本直接流入蛛网膜下腔所致,称特发性蛛网膜下腔出血或自发性蛛网膜下腔出血(idiopathic subarachnoid hemorrhage,ISAH),占急性脑血管疾病的15%左右,是神经科常见急症之一;继发性SAH则为脑实质内、脑室、硬脑膜外或硬脑膜下的血管破裂出血,血液穿破脑组织进入脑室或蛛网膜下腔者;外伤引起的概称外伤性SAH,常伴发于脑挫裂伤。SAH临床表现为急骤起病的剧烈头痛、呕吐、精神或意识障碍、脑膜刺激征和血性脑脊液。SAH的年发病率世界各国各不相同,中国约为5/10万,美国为(6～16)/10万,德国约为10/10万,芬兰约为25/10万,日本约为25/10万。

一、病因与发病机制

(一)病因

SAH的病因很多,以动脉瘤为最常见,包括先天性动脉瘤、高血压动脉硬化性动脉瘤、夹层动脉瘤和感染性动脉瘤等,其他如脑血管畸形、脑底异常血管网、结缔组织病、脑血管炎等。75%～85%的非外伤性SAH患者为颅内动脉瘤破裂出血,其中,先天性动脉瘤发病多见于中青年;高血压动脉硬化性动脉瘤为梭形动脉瘤,约占13%,多见于老年人。脑血管畸形占第2位,以动静脉畸形最常见,约占15%,常见于青壮年。其他如烟雾病、感染性动脉瘤、颅内肿瘤、结缔组织病、垂体卒中、脑血管炎、血液病及凝血障碍性疾病、妊娠并发症等均可引起SAH。近年发现约15%的ISAH患者病因不清,即使DSA检查也未能发现SAH的病因。

1.动脉瘤

近年来,对先天性动脉瘤与分子遗传学的多个研究支持Ⅰ型胶原蛋白α_2链基因(COLIA$_2$)和弹力蛋白基因(FLN)是先天性动脉瘤最大的候补基因。颅内动脉瘤好发于Willis环及其主要分支的血管分叉处,其中位于前循环颈内动脉系统者约占85%,位于后循环基底动脉系统者约占15%。对此类动脉瘤的研究证实,血管壁的最大压力来自沿血流方向上的血管分叉处的尖部。随着年龄增长,在血压增高、动脉瘤增大,更由于血流涡流冲击和各种危险因素的综合因素作用下,出血的可能性也随之增大。颅内动脉瘤体积的大小与有无蛛网膜下腔出血相关,直径<3 mm的动脉瘤,SAH的风险小;直径>5 mm的动脉瘤,SAH的风险高。对于未破裂的动脉瘤,每年发生动脉瘤破裂出血的危险性介于1%～2%。曾经破裂过的动脉瘤有更高的再出血率。

2.脑血管畸形

以动静脉畸形最常见,且90%以上位于小脑幕上。脑血管畸形是胚胎发育异常形成的畸形血管团,血管壁薄,在有危险因素的条件下易诱发出血。

3.高血压动脉硬化性动脉瘤

长期高血压动脉粥样硬化导致脑血管弯曲多,侧支循环多,管径粗细不均,且脑内动脉缺乏外弹力层,在血压增高、血流涡流冲击等因素影响下,管壁薄弱的部分逐渐向外膨胀形成囊状动脉瘤,极易破裂出血。

4.其他病因

动脉炎或颅内炎症可引起血管破裂出血,肿瘤可直接侵袭血管导致出血。脑底异常血管网形成后可并发动脉瘤,一旦破裂出血可导致反复发生的脑实质内出血或SAH。

(二)发病机制

蛛网膜下腔出血后,血液流入蛛网膜下腔淤积在血管破裂相应的脑沟和脑池中,并可下流至脊髓蛛网膜下腔,甚至逆流至第四脑室和侧脑室,引起一系列变化,主要包括方面。①颅内容积增加:血液流入蛛网膜下腔使颅内容积增加,引起颅内压增高,血液流入量大者可诱发脑疝。②化学性脑膜炎:血液流入蛛网膜下腔后直接刺激血管,使白细胞崩解释放各种炎症介质。③血管活性物质释放:血液流入蛛网膜下腔后,血细胞破坏产生各种血管活性物质(氧合血红蛋白、5-羟色胺、血栓烷 A_2、肾上腺素、去甲肾上腺素)刺激血管和脑膜,使脑血管发生痉挛和蛛网膜颗粒粘连。④脑积水:血液流入蛛网膜下腔在颅底或逆流入脑室发生凝固,造成脑脊液回流受阻引起急性阻塞性脑积水和颅内压增高;部分红细胞随脑脊液流入蛛网膜颗粒并溶解,使其阻塞,引起脑脊液吸收减慢,最后产生交通性脑积水。⑤下丘脑功能紊乱:血液及其代谢产物直接刺激下丘脑引起神经内分泌紊乱,引起发热、血糖含量增高、应激性溃疡、肺水肿等。⑥脑-心综合征:急性高颅内压或血液直接刺激下丘脑、脑干,导致自主神经功能亢进,引起急性心肌缺血、心律失常等。

二、病理

肉眼可见脑表面呈紫红色,覆盖有薄层血凝块;脑底部的脑池、脑桥小脑三角及小脑延髓池等处可见更明显的血块沉积,甚至可将颅底的血管、神经埋没。血液可穿破脑底面进入第三脑室和侧脑室。脑底大量积血或脑室内积血可影响脑脊液循环出现脑积水,约 5% 的患者,由于部分红细胞随脑脊液流入蛛网膜颗粒并使其堵塞,引起脑脊液吸收减慢而产生交通性脑积水。蛛网膜及软膜增厚、色素沉着,脑与神经、血管间发生粘连。脑脊液呈血性。血液在蛛网膜下腔的分布,以出血量和范围分为弥散型和局限型。前者出血量较多,穹隆面与基底面蛛网膜下腔均有血液沉积;后者血液则仅存于脑底池。40%～60% 的脑标本并发脑内出血。出血的次数越多,并发脑内出血的比例越大。并发脑内出血的发生率第 1 次约39.6%,第 2 次约 55%,第 3 次达 100%。出血部位随动脉瘤的部位而定。动脉瘤好发于 Willis 环的血管上,尤其是动脉分叉处,可单发或多发。

三、临床表现

SAH 发生于任何年龄,发病高峰多在 30～60 岁;50 岁后,ISAH 的危险性有随年龄的增加而升高的趋势。男女在不同的年龄段发病不同,10 岁前男性的发病率较高,男女比为 4∶1;40～50 岁时,男女发病率相等;70～80 岁时,男女发病率之比高达 1∶10。临床主要表现为剧烈头痛、脑膜刺激征阳性、血性脑脊液。在严重病例中,患者可出现意识障碍,从嗜睡至昏迷不等。

(一)症状与体征

1.先兆及诱因

先兆通常是不典型头痛或颈部僵硬,部分患者有病侧眼眶痛、轻微头痛、动眼神经麻痹等表现,主要由少量出血造成;70% 的患者存在上述症状数天或数周后出现严重出血,但绝大部分患者起病急骤,无明显先兆。常见诱因有过量饮酒、情绪激动、精神紧张、剧烈活动、用力状态等,这些诱因均能增加 ISAH 的风险性。

2.一般表现

出血量大者,当日体温即可升高,可能与下丘脑受影响有关;多数患者于 2～3 d 后体温升高,多属于吸收热;SAH 后患者血压增高,1～2 周病情趋于稳定后逐渐恢复病前血压。

3.神经系统表现

绝大部分患者有突发持续性剧烈头痛。头痛位于前额、枕部或全头,可扩散至颈部、腰背部;常伴有恶心、呕吐。呕吐可反复出现,系由颅内压急骤升高和血液直接刺激呕吐中枢所致。如呕吐物为咖啡色样胃内容物则提示上消化道出血,预后不良。头痛部位各异,轻重不等,部分患者类似眼肌麻痹型偏头痛。有48%~81%的患者可出现不同程度的意识障碍,轻者嗜睡,重者昏迷,多逐渐加深。意识障碍的程度、持续时间及意识恢复的可能性均与出血量、出血部位及有无再出血有关。

部分患者以精神症状为首发或主要的临床症状,常表现为兴奋、躁动不安、定向障碍,甚至谵妄和错乱;少数可出现迟钝、淡漠、抗拒等。精神症状可由大脑前动脉或前交通动脉附近的动脉瘤破裂引起,大多在病后1~5 d出现,但多数在数周内自行恢复。癫痫发作较少见,多发生在出血时或出血后的急性期,国外发生率为6%~26.1%,国内资料为10%~18.3%。在一项SAH的大宗病例报道中,大约有15%的动脉瘤性SAH表现为癫痫。癫痫可为局限性抽搐或全身强直-阵挛性发作,多见于脑血管畸形引起者,出血部位多在天幕上,多由于血液刺激大脑皮质所致,患者有反复发作倾向。部分患者由于血液流入脊髓蛛网膜下腔可出现神经根刺激症状,如腰背痛。

4.神经系统体征

(1)脑膜刺激征:为SAH的特征性体征,包括头痛、颈强直、Kernig征和Brudzinski征阳性。常于起病后数小时至6 d内出现,持续3~4周。颈强直发生率最高(6%~100%)。另外,应当注意临床上有少数患者可无脑膜刺激征,如老年患者,可能因蛛网膜下腔扩大等老年性改变和痛觉不敏感等因素,往往使脑膜刺激征不明显,但意识障碍仍可较明显,老年人的意识障碍可达90%。

(2)脑神经损害:以第Ⅱ、Ⅲ对脑神经最常见,其次为第Ⅴ、Ⅵ、Ⅶ、Ⅷ对脑神经,主要由于未破裂的动脉瘤压迫或破裂后的渗血、颅内压增高等直接或间接损害引起。少数患者有一过性肢体单瘫、偏瘫、失语,早期出现者多因出血破入脑实质和脑水肿所致;晚期多由于迟发性脑血管痉挛引起。

(3)眼症状:SAH的患者中,17%有玻璃体膜下出血,7%~35%有视盘水肿。视网膜下出血及玻璃体下出血是诊断SAH有特征性的体征。

(4)局灶性神经功能缺失:如有局灶性神经功能缺失有助于判断病变部位,如突发头痛伴眼睑下垂者,应考虑载瘤动脉可能是后交通动脉或小脑上动脉。

(二)SAH 并发症

1.再出血

在脑血管疾病中,最易发生再出血的疾病是SAH,国内文献报道再出血率为24%左右。再出血临床表现严重,病死率远远高于第1次出血,一般发生在第1次出血后10~14 d,2周内再发生率占再发病例的54%~80%。近期再出血病死率为41%~46%,甚至更高。再发出血多因动脉瘤破裂所致,通常在病情稳定的情况下,突然头痛加剧、呕吐、癫痫发作,并迅速陷入深昏迷,瞳孔散大,对光反射消失,呼吸困难甚至停止。神经定位体征加重或脑膜刺激征明显加重。

2.脑血管痉挛

脑血管痉挛(CVS)是SAH发生后出现的迟发性大、小动脉的痉挛狭窄,以后者更多见。典型的血管痉挛发生在出血后3~5 d,于5~10 d达高峰,2~3周逐渐缓解。在大多数研究中,血管痉挛发生率在 25%～30%。早期可逆性 CVS 多在蛛网膜下腔出血后 30 min 内发生，表现为短暂的意识障碍和神经功能缺失。70% 的 CVS 在蛛网膜下腔出血后 1～2 周内发生，尽管及时干预治疗，但仍有约 50% 有症状的 CVS 患者将会进一步发展为脑梗死。因此，CVS 的治疗关键在预防。血管痉挛发作的临床表现通常是头痛加重或意识状态下降，除发热和脑膜刺激征外，也可表现局灶性的神经功能损害体征，但不常见。尽管导致血管痉挛的许多潜在危险因素已经确定，但 CT 扫描所见的蛛网膜下腔出血的数量和部位是最主要的危险因素。基底池内有厚层血块的患者比仅有少量出血的患者更容易发展为血管痉挛。虽然国内外均有大量的临床观察和实验数据，但是 CVS 的机制仍不确定。蛛网膜下腔出血本身或其降解产物中的一种或多种成分可能是导致 CVS 的原因。

CVS 的检查常选择经颅多普勒超声(TCD)和数字减影血管造影(DSA)检查。TCD 有助于血管痉挛的诊断。TCD 血液流速峰值大于 200 cm/s 和/或平均流速大于 120 cm/s 时能很好地与血管造影显示的严重血管痉挛相符。值得提出的是，TCD 只能测定颅内血管系统中特定深度的血管段。测得数值的准确性在一定程度上依赖于超声检查者的经验。动脉插管血管造影诊断 CVS 较 TCD 更为敏感。CVS 患者行血管造影的价值不仅用于诊断，更重要的目的是血管内治疗。动脉插管血管造影为有创检查，价格较昂贵。

3.脑积水

大约 25% 的动脉瘤性蛛网膜下腔出血患者由于出血量大、速度快，血液大量涌入第三脑室、第四脑室并凝固，使第四脑室的外侧孔和正中孔受阻，可引起急性梗阻性脑积水，导致颅内压急剧升高，甚至出现脑疝而死亡。急性脑积水常发生于起病数小时至 2 周内，多数患者在 1～2 d 内意识障碍呈进行性加重，神经症状迅速恶化，生命体征不稳定，瞳孔散大。颅脑 CT 检查可发现阻塞上方的脑室明显扩大等脑室系统有梗阻表现，此类患者应迅速进行脑室引流术。慢性脑积水是 SAH 后 3 周至 1 年内发生的脑积水，原因可能为蛛网膜下腔出血刺激脑膜，引起无菌性炎症反应形成粘连，阻塞蛛网膜下腔及蛛网膜绒毛而影响脑脊液的吸收与回流，以脑脊液吸收障碍为主，病理切片可见蛛网膜增厚纤维变性，室管膜破坏及脑室周围脱髓鞘改变。Johnston 认为脑脊液的吸收与蛛网膜下腔和上矢状窦的压力差以及蛛网膜绒毛颗粒的阻力有关。当脑外伤后颅内压增高时，上矢状窦的压力随之升高，使蛛网膜下腔和上矢状窦的压力差变小，从而使蛛网膜绒毛微小管系统受压甚至关闭，直接影响脑脊液的吸收。由于脑脊液的积蓄造成脑室内静水压升高，致使脑室进行性扩大。因此，慢性脑积水的初期，患者的颅内压是高于正常的，及至脑室扩大到一定程度之后，由于加大了吸收面，才渐使颅内压下降至正常范围，故临床上称之为正常颅内压脑积水。但由于脑脊液的静水压已超过脑室壁所能承受的压力，使脑室不断继续扩大、脑萎缩加重而致进行性痴呆。

4.自主神经及内脏功能障碍

常因下丘脑受出血、脑血管痉挛和颅内压增高的损伤所致，临床可并发心肌缺血或心肌梗死、急性肺水肿、应激性溃疡。这些并发症被认为是由于交感神经过度活跃或迷走神经张力过高所致。

5.低钠血症

尤其是重症 SAH 常影响下丘脑功能，而导致有关水盐代谢激素的分泌异常。目前，关于低钠血症发生的病因有两种机制，即血管升压素分泌异常综合征(syndrome of inappropriate anti-diuretic hormone，SIADH)和脑性耗盐综合征(cerebral salt-wasting syndrome，CSWS)。

SIADH 理论是 1957 年由 Bartter 等提出的,该理论认为,低钠血症产生的原因是由于各种创伤性刺激作用于下丘脑,引起血管升压素(ADH)分泌过多,或血管升压素渗透性调节异常,丧失了低渗对 ADH 分泌的抑制作用,而出现持续性 ADH 分泌。肾脏远曲小管和集合管重吸收水分的作用增强,引起水潴留、血钠被稀释及细胞外液增加等一系列病理生理变化。同时,促肾上腺皮质激素(ACTH)相对分泌不足,血浆 ACTH 降低,醛固酮分泌减少,肾小管排钾保钠功能下降,尿钠排出增多。细胞外液增加和尿、钠丢失的后果是血浆渗透压下降和稀释性低血钠,尿渗透压高于血渗透压,低钠而无脱水,中心静脉压增高的一种综合征。若进一步发展,将导致水分从细胞外向细胞内转移、细胞水肿及代谢功能异常。当血钠<120 mmol/L 时,可出现恶心、呕吐、头痛;当血钠<110 mmol/L 时可发生嗜睡、躁动、谵语、肌张力低下、腱反射减弱或消失甚至昏迷。

但 20 世纪 70 年代末以来,越来越多的学者发现,发生低钠血症时,患者多伴有尿量增多和尿钠排泄量增多,而血中 ADH 并无明显增加。这使得脑性耗盐综合征的概念逐渐被接受。SAH 时,CSWS 的发生可能与脑钠肽(BNP)的作用有关。下丘脑受损时可释放出 BNP,脑血管痉挛也可使 BNP 升高。BNP 的生物效应类似心房钠尿肽(ANP),有较强的利钠和利尿反应。CSWS 时可出现厌食、恶心、呕吐、无力、直立性低血压、皮肤无弹性、眼球内陷、心率增快等表现。诊断依据:细胞外液减少,负钠平衡,水摄入与排出率之比<1,肺动脉楔压<1.1 kPa(8 mmHg),中央静脉压<0.8 kPa(6 mmHg),体质量减轻。Ogawasara 提出每天对 CSWS 患者定时测体质量和中央静脉压是诊断 CSWS 和鉴别 SIADH 最简单和实用的方法。

四、辅助检查

(一)脑脊液检查

目前,脑脊液(CSF)检查尚不能被 CT 检查所完全取代。由于腰椎穿刺(LP)有诱发再出血和脑疝的风险,在无条件行 CT 检查和病情允许的情况下,或颅脑 CT 所见可疑时才可考虑谨慎施行 LP 检查。均匀一致的血性脑脊液是诊断 SAH 的金标准,脑脊液压力增高,蛋白含量增高,糖和氯化物水平正常。起初脑脊液中红、白细胞比例与外周血基本一致(700:1),12 h 后脑脊液开始变黄,2~3 d 后因出现无菌性炎症反应,白细胞计数可增加,初为中性粒细胞,后为单核细胞和淋巴细胞。LP 阳性结果与穿刺损伤出血的鉴别很重要。通常是通过连续观察试管内红细胞计数逐渐减少的三管试验来证实,但采用脑脊液离心检查上清液黄变及匿血试验是更灵敏的诊断方法。脑脊液细胞学检查可见巨噬细胞内吞噬红细胞及碎片,有助于鉴别。

(二)颅脑 CT 检查

CT 检查是诊断蛛网膜下腔出血的首选常规检查方法。急性期颅脑 CT 检查快速、敏感,不但可早期确诊,还可判定出血部位、出血量、血液分布范围及动态观察病情进展和有无再出血迹象。急性期 CT 表现为脑池、脑沟及蛛网膜下腔呈高密度改变,尤以脑池局部积血有定位价值,但确定出血动脉及病变性质仍需借助于数字减影血管造影(DSA)检查。发病距 CT 检查的时间越短,显示蛛网膜下腔出血病灶部位的积血越清楚。Adams 观察发病当日 CT 检查显示阳性率为 95%,1 d 后降至 90%,5 d 后降至 80%,7 d 后降至 50%。CT 显示蛛网膜下腔高密度出血征象,多见于大脑外侧裂池、前纵裂池、后纵裂池、鞍上池和环池等。CT 增强扫描可能显示大的动脉瘤和血管畸形。须注意 CT 阴性并不能绝对排除 SAH。

部分学者依据 CT 扫描并结合动脉瘤好发部位推测动脉瘤的发生部位,如蛛网膜下腔出血以鞍上池为中心呈不对称向外扩展,提示颈内动脉瘤;外侧裂池基底部积血提示大脑中动脉瘤;前纵裂池基底部积血提示前交通动脉瘤;出血以脚间池为中心向前纵裂池和后纵裂池基底部扩散,提示基底动脉瘤。CT 显示弥漫性出血或局限于前部的出血发生再出血的风险较大,应尽早行 DSA 检查确定动脉瘤部位并早期手术。MRA 作为初筛工具具有无创、无风险的特点,但敏感性不如 DSA 检查高。

(三)数字减影血管造影

确诊 SAH 后应尽早行数字减影血管造影(DSA)检查,以确定动脉瘤的部位、大小、形状、数量、侧支循环和脑血管痉挛等情况,并可协助除外其他病因如动静脉畸形、烟雾病和炎性血管瘤等。大且不规则、分成小腔(为责任动脉瘤典型的特点)的动脉瘤可能是出血的动脉瘤。如发病之初脑血管造影未发现病灶,应在发病 1 个月后复查脑血管造影,可能会有新发现。DSA 可显示 80% 的动脉瘤及几乎 100% 的血管畸形,而且对发现继发性脑血管痉挛有帮助。脑动脉瘤大多数在 2~3 周内再次破裂出血,尤以病后 6~8 d 为高峰,因此对动脉瘤应早检查、早期手术治疗,如在发病后 2~3 d 内,脑水肿尚未达到高峰时进行手术则手术并发症少。

(四)MRI 检查

MRI 对蛛网膜下腔出血的敏感性不及 CT。急性期 MRI 检查还可能诱发再出血。但 MRI 可检出脑干隐匿性血管畸形;对直径 3~5 mm 的动脉瘤检出率可达 84%~100%,而由于空间分辨率较差,不能清晰显示动脉瘤颈和载瘤动脉,仍需行 DSA 检查。

(五)其他检查

心电图可显示 T 波倒置、QT 间期延长、出现高大 U 波等异常;血常规、凝血功能和肝功能检查可排除凝血功能异常方面的出血原因。

五、诊断与鉴别诊断

(一)诊断

根据以下临床特点,诊断 SAH 一般并不困难,如突然起病,主要症状为剧烈头痛,伴呕吐;可有不同程度的意识障碍和精神症状,脑膜刺激征明显,少数伴有脑神经及轻偏瘫等局灶症状;辅助检查 LP 为血性脑脊液,脑 CT 所显示的出血部位有助于判断动脉瘤。

临床分级:一般采用 Hunt-Hess 分级法(表 3-3)或世界神经外科联盟(WFNS)分级。前者主要用于动脉瘤引起 SAH 的手术适应证及预后判断的参考,Ⅰ~Ⅲ级应尽早行 DSA,积极术前准备,争取尽早手术;对Ⅳ~Ⅴ级先行血块清除术,待症状改善后再行动脉瘤手术。后者根据格拉斯哥昏迷评分和有无运动障碍进行分级(表 3-4),即Ⅰ级的 SAH 患者很少发生局灶性神经功能缺损;GCS≤12 分(Ⅳ~Ⅴ级)的患者,不论是否存在局灶神经功能缺损,并不影响其预后判断;对于 GCS 13~14 分(Ⅱ~Ⅲ级)的患者,局灶神经功能缺损是判断预后的补充条件。

表 3-3　Hunt-Hess 分级法(1968 年)

分类	标准
0 级	未破裂动脉瘤
Ⅰ 级	无症状或轻微头痛
Ⅱ 级	中-重度头痛、脑膜刺激征、脑神经麻痹
Ⅲ 级	嗜睡、意识混浊、轻度局灶性神经体征

续表

分类	标准
Ⅳ级	昏迷、中或重度偏瘫,有早期去大脑强直或自主神经功能紊乱
Ⅴ级	深昏迷、去大脑强直,濒死状态

注:凡有高血压、糖尿病、高度动脉粥样硬化、慢性肺部疾病等全身性疾病,或 DSA 呈现高度脑血管痉挛的病例,则向恶化阶段提高1级

表 3-4 WFNS 的 SAH 分级(1988 年)

分类	GCS	运动障碍
Ⅰ级	15	无
Ⅱ级	14~13	无
Ⅲ级	14~13	有局灶性体征
Ⅳ级	12~7	有或无
Ⅴ级	6~3	有或无

注:GCS(Glasgow Coma Scale)格拉斯哥昏迷评分

(二)鉴别诊断

1.脑出血

脑出血深昏迷时与 SAH 不易鉴别,但脑出血多有局灶性神经功能缺失体征,如偏瘫、失语等,患者多有高血压病史。仔细的神经系统检查及脑 CT 检查有助于鉴别诊断。

2.颅内感染

发病较 SAH 缓慢。各类脑膜炎起病初均先有高热,脑脊液呈炎性改变而有别于 SAH。进一步脑影像学检查,脑沟、脑池无高密度增高影改变。脑炎临床表现为发热、精神症状、抽搐和意识障碍,且脑脊液多正常或只有轻度白细胞数增高,只有脑膜出血时才表现为血性脑脊液;脑CT 检查有助于鉴别诊断。

3.瘤卒中

依靠详细病史(如有慢性头痛、恶心、呕吐等)、体征和脑 CT 检查可以鉴别。

六、治疗

主要治疗原则:①控制继续出血,预防及解除血管痉挛,去除病因,防治再出血,尽早采取措施预防、控制各种并发症。②掌握时机尽早行 DSA 检查,如发现动脉瘤及动静脉畸形,应尽早行血管介入、手术治疗。

(一)一般处理

绝对卧床护理4~6周,避免情绪激动和用力排便,防治剧烈咳嗽,烦躁不安时适当应用止咳剂、镇静剂;稳定血压,控制癫痫发作。对于血性脑脊液伴脑室扩大者,必要时可行脑室穿刺和体外引流,但应掌握引流速度要缓慢。发病后应密切观察 GCS 评分,注意心电图变化,动态观察局灶性神经体征变化和进行脑功能监测。

(二)防止再出血

二次出血是本病的常见现象,故积极进行药物干预对防治再出血十分必要。蛛网膜下腔出血急性期脑脊液纤维素溶解系统活性增高,第2周开始下降,第3周后恢复正常。因此,选用抗

纤维蛋白溶解药物抑制纤溶酶原的形成,具有防治再出血的作用。

1.6-氨基己酸

6-氨基己酸为纤维蛋白溶解抑制剂,可阻止动脉瘤破裂处凝血块的溶解,又可预防再破裂和缓解脑血管痉挛。每次 8～12 g 加入 10% 葡萄糖盐水 500 mL 中静脉滴注,每天 2 次。

2.氨甲苯酸

氨甲苯酸又称抗血纤溶芳酸,能抑制纤溶酶原的激活因子,每次 200～400 mg,溶于葡萄糖注射液或 0.9% 氯化钠注射液 20 mL 中缓慢静脉注射,每天 2 次。

3.氨甲环酸

氨甲环酸为氨甲苯酸的衍化物,抗血纤维蛋白溶酶的效价强于前两种药物,每次 250～500 mg 加入 5% 葡萄糖注射液 250～500 mL 中静脉滴注,每天 1～2 次。

但近年的一些研究显示抗纤溶药虽有一定的防止再出血作用,但同时增加了缺血事件的发生,因此不推荐常规使用此类药物,除非凝血障碍所致出血时可考虑应用。

(三)降颅内压治疗

蛛网膜下腔出血可引起颅内压升高、脑水肿,严重者可出现脑疝,应积极进行脱水降颅内压治疗,主要选用 20% 甘露醇静脉滴注,每次 125～250 mL,2～4 次/天;呋塞米入小壶,每次 20～80 mg,2～4 次/天;清蛋白 10～20 g/d,静脉滴注。药物治疗效果不佳或疑有早期脑疝时,可考虑脑室引流或颞肌下减压术。

(四)防治脑血管痉挛及迟发性缺血性神经功能缺损

目前认为脑血管痉挛引起迟发性缺血性神经功能缺损(delayed ischemic neurologic deficit,DIND)是动脉瘤性 SAH 最常见的死亡和致残原因。钙通道阻滞剂可选择性作用于脑血管平滑肌,减轻脑血管痉挛和 DIND。国外报道高血压-高血容量-血液稀释(hypertension-hypervolemia-hemodilution,3H)疗法可使大约 70% 的患者临床症状得到改善。有数个报道认为与以往相比,"3H"疗法能够明显改善患者预后。增加循环血容量,提高平均动脉压(MAP),降低血细胞比容(Hct)至 30%～50%,被认为能够使脑灌注达到最优化。3H 疗法必须排除已存在脑梗死、高颅内压,并已夹闭动脉瘤后才能应用。

(五)防治急性脑积水

急性脑积水常发生于病后 1 周内,发生率为 9%～27%。急性阻塞性脑积水患者脑 CT 显示脑室急速进行性扩大,意识障碍加重,有效的疗法是行脑室穿刺引流和冲洗。但应注意防止脑脊液引流过度,维持颅内压在 2.0～4.0 kPa(15～30 mmHg),因过度引流会突然发生再出血。长期脑室引流要注意继发感染(脑炎、脑膜炎),感染率为 5%～10%。同时常规应用抗生素防治感染。

(六)低钠血症的治疗

SIADH 的治疗原则主要是纠正低血钠和防止体液容量过多。可限制液体摄入量,1 d <1 000 mL,使体内水分处于负平衡以减少体液过多与尿钠丢失。注意应用利尿剂和高渗盐水,纠正低血钠与低渗血症。当血浆渗透压恢复,可给予 5% 葡萄糖注射液维持。

CSWS 的治疗主要是维持正常水盐平衡,给予补液治疗。可静脉或口服等渗或高渗盐液,根据低钠血症的严重程度和患者耐受程度单独或联合应用。高渗盐液补液速度以每小时 0.7 mmol/L,24 h <20 mmol/L 为宜。如果纠正低钠血症速度过快可导致脑桥脱髓鞘病,应予特别注意。

（七）外科治疗

经造影证实有动脉瘤或动静脉畸形者，应争取手术或介入治疗，根除病因防止再出血。

1.显微外科

夹闭颅内破裂的动脉瘤是消除病变并防止再出血的最好方法，而且动脉瘤被夹闭，继发性血管痉挛就能得到积极有效的治疗。一般认为 Hunt-Hess 分级Ⅰ～Ⅱ级的患者应在发病后 48～72 h 内早期手术。应用现代技术，早期手术已经不再难以克服。一些神经血管中心富有经验的医师已经建议给低评分的患者早期手术，只要患者的血流动力学稳定，颅内压得以控制即可。对于神经状况分级很差和/或伴有其他内科情况，手术应该延期。对于病情不太稳定、不能承受早期手术的患者，可选择血管内治疗。

2.血管内治疗

选择适合的患者行血管内放置 Guglielmi 可脱式弹簧圈（Guglielmi detachable coils，GDCs），已经被证实是一种安全的治疗手段。近年来，一般认为治疗指证为手术风险大或手术治疗困难的动脉瘤。

七、预后与预防

（一）预后

临床常采用 Hunt 和 Kosnik(1974)修改的 Botterell 的分级方案，对预后判断有帮助。Ⅰ～Ⅱ级患者预后佳，Ⅳ～Ⅴ级患者预后差，Ⅲ级患者介于两者之间。

首次蛛网膜下腔出血的病死率为 10%～25%。病死率随着再出血递增。再出血和脑血管痉挛是导致死亡和致残的主要原因。蛛网膜下腔出血的预后与病因、年龄、动脉瘤的部位、瘤体大小、出血量、有无并发症、手术时机选择及处置是否及时、得当有关。

（二）预防

蛛网膜下腔出血病情常较危重，病死率较高，尽管不能从根本上达到预防目的，但对已知的病因应及早积极对因治疗，如控制血压、戒烟、限酒，以及尽量避免剧烈运动、情绪激动、过劳、用力排便、剧烈咳嗽等；对于长期便秘的个体应采取辨证论治思路长期用药（如麻仁润肠丸、香砂枳术丸、越鞠保和丸等）；情志因素常为本病的诱发因素，对于已经存在脑动脉瘤、动脉血管夹层或烟雾病的患者，保持情绪稳定至关重要。

不少尸检材料证实，患者生前曾患动脉瘤但未曾破裂出血，说明存在危险因素并不一定完全会出血，预防动脉瘤破裂有着非常重要的意义。应当强调的是，蛛网膜下腔出血常在首次出血后 2 周再次发生出血且常常危及生命，故对已出血患者积极采取有效措施进行整体调节并及时给予恰当的对症治疗，对预防再次出血至关重要。

（肖　楠）

第四节　血栓形成性脑梗死

血栓形成性脑梗死主要是脑动脉主干或皮质支动脉粥样硬化导致血管壁增厚、管腔狭窄闭塞和血栓形成；还可见于动脉血管内膜炎症、先天性血管畸形、真性红细胞增多症及血液高凝状态、血流动力学异常等,均可致血栓形成,引起脑局部血流减少或供血中断,脑组织缺血、缺氧导致软化坏死,出现局灶性神经系统症状和体征,如偏瘫、偏身感觉障碍和偏盲等。大面积脑梗死还有颅内高压症状,严重者可发生昏迷和脑疝。约90%的血栓形成性脑梗死是在动脉粥样硬化的基础上发生的,因此称动脉粥样硬化性血栓形成性脑梗死。

脑梗死的发病率约为110/10万,占全部脑卒中的60%～80%;其中血栓形成性脑梗死占脑梗死的60%～80%。

一、病因与发病机制

(一)病因

1.动脉壁病变

血栓形成性脑梗死最常见的病因为动脉粥样硬化,常伴高血压,与动脉粥样硬化互为因果。其次为各种原因引起的动脉炎、血管异常(如夹层动脉瘤、先天性动脉瘤)等。

2.血液成分异常

血液黏度增高,以及真性红细胞增多症、血小板增多症、高脂血症等,都可使血液黏度增高,血液淤滞,引起血栓形成。如果没有血管壁的病变为基础,不会发生血栓。

3.血流动力学异常

在动脉粥样硬化的基础上,当血压下降、血流缓慢、脱水、严重心律失常及心功能不全时,可导致灌注压下降,有利于血栓形成。

(二)发病机制

主要是动脉内膜深层的脂肪变性和胆固醇沉积,形成粥样硬化斑块及各种继发病变,使管腔狭窄甚至阻塞。病变逐渐发展,则内膜分裂,内膜下出血和形成内膜溃疡。内膜溃疡易发生血栓形成,使管腔进一步狭窄或闭塞。由于动脉粥样硬化好发于大动脉的分叉处及拐弯处,故脑血栓的好发部位为大脑中动脉、颈内动脉的虹吸部及起始部、椎动脉及基底动脉的中下段等。由于脑动脉有丰富的侧支循环,管腔狭窄需达到80%以上才会影响脑血流量。逐渐发生的动脉硬化斑块一般不会出现症状,当内膜损伤破裂形成溃疡后,血小板及纤维素等血中有形成分黏附、聚集、沉着形成血栓。当血压下降、血流缓慢、脱水等血液黏度增加,致供血减少或促进血栓形成的情况下,即出现急性缺血症状。

病理生理学研究发现,脑的耗氧量约为总耗氧量的20%,故脑组织缺血缺氧是以血栓形成性脑梗死为代表的缺血性脑血管疾病的核心发病机制。脑组织缺血缺氧将会引起神经细胞肿胀、变性、坏死、凋亡以及胶质细胞肿胀、增生等一系列继发反应。脑血流阻断1 min后神经元活动停止,缺血缺氧4 min即可造成神经元死亡。脑缺血的程度不同而神经元损伤的程度也不同。脑神经元损伤导致局部脑组织及其功能的损害。缺血性脑血管疾病的发病是多方面而且相当复杂的过程,脑缺血损害也是一个渐进的过程,神经功能障碍随缺血时间的延长而加重。目前的研究发现氧自由基的形成、钙离子超载、一氧化氮(NO)和一氧化氮合成酶的作用、兴奋性氨基酸毒性作用、炎症细胞因子损害、凋亡调控基因的激活、缺血半暗带功能障碍等方面参与了其发生机制。这些机制作用于多种生理、病理过程的不同环节,对脑功能演变和细胞凋亡给予调节,同时也受到多种基因的调节和制约,构成一种复杂的相互调节与制约的网络关系。

1.氧自由基损伤

脑缺血时氧供应下降和ATP减少,导致过氧化氢、羟自由基以及起主要作用的过氧化物等氧自由基的过度产生和超氧化物歧化酶等清除自由基的动态平衡状态遭到破坏,攻击膜结构和DNA,破坏内皮细胞膜,使离子转运、生物能的产生和细胞器的功能发生一系列病理生理改变,导致神经细胞、胶质细胞和血管内皮细胞损伤,增加血-脑屏障通透性。自由基损伤可加重脑缺血后的神经细胞损伤。

2.钙离子超载

研究认为,Ca^{2+}超载及其一系列有害代谢反应是导致神经细胞死亡的最后共同通路。细胞内 Ca^{2+} 超载有多种原因:①在蛋白激酶C等的作用下,兴奋性氨基酸(EAA)、内皮素和NO等物质释放增加,导致受体依赖性钙通道开放使大量 Ca^{2+} 内流;②细胞内 Ca^{2+} 浓度升高可激活磷脂酶等物质,使细胞内储存的 Ca^{2+} 释放,导致 Ca^{2+} 超载;③ATP 合成减少,Na^+,K^+-ATP酶功能降低而不能维持正常的离子梯度,大量 Na^+ 内流和 K^+ 外流,细胞膜电位下降产生去极化,导致电压依赖性钙通道开放,大量 Ca^{2+} 内流;④自由基使细胞膜发生脂质过氧化反应,细胞膜通透性发生改变和离子运转,引起 Ca^{2+} 内流使神经细胞内 Ca^{2+} 浓度异常升高;⑤多巴胺、5-羟色胺和乙酰胆碱等水平升高,使 Ca^{2+} 内流和胞内 Ca^{2+} 释放。Ca^{2+} 内流进一步干扰了线粒体氧化磷酸化过程,且大量激活钙依赖性酶类,如磷脂酶、核酸酶及蛋白酶,以及自由基形成、能量耗竭等一系列生化反应,最终导致细胞死亡。

3.一氧化氮(NO)和一氧化氮合成酶的作用

有研究发现,NO 作为生物体内重要的信使分子和效应分子,具有神经毒性和脑保护双重作用,即低浓度 NO 通过激活鸟苷酸环化酶使环鸟苷酸(cGMP)水平升高,扩张血管,抑制血小板聚集、白细胞-内皮细胞的聚集和黏附,阻断 NMDA 受体,减弱其介导的神经毒性作用起保护作用;而高浓度 NO 与超氧自由基作用形成过氧亚硝酸盐或者氧化产生亚硝酸阴离子,加强脂质过氧化,使 ATP 酶活性降低,细胞蛋白质损伤,且能使各种含铁硫的酶失活,从而阻断 DNA 复制及靶细胞内的能量合成和能量衰竭,亦可通过抑制线粒体呼吸功能实现其毒性作用而加重缺血脑组织的损害。

4.兴奋性氨基酸毒性作用

兴奋性氨基酸(EAA)是广泛存在于哺乳动物中枢神经系统的正常兴奋性神经递质,参与传递兴奋性信息,同时又是一种神经毒素,以谷氨酸(Glu)和天冬氨酸(Asp)为代表。脑缺血使物质转化(尤其是氧和葡萄糖)发生障碍,使维持离子梯度所必需的能量衰竭和生成障碍。因为能量缺乏,膜电位消失,细胞外液中谷氨酸异常增高导致神经元、血管内皮细胞和神经胶质细胞持续去极化,并有谷氨酸从突触前神经末梢释放。胶质细胞和神经元对神经递质的再摄取一般均需耗能,神经末梢释放的谷氨酸发生转运和再摄取障碍,导致细胞间隙 EAA 异常堆积,产生神经毒性作用。EAA 毒性可以直接导致急性细胞死亡,也可通过其他途径导致细胞凋亡。

5.炎症细胞因子损害

脑缺血后炎症级联反应是一种缺血区内各种细胞相互作用的动态过程,是造成脑缺血后的第 2 次损伤。在脑缺血后,由于缺氧及自由基增加等因素均可通过诱导相关转录因子合成,淋巴细胞、内皮细胞、多形核白细胞和巨噬细胞、小胶质细胞以及星形胶质细胞等一些具有免疫活性的细胞均能产生细胞因子,如肿瘤坏死因子(TNF-α)、血小板活化因子(PAF)、白细胞介素(IL)系列、转化生长因子(TGF)-β_1 等,细胞因子对白细胞又有趋化作用,诱导内皮细胞表达细胞间黏附分子(ICAM-1)、P-选择素等黏附分子,白细胞通过其毒性产物、巨噬细胞作用和免疫反应加重缺血性损伤。

6.凋亡调控基因的激活

细胞凋亡是由体内外某种信号触发细胞内预存的死亡程序而导致的以细胞 DNA 早期降解为特征的主动性自杀过程。细胞凋亡在形态学和生化特征上表现为细胞皱缩,细胞核染色质浓缩,DNA 片段化,而细胞的膜结构和细胞器仍完整。脑缺血后,神经元生存的内外环境均发生变化,多种因素如过量的谷氨酸受体的激活、氧自由基释放和细胞内 Ca^{2+} 超载等,通过激活与调控凋亡相关基因、启动细胞死亡信号转导通路,最终导致细胞凋亡。缺血性脑损伤所致的细胞凋亡可分 3 个阶段:信号传递阶段、中央调控阶段和结构改变阶段。

7.缺血半暗带功能障碍

缺血半暗带(IP)是无灌注的中心(坏死区)和正常组织间的移行区。IP 是不完全梗死,其组织结构存在,但有选择性神经元损伤。围绕脑梗死中心的缺血性脑组织的电活动中止,但保持正常的离子平衡和结构上的完整。假如再适当增加局部脑血流量,至少在急性阶段突触传递能完全恢复,即 IP 内缺血性脑组织的功能是可以恢复的。缺血半暗带是兴奋性细胞毒性、梗死周围去极化、炎症反应、细胞凋亡起作用的地方,使该区迅速发展成梗死灶。缺血半暗带的最初损害表现为功能障碍,有独特的代谢紊乱。主要表现在葡萄糖代谢和脑氧代谢这两方面:①当血流速度下降时,蛋白质合成抑制,启动无氧糖酵解、神经递质释放和能量代谢紊乱。②急性脑缺血缺氧时,神经元和神经胶质细胞由于能量缺乏、K^+ 释放和谷氨酸在细胞外积聚而去极化,缺血中心区的细胞只去极化而不复极;而缺血半暗带的细胞以能量消耗为代价可复极,如果细胞外的 K^+ 和谷氨酸增加,这些细胞也只去极化,随着去极化细胞数量的增大,梗死灶范围也不断扩大。

尽管对缺血性脑血管疾病一直进行着研究,但对其病理生理机制尚不够深入,希望随着对缺血性脑损伤治疗的研究进展,其发病机制也随之更深入地阐明,从而更好地为临床和理论研究服务。

二、病理

动脉闭塞 6 h 以内脑组织改变尚不明显,属可逆性,8~48 h 缺血最重的中心部位发生软化,并出现脑组织肿胀、变软,灰白质界限不清。如病变范围扩大、脑组织高度肿胀时,可向对侧移位,甚至形成脑疝。镜下见组织结构不清,神经细胞及胶质细胞坏死,毛细血管轻度扩张,周围可见液体和红细胞渗出,此期为坏死期。动脉阻塞 2~3 d 后,特别是 7~14 d,脑组织开始液化,脑组织水肿明显,病变区明显变软,神经细胞消失,吞噬细胞大量出现,星形胶质细胞增生,此期为软化期。3~4 周后液化的坏死组织被吞噬和移走,胶质增生,小病灶形成胶质瘢痕,大病灶形成中风囊,此期称恢复期,可持续数月至 1~2 年。上述病理改变称白色梗死。少数梗死区,由于血管丰富,于再灌流时可继发出血,呈现出血性梗死或称红色梗死。

三、临床表现

(一)症状与体征

多在 50 岁以后发病,常伴有高血压;多在睡眠中发病,醒来才发现肢体偏瘫。部分患者先有头昏、头痛、眩晕、肢体麻木、无力等短暂性脑缺血发作的前驱症状,多数经数小时甚至 1~2 d 症状达高峰,通常意识清楚,但大面积脑梗死或基底动脉闭塞可有意识障碍,甚至发生脑疝等危重症状。神经系统定位体征视脑血管闭塞的部位及梗死的范围而定。

(二)临床分型

有的根据病情程度分型,如完全性缺血性中风,系指起病 6 h 内病情即达高峰,一般较重,可有意识障碍。还有的根据病程进展分型,如进展型缺血性中风,则指局限性脑缺血逐渐进展,数天内呈阶梯式加重。

1.按病程和病情分型

(1)进展型:局限性脑缺血症状逐渐加重,呈阶梯式加重,可持续 6 h 至数天。

(2)缓慢进展型:在起病后 1~2 周症状仍逐渐加重,血栓逐渐发展,脑缺血和脑水肿的范围继续扩大,症状由轻变重,直到出现对侧偏瘫、意识障碍,甚至发生脑疝,类似颅内肿瘤,又称类脑瘤型。

(3)大块梗死型:又称爆发型,如颈内动脉或大脑中动脉主干等较大动脉的急性脑血栓形成,往往症状出现快,伴有明显脑水肿、颅内压增高,患者头痛、呕吐、病灶对侧偏瘫,常伴意识障碍,很快进入昏迷,有时发生脑疝,类似脑出血,又称类脑出血型。

(4)可逆性缺血性神经功能缺损(reversible ischemic neurologic deficit,RIND):此型患者症状、体征持续超过 24 h,但在 2~3 周内完全恢复,不留后遗症。病灶多数发生于大脑半球半卵圆中心,可能由于该区尤其是非优势半球侧侧支循环迅速而充分地代偿,缺血尚未导致不可逆的神经细胞损害,也可能是一种较轻的梗死。

2.OCSP 分型

即英国牛津郡社区脑卒中研究规划(Oxfordshire Community Stroke Project,OCSP)的分型。

(1)完全前循环梗死(TACI):表现为三联征,即完全大脑中动脉(MCA)综合征的表现。①大脑高级神经活动障碍(意识障碍、失语、失算、空间定向力障碍等);②同向偏盲;③对侧 3 个部位(面、上肢和下肢)较严重的运动和/或感觉障碍。多为 MCA 近段主干,少数为颈内动脉虹吸段闭塞引起的大面积脑梗死。

(2)部分前循环梗死(PACI):有以上三联征中的两个,或只有高级神经活动障碍,或感觉运动缺损较 TACI 局限。提示是 MCA 远段主干、各级分支或 ACA 及分支闭塞引起的中、小梗死。

(3)后循环梗死(POCI):表现为各种不同程度的椎-基底动脉综合征——可表现为同侧脑神经瘫痪及对侧感觉运动障碍;双侧感觉运动障碍;双眼协同活动及小脑功能障碍,无长束征或视野缺损等。为椎-基底动脉及分支闭塞引起的大小不等的脑干、小脑梗死。

(4)腔隙性梗死(LACI):表现为腔隙综合征,如纯运动性偏瘫、纯感觉性脑卒中、共济失调性轻偏瘫、手笨拙-构音不良综合征等。大多是基底节或脑桥小穿支病变引起的小腔隙灶。

OCSP 分型方法简便,更加符合临床实际的需要,临床医师不必依赖影像或病理结果即可对急性脑梗死迅速分出亚型,并作出有针对性的处理。

(三)临床综合征

1.颈内动脉闭塞综合征

指颈内动脉血栓形成,主干闭塞。病史中可有头痛、头晕、晕厥、半身感觉异常或轻偏瘫;病变对侧有偏瘫、偏身感觉障碍和偏盲;可有精神症状,严重时有意识障碍;病变侧有视力减退,有的还有视神经乳头萎缩;病灶侧有 Horner 综合征;病灶侧颈动脉搏动减弱或消失;优势半球受累可有失语,非优势半球受累可出现体象障碍。

2.大脑中动脉闭塞综合征

指大脑中动脉血栓形成,大脑中动脉主干闭塞,引起病灶对侧偏瘫、偏身感觉障碍和偏盲,优势半球受累还有失语。累及非优势半球可有失用、失认和体象障碍等顶叶症状。病灶广泛,可引起脑肿胀,甚至死亡。

(1)皮质支闭塞:引起病灶对侧偏瘫、偏身感觉障碍,面部及上肢重于下肢,优势半球病变有运动性失语,非优势半球病变有体象障碍。

(2)深穿支闭塞:出现对侧偏瘫和偏身感觉障碍,优势半球病变可出现运动性失语。

3.大脑前动脉闭塞综合征

指大脑前动脉血栓形成,大脑前动脉主干闭塞。在前交通动脉以前发生阻塞时,因为病损脑组织可通过对侧前交通动脉得到血供,故不出现临床症状;在前交通动脉分出之后阻塞时,可出现对侧中枢性偏瘫,以面瘫和下肢瘫为重,可伴轻微偏身感觉障碍;并可有排尿障碍(旁中央小叶受损);精神障碍(额极与胼胝体受损);强握及吸吮反射(额叶受损)等。

(1)皮质支闭塞:引起对侧下肢运动及感觉障碍;轻微共济运动障碍;排尿障碍和精神障碍。

(2)深穿支闭塞:引起对侧中枢性面、舌及上肢瘫。

4.大脑后动脉闭塞综合征

指大脑后动脉血栓形成。约70%的患者两条大脑后动脉来自基底动脉,并有后交通动脉与颈内动脉联系交通。有20%～25%的人一条大脑后动脉来自基底动脉,另一条来自颈内动脉;其余的人中,两条大脑后动脉均来自颈内动脉。

大脑后动脉供应颞叶的后部和基底面、枕叶的内侧及基底面,并发出丘脑膝状体及丘脑穿动脉供应丘脑血液。

(1)主干闭塞:引起对侧同向性偏盲,上部视野受损较重,黄斑回避(黄斑视觉皮质代表区为大脑中、后动脉双重血液供应,故黄斑视力不受累)。

(2)中脑水平大脑后动脉起始处闭塞:可见垂直性凝视麻痹、动眼神经麻痹、眼球垂直性歪扭斜视。

(3)双侧大脑后动脉闭塞:有皮质盲、记忆障碍(累及颞叶)、不能识别熟悉面孔(面容失认症)、幻视和行为综合征。

(4)深穿支闭塞:丘脑穿动脉闭塞则引起红核丘脑综合征,病侧有小脑性共济失调,意向性震颤。舞蹈样不自主运动和对侧感觉障碍。丘脑膝状体动脉闭塞则引起丘脑综合征,病变对侧偏身感觉障碍(深感觉障碍较浅感觉障碍为重),病变对侧偏身自发性疼痛。轻偏瘫,共济失调和舞蹈-手足徐动症。

5.椎-基底动脉闭塞综合征

指椎-基底动脉血栓形成。椎-基底动脉实为一连续的脑血管干并有着共同的神经支配,无论是结构、功能还是临床病症的表现,两侧互为影响,实难予以完全分开,故常总称为“椎-基底动脉系疾病”。

(1)基底动脉主干闭塞综合征:指基底动脉主干血栓形成。发病虽然不如脑桥出血那么急,但病情常迅速恶化,出现眩晕、呕吐、四肢瘫痪、共济失调、昏迷和高热等。大多数在短期内死亡。

(2)双侧脑桥正中动脉闭塞综合征:指双侧脑桥正中动脉血栓形成,为典型的闭锁综合征,表现为四肢瘫痪、假性延髓性麻痹、双侧周围性面瘫、双眼球外展麻痹。但患者意识清楚,视力、听力和眼球垂直运动正常,所以,患者通过听觉、视觉和眼球上下运动表示意识和交流。

(3)基底动脉尖综合征:基底动脉尖分出两对动脉——小脑上动脉和大脑后动脉,分支供应中脑、丘脑、小脑上部、颞叶内侧及枕叶。血栓性闭塞多发生于基底动脉中部,栓塞性病变通常发生在基底动脉尖。栓塞性病变导致眼球运动及瞳孔异常,表现为单侧或双侧动眼神经部分或完全麻痹、眼球上视不能(上丘受累)、光反射迟钝而调节反射存在(顶盖前区病损)、一过性或持续性意识障碍(中脑或丘脑网状激活系统受累)、对侧偏盲或皮质盲(枕叶受累)、严重记忆障碍(颞叶内侧受累)。如果是中老年人突发意识障碍又较快恢复,有瞳孔改变、动眼神经麻痹、垂直注视障碍、无明显肢体瘫痪和感觉障碍应想到该综合征的可能。如果还有皮质盲或偏盲、严重记忆障碍更支持本综合征的诊断,需做头部 CT 或 MRI 检查,若发现有双侧丘脑、枕叶、颞叶和中脑病灶则可确诊。

(4)中脑穿动脉综合征:指中脑穿动脉血栓形成,病变位于大脑脚底,损害锥体束及动眼神经,引起病灶侧动眼神经麻痹和对侧中枢性偏瘫。中脑穿动脉闭塞还可引起巴特综合征,累及动眼神经髓内纤维及黑质,引起病灶侧动眼神经麻痹及对侧锥体外系症状。

(5)脑桥支闭塞综合征:指脑桥支血栓形成引起的桥脑基横外侧综合征,病变位于脑桥的腹外侧部,累及展神经核和面神经核以及锥体束,引起病灶侧眼球外直肌麻痹、周围性面神经麻痹和对侧中枢性偏瘫。

(6)内听动脉闭塞综合征:指内听动脉血栓形成(内耳卒中)。内耳的内听动脉有两个分支,较大的耳蜗动脉供应耳蜗及前庭迷路下部;较小的耳蜗动脉供应前庭迷路上部,包括外半规管及椭圆囊斑。由于口径较小的前庭动脉缺乏侧支循环,以致前庭迷路上部对缺血选择性敏感,故迷路缺血常出现严重眩晕、恶心呕吐。若耳蜗支同时受累则有耳鸣、耳聋。耳蜗支单独梗死则会突发耳聋。

(7)小脑后下动脉闭塞综合征:指小脑后下动脉血栓形成,也称瓦伦堡综合征。表现为急性起病的头晕、眩晕、呕吐(前庭神经核受损)、交叉性感觉障碍,即病侧面部感觉减退、对侧肢体痛觉、温度觉障碍(病侧三叉神经脊束核及对侧交叉的脊髓丘脑束受损),同侧 Horner 综合征(下行交感神经纤维受损),同侧小脑性共济失调(绳状体或小脑受损),声音嘶哑、吞咽困难(疑核受损)。小脑后下动脉常有解剖变异,常见不典型临床表现。

四、辅助检查

(一)影像学检查

1.胸部 X 线检查

了解心脏情况及肺部有无感染和肿瘤等。

2.CT 检查

不仅可确定梗死的部位及范围,而且可明确是单发还是多发。在缺血性脑梗死发病12～24 h内,CT 常没有明显的阳性表现。梗死灶最初表现为不规则的稍低密度区,病变与血管分布区一致。常累及基底节区,如为多发灶,亦可连成一片。病灶大、水肿明显时可有占位效应。在发病后2～5 d,病灶边界清晰,呈楔形或扇形等。1～2 周,水肿消失,边界更清,密度更低。发病第 2 周,可出现梗死灶边界不清楚,边缘出现等密度或稍低密度,即模糊效应;在增强扫描后往往呈脑回样增强,有助于诊断。4～5 周,部分小病灶可消失,而大片状梗死灶密度进一步降低和囊变,后者 CT 值接近脑脊液。

在基底节和内囊等处的小梗死灶(一般在 15 mm 以内)称之为腔隙性脑梗死,病灶亦可发生在脑室旁深部白质、丘脑及脑干。

在 CT 排除脑出血并证实为脑梗死后,CT 血管成像(CTA)对探测颈动脉及其各主干分支的狭窄准确性较高。

3.MRI 检查

对病灶较 CT 敏感性、准确性更高的一种检测方法,其无辐射、无骨伪迹、更易早期发现小脑、脑干等部位的梗死灶,并于脑梗死后 6 h 左右便可检测到由于细胞毒性水肿造成 T_1 和 T_2 加权延长引起的 MRI 信号变化。近年除常规应用自旋回波序列法的 T_1 和 T_2 加权以影像对比度原理诊断外,更需采用功能性磁共振成像,如弥散成像(DWI)和表观弥散系数(apparent diffusion coefficient,ADC)、液体衰减反转恢复序列(FLAIR)等进行水平位和冠状位检查,往往在脑缺血发生后 $1\sim1.5$ h 便可发现脑组织水含量增加引起的 MRI 信号变化,并随即可行磁共振血管成像(MRA)、CT 血管成像(CTA)或数字减影血管造影(DSA)以了解梗死血管部位,为超早期施行动脉内介入溶栓治疗创造条件,有时还可发现血管畸形等非动脉硬化性血管病变。

(1)超早期:脑梗死临床发病后 1 h 内,DWI 便可描出高信号梗死灶,ADC 序列显示暗区。实际上 DWI 显示的高信号灶仅是血流低下引起的缺血灶。随着缺血的进一步发展,DWI 从高信号渐转为等信号或低信号,病灶范围渐增大;PWI、FLAIR 及 T_2WI 均显示高信号病灶区。值得注意的是,DWI 对超早期脑干缺血性病灶,在水平位不易发现,而往往在冠状位可清楚显示。

(2)急性期:血-脑屏障尚未明显破坏,缺血区有大量水分子聚集,T_1WI 和 T_2WI 明显延长,T_1WI 呈低信号,T_2WI 呈高信号。

(3)亚急性期及慢性期:由于正血红铁蛋白游离,T_1WI 呈边界清楚的低信号,T_2WI 和 FLAIR 均呈高信号;等至病灶区水肿消除,坏死组织逐渐产生,囊性区形成,乃至脑组织萎缩,FLAIR 呈低信号或低信号与高信号混杂区,中线结构移向病侧。

(二)脑脊液检查

脑梗死患者脑脊液检查一般正常,大块梗死型患者可有压力增高和蛋白含量增高;出血性梗死时可见红细胞。

(三)经颅多普勒超声

TCD 是诊断颅内动脉狭窄和闭塞的手段之一,对脑底动脉严重狭窄(>65%)的检测有肯定的价值。局部脑血流速度改变与频谱图形异常是脑血管狭窄最基本的 TCD 改变。三维 B 超检查可协助发现颈内动脉粥样硬化斑块的大小和厚度,有没有管腔狭窄及严重程度。

(四)心电图检查

进一步了解心脏情况。

(五)血液学检查

1.血常规、红细胞沉降率、抗"O"和凝血功能检查

了解有无感染征象、活动风湿和凝血功能情况。

2.血糖

了解有无糖尿病。

3.血清脂质

主要包括总胆固醇和甘油三酯有无增高。

4.脂蛋白

低密度脂蛋白胆固醇(LDL-C)由极低密度脂蛋白胆固醇(VLDL-C)转化而来。通常情况下,LDL-C从血浆中清除,其所含胆固醇酯由脂肪酸水解,当体内LDL-C显著升高时,LDL-C附着到动脉的内皮细胞与LDL受体结合,而易被巨噬细胞摄取,沉积在动脉内膜上形成动脉硬化。有一组报道正常人组LDL-C(2.051 ± 0.853)mmol/L,脑梗死患者组为(3.432 ± 1.042)mol/L。

5.载脂蛋白B

载脂蛋白B(ApoB)是血浆低密度脂蛋白(LDL)和极低密度脂蛋白(VLDL)的主要载脂蛋白,其含量能精确反映出LDL的水平,与动脉粥样硬化(AS)的发生关系密切。在AS的硬化斑块中,胆固醇并不是孤立地沉积于动脉壁上,而是以LDL整个颗粒形成沉积物;ApoB能促进沉积物与氨基多糖结合成复合物,沉积于动脉内膜上,从而加速AS形成。对总胆固醇(TC)、LDL-C均正常的脑血栓形成患者,ApoB仍然表现出较好的差别性。

载脂蛋白A-I(ApoA-I)的主要生物学作用是激活卵磷脂胆固醇转移酶,此酶在血浆胆固醇(Ch)酯化和HDL成熟(即$HDL\rightarrow HDL_2\rightarrow HDL_3$)过程中起着极为重要的作用。ApoA-I与$HDL_2$可逆结合以完成Ch从外周组织转移到肝脏。因此,ApoA-I显著下降时,可形成AS。

6.血小板聚集功能

近些年来的研究提示血小板聚集功能亢进参与体内多种病理反应过程,尤其是对缺血性脑血管疾病的发生、发展和转归起重要作用。血小板最大聚集率(PMA)、解聚型出现率(PDC)和双相曲线型出现率(PBC),发现缺血型脑血管疾病PMA显著高于对照组,PDC明显低于对照组。

7.血栓烷A_2和前列环素

许多文献强调花生四烯酸(AA)的代谢产物在影响脑血液循环中起着重要作用,其中血栓烷A_2(TXA$_2$)和前列环素(PGI$_2$)的平衡更引人注目。脑组织细胞和血小板等质膜有丰富的不饱和脂肪酸,脑缺氧时,磷脂酶A_2被激活,分解膜磷脂使AA释放增加。TXA$_2$和PGI$_2$水平改变在缺血性脑血管疾病的发生上是原发还是继发的问题,目前还不清楚。TXA$_2$大量产生,PGI$_2$的生成受到抑制,使正常情况下TXA$_2$与PGI$_2$之间的动态平衡受到破坏。TXA$_2$强烈的缩血管和促进血小板聚集作用因失去对抗而占优势,对于缺血性低灌流的发生起着重要作用。

8.血液流变学

缺血性脑血管疾病全血黏度、血浆比黏度、血细胞比容升高,血小板电泳和红细胞电泳时间延长。通过对脑血管疾病进行133例脑血流(CBF)测定,并将黏度相关的几个变量因素与CBF做了统计学处理,发现全部患者的CBF均低于正常,证实了血液黏度因素与CBF的关系。有学者把血液流变学各项异常作为脑梗死的危险因素之一。

红细胞表面带有负电荷,其所带电荷越少,电泳速度就越慢。有一组报道示脑梗死组红细胞电泳速度明显慢于正常对照组,说明急性脑梗死患者红细胞表面电荷减少,聚集性强,可能与动脉硬化性脑梗死的发病有关。

五、诊断与鉴别诊断

(一)诊断

(1)血栓形成性脑梗死为中年以后发病。

(2)常伴有高血压。

（3）部分患者发病前有 TIA 史。

（4）常在安静休息时发病，醒后发现症状。

（5）症状、体征可归为某一动脉供血区的脑功能受损，如病灶对侧偏瘫、偏身感觉障碍和偏盲，优势半球病变还有语言功能障碍。

（6）多无明显头痛、呕吐和意识障碍。

（7）大面积脑梗死有颅内高压症状，头痛、呕吐或昏迷，严重时发生脑疝。

（8）脑脊液检查多属正常。

（9）发病 12～48 h 后 CT 出现低密度灶。

（10）MRI 检查可更早发现梗死灶。

（二）鉴别诊断

1.脑出血

血栓形成性脑梗死和脑出血均为中老年人多见的急性起病的脑血管疾病，必须进行 CT/MRI检查予以鉴别。

2.脑栓塞

血栓形成性脑梗死和脑栓塞同属脑梗死范畴，且均为急性起病，后者多有心脏病病史，或有其他肢体栓塞史，心电图检查可发现心房颤动等，以供鉴别诊断。

3.颅内占位性病变

少数颅内肿瘤、慢性硬膜下血肿和脑脓肿患者可以突然发病，表现局灶性神经功能缺失症状，而易与脑梗死相混淆。但颅内占位性病变常有颅内高压症状和逐渐加重的临床经过，颅脑 CT 对鉴别诊断有确切的价值。

4.脑寄生虫病

如脑囊虫病、脑型血吸虫病，也可在癫痫发作后，急性起病偏瘫。寄生虫的有关免疫学检查和神经影像学检查可帮助鉴别。

六、治疗

《欧洲脑卒中组织(ESO)缺血性脑卒中和短暂性脑缺血发作处理指南》[欧洲脑卒中促进会(EUSI),2008 年]推荐所有急性缺血性脑卒中患者都应在卒中单元内接受以下治疗。

（一）溶栓治疗

理想的治疗方法是在缺血组织出现坏死之前，尽早清除栓子，早期使闭塞脑血管再开通和缺血区的供血重建，以减轻神经组织的损害，正因为如此，溶栓治疗脑梗死一直引起人们的广泛关注。国外早在1958 年即有溶栓治疗脑梗死的报道，由于有脑出血等并发症，益处不大，溶栓疗法一度停止使用。近30 多年来，由于溶栓治疗急性心肌梗死的患者取得了很大的成功，大大减少了心肌梗死的范围，病死率下降20％～50％。溶栓治疗脑梗死又受到了很大的鼓舞。再者，CT 扫描能及时排除颅内出血，可在早期或超早期进行溶栓治疗，因而提高了疗效和减少脑出血等并发症。

1.病例选择

（1）临床诊断符合急性脑梗死。

（2）头颅 CT 扫描排除颅内出血和大面积脑梗死。

（3）治疗前收缩压不宜＞24.0 kPa(180 mmHg)，舒张压不宜＞14.7 kPa(110 mmHg)。

（4）无出血素质或出血性疾病。

（5）年龄＞18 岁及＜80 岁。

（6）溶栓最佳时机为发病后 6 h 内,特别是在 3 h 内。

（7）获得患者家属的书面知情同意。

2.禁忌证

（1）病史和体检符合蛛网膜下腔出血。

（2）CT 扫描有颅内出血、肿瘤、动静脉畸形或动脉瘤。

（3）两次降压治疗后血压仍＞24.0/14.7 kPa(180/110 mmHg)。

（4）过去 30 d 内有手术史或外伤史,3 个月内有脑外伤史。

（5）病史有血液疾病、出血素质、凝血功能障碍或使用抗凝药物史,凝血酶原时间(PT)＞15 s,部分凝血活酶时间(APTT)＞40 s,国际标准化比值(INR)＞1.4,血小板计数＜100×10⁹/L。

（6）脑卒中发病时有癫痫发作的患者。

3.治疗时间窗

前循环脑卒中的治疗时间窗一般认为在发病后 6 h 内,后循环闭塞时的治疗时间窗适当放宽到 12 h。这一方面是因为脑干对缺血耐受性更强,另一方面是由于后循环闭塞后预后较差,更积极的治疗有可能挽救患者的生命。许多研究者尝试放宽治疗时限,有认为脑梗死 12～24 h 内早期溶栓治疗有可能对少部分患者有效。但美国脑卒中协会(ASA)和欧洲脑卒中促进会(EUSI)都赞同认真选择在缺血性脑卒中发作后 3 h 内早期恢复缺血脑的血流灌注,才可获得良好的转归。两个指南也讨论了超过治疗时间窗溶栓的效果,EUSI 的结论是目前仅能作为临床试验的组成部分。对于不能可靠地确定脑卒中发病时间的患者,包括睡眠觉醒时发现脑卒中发病的病例,两个指南均不推荐进行静脉溶栓治疗。

4.溶栓药物

（1）尿激酶:是从健康人新鲜尿液中提取分离,然后再进行高度精制而得到的蛋白质,没有抗原性,不引起变态反应。其溶栓特点为不仅溶解血栓表面,而且深入栓子内部,但对陈旧性血栓则难起作用。尿激酶是非特异性溶栓药,与纤维蛋白的亲和力差,常易引起出血并发症。尿激酶的剂量和疗程目前尚无统一标准,剂量波动范围也大。

静脉滴注法:尿激酶每次 100 万～150 万 U 溶于 0.9%氯化钠注射液 500～1 000 mL,静脉滴注,仅用 1 次。另外,还可每次尿激酶 20 万～50 万 U 溶于 0.9%氯化钠注射液 500 mL 中静脉滴注,每天 1 次,可连用 7～10 d。

动脉滴注法:选择性动脉给药有两种途径。一是超选择性脑动脉注射法,即经股动脉或肘动脉穿刺后,先进行脑血管造影,明确血栓所在的部位,再将导管插至颈动脉或椎-基底动脉的分支,直接将药物注入血栓所在的动脉或直接注入血栓处,达到较准确的选择性溶栓作用。在注入溶栓药后,还可立即再进行血管造影了解溶栓的效果。二是采用颈动脉注射法,常规颈动脉穿刺后,将溶栓药注入发生血栓的颈动脉,起到溶栓的效果。动脉溶栓尿激酶的剂量一般是 10 万～30 万单位,有学者报道药物剂量还可适当加大。但急性脑梗死取得疗效的关键是掌握最佳的治疗时间窗,才会取得更好的效果,治疗时间窗比给药途径更重要。

（2）阿替普酶(rt-PA):rt-PA 是第一种获得美国食品药品监督管理局(FDA)批准的溶栓药,特异性作用于纤溶酶原,激活血块上的纤溶酶原,而对血循环中的纤溶酶原亲和力小。因纤溶酶赖氨酸结合部位已被纤维蛋白占据,血栓表面的 α₂-抗纤溶酶作用很弱,但血中的纤溶酶赖氨酸结合部位未被占据,故可被 α_2-抗纤溶酶很快灭活。因此,rt-PA 优点为局部溶栓,很少产生全身抗凝、纤溶状态,而且无抗原性。但 rt-PA 半衰期短(3～5 min),而且血循环中纤维蛋白原激活抑制物的活性高于 rt-PA,会有一定的血管再闭塞,故临床溶栓必须用大剂量连续静脉滴注。rt-PA 治疗剂量是 0.85～0.90 mg/kg,总剂量＜90 mg,10％的剂量先予静脉推注,其余 90％的剂量在 24 h 内静脉滴注。

美国(美国脑卒中学会、美国心脏病协会分会,2007)更新的《急性缺血性脑卒中早期治疗指南》指出,早期治疗的策略性选择,发病接诊的当时第一阶段医师能做的就是 3 件事:①评价患者;②诊断、判断缺血的亚型;③分诊、介入、外科或内科,0～3 h 的治疗只有一个就是静脉溶栓,而且推荐使用 rt-PA。

《中国脑血管病防治指南》(卫生健康委员会疾病控制司、中华医学会神经病学分会,2004 年)建议:①对经过严格选择的发病 3 h 内的急性缺血性脑卒中患者,应积极采用静脉溶栓治疗,首选阿替普酶(rt-PA),无条件采用 rt-PA 时,可用尿激酶替代;②发病 3～6 h 的急性缺血性脑卒中患者,可应用静脉尿激酶溶栓治疗,但选择患者应更严格;③对发病 6 h 以内的急性缺血性脑卒中患者,在有经验和有条件的单位,可以考虑进行动脉内溶栓治疗研究;④基底动脉血栓形成的溶栓治疗时间窗和适应证,可以适当放宽;⑤超过时间窗溶栓,不会提高治疗效果,且会增加再灌注损伤和出血并发症,不宜溶栓,恢复期患者应禁用溶栓治疗。

美国《急性缺血性脑卒中早期处理指南》(美国脑卒中学会、美国心脏病协会分会,2007)Ⅰ级建议:MCA 梗死小于 6 h 的严重脑卒中患者,动脉溶栓治疗是可以选择的,或可选择静脉内滴注 rt-PA;治疗要求患者处于一个有经验、能够立刻进行脑血管造影,且提供合格的介入治疗的脑卒中中心;鼓励相关机构界定遴选能进行动脉溶栓的个人标准。Ⅱ级建议:对于具有使用静脉溶栓禁忌证,诸如近期手术的患者,动脉溶栓是合理的。Ⅲ级建议:动脉溶栓的可获得性不应该一般地排除静脉内给 rt-PA。

(二)降纤治疗

降纤治疗可以降解血栓蛋白质,增加纤溶系统的活性,抑制血栓形成或促进血栓溶解。此类药物亦应早期应用,最好是在发病后 6 h 内,但没有溶栓药物严格,特别适用于合并高纤维蛋白原血症者。目前,国内纤溶药物种类很多,现介绍下面几种。

1.巴曲酶

又名东菱克栓酶,能分解纤维蛋白原,抑制血栓形成,促进纤溶酶的生成,而纤溶酶是溶解血栓的重要物质。巴曲酶的剂量和用法:第 1 天 10 BU,第 3 天和第 5 天各为 5～10 BU 稀释于 100～250 mL 0.9％氯化钠注射液中,静脉滴注 1 h 以上。对治疗前纤维蛋白原在 4 g/L 以上和突发性耳聋(内耳卒中)的患者,首次剂量为 15～20 BU,以后隔天 5 BU,疗程 1 周,必要时可增至 3 周。

2.精纯链激酶

又名注射用降纤酶,是以我国尖吻蝮蛇(又名五步蛇)的蛇毒为原料,经现代生物技术分离、纯化而精制的蛇毒制剂。本品为缬氨酸蛋白水解酶,能直接作用于血中的纤维蛋白 α-链释放出肽 A。此时生成的肽 A 血纤维蛋白体的纤维系统,诱发 t-PA 的释放,增加 t-PA 的活性,促进纤溶酶的生成,使已形成的血栓得以迅速溶解。本品不含出血毒素,因此很少引起出血并发症。剂量和用法:首次 10 U 稀释于 100 mL 0.9％氯化钠注射液中缓慢静脉滴注,第 2 d 10 U,第 3 d 5～10 U。必要时可适当延长疗程,1 次 5～10 U,隔天静脉滴注 1 次。

3.降纤酶

曾用名蝮蛇抗栓酶、精纯蝮蛇抗栓酶和去纤酶。取材于东北白眉蝮蛇蛇毒,是单一成分蛋白水解酶。剂量和用法:急性缺血性脑卒中,首次 10 U 加入 0.9％氯化钠注射液 100～250 mL 中静脉滴注,以后每天或隔天 1 次,连用 2 周。

4.注射用纤溶酶

从蝮蛇蛇毒中提取纤溶酶并制成制剂,其原理是利用抗体最重要的生物学特性——抗体与抗原能特异性结合,即抗体分子只与其相应的抗原发生结合。纤溶酶单克隆抗体纯化技术,就是用纤溶酶抗体与纤溶酶进行特异性结合,从而达到分离纯化纤溶酶,同时去除蛇毒中的出血毒素和神经毒。剂量和用法:对急性脑梗死(发病后 72 h 内)第 1～3 d 每次 300 U 加入 5％葡萄糖注射液或 0.9％氯化钠注射液250 mL 中静脉滴注,第 4～14 d 每次 100～300 U。

5.安康乐得

安康乐得是马来西亚一种蝮蛇毒液的提纯物,是一种蛋白水解酶,能迅速有效地降低血纤维蛋白原,并可裂解纤维蛋白肽 A,导致低纤维蛋白血症。剂量和用法:2～5 AU/kg,溶于 250～500 mL 0.9％氯化钠注射液中,6～8 h 静脉滴注完,每天 1 次,连用 7 d。

《中国脑血管病防治指南》建议:①脑梗死早期(特别是 12 h 以内)可选用降纤治疗,高纤维蛋白血症更应积极降纤治疗;②应严格掌握适应证和禁忌证。

(三)抗血小板聚集药

抗血小板聚集药又称血小板功能抑制剂。随着对血栓性疾病发生机制认识的加深,发现血小板在血栓形成中起着重要的作用。近年来,抗血小板聚集药在预防和治疗脑梗死方面越来越引起人们的重视。

抗血小板聚集药主要包括血栓烷 A_2 抑制剂(阿司匹林)、ADP 受体拮抗剂(噻氯匹定、氯吡格雷)、磷酸二酯酶抑制剂(双嘧达莫)、糖蛋白(GP)Ⅱb/Ⅲa 受体拮抗剂和其他抗血小板药物。

1.阿司匹林

阿司匹林是一种强效的血小板聚集抑制剂。阿司匹林抗栓作用的机制,主要是基于对环氧化酶的不可逆性抑制,使血小板内花生四烯酸转化为血栓烷 A_2(TXA_2)受阻,因为 TXA_2 可使血小板聚集和血管平滑肌收缩。在脑梗死发生后,TXA_2 可增加脑血管阻力、促进脑水肿形成。小剂量阿司匹林,可以最大限度地抑制 TXA_2 和最低限度地影响前列环素(PGI_2),从而达到比较理想的效果。国际脑卒中实验协作组和中国急性脑卒中临床试验协作组两项非盲法随机干预研究表明,脑卒中发病后 48 h 内应用阿司匹林是安全有效的。

阿司匹林预防和治疗缺血性脑卒中效果的不恒定,可能与用药剂量有关。有些研究者认为每天给75～325 mg最为合适。有学者分别给患者口服阿司匹林每天 50 mg、100 mg、325 mg 和 1 000 mg,进行比较,发现 50 mg/d 即可完全抑制 TXA_2 生成,出血时间从 5.03 min 延长到 6.96 min,100 mg/d 出血时间7.78 min,但 1 000 mg/d 反而缩减至 6.88 min。也有人观察到口服阿司匹林 45 mg/d,尿内 TXA_2 代谢产物能被抑制 95％,而尿内 PGI_2 代谢产物基本不受影响;每天100 mg,则尿内 TXA_2 代谢产物完全被抑制,而尿内 PGI_2 代谢产物保持基线的 25％～40％;若用 1 000 mg/d,则上述两项代谢产物完全被抑制。根据以上实验结果和临床体会提示,阿司匹林每天 100～150 mg 最为合适,既能达到预防和治疗的目的,又能避免发生不良反应。

《中国脑血管病防治指南》建议:①多数无禁忌证的未溶栓患者,应在脑卒中后尽早(最好48 h 内)开始使用阿司匹林;②溶栓患者应在溶栓 24 h 后,使用阿司匹林,或阿司匹林与双嘧达莫缓释剂的复合制剂；③阿司匹林的推荐剂量为 150～300 mg/d，分2次服用，2～4 周后改为预防剂量（50～150 mg/d）。

2.氯吡格雷

由于噻氯匹定有明显的不良反应，已基本被淘汰，被第 2 代 ADP 受体拮抗剂氯吡格雷所取代。氯吡格雷和噻氯匹定一样对 ADP 诱导的血小板聚集有较强的抑制作用，对花生四烯酸、胶原、凝血酶、肾上腺素和血小板活化因子诱导的血小板聚集也有一定的抑制作用。与阿司匹林不同的是，它们对 ADP 诱导的血小板第Ⅰ相和第Ⅱ相的聚集均有抑制作用，且有一定的解聚作用。它还可以与红细胞膜结合，降低红细胞在低渗溶液中的溶解倾向，改变红细胞的变形能力。

氯吡格雷和阿司匹林均可作为治疗缺血性脑卒中的一线药物，多项研究都说明氯吡格雷的效果优于阿司匹林。氯吡格雷与阿司匹林合用防治缺血性脑卒中，比单用效果更好。氯吡格雷可用于预防颈动脉粥样硬化高危患者急性缺血事件。有文献报道 23 例颈动脉狭窄患者，在颈动脉支架置入术前常规服用阿司匹林 100 mg/d，介入治疗前晚给予负荷剂量氯吡格雷 300 mg，术后服用氯吡格雷 75 mg/d，3 个月后经颈动脉彩超发现，新生血管内皮已完全覆盖支架，无血管闭塞和支架内再狭窄。

氯吡格雷的使用剂量为每次 50～75 mg，每天 1 次。它的不良反应与阿司匹林比较，发生胃肠道出血的风险明显降低，发生腹泻和皮疹的风险略有增加，但明显低于噻氯匹定。主要不良反应有头昏、头胀、恶心、腹泻，偶有出血倾向。氯吡格雷禁用于对本品过敏者及近期有活动性出血者。

3.双嘧达莫

双嘧达莫又名潘生丁，通过抑制磷酸二酯酶活性，阻止环腺苷酸（cAMP）的降解，提高血小板 cAMP 的水平，具有抗血小板黏附聚集的能力。双嘧达莫已作为预防和治疗冠心病、心绞痛的药物，而用于防治缺血性脑卒中的效果仍有争议。欧洲脑卒中预防研究（ESPS）认为双嘧达莫与阿司匹林联合防治缺血性脑卒中，疗效是单用阿司匹林或双嘧达莫的 2 倍，并不会导致更多的出血不良反应。

美国 FDA 最近批准了阿司匹林和双嘧达莫复方制剂用于预防脑卒中。这一复方制剂每片含阿司匹林 50 mg 和缓释双嘧达莫 400 mg。一项单中心大规模随机试验发现，与单用小剂量阿司匹林比较，这种复方制剂可使脑卒中发生率降低 22%，但这项资料的价值仍有争论。

双嘧达莫的不良反应轻而短暂，长期服用可有头痛、头晕、呕吐、腹泻、面红、皮疹和皮肤瘙痒等。

4.血小板糖蛋白（glycoprotein，GP）Ⅱb/Ⅲa 受体拮抗剂

GPⅡb/Ⅲa 受体拮抗剂是一种新型抗血小板药，其通过阻断 GPⅡb/Ⅲa 受体与纤维蛋白原配体的特异性结合，有效抑制各种血小板激活剂诱导的血小板聚集，进而防止血栓形成。GPⅡb/Ⅲa 受体是一种血小板膜蛋白，是血小板活化和聚集反应的最后通路。GPⅡb/Ⅲa 受体拮抗剂能完全抑制血小板聚集反应，是作用最强的抗血小板药。

GPⅡb/Ⅲa 受体拮抗剂分 3 类，即抗体类如阿昔单抗、肽类如依替巴肽和非肽类如替罗非班。这 3 种药物均获美国 FDA 批准应用。

该药还能抑制动脉粥样硬化斑块的其他成分，对预防动脉粥样硬化和修复受损血管壁起重要作用。GPⅡb/Ⅲa 受体拮抗剂在缺血性脑卒中二级预防中的剂量、给药途径、时间、监护措施以及安全性等目前仍在探讨之中。

有报道对于阿替普酶(rt-PA)溶栓和球囊血管成形术机械溶栓无效的大血管闭塞和急性缺血性脑卒中患者,GPⅡb/Ⅲa受体拮抗剂能够提高治疗效果。阿昔单抗的抗原性虽已减低,但仍有部分患者可引起变态反应。

5.西洛他唑

西洛他唑又名培达,可抑制磷酸二酯酶(PDE),特别是PDEⅢ,提高cAMP水平,从而起到扩张血管和抗血小板聚集的作用,常用剂量为每次50~100 mg,每天2次。

为了检测西洛他唑对颅内动脉狭窄进展的影响,Kwan进行了一项多中心双盲随机与安慰剂对照研究,将135例大脑中动脉M1段或基底动脉狭窄有急性症状者随机分为两组,一组接受西洛他唑200 mg/d治疗,另一组给予安慰剂治疗,所有患者均口服阿司匹林100 mg/d,在进入试验和6个月后分别做MRA和TCD对颅内动脉狭窄程度进行评价。主要转归指标为MRA上有症状颅内动脉狭窄的进展,次要转归指标为临床事件和TCD的狭窄进展。西洛他唑组,45例有症状颅内动脉狭窄者中有3例(6.7%)进展、11例(24.4%)缓解;而安慰剂组15例(28.8%)进展、8例(15.4%)缓解,两组差异有显著性意义。

有症状颅内动脉狭窄是一个动态变化的过程,西洛他唑有可能防止颅内动脉狭窄的进展。西洛他唑的不良反应可有皮疹、头晕、头痛、心悸、恶心、呕吐,偶有消化道出血、尿路出血等。

6.三氟柳

三氟柳的抗血栓形成作用是通过干扰血小板聚集的多种途径实现的,如不可逆性抑制环氧化酶(CoX)和阻断血栓素A_2(TXA$_2$)的形成。三氟柳抑制内皮细胞CoX的作用极弱,不影响前列腺素合成。另外,三氟柳及其代谢产物2-羟基-4-三氟甲基苯甲酸可抑制磷酸二酯酶,增加血小板和内皮细胞内cAMP的浓度,增强血小板的抗聚集效应,该药应用于人体时不会延长出血时间。

有研究将2 113例TIA或脑卒中患者随机分组,进行三氟柳(600 mg/d)或阿司匹林(325 mg/d)治疗,平均随访30.1个月,主要转归指标为非致死性缺血性脑卒中、非致死性心肌梗死和血管性疾病死亡的联合终点,结果两组联合终点发生率、各个终点事件发生率和存活率均无明显差异,三氟柳组出血性事件发生率明显低于阿司匹林组。

7.沙格雷酯

沙格雷酯又名安步乐克,是5-HT$_2$受体阻滞剂,具有抑制由5-HT增强的血小板聚集作用和由5-HT引起的血管收缩的作用,增加被减少的侧支循环血流量,改善周围循环障碍等。口服沙格雷酯后1~5 h即有抑制血小板的聚集作用,可持续4~6 h。口服每次100 mg,每天3次。不良反应较少,可有皮疹、恶心、呕吐和胃部灼热感等。

8.曲克芦丁

曲克芦丁又名维脑路通,能抑制血小板聚集,防止血栓形成,同时能对抗5-HT、缓激肽引起的血管损伤,增加毛细血管抵抗力,降低毛细血管通透性等。每次200 mg,每天3次,口服;或每次400~600 mg加入5%葡萄糖注射液或0.9%氯化钠注射液250~500 mL中静脉滴注,每天1次,可连用15~30 d。不良反应较少,偶有恶心和便秘。

(四)扩血管治疗

扩张血管药目前仍然是广泛应用的药物,但脑梗死急性期不宜使用,因为脑梗死病灶后的血管处于血管麻痹状态,此时应用血管扩张药,能扩张正常血管,对病灶区的血管不但不能扩张,还要从病灶区盗血,称"偷漏现象"。因此,血管扩张药应在脑梗死发病2周后才应用。常用的扩张血管药有以下几种。

1.丁苯酞

每次 200 mg,每天 3 次,口服。偶见恶心,腹部不适,有严重出血倾向者忌用。

2.倍他司汀

每次 20 mg 加入 5% 葡萄糖注射液 500 mL 中静脉滴注,每天 1 次,连用 10～15 d;或每次 8 mg,每天 3 次,口服。有些患者会出现恶心、呕吐和皮疹等不良反应。

3.盐酸法舒地尔注射液

每次 60 mg(2 支)加入 5% 葡萄糖注射液或 0.9% 氯化钠注射液 250 mL 中静脉滴注,每天 1 次,连用 10～14 d。可有一过性颜面潮红、低血压和皮疹等不良反应。

4.丁咯地尔

每次 200 mg 加入 5% 葡萄糖注射液或 0.9% 氯化钠注射液 250～500 mL 中,缓慢静脉滴注,每天 1 次,连用 10～14 d。可有头痛、头晕、肠胃道不适等不良反应。

5.银杏达莫注射液

每次 20 mL 加入 5% 葡萄糖注射液或 0.9% 氯化钠注射液 500 mL 中静脉滴注,每天 1 次,可连用14 d。偶有头痛、头晕、恶心等不良反应。

6.葛根素注射液

每次 500 mg 加入 5% 葡萄糖注射液或 0.9% 氯化钠注射液 500 mL 中静脉滴注,每天 1 次,连用14 d。少数患者可出现皮肤瘙痒、头痛、头昏、皮疹等不良反应,停药后可自行消失。

7.灯盏花素注射液

每次 20 mL(含灯盏花乙素 50 g)加入 5% 葡萄糖注射液或 0.9% 氯化钠注射液 250 mL 中静脉滴注,每天 1 次,连用 14 d。偶有头痛、头昏等不良反应。

(五)钙通道阻滞剂

钙通道阻滞剂是继 β 受体阻滞剂之后,脑血管疾病治疗中最重要的进展之一。正常时细胞内钙离子浓度为 10^{-9} mol/L,细胞外钙离子浓度比细胞内大 10 000 倍。在病理情况下,钙离子迅速内流到细胞内,使原有的细胞内外钙离子平衡破坏,结果造成:①由于血管平滑肌细胞内钙离子增多,导致血管痉挛,加重缺血、缺氧。②由于大量钙离子激活 ATP 酶,使 ATP 酶加速消耗,结果细胞内能量不足,多种代谢无法维持。③由于大量钙离子破坏了细胞膜的稳定性,使许多有害物质释放出来。④由于神经细胞内钙离子陡增,可加速已经衰竭的细胞死亡。使用钙通道阻滞剂的目的在于阻止钙离子内流到细胞内,阻断上述病理过程。

钙通道阻滞剂改善脑缺血和解除脑血管痉挛的机制可能是:①解除缺血灶中的血管痉挛。②抑制肾上腺素能受体介导的血管收缩,增加脑组织葡萄糖利用率,继而增加脑血流量。③有梗死的半球内血液重新分布,缺血区脑血流量增加,高血流区血流量减少,对临界区脑组织有保护作用。几种常用的钙通道阻滞剂如下。

1.尼莫地平

为选择性扩张脑血管作用最强的钙通道阻滞剂。口服,每次 40 mg,每天 3～4 次。注射液,每次24 mg,溶于 5% 葡萄糖注射液 1 500 mL 中静脉滴注,开始注射时,1 mg/h,若患者能耐受,1 h 后增至 2 mg/h,每天 1 次,连续用药 10 d,以后改用口服。德国 Bayer 药厂生产的尼莫同,每次口服30～60 mg,每天 3 次,可连用 1 个月。注射液开始 2 h 可按照 0.5 mg/h 静脉滴注,如果耐受性良好,尤其血压无明显下降时,增至 1 mg/h,连用 7～10 d 后改用口服。该药规格为尼莫同注射液 50 mL 含尼莫地平 10 mg,一般每天静脉滴注 10 mg。不良反应比较轻微,口服时可有一过性消化道不适、头晕、嗜睡和皮肤瘙痒等。静脉给药可有血压下降(尤其是治疗前有高血压者)、头痛、头晕、皮肤潮红、多汗、心率减慢或心率加快等。

2.尼卡地平

对脑血管的扩张作用强于外周血管的作用。每次口服 20 mg,每天 3～4 次,连用 1～2 个月。可有胃肠道不适、皮肤潮红等不良反应。

3.氟桂利嗪

氟桂利嗪又名西比灵,每次 5～10 mg,睡前服。有嗜睡、乏力等不良反应。

4.桂利嗪

桂利嗪又名脑益嗪,每次口服 25 mg,每天 3 次。有嗜睡、乏力等不良反应。

(六)防治脑水肿

大面积脑梗死、出血性梗死的患者多有脑水肿,应给予降低颅内压处理,如床头抬高 30°角、避免有害刺激、解除疼痛、适当吸氧和恢复正常体温等基本处理;有条件行颅内压测定者,脑灌注压应保持在 9.3 kPa(70 mmHg)以上;避免使用低渗和含糖溶液,如脑水肿明显者应快速给予降颅内压处理。

1.甘露醇

甘露醇对缩小脑梗死面积与减轻病残有一定的作用。甘露醇除降低颅内压外,还可降低血液黏度、增加红细胞变形性、减少红细胞聚集、减少脑血管阻力、增加灌注压、提高灌注量、改善脑的微循环。同时,还可提高心排血量。每次 125～250 mL 静脉滴注,6 h 1 次,连用 7～10 d。甘露醇治疗脑水肿疗效快、效果好。不良反应:降颅内压有反跳现象,可能引起心力衰竭、肾功能损害、电解质紊乱等。

2.复方甘油注射液

能选择性脱出脑组织中的水分,可减轻脑水肿;在体内参加三羧酸循环代谢后转换成能量,供给脑组织,增加脑血流量,改善脑循环,因而有利于脑缺血病灶的恢复。每天 500 mL 静脉滴注,每天2 次,可连用 15～30 d。静脉滴注速度应控制在 2 mL/min,以免发生溶血反应。由于要控制静脉滴速,并不能用于急救。有大面积脑梗死的患者,有明显脑水肿甚至发生脑疝,一定要应用足量的甘露醇,或甘露醇与复方甘油同时或交替用药,这样可以维持恒定的降颅内压作用和减少甘露醇的用量,从而减少甘露醇的不良反应。

3.七叶皂苷钠注射液

有抗渗出、消水肿、增加静脉张力、改善微循环和促进脑功能恢复的作用。每次 25 mg 加入5%葡萄糖注射液或 0.9%氯化钠注射液 250～500 mL 中静脉滴注,每天 1 次,连用 10～14 d。

4.手术减压治疗

主要适用于恶性大脑中动脉(MCA)梗死和小脑梗死。

(七)提高血氧和辅助循环

高压氧是有价值的辅助疗法,在脑梗死的急性期和恢复期都有治疗作用。最近研究提示,脑广泛缺血后,纠正脑的乳酸中毒或脑代谢产物积聚,可恢复神经功能。高压氧向脑缺血区域弥散,可使这些区域的细胞在恢复正常灌注前得以生存,从而减轻缺血缺氧后引起的病理改变,保护受损的脑组织。

(八)神经细胞活化剂

据一些药物实验研究报告,这类药物有一定的营养神经细胞和促进神经细胞活化的作用,但确切的效果,尚待进一步大宗临床验证和评价。

1.胞磷胆碱

参与体内卵磷脂的合成,有改善脑细胞代谢的作用和促进意识的恢复。每次 750 mg 加入5％葡萄糖注射液 250 mL 中静脉滴注,每天 1 次,连用 15～30 d。

2.三磷酸胞苷二钠

主要药效成分是三磷酸胞苷,该物质不仅能直接参与磷脂与核酸的合成,而且还间接参与磷脂与核酸合成过程中的能量代谢,有营养神经、调节物质代谢和抗血管硬化的作用。每次 60～120 mg 加入 5％葡萄糖注射液 250 mL 中静脉滴注,每天 1 次,可连用10～14 d。

3.小牛血去蛋白提取物

又名爱维治,是一种小分子肽、核苷酸和寡糖类物质,不含蛋白质和致热原。爱维治可促进细胞对氧和葡萄糖的摄取和利用,使葡萄糖的无氧代谢转向为有氧代谢,使能量物质生成增多,延长细胞生存时间,促进组织细胞代谢、功能恢复和组织修复。每次1 200～1 600 mg加入5％葡萄糖注射液 500 mL 中静脉滴注,每天1 次,可连用 15～30 d。

4.依达拉奉

依达拉奉是一种自由基清除剂,有抑制自由基的生成、抑制细胞膜脂质过氧化连锁反应及抑制自由基介导的蛋白质、核酸不可逆的破坏作用,是一种脑保护药物。每次 30 mg 加入 5％葡萄糖注射液250 mL中静脉滴注,每天 2 次,连用 14 d。

(九)其他内科治疗

1.调节和稳定血压

急性脑梗死患者的血压检测和治疗是一个存在争议的领域。因为血压偏低会减少脑血流灌注,加重脑梗死。在急性期,患者会出现不同程度的血压升高。原因是多方面的,如脑卒中后的应激反应、膀胱充盈、疼痛及机体对脑缺氧和颅内压升高的代偿反应等,且其升高的程度与脑梗死病灶大小和部位、疾病前是否患高血压有关。脑梗死早期的高血压处理取决于血压升高的程度及患者的整体情况。美国脑卒中学会(ASA)和欧洲脑卒中促进会(EUSI)都赞同:收缩压超过29.3 kPa(220 mmHg)或舒张压超过 16.0 kPa(120 mmHg)以上,则应给予谨慎缓慢降压治疗,并严密观察血压变化,防止血压降得过低。然而有一些脑血管治疗中心,主张只有在出现下列情况才考虑降压治疗,如合并夹层动脉瘤、肾衰竭、心脏衰竭及高血压脑病时。但在溶栓治疗时,需及时降压治疗,应避免收缩压>24.7 kPa(185 mmHg),以防止继发性出血。降压推荐使用微输液泵静脉注射硝普钠,可迅速、平稳地降低血压至所需水平,也可用盐酸乌拉地尔注射液、卡维地洛等。血压过低对脑梗死不利,应适当提高血压。

2.控制血糖

糖尿病是脑卒中的危险因素之一,并可加重急性脑梗死和局灶性缺血再灌注损伤。欧洲脑卒中组织(ESO)《缺血性脑卒中和短暂性脑缺血发作处理指南》[欧洲脑卒中促进会(EUSI),2008 年]指出,已证实急性脑卒中后高血糖与大面积脑梗死、皮质受累及其功能转归不良有关,但积极降低血糖能否改善患者的临床转归,尚缺乏足够证据。如果过去没有糖尿病史,只是急性脑卒中后血糖应激性升高,则不必应用降糖措施,只需输液中尽量不用葡萄糖注射液似可降低血糖水平;有糖尿病史的患者必须同时应用降糖药适当控制高血糖;血糖超过 10 mmol/L

(180 mg/dL)时需降糖处理。

3.心脏疾病的防治

对并发心脏疾病的患者要采取相应防治措施,如果要应用甘露醇脱水治疗,则必须加用呋塞米以减少心脏负荷。

4.防治感染

对有吞咽困难或意识障碍的脑梗死患者,常常容易合并肺部感染,应给予相应抗生素和止咳化痰药物,必要时行气管切开,有利吸痰。

5.保证营养和水、电解质的平衡

特别是对有吞咽困难和意识障碍的患者,应采用鼻饲,保证营养、水与电解质的补充。

6.体温管理

在实验室脑卒中模型中,发热与脑梗死体积增大和转归不良有关。体温升高可能是中枢性高热或继发感染的结果,均与临床转归不良有关。应积极迅速找出感染灶并予以适当治疗,并可使用对乙酰氨基酚进行退热治疗。

(十)康复治疗

脑梗死患者只要生命体征稳定,应尽早开始康复治疗,主要目的是促进神经功能的恢复。早期进行瘫痪肢体的功能锻炼和语言训练,防止关节挛缩和足下垂,可采用针灸、按摩、理疗和被动运动等措施。

七、预后与预防

(一)预后

(1)如果得到及时的治疗,特别是能及时在卒中单元获得早期溶栓疗法等系统规范的中西医结合治疗,可提高疗效,减少致残率,30%～50%以上的患者能自理生活,甚至恢复工作能力。

(2)脑梗死国外病死率为6.9%～20%,其中颈内动脉系梗死为17%,椎-基底动脉系梗死为18%。秦震等观察随访经CT证实的脑梗死1～7年的预后,发现:①累计生存率,6个月为96.8%,12个月为91%,2年为81.7%,3年为81.7%,4年为76.5%,5年为76.5%,6年为71%,7年为71%。急性期病死率为22.3%,其中颈内动脉系22%,椎-基底动脉系25%。意识障碍、肢体瘫痪和继发肺部感染是影响预后的主要因素。②累计病死率在开始半年内迅速上升,一年半达高峰。说明发病后一年半不能恢复自理者,继续恢复的可能性较小。

(二)预防

1.一级预防

一级预防是指发病前的预防,即通过早期改变不健康的生活方式,积极主动地控制危险因素,从而达到使脑血管疾病不发生或发病年龄推迟的目的。从流行病学角度看,只有一级预防才能降低人群发病率,所以对于病死率及致残率很高的脑血管疾病来说,重视并加强开展一级预防的意义远远大于二级预防。

对血栓形成性脑梗死的危险因素及其干预管理有下述几方面:服用降血压药物,有效控制高血压,防治心脏病,冠心病患者应服用小剂量阿司匹林,定期监测血糖和血脂,合理饮食和应用降糖药物和降脂药物,不抽烟、不酗酒,对动脉狭窄患者及无症状颈内动脉狭窄患者一般不推荐手术治疗或血管内介入治疗,对重度颈动脉狭窄(≥70%)的患者在有条件的医院可以考虑行颈动脉内膜切除术或血管内介入治疗。

2.二级预防

脑卒中首次发病后应尽早开展二级预防工作,可预防或降低再次发生率。二级预防有下述几个方面:首先要对第1次发病机制正确评估,管理和控制血压、血糖、血脂和心脏病,应用抗血小板聚集药物,颈内动脉狭窄的干预同一级预防,有效降低同型半胱氨酸水平等。

（肖　楠）

第五节　腔隙性脑梗死

腔隙性脑梗死是指大脑半球深部白质和脑干等中线部位,由直径为 $100\sim400~\mu m$ 的穿支动脉血管闭塞导致的脑梗死。所引起的病灶为 $0.5\sim15.0~mm^3$ 的梗死灶。大多由大脑前动脉、大脑中动脉、前脉络膜动脉和基底动脉的穿支动脉闭塞所引起。脑深部穿动脉闭塞导致相应灌注区脑组织缺血、坏死、液化,由吞噬细胞将该处组织移走而形成小腔隙。好发于基底节、丘脑、内囊、脑桥的大脑皮质贯通动脉供血区。反复发生多个腔隙性脑梗死,称多发性腔隙性脑梗死。临床引起相应的综合征,常见的有纯运动性轻偏瘫、纯感觉性卒中、构音障碍-手笨拙综合征、共济失调性轻偏瘫和感觉运动性卒中。高血压和糖尿病是主要原因,特别是高血压尤为重要。腔隙性脑梗死占脑梗死的 $20\%\sim30\%$。

一、病因与发病机制

（一）病因

真正的病因和发病机制尚未完全清楚,但与下列因素有关。

1.高血压

长期高血压作用于小动脉及微小动脉壁,致脂质透明变性,管腔闭塞,产生腔隙性病变。舒张压增高是多发性腔隙性脑梗死的常见原因。

2.糖尿病

糖尿病时血浆低密度脂蛋白及极低密度脂蛋白的浓度增高,引起脂质代谢障碍,促进胆固醇合成,从而加速、加重动脉硬化的形成。

3.微栓子（无动脉病变）

各种类型小栓子阻塞小动脉导致腔隙性脑梗死,如胆固醇、红细胞增多症、纤维蛋白等。

4.血液成分异常

如红细胞增多症、血小板增多症和高凝状态,也可导致发病。

（二）发病机制

腔隙性脑梗死的发病机制还不完全清楚。微小动脉粥样硬化被认为是症状性腔隙性脑梗死常见的发病机制。在慢性高血压患者中,也能发现动脉狭窄和闭塞。颈动脉粥样斑块,尤其是多发性斑块,可能会导致腔隙性脑梗死;脑深部穿动脉闭塞,导致相应灌注区脑组织缺血、坏死,由吞噬细胞将该处脑组织移走,遗留小腔,因而导致该部位神经功能缺损。

二、病理

腔隙性脑梗死灶呈不规则圆形、卵圆形或狭长形。累及管径在 $100\sim400~\mu m$ 的穿动脉,梗死部位主要在基底节(特别是壳核和丘脑)、内囊和脑桥的白质。大多数腔隙性脑梗死位于豆纹动脉分支、大脑后动脉的丘脑深穿支、基底动脉的旁中央支供血区。阻塞常发生在深穿支的前半部分,因而梗死灶均较小。病变血管可见透明变性、玻璃样脂肪变、玻璃样小动脉坏死、血管壁坏死和小动脉硬化等。

三、临床表现

本病常见于 40～60 岁以上的中老年人。腔隙性脑梗死患者中高血压的发病率约为 75%,糖尿病的发病率为 25%～35%,有 TIA 史者约 20%。

(一)症状和体征

临床症状一般较轻,体征单一,一般无头痛、颅内高压症状和意识障碍。由于病灶小,又常位于脑的静区,故许多空隙性脑梗死在临床上无症状。

(二)临床综合征

Fisher 根据病因、病理和临床表现,归纳为 21 种综合征,常见的有以下几种。

1.纯运动性轻偏瘫(pure motor hemiparesis,PMH)

最常见,约占 60%,有病灶对侧轻偏瘫,而不伴失语、感觉障碍和视野缺损,病灶多在内囊和脑干。

2.纯感觉性卒中(pure sensory stroke,PSS)

约占 10%,表现为病灶对侧偏身感觉障碍,也可伴有感觉异常,如麻木、烧灼和刺痛感。病灶在丘脑腹后外侧核或内囊后肢。

3.构音障碍-手笨拙综合征(dysarthric-clumsy hand syndrome,DCHS)

约占 20%,表现为构音障碍、吞咽困难,病灶对侧轻度中枢性面、舌瘫,手的精细运动欠灵活,指鼻试验欠稳。病灶在脑桥基底部或内囊前肢及膝部。

4.共济失调性轻偏瘫(ataxic-hemiparesis,AH)

病灶同侧共济失调和病灶对侧轻偏瘫,下肢重于上肢,伴有锥体束征。病灶多在放射冠汇集至内囊处,或脑桥基底部皮质脑桥束受损所致。

5.感觉运动性卒中(sensorimotor stroke,SMS)

少见,以偏身感觉障碍起病,再出现轻偏瘫,病灶位于丘脑腹后核及邻近内囊后肢。

6.腔隙状态

由 Marie 提出,由于多次腔隙性脑梗死后,有进行性加重的偏瘫、严重的精神障碍、痴呆、平衡障碍、二便失禁、假性延髓性麻痹、双侧锥体束征和类帕金森综合征等。近年由于有效控制血压及治疗的进步,现在已很少见。

四、辅助检查

(一)神经影像学检查

1.颅脑 CT

非增强 CT 扫描显示为基底节区或丘脑呈卵圆形低密度灶,边界清楚,直径为 10～15 mm。由于病灶小,占位效应轻微,一般仅为相邻脑室局部受压,多无中线移位,梗死密度随时间逐渐减低,4 周后接近脑脊液密度,并出现萎缩性改变。增强扫描于梗死后 3 d 至 1 个月可能发生均一或斑块性强化,以 2～3 周明显,待达到脑脊液密度时,则不再强化。

2.颅脑 MRI

MRI 显示比 CT 优越,尤其是对脑桥的腔隙性脑梗死和新旧腔隙性脑梗死的鉴别有意义,增强后能提高阳性率。颅脑 MRI 检查在 T_2WI 像上显示高信号,是小动脉阻塞后新的或陈旧的病灶。T_1WI 和 T_2WI 分别表现为低信号和高信号斑点状或斑片状病灶,呈圆形、椭圆形或裂隙形,最大直径常为数毫米,一般不超过 1 cm。急性期 T_1WI 的低信号和 T_2WI 的高信号,常不及慢性期明显,由于水肿的存在,使病灶看起来常大于实际梗死灶。注射造影剂后,T_1WI 急性期、亚急性期和慢性期病灶显示增强,呈椭圆形、圆形,也可呈环形。

3.CT 血管成像(CTA)、磁共振血管成像(MRA)

了解颈内动脉有无狭窄及闭塞程度。

(二)超声检查

经颅多普勒超声(TCD)了解颈内动脉狭窄及闭塞程度。三维B超检查,了解颈内动脉粥样硬化斑块的大小和厚度。

(三)血液学检查

了解有无糖尿病和高脂血症等。

五、诊断与鉴别诊断

(一)诊断

(1)中老年人发病,多数患者有高血压病史,部分患者有糖尿病史或 TIA 史。

(2)急性或亚急性起病,症状比较轻,体征比较单一。

(3)临床表现符合 Fisher 描述的常见综合征之一。

(4)颅脑 CT 或 MRI 发现与临床神经功能缺损一致的病灶。

(5)预后较好,恢复较快,大多数患者不遗留后遗症状和体征。

(二)鉴别诊断

1.小量脑出血

均为中老年发病,有高血压和急起的偏瘫和偏身感觉障碍。但小量脑出血头颅 CT 显示高密度灶即可鉴别。

2.脑囊虫病

CT 均表现为低信号病灶。但是,脑囊虫病 CT 呈多灶性、小灶性和混合灶性病灶,临床表现常有头痛和癫痫发作,血和脑脊液囊虫抗体阳性,可供鉴别。

六、治疗

(一)抗血小板聚集药物

抗血小板聚集药物是预防和治疗腔隙性脑梗死的有效药物。

1.肠溶阿司匹林(或拜阿司匹林)

每次 100 mg,每天 1 次,口服,可连用 6～12 个月。

2.氯吡格雷

每次 50～75 mg,每天 1 次,口服,可连用半年。

3.西洛他唑

每次 50～100 mg,每天 2 次,口服。

4.曲克芦丁

每次 200 mg,每天 3 次,口服;或每次 400～600 mg 加入 5％葡萄糖注射液或 0.9％氯化钠注射液500 mL中静脉滴注,每天 1 次,可连用 20 d。

(二)钙通道阻滞剂

1.氟桂利嗪

每次 5～10 mg,睡前口服。

2.尼莫地平

每次 20～30 mg,每天 3 次,口服。

3.尼卡地平

每次 20 mg,每天 3 次,口服。

(三)血管扩张药

1.丁苯酞

每次 200 mg,每天 3 次,口服。偶见恶心、腹部不适,有严重出血倾向者忌用。

2.丁咯地尔

每次 200 mg 加入 5％葡萄糖注射液或 0.9％氯化钠注射液 250 mL 中静脉滴注,每天 1 次,连用10～14 d;或每次 200 mg,每天 3 次,口服。可有头痛、头晕、恶心等不良反应。

3.倍他司汀

每次 6～12 mg,每天 3 次,口服。可有恶心、呕吐等不良反应。

(四)内科病的处理

有效控制高血压、糖尿病、高脂血症等,坚持药物治疗,定期检查血压、血糖、血脂、心电图和有关血液流变学指标。

七、预后与预防

(一)预后

Marie 和 Fisher 认为腔隙性脑梗死一般预后良好,下述几种情况影响本病的预后。

(1)梗死灶的部位和大小,如腔隙性脑梗死发生在脑的重要部位——脑桥和丘脑,以及大的和多发性腔隙性脑梗死者预后不良。

(2)有反复 TIA 发作,有高血压、糖尿病和严重心脏病(缺血性心脏病、心房颤动、心脏瓣膜病等),症状没有得到很好控制者预后不良。据报道,1 年内腔隙性脑梗死的复发率为 10％～18％;腔隙性脑梗死,特别是多发性腔隙性脑梗死半年后约有 23％的患者发展为血管性痴呆。

(二)预防

控制高血压、防治糖尿病和 TIA 是预防腔隙性脑梗死发生和复发的关键。

(1)积极处理危险因素。①血压的调控:长期高血压是腔隙性脑梗死主要的危险因素之一。在降血压药物方面无统一规定应用的药物。选用降血压药物的原则是既要有效和持久的降低血压,又不至于影响重要器官的血流量。可选用钙通道阻滞剂,如硝苯地平缓释片,每次 20 mg,每天 2 次,口服;或尼莫地平,每次 30 mg,每次 1 次,口服。也可选用血管紧张素转换酶抑制剂(ACEI),如卡托普利,每次 12.5～25 mg,每天 3 次,口服;或贝拉普利,每次 5～10 mg,每天1 次,口服。②调控血糖:糖尿病也是腔隙性脑梗死主要的危险因素之一。要积极控制血糖,注意饮食与休息。③调控高血脂:可选用辛伐他汀,每次 10～20 mg,每天 1 次,口服;或洛伐他汀,每次 20～40 mg，每天 1～2 次，口服。④积极防治心脏病：要减轻心脏负荷，避免或慎用增加心脏负荷的药物，注意补液速度及补液量；对有心肌缺血、心肌梗死者应在心血管内科医师的协助下进行药物治疗。

（2）可以较长时期应用抗血小板聚集药物，如阿司匹林、氯吡格雷和中药活血化瘀药物。

（3）生活规律，心情舒畅，饮食清淡，适宜的体育锻炼。

（张观波）

第六节　帕金森病

帕金森病（Parkinson disease，PD）也称为震颤麻痹（paralysis agitans，shaking palsy），是一种常见的神经系统变性疾病，临床上特征性表现为静止性震颤、运动迟缓、肌强直及姿势步态异常。病理特征是黑质多巴胺能神经元变性缺失和路易（Lewy）小体形成。

一、研究史

本病的研究已有 190 多年的历史。1817 年，英国医师 James Parkinson 发表了经典之作《震颤麻痹的论述》（*An Essay on the Shaking Palsy*），报告了 6 例患者，首次提出震颤麻痹一词。在此之前也有零散资料介绍过多种类型瘫痪性震颤疾病，但未确切描述过 PD 的特点。中国医学对本病早已有过具体描述，但由于传播上的障碍，未被世人所知。在 Parkinson 之后，Marshall Hall 在《神经系统讲座》一书中报道一例患病 28 年的偏侧 PD 患者尸检结果，提出病变位于四叠体区。随后 Trousseau 描述了被 Parkinson 忽视的体征肌强直，还发现随疾病进展可出现智能障碍、记忆力下降和思维迟缓等。Charcot（1877）详细描述 PD 患者的语言障碍、步态改变及智力受损等特点。Lewy（1913）发现 PD 患者黑质细胞有奇特的内含物，后称为 Lewy 小体，认为是 PD 的重要病理特征。

瑞典 Arvid Carlsson（1958）确定兔脑内含有 DA，而且纹状体内 DA 占脑内 70%，提出 DA 是脑内独立存在的神经递质。他因发现 DA 信号转导在运动控制中的作用，成为 2000 年诺贝尔生理学或医学奖的得主之一。奥地利 Hornykiewicz（1963）发现 6 例 PD 患者纹状体和黑质部 DA 含量显著减少，认为 PD 可能由于 DA 缺乏所致，推动了抗帕金森病药物左旋多巴（L-dopa）的研制。Cotzias 等（1967）首次用 L-dopa 口服治疗本病获得良好疗效。Birkmayer 和 Cotzia（1969）又分别将苄丝肼和卡比多巴与左旋多巴合用治疗 PD，使左旋多巴用量减少 90%，不良反应明显减轻。到 1975 年 Sinemet 和 Madopar 两种左旋多巴复方制剂上市，逐渐取代了左旋多巴，成为当今治疗 PD 最有效的药物之一。

Davis 等（1979）发现，注射非法合成的麻醉药品能产生持久性帕金森病。美国 Langston 等（1983）证明化学物质 1-甲基-4-苯基-1，2，3，6-四氢吡啶（MPTP）引起的 PD。1996 年，意大利 PD 大家系研究发现致病基因 α-突触核蛋白（α-synuclein，α-SYN）突变，20 世纪 90 年代末美国和德国两个研究组先后报道 α-SYN 基因 2 个点突变（A53T，A30P）与某些家族性常染色体显性遗传 PD（ADPD）连锁，推动了遗传、环境因素、氧化应激等与 PD 发病机制的相关性研究。

二、流行病学

世界各国 PD 的流行病学资料表明,从年龄分布上看,大部分国家帕金森病人群发病率及患病率随年龄增长而增加,50 岁以上约为 5‰(0.5%),60 岁以上约为 1%;白种人发病率高于黄种人,黄种人高于黑种人。

我国进行的 PD 流行病学研究,选择北京、西安及上海 3 个相隔甚远的地区,在 79 个乡村和 58 个城镇,通过分层、多级、群体抽样选择 29 454 个年龄≥55 岁的老年人样本,应用横断层面模式进行帕金森病患病率调查。依据标准化的诊断方案,确认 277 人罹患 PD,显示 65 岁或以上的老人 PD 患病率为 1.7%,估计中国年龄在 55 岁或以上的老年人中约有 170 万人患有帕金森病。这一研究提示,中国 PD 患病率相当于发达国家的水平,修正了中国是世界上 PD 患病率最低的国家的结论。预计随着我国人口的老龄化,未来我国正面临着大量的 PD 病例,将承受更大的 PD 负担。

三、病因及发病机制

特发性帕金森病的病因未明。研究显示,农业环境如杀虫剂和除草剂使用,以及遗传因素等是 PD 较确定的危险因素。居住农村或橡胶厂附近、饮用井水、从事田间劳动、在工业化学品厂工作等也可能是危险因素。吸烟与 PD 发病间存在负相关,被认为是保护因素,但吸烟有众多危害性,不能因 PD 的"保护因素"而提倡吸烟。饮茶和喝咖啡者患病率也较低。

本病的发病机制复杂,可能与下列因素有关。

(一)环境因素

例如,20 世纪 80 年代初美国加州一些吸毒者因误用 MPTP,出现酷似原发性 PD 的某些病理变化、生化改变、症状和药物治疗反应,给猴注射 MPTP 也出现相似效应。鱼藤酮为脂溶性,可穿过血-脑屏障,研究表明鱼藤酮可抑制线粒体复合体 I 活性,导致大量氧自由基和凋亡诱导因子产生,使 DA 能神经元变性。与 MPP^+ 结构相似的百草枯及其他吡啶类化合物,也被证明与帕金森病发病相关。利用 MPTP 和鱼藤酮制作的动物模型已成为帕金森病实验研究的有效工具。锰剂和铁剂等也被报道参与了帕金森病的发病。

(二)遗传因素

流行病学资料显示,近 10%~15% 的 PD 患者有家族史,呈不完全外显的常染色体显性或隐性遗传,其余为散发性 PD。目前已定位 13 个 PD 的基因位点,分别被命名为 PARK 1-13,其中 9 个致病基因已被克隆。

1.常染色体显性遗传性帕金森病致病基因

主要包括 α-突触核蛋白基因(*PARK1/PARK4*)、*UCH-L1* 基因(*PARK5*)、*LRRK2* 基因(*PARK8*)、*GIGYF2* 基因(*PARK11*)和 *HTRA2/Omi* 基因(*PARK13*)。①α-突触核蛋白(*PARK1*)基因定位于 4 号染色体长臂 4q21~23,α-突触核蛋白可能增高 DA 能神经细胞对神经毒素的敏感性,α-突触核蛋白基因 *A la53Thr* 和 *A la39Pro* 突变导致 α-突触核蛋白异常沉积,最终形成路易小体;②富亮氨酸重复序列激酶2(*LRRK2*)基因(*PARK8*),是目前为止帕金森病患者中突变频率最高的常染色体显性帕金森病致病基因,与晚发性帕金森病相关;③*HTRA2* 也与晚发性 PD 相关;④泛素蛋白 C 末端羟化酶-L1(*UCH-L1*)为*PARK5* 基因突变,定位于 4 号染色体短臂 4p14。

2.常染色体隐性遗传性帕金森病致病基因

主要包括 Parkin 基因(*PARK2*)、*PINK1* 基因(*PARK6*)、*DJ-1* 基因(*PARK7*)和*ATP13A2*基因(*PARK9*)。

(1)*Parkin* 基因定位于 6 号染色体长臂 6q25.2～27,基因突变常导致 Parkin 蛋白功能障碍,酶活性减弱或消失,造成细胞内异常蛋白质沉积,最终导致 DA 能神经元变性。Parkin 基因突变是早发性常染色体隐性家族性帕金森病的主要病因之一。

(2)*ATP13A2* 基因突变在亚洲人群中较为多见,与常染色体隐性遗传性早发性帕金森病相关,该基因定位在 1 号染色体,包含 29 个编码外显子,编码 1 180 个氨基酸的蛋白质,属于三磷腺苷酶的 P 型超家族,主要利用水解三磷腺苷释能驱动物质跨膜转运,ATP13A2 蛋白的降解途径主要有 2 个:溶酶体通路和蛋白酶体通路。蛋白酶体通路的功能障碍是导致神经退行性病变的因素之一,蛋白酶体通路 E3 连接酶 Parkin 蛋白的突变可以导致 PD 的发生。

(3)*PINK1* 基因最早在 3 个欧洲帕金森病家系中发现,该基因突变分布广泛,在北美、亚洲及中国台湾地区均有报道,该基因与线粒体的融合、分裂密切相关,且与*Parkin*、*DJ-1* 和 *Htra2* 等帕金森病致病基因间存在相互作用,提示其在帕金森病发病机制中发挥重要作用。

(4)*DJ-1* 蛋白是氢过氧化物反应蛋白,参与机体氧化应激。*DJ-1* 基因突变后 DJ-1 蛋白功能受损,增加氧化应激反应对神经元的损害。*DJ-1* 基因突变与散发性早发性帕金森病的发病有关。

3.细胞色素*P4502D6* 基因和某些线粒体 DNA 突变

细胞色素*P4502D6* 基因和某些线粒体 DNA 突变可能是 PD 发病易感因素之一,可能使 P450 酶活性下降,使肝脏解毒功能受损,易造成 MPTP 等毒素对黑质纹状体损害。

(三)氧化应激与线粒体功能缺陷

氧化应激是 PD 发病机制的研究热点。自由基可使不饱和脂肪酸发生脂质过氧化(LPO),后者可氧化损伤蛋白质和 DNA,导致细胞变性死亡。PD 患者由于 B 型单胺氧化酶(MAO-B)活性增高,可破坏细胞膜在正常情况下细胞内有足够的抗氧化物质,如脑内的谷胱甘肽(GSH)、谷胱甘肽过氧化物酶(GSH-PX)和超氧化物歧化酶(SOD)等,因而 DA 氧化产生自由基不会产生氧化应激,保证免遭自由基损伤。PD 患者黑质部还原型 GSH 降低和 LPO 增加,铁离子(Fe^{2+})浓度增高和铁蛋白含量降低,使黑质成为易受氧化应激侵袭的部位。近年发现线粒体功能缺陷在 PD 发病中起重要作用。对 PD 患者线粒体功能缺陷认识源于对 MPTP 作用机制研究,MPTP 通过抑制黑质线粒体呼吸链复合物Ⅰ活性导致 PD。体外实验证实 MPTP 活性成分 MPP^+ 能造成 MES 23.5 细胞线粒体膜电势($\Delta\Psi m$)下降,氧自由基生成增加。PD 患者黑质线粒体复合物Ⅰ活性可降低 $32\%\sim38\%$,复合物Ⅰ活性降低使黑质细胞对自由基损伤敏感性显著增加。在多系统萎缩及进行性核上性麻痹患者黑质中未发现复合物Ⅰ活性改变,表明 PD 黑质复合物Ⅰ活性降低可能是 PD 相对特异性改变。PD 患者存在线粒体功能缺陷可能与遗传和环境因素有关,研究提示 PD 患者存在线粒体 DNA 突变,复合物Ⅰ是由细胞核和线粒体两个基因组编码翻译,两组基因任何片段缺损都可影响复合物Ⅰ功能。近年来 PARK1 基因突变受到普遍重视,它的编码蛋白就位于线粒体内。

(四)免疫及炎性机制

Abramsky(1978)提出 PD 发病与免疫/炎性机制有关。研究发现 PD 患者细胞免疫功能降低,白细胞介素-1(IL-1)活性降低明显。PD 患者脑脊液(CSF)中存在抗 DA 能神经元抗体。细胞培养发现,PD 患者的血浆及 CSF 中的成分可抑制大鼠中脑 DA 能神经元的功能及生长。采用立体定向技术将 PD 患者血 IgG 注入大鼠一侧黑质,黑质酪氨酸羟化酶(TH)及 DA 能神经元明显减少,提示可能有免疫介导性黑质细胞损伤。许多环境因素如 MPTP、鱼藤酮、百草枯、铁剂等诱导的 DA 能神经元变性与小胶质细胞激活有关,小胶质细胞是脑组织主要的免疫细胞,在神经变性疾病发生中小胶质细胞不仅是简单的"反应性增生",而且参与了整个病理过程。小胶质细胞活化后可通过产生氧自由基等促炎因子,对神经元产生毒性作用。DA 能神经元对氧化应激十分敏感,而活化的小胶质细胞是氧自由基产生的主要来源。此外,中脑黑质是小胶质细胞分布最为密集的区域,决定了小胶质细胞的活化在帕金森病发生发展中有重要作用。

(五)年龄因素

PD 主要发生于中老年,40 岁以前很少发病。研究发现自 30 岁后黑质 DA 能神经元、酪氨酸羟化酶(TH)和多巴脱羧酶(DDC)活力,以及纹状体 DA 递质逐年减少,DA 的 D_1 和 D_2 受体密度减低。然而,罹患 PD 的老年人毕竟是少数,说明生理性 DA 能神经元退变不足以引起 PD。只有黑质 DA 能神经元减少 50% 以上,纹状体 DA 递质减少 80% 以上,临床才会出现 PD 症状,老龄只是 PD 的促发因素。

(六)泛素-蛋白酶体系统功能异常

泛素-蛋白酶体系统(ubiquitin-proteasome system,UPS)可选择性降低细胞内的蛋白质,在细胞周期性增殖及凋亡相关蛋白的降解中发挥重要作用。Parkin 基因突变常导致 UPS 功能障碍,不能降解错误折叠的蛋白,错误折叠蛋白的过多异常聚集则对细胞有毒性作用,引起氧化应激增强和线粒体功能损伤。应用蛋白酶体抑制剂已经构建成模拟 PD 的细胞模型。

(七)兴奋性毒性作用

应用微透析及高压液相色谱(HPLC)检测发现,由 MPTP 制备的 PD 猴模型纹状体中兴奋性氨基酸(谷氨酸、天门冬氨酸)含量明显增高。若细胞外间隙谷氨酸浓度异常增高,过度刺激受体可对 CNS 产生明显毒性作用。动物实验发现,脑内注射微量谷氨酸可导致大片神经元坏死,谷氨酸兴奋性神经毒作用是通过 N-甲基-D-天冬氨酸受体(N-methyl-D-aspartic acid receptor,NMDA)介导的,与 DA 能神经元变性有关。谷氨酸可通过激活 NMDA 受体产生一氧化氮(NO)损伤神经细胞,并释放更多的兴奋性氨基酸,进一步加重神经元损伤。

(八)细胞凋亡

PD 发病过程存在细胞凋亡及神经营养因子缺乏等。细胞凋亡是帕金森病患者 DA 能神经元变性的基本形式,许多基因及其产物通过多种机制参与 DA 能神经元变性的凋亡过程。此外,多种迹象表明多巴胺转运体和囊泡转运体的异常表达与 DA 能神经元的变性直接相关。其他如神经细胞自噬、钙稳态失衡可能也参与帕金森病的发病。

目前,大多数学者认同帕金森病并非单一因素引起,是由遗传、环境因素、免疫/炎性因素、线粒体功能衰竭、兴奋性氨基酸毒性、神经细胞自噬及老化等多种因素通过多种机制共同作用所致。

四、病理及生化病理

(一)病理

PD 主要病理改变是含色素神经元变性、缺失,黑质致密部 DA 能神经元最显著。镜下可见神经细胞减少,黑质细胞黑色素消失,黑色素颗粒游离散布于组织和巨噬细胞内,伴不同程度神经胶质增生。正常人黑质细胞随年龄增长而减少,黑质细胞 80 岁时从原有 42.5 万减至 20 万个,PD 患者少于 10 万个,出现症状时 DA 能神经元丢失 50% 以上,蓝斑、迷走神经背核、苍白球、壳核、尾状核等也可见轻度改变。

残留神经元胞质中出现嗜酸性包涵体路易小体(Lewy body)是本病重要的病理特点,Lewy 小体是细胞质蛋白质组成的玻璃样团块,中央有致密核心,周围有细丝状晕圈。一个细胞有时可见多个大小不同的 Lewy 小体,见于约 10% 的残存细胞,黑质明显,苍白球、纹状体及蓝斑等亦可见,α-突触核蛋白和泛素是 Lewy 小体的重要组分。α-突触核蛋白在许多脑区含量丰富,多集中于神经元突触前末梢。在小鼠或果蝇体内过量表达 α-突触核蛋白可产生典型的帕金森病症状。尽管 α-突触核蛋白基因突变仅出现在小部分家族性帕金森病患者中,但该基因表达的蛋白是路易小体的主要成分,提示它在帕金森病发病过程中起重要作用。

(二)生化病理

PD 最显著的生物化学特征是脑内 DA 含量减少。DA 和乙酰胆碱(ACh)作为纹状体两种重要神经递质,功能相互拮抗,两者平衡对基底核环路活动起重要的调节作用。脑内 DA 递质通路主要为黑质-纹状体系,黑质致密部 DA 能神经元自血流摄入左旋酪氨酸,在细胞内酪氨酸羟化酶(TH)作用下形成左旋多巴(L-dopa)→经多巴胺脱羧酶(DDC)→DA→通过黑质-纹状体束,DA 作用于壳核、尾状核突触后神经元,最后被分解成高香草酸(HVA)。由于特发性帕金森病 TH 和 DDC 减少,使 DA 生成减少。单胺氧化酶 B(MAO-B)抑制剂减少神经元内 DA 分解代谢,增加脑内 DA 含量。儿茶酚-氧位-甲基转移酶(COMT)抑制剂减少 L-dopa 外周代谢,维持 L-dopa 稳定血浆浓度(图 3-1),可用于 PD 治疗。

PD 患者黑质 DA 能神经元变性丢失,黑质-纹状体 DA 通路变性,纹状体 DA 含量显著降低(>80%),使 ACh 系统功能相对亢进,是导致肌张力增高、动作减少等运动症状的生化基础。此外,中脑-边缘系统和中脑-皮质系统 DA 含量亦显著减少,可能导致智能减退、行为情感异常、言语错乱等高级神经活动障碍。DA 递质减少程度与患者症状严重度一致,病变早期通过 DA 更新率增加(突触前代偿)和 DA 受体失神经后超敏现象(突触后代偿),临床症状可能不明显(代偿期),随疾病的进展可出现典型 PD 症状(失代偿期)。基底核其他递质或神经肽如去甲肾上腺素(NE)、5-羟色胺(5-HT)、P 物质(SP)、脑啡肽(ENK)、生长抑素(SS)等也有变化。

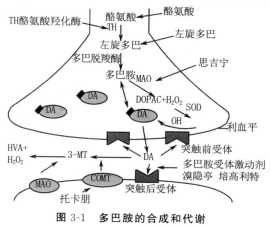

图 3-1　多巴胺的合成和代谢

五、临床表现

帕金森病通常在 40～70 岁发病,60 岁后发病率增高,在 30 多岁前发病者少见,男性略多。起病隐袭,发展缓慢,主要表现为静止性震颤、肌张力增高、运动迟缓和姿势步态异常等,症状出现孰先孰后可因人而异。首发症状以震颤最多见(60%～70%),其次为步行障碍(12%)、肌强直(10%)和运动迟缓(10%)。症状常自一侧上肢开始,逐渐波及同侧下肢、对侧上肢与下肢,呈 N 字形的进展顺序(65%～70%);25%～30%的病例可自一侧的下肢开始,两侧下肢同时开始极少见,不少病例疾病晚期症状仍存在左右差异。

(一)静止性震颤

常为 PD 的首发症状,多由一侧上肢远端(手指)开始,逐渐扩展到同侧下肢及对侧肢体,上肢震颤幅度较下肢明显,下颌、口唇、舌及头部常最后受累。典型表现静止性震颤,拇指与屈曲示指呈搓丸样动作,节律 4～6 Hz,静止时出现,精神紧张时加重,随意动作时减轻,睡眠时消失;常伴交替旋前与旋后、屈曲与伸展运动。令患者活动一侧肢体如握拳或松拳,可引起另侧肢体出现震颤,该试验有助于发现早期轻微震颤。少数患者尤其 70 岁以上发病者可能不出现震颤。部分患者可合并姿势性震颤。

(二)肌强直

锥体外系病变导致屈肌与伸肌张力同时增高,关节被动运动时始终保持阻力增高,似弯曲软铅管,称为铅管样强直,如患者伴有震颤,检查者感觉在均匀阻力中出现断续停顿,如同转动齿轮,称为齿轮样强直,是肌强直与静止性震颤叠加所致。这两种强直与锥体束受损的折刀样强直不同,后者可伴腱反射亢进及病理征。以下的临床试验有助于发现轻微的肌强直:①令患者运动对侧肢体,被检肢体肌强直可更明显;②头坠落试验:患者仰卧位,快速撤离头下枕头时头常缓慢落下,而非迅速落下;③令患者把双肘置于桌上,使前臂与桌面成垂直位,两臂及腕部肌肉尽量放松,正常人此时腕关节与前臂约成 90°角屈曲,PD 患者腕关节或多或少保持伸直,好像竖立的路标,称为“路标现象”。老年患者肌强直可能引起关节疼痛,是肌张力增高使关节血供受阻所致。

(三)运动迟缓

表现为随意动作减少,包括始动困难和运动迟缓,因肌张力增高、姿势反射障碍出现一系列特征性运动障碍症状,如起床、翻身、步行和变换方向时运动迟缓,面部表情肌活动减少,常双眼凝视,动眼减少,呈面具脸;以及手指精细动作如扣纽扣、系鞋带等困难,书写时字愈写愈小,称为写字过小征。口、咽、腭肌运动障碍,使讲话缓慢,语音低沉单调,流涎等,严重时吞咽困难。

(四)姿势步态异常

患者四肢、躯干和颈部肌强直呈特殊屈曲体姿,头部前倾,躯干俯屈,上肢肘关节屈曲,腕关节伸直,前臂内收,指间关节伸直,拇指对掌。下肢髋关节与膝关节均略呈弯曲,随疾病进展姿势障碍加重,晚期自坐位、卧位起立困难。早期下肢拖曳,逐渐变为小步态,起步困难,起步后前冲,愈走愈快,不能及时停步或转弯,称慌张步态,行走时上肢摆动减少或消失;因躯干僵硬,转弯时躯干与头部连带小步转弯,与姿势平衡障碍导致重心不稳有关。患者害怕跌倒,遇小障碍物也要停步不前。

(五)非运动症状

PD 的非运动症状包括疾病早期常出现的嗅觉减退、快动眼期睡眠行为障碍、便秘等症状。

(1)嗅觉缺失经常出现在运动症状前,是 PD 的早期特征,嗅觉检测作为一种可能的生物学标志物,有助于将来对 PD 高危人群的识别。

（2）抑郁症在 PD 患者中常见,约占患者的 50%,多为疾病本身的表现,患者可能同时伴有 5-羟色胺递质功能减低;通常应用 5-羟色胺再摄取抑制剂,如舍曲林 50 mg、西酞普兰 20 mg 等治疗可改善。运动症状好转常可使抑郁症状缓解。

（3）快动眼期睡眠行为障碍(RBD)可见于 30% 的 PD 患者,20%～38% 的 RBD 患者可能发展为 PD。与正常人相比,RBD 患者存在明显的嗅觉障碍、颜色辨别力及运动速度受损。功能影像学显示特发性 RBD 患者纹状体内存在多巴胺转运体减少,RBD 同样可能是 PD 的早期标志物,其确切的病理基础尚不清楚,可能与蓝斑下核等下位脑干病变有关。

（4）便秘是 PD 患者的常见症状,具有顽固性、反复性、波动性及难治性等特点。可能与肠系膜神经丛的神经元变性导致胆碱能功能降低,胃肠道蠕动减弱有关,此外,抗胆碱药等抗帕金森病药物可使蠕动功能下降,加重便秘。

（5）其他症状:诸如皮脂腺、汗腺分泌亢进引起脂颜、多汗,交感神经功能障碍导致直立性低血压等;部分患者晚期出现轻度认知功能减退或痴呆、视幻觉等,通常不严重。

(六)辅助检查

（1）PD 患者的 CT、MRI 检查通常无特征性异常。

（2）生化检测:高效液相色谱-电化学法(HPLC-EC)检测患者 CSF 和尿中高香草酸(HVA)含量降低,放免法检测 CSF 中生长抑素含量降低。血及脑脊液常规检查无异常。

（3）基因及生物标志物:家族性 PD 患者可采用 DNA 印迹技术、PCR、DNA 序列分析等检测基因突变。采用蛋白组学等技术检测血清、CSF、唾液中 α-突触核蛋白等潜在的早期 PD 生物学标志物。

（4）超声检查可见对侧中脑黑质的高回声(图 3-2)。

（5）功能影像学检测。①DA 受体功能显像:PD 纹状体 DA 受体,主要是 D_2 受体功能发生改变,PET 和 SPECT 可动态观察 DA 受体,SPECT 较简便经济,特异性 D_2 受体标志物^{123}I Iodo-benzamide (^{123}I-IBZM)合成使 SPECT 应用广泛。②DA 转运体(dopa-mine transporter,DAT)功能显像:纹状体突触前膜 DAT 可调控突触间隙中 DA 有效浓度,使 DA 对突触前和突触后受体发生时间依赖性激动,早期 PD 患者 DAT 功能较正常下降 31%～65%,应用^{123}I-β-CIT PET 或^{99m}Tc-TRODAT-1 SPECT 可检测 DAT 功能,用于 PD 早期和亚临床诊断(图 3-3)。③神经递质功能显像:^{18}F-dopa 透过血-脑屏障入脑,多巴脱羧酶将^{18}F-dopa 转化为^{18}F-DA,PD 患者纹状体区^{18}F-dopa 放射性聚集较正常人明显减低,提示多巴脱羧酶活性降低。

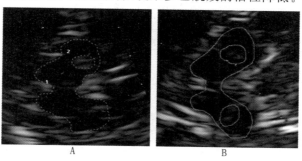

图 3-2　帕金森的超声表现

A.偏侧帕金森病对侧中脑黑质出现高回声;B.双侧帕金森病两侧中脑黑质出现高回声

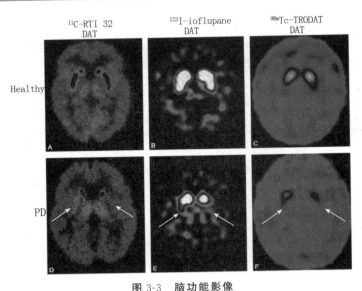

图 3-3 脑功能影像

显示帕金森病患者的纹状体区 DAT 活性降低

(6)药物试验:目前临床已很少采用。

左旋多巴试验:①试验前 24 h 停用左旋多巴、多巴胺受体激动剂、抗胆碱能药、抗组胺药;②试验前 30 min 和试验开始前各进行 1 次临床评分;③早 8~9 时患者排尿便,然后口服 375~500 mg 多巴丝肼;④服药 45~150 min 按 UPDRS-Ⅲ 量表测试患者的运动功能;⑤病情减轻为阳性反应。

多巴丝肼弥散剂试验:药物吸收快,很快达到有效浓度,代谢快,用药量较小,可短时间(10~30 min)内确定患者对左旋多巴反应。对 PD 诊断、鉴别诊断及药物选择等有价值。

阿扑吗啡试验:①②项同左旋多巴试验;③皮下注射阿扑吗啡 2 mg;④用药后 30~120 min,测试患者的运动功能,病情减轻为阳性反应,如阴性可分别隔 4 h 用 3 mg、5 mg 或 10 mg 阿扑吗啡重复试验。

六、诊断及鉴别诊断

(一)诊断

英国帕金森病协会脑库(UKPDBB)诊断标准以及中国帕金森病诊断标准均依据中老年发病,缓慢进展性病程,必备运动迟缓及至少具备静止性震颤、肌强直或姿势步态障碍中的一项,结合对左旋多巴治疗敏感即可作出临床诊断(表 3-5)。联合嗅觉、经颅多普勒超声及功能影像(PET/SPECT)检查有助于早期发现临床前帕金森病。帕金森病的临床与病理诊断符合率约为 80%。

表 3-5 英国 PD 协会脑库(UKPDBB)临床诊断标准

包括标准	排除标准	支持标准
·运动迟缓(随意运动启动缓慢,伴随重复动作的速度和幅度进行性减少)	·反复卒中病史,伴随阶梯形进展的 PD 症状	确诊 PD 需具备以下 3 个或 3 个以上条件

（二）保护性治疗

目的是延缓疾病发展,改善患者症状。原则上,帕金森病一旦被诊断就应及早进行保护性治疗。目前临床应用的保护性治疗药物主要是单胺氧化酶 B 型(MAO-B)抑制剂。曾报道司来吉兰＋维生素 E 疗法(Deprenyl and Tocopherol an-tioxidation therapy of parkinsonism,DATA-TOP)可推迟使用左旋多巴、延缓疾病发展约 9 个月,可用于早期轻症 PD 患者;但司来吉兰的神经保护作用仍未定论。多巴胺受体激动剂和辅酶 Q_{10} 也可能有神经保护作用。

（三）症状性治疗

选择药物的原则如下。

(1)老年前期(年龄＜65 岁)患者,且不伴智能减退,可以选择:①多巴胺受体激动剂;②MAO-B抑制剂司来吉兰,或加用维生素 E;③复方左旋多巴＋儿茶酚-氧位-甲基转移酶(COMT)抑制剂;④金刚烷胺和/或抗胆碱能药:震颤明显而其他抗帕金森病药物效果不佳时,可试用抗胆碱能药;⑤复方左旋多巴:一般在①、②、④方案治疗效果不佳时加用。在某些患者,如果出现认知功能减退,或因特殊工作之需,需要显著改善运动症状,复方左旋多巴也可作为首选。

(2)老年期(年龄≥65 岁)患者或伴智能减退:首选复方左旋多巴,必要时可加用多巴胺受体激动剂、MAO-B 抑制剂或 COMT 抑制剂。尽可能不用苯海索,尤其老年男性患者,除非有严重震颤,并明显影响患者的日常生活或工作能力时。

（四）治疗药物

1.抗胆碱能药

抑制 ACh 的活力,可提高脑内 DA 的效应和调整纹状体内的递质平衡,临床常用盐酸苯海索。对震颤和强直有效,对运动迟缓疗效较差,适于震颤明显年龄较轻的患者。常用1～2 mg口服,每天 3 次。该药改善症状短期效果较明显,但常见口干、便秘和视物模糊等不良反应,偶可见神经精神症状。闭角型青光眼及前列腺肥大患者禁用。中国指南建议苯海索由于有较多的不良反应,尽可能不用,尤其老年男性患者。

2.金刚烷胺

促进神经末梢 DA 释放,阻止再摄取,可轻度改善少动、强直和震颤等。起始剂量 50 mg,每天2～3 次,1 周后增至 100 mg,每天 2～3 次,一般不超过 300 mg/d,老年人不超过 200 mg/d。药效可维持数月至一年。不良反应较少,如不安、意识模糊、下肢网状青斑、踝部水肿和心律失常等,肾功能不全、癫痫、严重胃溃疡和肝病患者慎用,哺乳期妇女禁用。

3.左旋多巴(L-dopa)及复方左旋多巴

PD 患者迟早要用到 L-dopa 治疗。L-dopa 可透过血-脑屏障,被脑 DA 能神经元摄取后脱羧变为 DA,改善症状,对震颤、强直、运动迟缓等运动症状均有效。由于 95％以上的 L-dopa 在外周脱羧成为 DA,仅约 1％通过血-脑屏障进入脑内,为减少外周不良反应,增强疗效,多用 L-dopa 与外周多巴脱羧酶抑制剂(DCI)按 4：1 制成的复方左旋多巴制剂,用量较 L-dopa 减少 3/4。

(1)复方左旋多巴剂型:包括标准片、控释片、水溶片等。

标准片:多巴丝肼(Madopar)由 L-dopa 与苄丝肼按 4：1 组成,多巴丝肼 250 为 L-dopa 200 mg加苄丝肼 50 mg,多巴丝肼 125 为 L-dopa 100 mg 加苄丝肼 25 mg;国产多巴丝肼胶囊成分与多巴丝肼相同。息宁(Sinemet)250 和 Sinemet 125 是由 L-dopa 与卡比多巴按 4：1 组成。

控释片:有多巴丝肼液体动力平衡系统(Madopar-HBS)和息宁控释片(sinemet CR)。①多巴丝肼-HBS：剂量为 125 mg，由 L-dopa100 mg 加苄丝肼 25 mg 及适量特殊赋形剂组成。口服后药物在胃内停留时间较长，药物基质表面先形成水化层，通过弥散作用逐渐释放，在小肠 pH 较高的环境中逐渐被吸收。多种因素可影响药物的吸收，如药物溶解度、胃液与肠液的 pH、胃排空时间等。本品不应与制酸药同时服用。②息宁控释片（Sinemet CR）：L-dopa 200 mg 加卡比多巴 50 mg，制剂中加用单层分子基质结构，药物不断溶释，达到缓释效果，口服后 120～150 min 达到血浆峰值浓度；片中间有刻痕，可分为半片服用。

水溶片：弥散型多巴丝肼，剂量为 125 mg，由 L-dopa 100 mg 加苄丝肼 25 mg 组成。其特点是易在水中溶解，吸收迅速，很快达到治疗阈值浓度。

（2）用药时机：何时开始复方左旋多巴治疗尚有争议，长期用药会产生疗效减退、症状波动及异动症等运动并发症。一般应根据患者年龄、工作性质、症状类型等决定用药。年轻患者可适当推迟使用，患者因职业要求不得不用 L-dopa 时应与其他药物合用，减少复方左旋多巴剂量。年老患者可早期选用 L-dopa，因发生运动并发症机会较少，对合并用药耐受性差。

（3）用药方法：从小剂量开始，根据病情逐渐增量，用最低有效量维持。

标准片：复方左旋多巴开始用 62.5 mg（1/4 片），每天 2～4 次，根据需要逐渐增至 125 mg，每天 3～4 次；最大剂量一般不超过 250 mg，每天 3～4 次；空腹（餐前 1 h 或餐后 2 h）用药疗效好。

控释片：优点是减少服药次数，有效血药浓度稳定，作用时间长，可控制症状波动；缺点是生物利用度较低，起效缓慢，标准片转换成为控释片时每天剂量应相应增加并提前服用；适用于症状波动或早期轻症患者。

水溶片：易在水中溶解，吸收迅速，10 min 起效，作用维持时间与标准片相同，该剂型适用于有吞咽障碍或置鼻饲管、清晨运动不能、"开-关"现象和剂末肌张力障碍患者。

（4）运动并发症及其他药物不良反应：主要有周围性和中枢性两类，前者为恶心、呕吐、低血压、心律失常（偶见）；后者有症状波动、异动症和精神症状等。前者的不良反应可以通过小剂量开始渐增剂量、餐后服药、加用多潘立酮等可避免或减轻上述症状。后者的不良反应都在长期用药后发生，一般经过 5 年治疗后，约 50% 患者会出现症状波动或异动症等运动并发症。具体处理详见本节运动并发症的治疗。

4.DA 受体激动剂

DA 受体包括 5 种类型，D_1 受体和 D_2 受体亚型与 PD 治疗关系密切。DA 受体激动剂可：①直接刺激纹状体突触后 DA 受体，不依赖于多巴脱羧酶将 L-dopa 转化为 DA 发挥效应；②血浆半衰期（较复方左旋多巴）长；③推测可持续而非波动性刺激 DA 受体，预防或延迟运动并发症发生；PD 早期单用 DA 受体激动剂有效，若与复方左旋多巴合用，可提高疗效，减少复方左旋多巴用量，且可减少或避免症状波动或异动症的发生。

（1）适应证：PD 后期患者用复方左旋多巴治疗产生症状波动或异动症，加用 DA 受体激动剂可减轻或消除症状，减少复方左旋多巴用量。疾病后期黑质纹状体 DA 能系统缺乏多巴脱羧酶，不能把外源性 L-dopa 脱羧转化为 DA，用复方左旋多巴无效，用 DA 受体激动剂可能有效。发病年纪轻的早期患者可单独应用，应从小剂量开始，渐增量至获得满意疗效。不良反应与复方左旋多巴相似，症状波动和异动症发生率低，直立性低血压和精神症状发生率较高。

（2）该类药物有两种类型：麦角类和非麦角类。目前大多推荐非麦角类 DA 受体激动剂，尤其是年轻患者病程初期。这类长半衰期制剂能避免对纹状体突触后膜 DA 受体产生"脉冲"样刺激,从而预防或减少运动并发症的发生。麦角类 DA 受体激动剂可导致心脏瓣膜病和肺胸膜纤维化,多不主张使用。

非麦角类:被美国神经病学学会、运动障碍学会,以及我国帕金森病治疗指南推荐为一线治疗药物。①普拉克索:为新一代选择性 D_2、D_3 受体激动剂,开始 0.125 mg,每天 3 次,每周增加 0.125 mg,逐渐加量至 0.5～1.0 mg,每天 3 次,最大不超过 4.5 mg/d;服用左旋多巴的 PD 晚期患者加服普拉克索可改善左旋多巴不良反应,对震颤和抑郁有效。②罗匹尼罗:用于早期或进展期 PD,开始 0.25 mg,每天3次,逐渐加量至 2～4 mg,每天 3 次,症状波动和异动症发生率低,常见意识模糊、幻觉及直立性低血压。③吡贝地尔(泰舒达缓释片):为缓释型选择性 D_2、D_3 受体激动剂,对中脑-皮质有激动效应,改善震颤作用明显,对强直和少动也有作用;初始剂量 50 mg,每天1 次,第 2 周增至 50 mg,每天 2 次,有效剂量 150 mg/d,分 3 次口服,最大不超过 250 mg/d。④罗替戈汀:为一种透皮贴剂,有4.5 mg/10 cm²,9 mg/20 cm²,13.5 mg/30 cm²,18 mg/40 cm² 等规格;早期使用4.5 mg/10 cm²,以后视病情发展及治疗反应可增大剂量,均每天 1 贴;治疗 PD 优势为可连续、持续释放药物,消除首关效应,提供稳态血药水平,避免对 DA 受体脉冲式刺激,减少口服药治疗突然"中断"状态,减少服左旋多巴等药物易引起运动波动、"开-关"现象等。⑤阿扑吗啡:为 D_1 和 D_2 受体激动剂,可显著减少"关期"状态,对症状波动,尤其"开-关"现象和肌张力障碍疗效明显,采取笔式注射法给药后 5～15 min 起效,有效作用时间 60 min,每次给药 0.5～2 mg,每天可用多次,便携式微泵皮下持续灌注可使患者每天保持良好运动功能;也可经鼻腔给药。

麦角类:①溴隐亭,D_2 受体激动剂,开始 0.625 mg/d,每隔 3～5 d 增加 0.625 mg,通常治疗剂量 7.5～15 mg/d,分 3 次口服;不良反应与左旋多巴类似,错觉和幻觉常见,精神病病史患者禁用,相对禁忌证包括近期心肌梗死、严重周围血管病和活动性消化性溃疡等。②α-二氢麦角隐亭:2.5 mg,每天 2 次,每隔 5 d 增加 2.5 mg,有效剂量 30～50 mg/d,分 3 次口服。上述四种药物之间的参考剂量转换为:吡贝地尔:普拉克索:溴隐亭:α-二氢麦角隐亭为100∶1∶10∶60。③卡麦角林:是所有 DA 受体激动剂中半衰期最长(70 h),作用时间最长,适于 PD 后期长期应用复方左旋多巴产生症状波动和异动症患者,有效剂量 2～10 mg/d,平均 4 mg/d,只需每天1 次,较方便。④利舒脲:具有较强的选择性 D_2 受体激动作用,对 D_1 受体作用很弱。按作用剂量比,其作用较溴隐亭强 10～20 倍,但作用时间短于溴隐亭;其 $t_{1/2}$ 短(平均 2.2 h),该药为水溶性,可静脉或皮下输注泵应用,主要用于因复方左旋多巴治疗出现明显的"开-关"现象者;治疗须从小剂量开始,0.05～0.1 mg/d,逐渐增量,平均有效剂量为2.4～4.8 mg/d。

5.单胺氧化酶 B(MAO-B)抑制剂

抑制神经元内 DA 分解,增加脑内 DA 含量。合用复方左旋多巴有协同作用,减少 L-dopa 约 1/4 用量,延缓"开-关"现象。MAO-B 抑制剂中的司来吉兰即丙炔苯丙胺 2.5～5 mg,每天 2 次,因可引起失眠,不宜傍晚服用。不良反应有口干、胃纳少和直立性低血压等,胃溃疡患者慎用。该药可与左旋多巴合用,亦可单独应用,可缓解 PD 症状,也可能有神经保护作用。第二代 MAO-B 抑制剂雷沙吉兰已投入临床应用,其作用优于第 1 代司来吉兰 5～10 倍,对各期 PD 患者症状均有改善作用,也可能有神经保护作用;其代谢产物为一种无活性非苯丙胺物质 Aminoindan,安全性较第 1 代 MAO-B 抑制剂好。唑尼沙胺原为抗癫痫药,偶然发现应用唑尼沙胺 300 mg/d 有效控制癫痫的同时,也显著改善 PD 症状,抗 PD 机制证实为抑制 MAO-B 活性。

6.儿茶酚-氧位-甲基转移酶(COMT)抑制剂

COMT 是由脑胶质细胞分泌参与 DA 分解酶之一。COMT 抑制剂通过抑制脑内、脑外 COMT 活性,提高左旋多巴生物利用度,显著改善左旋多巴疗效。COMT 抑制剂本身不会对 CNS 产生影响,在外周主要阻止左旋多巴被 COMT 催化降解成 3-氧甲基多巴。须与复方左旋多巴合用,单独使用无效,用药次数一般与复方左旋多巴次数相同。主要用于中晚期 PD 患者的剂末现象、"开-关"现象等症状波动的治疗,可使"关"期时限缩短,"开"期时限增加,也推荐用于早期 PD 患者初始治疗,希望通过持续 DA 能刺激(CDS),以推迟出现症状波动等运动并发症,但尚有待进一步研究证实。①恩他卡朋:亦名珂丹,是周围 COMT 抑制剂,100～200 mg 口服;可提高 CNS 对血浆左旋多巴利用,提高血药浓度,增强左旋多巴疗效,减少临床用量;该药耐受性良好,主要不良反应是胃肠道症状,尿色变浅,但无严重肝功能损害报道。②托卡朋:100～200 mg 口服;该药是治疗 PD 安全有效的辅助药物,不良反应有腹泻、意识模糊、转氨酶升高,偶有急性重症肝炎报道,应注意肝脏毒副作用,用药期间须监测肝功能。

7.腺苷 A_{2A} 受体阻断剂

腺苷 A_{2A} 受体在基底核选择性表达,与运动行为有关。多项证据表明,阻断腺苷 A_{2A} 受体能够减轻 DA 能神经元的退变。

伊曲茶碱是一种新型腺苷 A_{2A} 受体阻断剂,可明显延长 PD 患者"开期"症状,缩短"关期",具有良好安全性和耐受性,临床上已用于 PD 治疗。

(五)治疗策略

1.早期帕金森病治疗(Hoehn Yahr Ⅰ～Ⅱ级)

疾病早期若病情未对患者造成心理或生理影响,应鼓励患者坚持工作,参与社会活动和医学体疗(关节活动、步行、平衡及语言锻炼、面部表情肌操练、太极拳等),可暂缓用药。若疾病影响患者的日常生活和工作能力,应开始症状性治疗。

2.中期帕金森病治疗(Hoehn Yahr Ⅲ级)

若在早期阶段首选 DA 受体激动剂、司来吉兰或金刚烷胺/抗胆碱能药治疗的患者,发展至中期阶段症状改善往往已不明显,此时应添加复方左旋多巴治疗;若在早期阶段首选小剂量复方左旋多巴治疗患者,应适当增加剂量,或添加 DA 受体激动剂、司来吉兰或金刚烷胺,或 COMT 抑制剂。

3.晚期帕金森病治疗(Hoehn Yahr Ⅳ～Ⅴ级)

晚期帕金森病临床表现极复杂,包括疾病本身进展,也有药物不良反应因素。晚期患者治疗,一方面继续力求改善运动症状,另一方面需处理伴发的运动并发症和非运动症状。

(六)运动并发症治疗

运动并发症,如症状波动和异动症是晚期 PD 患者治疗中最棘手的问题,包括药物剂量、用法等治疗方案调整及手术治疗(主要是脑深部电刺激术)。

1.症状波动的治疗

症状波动有 3 种形式。

(1)疗效减退或剂末恶化:指每次用药的有效作用时间缩短,症状随血液药物浓度发生规律性波动,可增加每天服药次数或增加每次服药剂量或改用缓释剂,也可加用其他辅助药物。

(2)"开-关"现象:指症状在突然缓解("开期")与加重("关期")之间波动,开期常伴异动症;多见于病情严重者,发生机制不详,与服药时间、血浆药物浓度无关;处理困难,可试用 DA 受体激动剂。

（3）冻结现象：患者行动踌躇，可发生于任何动作，突出表现是步态冻结，推测是情绪激动使细胞过度活动，增加去甲肾上腺素能介质输出所致；如冻结现象发生在复方左旋多巴剂末期，伴PD其他体征，增加复方左旋多巴单次剂量可使症状改善；如发生在"开期"，减少复方左旋多巴剂量，加用 MAO-B 抑制剂或 DA 受体激动剂或许有效，部分患者经过特殊技巧训练也可改善。

2.异动症的治疗

异动症（abnormal involuntary movements，AIMs）又称为运动障碍，常表现舞蹈-手足徐动症样、肌张力障碍样动作，可累及头面部、四肢及躯干。

异动症常见的 3 种形式是：①剂峰异动症或改善-异动症-改善（improvement-dyskinesia-im-improvement，I-D-I），常出现在血药浓度高峰期（用药 1～2 h），与用药过量或 DA 受体超敏有关，减少复方左旋多巴单次剂量可减轻异动症，晚期患者治疗窗较窄，减少剂量虽有利于控制异动症，但患者往往不能进入"开期"，故减少复方左旋多巴剂量时需加用 DA 受体激动剂。②双相异动症或异动症-改善-异动症（dyskinesia-improvement-dyskinesia，D-I-D），剂峰和剂末均可出现，机制不清，治疗困难，可尝试增加复方左旋多巴每次剂量或服药次数，或加用 DA 受体激动剂。③肌张力障碍，常表现足或小腿痛性痉挛，多发生于清晨服药前，可睡前服用复方左旋多巴控释剂或长效 DA 受体激动剂，或起床前服用弥散型多巴丝肼或标准片；发生于剂末或剂峰的肌张力障碍可相应增减复方左旋多巴用量。

不常见的异动症也有 3 种形式：①反常动作，可能由于情绪激动使神经细胞产生或释放 DA 引起少动现象短暂性消失；②少动危象，患者较长时间不能动，与情绪改变无关，是 PD 严重的少动类型，可能由于纹状体 DA 释放耗竭所致；③出没现象，表现出没无常的少动，与服药时间无关。

（七）非运动症状的治疗

帕金森病的非运动症状主要包括精神障碍、自主神经功能紊乱、感觉障碍等。

1.精神障碍的治疗

PD 患者的精神症状表现形式多种多样，如生动梦境、抑郁、焦虑、错觉、幻觉、欣快、轻躁狂、精神错乱及意识模糊等。治疗原则：首先考虑依次逐减或停用抗胆碱能药、金刚烷胺、DA 受体激动剂、司来吉兰等抗帕金森病药物；若采取以上措施患者仍有症状，可将复方左旋多巴逐步减量；经药物调整无效的严重幻觉、精神错乱、意识模糊可加用非经典抗精神病药如氯氮平、喹硫平；氯氮平被 B 级推荐，可减轻意识模糊和精神障碍，不阻断 DA 能药效，可改善异动症，但需定期监测粒细胞；喹硫平被 C 级推荐，不影响粒细胞数；奥氮平不推荐用于 PD 精神症状治疗（B 级推荐）。抑郁、焦虑、痴呆等可为疾病本身表现，用药不当可能加重。精神症状常随运动症状波动，"关期"出现抑郁、焦虑，"开"伴欣快、轻躁狂，改善运动症状常使这些症状缓解。较重的抑郁症、焦虑症可用 5-羟色胺再摄取抑制剂。对认知障碍和痴呆可应用胆碱酯酶抑制剂，如石杉碱甲、多奈哌齐或加兰他敏。

2.自主神经功能障碍治疗

自主神经功能障碍常见便秘、排尿障碍及直立性低血压等。便秘增加饮水量和高纤维含量食物对大部分患者有效，停用抗胆碱能药，必要时应用通便剂；排尿障碍患者需减少晚餐后摄水量，可试用奥昔布宁、莨菪碱等外周抗胆碱能药；直立性低血压患者应增加盐和水摄入量，睡眠时抬高头位，穿弹力裤，从卧位站起宜缓慢，α 肾上腺素能激动剂米多君治疗有效。

3.睡眠障碍

较常见,主要为失眠和快速眼动期睡眠行为异常(RBD),可应用镇静安眠药。失眠若与夜间帕金森病运动症状相关,睡前需加用复方左旋多巴控释片。若伴不宁腿综合征(RLS)睡前加用 DA 受体激动剂如普拉克索,或复方左旋多巴控释片。

九、手术及干细胞治疗

(1)中晚期 PD 患者常不可避免地出现药物疗效减退及严重并发症,通过系统的药物调整无法解决时可考虑选择性手术治疗。苍白球损毁术的远期疗效不尽如人意,可能有不可预测的并发症,临床已很少施行。

目前,推荐深部脑刺激疗法(deep brain stimula-tion,DBS),优点是定位准确、损伤范围小、并发症少、安全性高和疗效持久等,缺点是费用昂贵。适应证为:①原发性帕金森病,病程 5 年以上;②服用复方左旋多巴曾有良好疗效,目前疗效明显下降或出现严重的运动波动或异动症,影响生活质量;③除外痴呆和严重的精神疾病。

(2)细胞移植:将自体肾上腺髓质或异体胚胎中脑黑质细胞移植到患者纹状体,纠正 DA 递质缺乏,改善 PD 运动症状,目前已很少采用。酪氨酸羟化酶(TH)、神经营养因子,如胶质细胞源性神经营养因子(GNDF)和脑源性神经营养因子(BDNF)基因治疗,以及干细胞,包括骨髓基质干细胞、神经干细胞、胚胎干细胞和诱导性潜能干细胞移植治疗在动物实验中显示出良好疗效,已进行少数临床试验也显示一定的疗效。随着基因治疗的目的基因越来越多,基因治疗与干细胞移植联合应用可能是将来发展的方向。

十、中医、康复及心理治疗

中药或针灸和康复治疗作为辅助手段对改善症状也可起到一定作用。对患者进行语言、进食、走路及各种日常生活训练和指导,日常生活帮助如设在房间和卫生间的扶手、防滑橡胶桌垫、大把手餐具等,可改善生活质量。适当运动如打太极拳等对改善运动症状和非运动症状可有一定的帮助。教育与心理疏导也是 PD 治疗中不容忽视的辅助措施。

十一、预后

PD 是慢性进展性疾病,目前尚无根治方法。多数患者发病数年仍能继续工作,也可能较快进展而致残。疾病晚期可因严重肌强直和全身僵硬,终至卧床不起。死因常为肺炎、骨折等并发症。

(张观波)

第四章

心内科疾病诊治

第一节　原发性高血压

高血压是一种以体循环动脉压升高为主要表现的临床综合征,是最常见的心血管疾病。可分为原发性及继发性两大类。在绝大多数患者中,高血压的病因不明,称为原发性高血压,又称高血压病,占总高血压患者的95%以上;在不足5%的患者中,血压升高是某些疾病的一种临床表现,本身有明确而独立的病因,称为继发性高血压。

我国高血压的发病率较高,1991年全国高血压的抽样普查显示,血压>18.7/12.0 kPa(140/90 mmHg)的人占13.49%,美国>18.7/12.0 kPa(140/90 mmHg)的人占24%。在我国高血压的致死率和致残率也较高。

我国高血压的知晓率、治疗率和控制率均较低。据2000年的资料,我国高血压的知晓率为26.3%;治疗率为21.2%,控制率为2.8%。

一、病因和发病机制

原发性高血压的病因尚未完全阐明,目前认为是在一定的遗传背景下由于多种后天环境因素作用使正常血压调节机制失代偿所致。

(一)遗传和基因因素

高血压病有明显的遗传倾向,据估计人群中至少20%~40%的血压变异是由遗传决定的。流行病学研究提示高血压发病有明显的家族聚集性。双亲无高血压、一方有高血压或双亲均有高血压,其子女高血压发生率分别为3%、28%和46%。单卵双生的同胞血压一致性较双卵双生同胞更为明显。

(二)环境因素

高血压可能是遗传易感性和环境因素相互影响的结果。体质量超重、膳食中高盐和中度以上饮酒是国际上已确定且亦为我国的流行病学研究证实的与高血压发病密切相关的危险因素。

国人平均体质量指数(BMI)中年男性和女性分别为21~24.5和21~25,近10年国人的BMI均值及超重率有增加的趋势。BMI与血压呈显著相关,前瞻性研究表明,基线BMI每增加

1 kg/m^2,高血压的发生危险 5 年内增加 9%。每天饮酒量与血压呈线性相关。

膳食中钠盐摄入量与人群血压水平和高血压病患病率呈显著相关性。每天为满足人体生理平衡仅需摄入 0.5 g 氯化钠。国人食盐量每天北方为 12～18 g,南方为 7～8 g,高于西方国家。每人每天食盐平均摄入量增加 2 g,收缩压和舒张压分别增高 0.3 kPa(2.2 mmHg)和 0.2 kPa(1.5 mmHg)。我国膳食钙摄入量低于中位数人群中,膳食钠/钾比值亦与血压呈显著相关。

(三)交感神经活性亢进

交感神经活性亢进是高血压发病机制中的重要环节。动物实验表明,条件反射可形成狗的神经精神源性高血压。长期处于应激状态如从事驾驶员、飞行员、外科医师、会计师、电脑等职业者高血压的患病率明显增加。原发性高血压患者中约 40% 血液循环中儿茶酚胺水平升高。长期的精神紧张、焦虑、压抑等所致的反复应激状态以及对应激的反应性增强,使大脑皮质下神经中枢功能紊乱,交感神经和副交感神经之间的平衡失调,交感神经兴奋性增加,其末梢释放儿茶酚胺增多。

(四)肾素-血管紧张素-醛固酮系统(RAAS)

体内存在两种 RAAS,即循环 RAAS 和局部 RAAS。Ang II 是循环 RAAS 的最重要成分,通过强有力的直接收缩小动脉或通过刺激肾上腺皮质球状带分泌醛固酮而扩大血容量,或通过促进肾上腺髓质和交感神经末梢释放儿茶酚胺,均可显著升高血压。此外,体内其他激素如糖皮质激素、生长激素、雌激素等升高血压的途径亦主要经 RAAS 而产生。近年来发现,很多组织,例如血管壁、心脏、中枢神经、肾脏肾上腺中均有 RAAS 各成分的 mRNA 表达,并有 Ang II 受体和盐皮质激素受体存在。

引起 RAAS 激活的主要因素有:肾灌注减低,肾小管内液钠浓度减少,血容量降低,低钾血症,利尿剂及精神紧张,寒冷,直立运动等。

目前认为,醛固酮在 RAAS 中占有不可缺少的重要地位。它具有依赖于 Ang II 的一面,又有不完全依赖于 Ang II 的独立作用,特别是在心肌和血管重塑方面。它除了受 Ang II 的调节外,还受低钾、ACTH 等的调节。

(五)血管重塑

血管重塑既是高血压所致的病理改变,也是高血压维持的结构基础。血管壁具有感受和整合急、慢性刺激并做出反应的能力,其结构处于持续的变化状态。高血压伴发的阻力血管重塑包括营养性重塑和肥厚性重塑两类。血压因素、血管活性物质和生长因子以及遗传因素共同参与了高血压血管重塑的过程。

(六)内皮细胞功能受损

血管管腔的表面均覆盖着内皮组织,其细胞总数几乎和肝脏相当,可看做人体内最大的脏器之一。内皮细胞不仅是一种屏障结构,而且具有调节血管舒缩功能、血流稳定性和血管重塑的重要作用。血压升高使血管壁剪切力和应力增加,去甲肾上腺素等血管活性物质增多,可明显损害内皮及其功能。内皮功能障碍可能是高血压导致靶器官损害及其合并症的重要原因。

(七)胰岛素抵抗

高血压病患者中约有半数存在胰岛素抵抗现象。胰岛素抵抗指的是机体组织对胰岛素作用敏感性和/或反应性降低的一种病理生理反应,还使血管对体内升压物质反应增强,血中儿茶酚胺水平增加。高胰岛素血症可影响跨膜阳离子转运,使细胞内钙升高,加强缩血管作用。上述这些改变均能促使血压升高,诱发动脉粥样硬化病变。

二、病理解剖

高血压的主要病理改变是动脉的病变和左心室的肥厚。随着病程的进展，心、脑、肾等重要脏器均可累及，其结构和功能因此发生不同程度的改变。

（一）心脏

高血压病引起的心脏改变主要包括左心室肥厚和冠状动脉粥样硬化。血压升高和其他代谢内分泌因素引起心肌细胞体积增大和间质增生，使左心室体积和重量增加，从而导致左心室肥厚。血压升高和冠状动脉粥样硬化有密切的关系。冠状动脉粥样硬化病变的特点为动脉壁上出现纤维素性和纤维脂肪性斑块，并有血栓附着。随斑块的扩大和管腔狭窄的加重，可产生心肌缺血；斑块的破裂、出血及继发性血栓形成等可堵塞管腔造成心肌梗死。

（二）脑

脑小动脉尤其颅底动脉环是高血压动脉粥样硬化的好发部位，可造成脑卒中，颈动脉的粥样硬化可导致同样的后果。近半数高血压病患者脑内小动脉有许多微小动脉瘤，这是导致脑出血的重要原因。

（三）肾

高血压持续 5～10 年，即可引起肾脏小动脉硬化（弓状动脉硬化及小叶间动脉内膜增厚，入球小动脉玻璃样变），管壁增厚，管腔变窄，进而继发肾实质缺血性损害（肾小球缺血性皱缩、硬化，肾小管萎缩，肾间质炎性细胞浸润及纤维化），造成良性小动脉性肾硬化症。良性小动脉性肾硬化症发生后，由于部分肾单位被破坏，残存肾单位为代偿排泄废物，肾小球即会出现高压、高灌注及高滤过（"三高"），而此"三高"又有两面性，若持续存在又会促使残存肾小球本身硬化，加速肾损害的进展，最终引起肾衰竭。

三、临床特点

（一）血压变化

高血压病初期血压呈波动性，血压可暂时性升高，但仍可自行下降和恢复正常。血压升高与情绪激动、精神紧张、焦虑及体力活动有关，休息或去除诱因血压便下降。随病情迁延，尤其在并发靶器官损害或有合并症之后，血压逐渐呈稳定和持久升高，此时血压仍可波动，但多数时间血压处于正常水平以上，情绪和精神变化可使血压进一步升高，休息或去除诱因并不能使之满意下降和恢复正常。

（二）症状

大多数患者起病隐袭，症状缺如或不明显，仅在体检或因其他疾病就医时才被发现。有的患者可出现头痛、心悸、后颈部或颞部搏动感，还有表现为神经症状如失眠、健忘或记忆力减退、注意力不集中、耳鸣、情绪易波动或发怒以及神经质等。病程后期心脑肾等靶器官受损或有合并症时，可出现相应的症状。

（三）合并症的表现

左心室肥厚的可靠体征为抬举性心尖冲动，表现为心尖冲动明显增强，搏动范围扩大以及心尖冲动左移，提示左心室增大。主动脉瓣区第 2 心音可增加，带有金属音调。合并冠心病时可发生心绞痛，心肌梗死甚至猝死。晚期可发生心力衰竭。

脑血管合并症是我国高血压病最为常见的合并症,年发病率为(120～180)/10万,是急性心肌梗死的4～6倍。早期可有短暂性脑缺血发作(TIA),还可发生脑血栓形成、脑栓塞(包括腔隙性脑梗死)、高血压脑病以及颅内出血等。长期持久血压升高可引起良性小动脉性肾硬化症,从而导致肾实质的损害,可出现蛋白尿、肾功能损害,严重者可出现肾衰竭。

眼底血管被累及可出现视力进行性减退,严重高血压可促使形成主动脉夹层并破裂,常可致命。

四、实验室和特殊检查

(一)血压的测量

测量血压是诊断高血压和评估其严重程度的主要依据。目前评价血压水平的方法有以下3种。

1.诊所偶测血压

诊所偶测血压(简称偶测血压)系由医护人员在标准条件下按统一的规范进行测量,是目前诊断高血压和分级的标准方法。应相隔2 min重复测量,以2次读数平均值为准,如2次测量的收缩压或舒张压读数相差超过0.7 kPa(5 mmHg),应再次测量,并取3次读数的平均值。

2.自测血压

采用无创半自动或全自动电子血压计在家中或其他环境中患者给自己或家属给患者测量血压,称为自测血压,它是偶测血压的重要补充,在诊断单纯性诊所高血压、评价降压治疗的效果、改善治疗的依从性等方面均极其有益。

3.动态血压监测

一般监测的时间为24 h,测压时间间隔白天为30 min,夜间为60 min。动态血压监测提供24 h、白天和夜间各时间段血压的平均值和离散度,可较为客观和敏感地反映患者的实际血压水平,且可了解血压的变异性和昼夜变化的节律性,估计靶器官损害与预后,比偶测血压更为准确。

动态血压监测的参考标准正常值:24 h低于17.3/10.7 kPa(130/80 mmHg),白天低于18.0/11.3 kPa(135/85 mmHg),夜间低于16.7/10.0 kPa(125/75 mmHg)。夜间血压均值一般较白天均值低10%～20%。正常血压波动曲线形状如长柄勺,夜间2～3时处于低谷,凌晨迅速上升,上午6～8时和下午4～6时出现两个高峰,尔后缓慢下降。早期高血压患者的动态血压曲线波动幅度较大,晚期患者波动幅度较小。

(二)尿液检查

肉眼观察尿的透明度、颜色,有无血尿;测比重、pH、蛋白和糖含量,并做镜检。尿比重降低(<1.010)提示肾小管浓缩功能障碍。正常尿液pH在5.0～7.0。某些肾脏疾病如慢性肾小球肾炎并发的高血压可在血糖正常的情况下出现糖尿,系由于近端肾小管重吸收障碍引起。尿微量蛋白可采用放射免疫分析法或酶联免疫法测定,其升高程度,与高血压病程及合并的肾功能损害有密切关系。尿转铁蛋白排泄率更为敏感。

(三)血液生化检查

测定血钾、血尿素氮、肌酐、尿酸、空腹血糖、血脂,还可检测一些选择性项目如醛固酮等。

(四)X线胸片

早期高血压患者可无特殊异常,后期患者可见主动脉弓迂曲延长、左心室增大。X线胸片对主动脉夹层、胸主动脉以及腹主动脉缩窄有一定的帮助,但进一步确诊还需做相关检查。

（五）心电图

体表心电图对诊断高血压患者是否合并左心室肥厚、左心房负荷过重和心律失常有一定帮助。心电图诊断左心室肥厚的敏感性不如超声心动图,但对评估预后有帮助。

（六）超声心动图(UCG)

UCG能可靠地诊断左心室肥厚,其敏感性较心电图高7～10倍。左心室重量指数(LVMI)是一项反映左心肥厚及其程度的较为准确的指标,与病理解剖的符合率和相关性较高。UCG还可评价高血压患者的心脏功能,包括收缩功能、舒张功能。如疑有颈动脉、外周动脉和主动脉病变,应做血管超声检查;疑有肾脏疾病的患者,应做肾脏B超。

（七）眼底检查

可发现眼底的血管病变和视网膜病变。血管病变包括变细、扭曲、反光增强、交叉压迫及动静脉比例降低。视网膜病变包括出血、渗出、视乳突水肿等。高血压眼底改变可分为4级。

Ⅰ级:视网膜小动脉出现轻度狭窄、硬化、痉挛和变细。

Ⅱ级:小动脉呈中度硬化和狭窄,出现动脉交叉压迫症,视网膜静脉阻塞。

Ⅲ级:动脉中度以上狭窄伴局部收缩,视网膜有棉絮状渗出、出血和水肿。

Ⅳ级:视神经乳突水肿并有Ⅲ级眼底的各种表现。

高血压眼底改变与病情的严重程度和预后相关。Ⅲ和Ⅳ级眼底,是急进型和恶性高血压诊断的重要依据。

五、诊断和鉴别诊断

高血压患者应进行全面的临床评估。评估的方法是详细询问病史、做体格检查和实验室检查,必要时还要进行一些特殊的器械检查。

（一）诊断标准和分类

如表4-1所示,根据1999年世界卫生组织高血压专家委员会(WHO/ISH)确定的标准和中国高血压防治指南(1999年10月)的规定,18岁以上成年人高血压定义为:在未服抗高血压药物的情况下收缩压≥18.7 kPa(140 mmHg)和/或舒张压≥12.0 kPa(90 mmHg)。患者既往有高血压史,目前正服用抗高血压药物,血压虽已低于18.7/12.0 kPa(140/90 mmHg),也应诊断为高血压;患者收缩压与舒张压属于不同的级别时,应按两者中较高的级别分类。

（二）高血压的危险分层

高血压是脑卒中和冠心病的独立危险因素。高血压病患者的预后和治疗决策不仅要考虑血压水平,还要考虑到心血管疾病的危险因素、靶器官损害和相关的临床状况,并可根据某几项因素合并存在时对心血管事件绝对危险的影响,作出危险分层的评估,即将心血管事件的绝对危险性分为4类:低危、中危、高危和极高危。在随后的10年中发生一种主要心血管事件的危险性低危组、中危组、高危组和极高危组分别为低于15％、15％～20％、20％～30％和高于30％(见表4-2)。

高血压危险分层的主要根据是弗明翰研究中心的平均年龄60岁(45～80岁)患者随访10年心血管疾病死亡、非致死性脑卒中和心肌梗死的资料。但西方国家高血压人群中并发的脑卒中发病率相对较低,而心力衰竭或肾脏疾病较常见,故这一危险性分层仅供我们参考(见表4-3)。

(三)鉴别诊断

在确诊高血压病之前应排除各种类型的继发性高血压,因为有些继发性高血压的病因可消除,其原发疾病治愈后,血压即可恢复正常。常见的继发性高血压有下列几种类型。

表 4-1　1999 年 WHO 血压水平的定义和分类

类别	收缩压(mmHg)	舒张压(mmHg)
理想血压	<120	<80
正常血压	<120	<85
正常高值	130～139	85～89
1 级高血压(轻度)	140～159	90～99
亚组:临界高血压	140～149	90～94
2 级高血压(中度)	160～179	100～109
3 级高血压(重度)	≥180	≥110
单纯收缩期高血压	≥140	<90
亚组:临界收缩期高血压	140～149	<90

注:1 mmHg＝0.133 kPa

表 4-2　影响预后的因素

心血管疾病的危险因素	靶器官损害	合并的临床情况
用于危险性分层的危险因素	1.左心室肥厚(心电图、超声心动图或 X 线)	脑血管病
1.收缩压和舒张压的水平(1～3 级)	2.蛋白尿和/或血浆肌酐水平升高 106～177 μmol/L(1.2～2.0 mg/dL)	1.缺血性脑卒中
2.男性＞55 岁	3.超声或 X 线证实有动脉粥样硬化斑块(颈、髂、股或主动脉)	2.脑出血
3.女性＞65 岁	4.视网膜普遍或灶性动脉狭窄	3.短暂性脑缺血发作(TIA)
4.吸烟		心脏疾病
5.胆固醇＞5.72 mmol/L (2.2 mg/dL)		1.心肌梗死
6.糖尿病		2.心绞痛
7.早发心血管疾病家族史(发病年龄男＜55 岁,女＜65 岁)		3.冠状动脉血运重建
加重预后的其他因素		4.充血性心力衰竭
1.高密度脂蛋白胆固醇降低		肾脏疾病
2.低密度脂蛋白胆固醇升高		1.糖尿病肾病
3.糖尿病伴微量清蛋白尿		2.肾衰竭(血肌酐水平 ＞177 μmol/L 或 2.0 mg/dL)
4.葡萄糖耐量减少		
5.肥胖		血管疾病
6.以静息为主的生活方式		1.夹层动脉瘤
7.血浆纤维蛋白原增高		2.症状性动脉疾病
		重度高血压性视网膜病变
		1.出血或渗出
		2.视乳头水肿

表 4-3　高血压病的危险分层

危险因素和病史	血压(kPa)		
	1 级	2 级	3 级
Ⅰ　无其他危险因素	低危	中危	高危
Ⅱ　1～2 危险因素	中危	中危	极高危
Ⅲ　≥3 个危险因素或靶器官损害或糖尿病	高危	高危	极高危
Ⅳ　并存的临床情况	极高危	极高危	极高危

1.肾实质性疾病

慢性肾小球肾炎、慢性肾盂肾炎、多囊肾和糖尿病肾病等均可引起高血压。这些疾病早期均有明显的肾脏病变的临床表现,在病程的中后期出现高血压,至终末期肾病阶段高血压几乎都和肾功能不全相伴发。因此,根据病史、尿常规和尿沉渣细胞计数不难与原发性高血压的肾脏损害相鉴别。肾穿刺病理检查有助于诊断慢性肾小球肾炎;多次尿细菌培养和静脉肾盂造影对诊断慢性肾盂肾炎有价值。糖尿病肾病者均有多年糖尿病病史。

2.肾血管性高血压

单侧或双侧肾动脉主干或分支病变可导致高血压。肾动脉病变可为先天性或后天性。先天性肾动脉狭窄主要为肾动脉肌纤维发育不良所致;后天性狭窄由大动脉炎、肾动脉粥样硬化、动脉内膜纤维组织增生等病变所致,此外,肾动脉周围粘连或肾蒂扭曲也可导致肾动脉狭窄。此病在成人高血压中不足 1％,但在骤发的重度高血压和临床上有可疑诊断线索的患者中则有较高的发病率。如有骤发的高血压并迅速进展至急进性高血压、中青年尤其是 30 岁以下的高血压且无其他原因、腹部或肋脊角闻及血管杂音,提示肾血管性高血压的可能。可疑病例可做肾动脉多普勒超声、口服卡托普利激发后做同位素肾图和肾素测定、肾动脉造影,数字减影血管造影术(DSA),有助于作出诊断。

3.嗜铬细胞瘤

嗜铬细胞瘤 90％位于肾上腺髓质,右侧多于左侧。交感神经节和体内其他部位的嗜铬组织也可发生此病。肿瘤释放出大量儿茶酚胺,引起血压升高和代谢紊乱。高血压可为持续性,亦可呈阵发性。阵发性高血压发作的持续时间从十多分钟至数天,间歇期亦长短不等。发作频繁者1 d 可数次。发作时除血压骤然升高外,还有头痛、心悸、恶心、多汗、四肢冰冷和麻木感、视力减退、上腹或胸骨后疼痛等。典型的发作可由于情绪改变如兴奋、恐惧、发怒而诱发。年轻人难以控制的高血压,应注意与此病相鉴别。此病如表现为持续性高血压则难与原发性高血压相鉴别。血和尿儿茶酚胺及其代谢产物香草基杏仁酸(VMA)的测定、酚妥拉明试验、胰高血糖素激发试验、可乐定试验、甲氧氯普胺试验有助于作出诊断。超声、放射性核素及电子计算机 X 线体层显像(CT)、磁共振显像可显示肿瘤的部位。

4.原发性醛固酮增多症

病因为肾上腺肿瘤或增生所致的醛固酮分泌过多,典型的症状和体征见以下三个方面。

(1)轻至中度高血压。

(2)多尿尤其夜尿增多、口渴、尿比重下降、碱性尿和蛋白尿。

(3)发作性肌无力或瘫痪、肌痛、抽搐或手足麻木感等。

凡高血压者合并上述 3 项临床表现,并有低钾血症、高血钠性碱中毒而无其他原因可解释的,应考虑此病。实验室检查可发现血和尿醛固酮升高,血浆肾素降低、尿醛固酮排泄增多等。

5.皮质醇增多症

皮质醇增多症为肾上腺皮质肿瘤或增生分泌糖皮质激素过多所致。除高血压外,有向心性肥胖、满月脸、水牛背、皮肤紫纹、毛发增多、血糖增高等特征,诊断一般并不困难。24 h尿中17-羟及17-酮类固醇增多,地塞米松抑制试验及肾上腺皮质激素兴奋试验阳性有助于诊断。颅内蝶鞍X线检查、肾上腺CT扫描及放射性碘化胆固醇肾上腺扫描可用于病变定位。

6.主动脉缩窄

多数为先天性血管畸形,少数为多发性大动脉炎所引起。特点为上肢血压增高而下肢血压不高或降低,呈上肢血压高于下肢血压的反常现象。肩胛间区、胸骨旁、腋部可有侧支循环动脉的搏动和杂音或腹部听诊有血管杂音。胸部X线摄影可显示肋骨受侧支动脉侵蚀引起的切迹。主动脉造影可确定诊断。

六、治疗

(一)高血压患者的评估和监测程序

如图4-1所示,确诊高血压病的患者应根据其危险因素、靶器官损害及相关的临床情况作出危险分层。高危和极高危患者应立即开始用药物治疗。中危和低危患者则先监测血压和其他危险因素,而后再根据血压状况决定是否开始药物治疗。

(二)降压的目标

根据新指南的精神,中青年高血压患者血压应降至17.3/11.3 kPa(130/85 mmHg)以下。HOT研究表明,舒张压达到较低目标血压组的糖尿病患者,其心血管病危险明显降低,故伴糖尿病者应把血压降至17.3/10.7 kPa(130/80 mmHg)以下;高血压合并肾功能不全、尿蛋白超过1 g/24 h,至少应将血压降至17.3/10.7 kPa(130/80 mmHg),甚至16.7/10.0 kPa(125/75 mmHg)以下;老年高血压患者的血压应控制在18.7/12.0 kPa(140/90 mmHg)以下,且尤应重视降低收缩压。

(三)非药物治疗

高血压应采取综合措施治疗,任何治疗方案都应以非药物疗法为基础。积极有效的非药物治疗可通过多种途径干扰高血压的发病机制,起到一定的降压作用,并有助于减少靶器官损害的发生。非药物治疗的具体内容包括以下几项。

1.戒烟

吸烟所致的加压效应使高血压合并症如脑卒中、心肌梗死和猝死的危险性显著增加,并降低或抵消降压治疗的疗效,加重脂质代谢紊乱,降低胰岛素敏感性,减弱内皮细胞依赖性血管扩张效应和增加左心室肥厚的倾向。戒烟对心血管的良好益处,任何年龄组在戒烟1年后即可显示出来。

2.戒酒或限制饮酒

戒酒和减少饮酒可使血压显著降低。

3.减轻和控制体质量

体质量减轻10%,收缩压可降低0.8 kPa(6.6 mmHg)。超重10%以上的高血压患者体质量减少5 kg,血压便明显降低,且有助于改善伴发的危险因素如糖尿病、高脂血症、胰岛素抵抗和左心室肥厚。新指南中建议体质量指数(kg/m²)应控制在24以下。

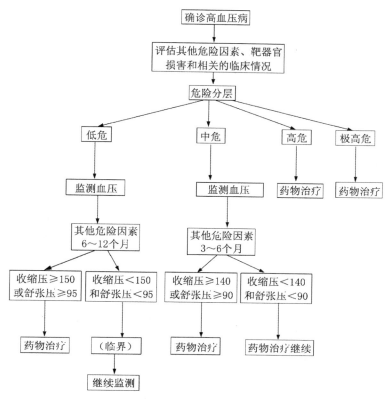

图 4-1 高血压病患者评估和处理程序(血压单位为 mmHg)

4.合理膳食

按 WHO 的建议,钠摄入每天应少于 2.4 g(相当于氯化钠 6 g)。通过食用含钾丰富的水果(如香蕉、橘子)和蔬菜(如油菜、苋菜、香菇、大枣等),增加钾的摄入。要减少膳食中的脂肪,适量补充优质蛋白质。

5.增加体力活动

根据新指南提供的参考标准,常用运动强度指标可用运动时的最大心率达到 180 次/分钟或 170 次/分钟减去平时心率,如要求精确则采用最大心率的 60%～85% 作为运动适宜心率。运动频度一般要求每周 3～5 次,每次持续 20～60 min 即可。中老年高血压患者可选择步行、慢跑、上楼梯、骑自行车等。

6.减轻精神压力,保持心理平衡

长期精神压力和情绪忧郁既是导致高血压,又是降压治疗效果欠佳的重要原因。应对患者作耐心的劝导和心理疏导,鼓励其参加体育/文化和社交活动,鼓励高血压患者保持宽松、平和、乐观的健康心态。

(四)初始降压治疗药物的选择

高血压病的治疗应采取个体化的原则。应根据高血压危险因素、靶器官损害以及合并疾病等情况选择初始降压药物。

（五）高血压病的药物治疗

1.药物治疗原则

（1）采用最小的有效剂量以获得可能有的疗效而使不良反应减至最小。

（2）为了有效防止靶器官损害，要求 24 h 内稳定降压，并能防止从夜间较低血压到清晨血压突然升高而导致猝死、脑卒中和心脏病发作。要达到此目的，最好使用每天 1 次给药而有持续降压作用的药物。

（3）单一药物疗效不佳时不宜过多增加单种药物的剂量，而应及早采用两种或两种以上药物联合治疗，这样有助于提高降压效果而不增加不良反应。

（4）判断某一种或几种降压药物是否有效以及是否需要更改治疗方案时，应充分考虑该药物达到最大疗效所需的时间。在药物发挥最大效果前过于频繁地改变治疗方案是不合理的。

（5）高血压病是一种终身性疾病，一旦确诊后应坚持终身治疗。

2.降压药物的选择

目前临床常用的降压药物有许多种类。无论选用何种药物，其治疗目的均是将血压控制在理想范围，预防或减轻靶器官损害。新指南强调，降压药物的选用应根据治疗对象的个体情况、药物的作用、代谢、不良反应和药物的相互作用确定。

3.临床常用的降压药物

临床常用的药物主要有六大类：利尿剂、α 受体阻滞剂、钙通道阻滞剂、血管紧张素转换酶抑制剂（ACEI）、β 受体阻滞剂以及血管紧张素 Ⅱ 受体阻滞剂。降压药物的疗效和不良反应情况个体间差异很大，临床应用时要充分注意。具体选用哪一种或几种药物就参照前述的用药原则全面考虑。

（1）利尿剂。①作用机制：此类药物可减少细胞外液容量、降低心排血量，并通过利钠作用降低血压。降压作用较弱，起作用较缓慢，但与其他降压药物联合应用时常有相加或协同作用，常可作为高血压的基础治疗。螺内酯不仅可以降压，而且能抑制心肌及血管的纤维化。②种类和应用方法：有噻嗪类、保钾利尿剂和襻利尿剂三类。降压治疗中比较常用的利尿剂有下列几种：氢氯噻嗪 12.5～25 mg，每天 1 次；阿米洛利 5～10 mg，每天 1 次；吲达帕胺 1.25～2.5 mg，每天 1 次；氯噻酮 12.5～25 mg，每天 1 次；螺内酯 20 mg，每天 1 次；氨苯蝶啶 25～50 mg，每天 1 次。在少数情况下用呋塞米 20～40 mg，每天两次。③主要适应证：利尿剂可作为无并发症高血压患者的首选药物，主要适用于轻中度高血压，尤其是老年高血压包括老年单纯性收缩期高血压、肥胖以及并发心力衰竭患者。襻利尿剂作用迅速，肾功能不全时应用较多。④注意事项：利尿剂应用可降低血钾，尤以噻嗪类和呋塞米为明显，长期应用者应适量补钾（每天1～3 g），并鼓励多吃水果和富含钾的绿色蔬菜。此外，噻嗪类药物可干扰糖、脂和尿酸代谢，故应慎用于糖尿病和血脂代谢失调者，禁用于痛风患者。保钾利尿剂因可升高血钾，应尽量避免与 ACEI 合用，禁用于肾功能不全者。利尿剂的不良反应与剂量密切相关，故宜采用小剂量。

（2）β 受体阻滞剂。①作用机制：通过减慢心率、减低心肌收缩力、降低心排血量、减低血浆肾素活性等多种机制发挥降压作用。其降压作用较弱，起效时间较长（1～2 周）。②主要适应证：主要适用于轻中度高血压，尤其在静息时心率较快（>80 次/分钟）的中青年患者，也适用于高肾素活性的高血压、伴心绞痛或心肌梗死后以及伴室上性快速心律失常者。③种类和应用方法：常用于降压治疗的 β_1 受体阻滞剂有美托洛尔 25～50 mg，每天 1～2 次；阿替洛尔 25 mg，每天 1～2 次；比索洛尔 2.5～10 mg，每天 1 次。选择性 α_1 和非选择性 β 受体阻滞剂：拉贝洛尔每次 0.1 g，每天 3～4 次，以后按需增至 0.6～0.8 g，重症高血压可达每天1.2～2.4 g；卡维地洛6.25～12.5 mg，每天 2 次。拉贝洛尔和美托洛尔均有静脉制剂，可用于重症高血压或高血压危象而需要较迅速降压治疗的患者。④注意事项：常见的不良反应有疲乏和肢体冷感，可出现躁动不安、胃肠功能不良等。还可能影响糖代谢、脂代谢，因此伴有心脏传导阻滞、哮喘、慢性阻塞性肺部疾病及周围血管疾病患者应列为禁忌；因此类药可掩盖低血糖反应，因此应慎用于胰岛素依赖性糖尿病患者。长期应用者突然停药可发生反跳现象，即原有的症状加重、恶化或出现新的表现，较常见有血压反跳性升高，伴头痛、焦虑、震颤、出汗等，称为撤药综合征。

（3）钙通道阻滞剂（CCB）。①作用机制：主要通过阻滞细胞浆膜的钙离子通道、松弛周围动脉血管的平滑肌，使外周血管阻力下降而发挥降压作用。②主要适应证：可用于各种程度的高血压，尤其是老年高血压、伴冠心病心绞痛、周围血管病、糖尿病或糖耐量异常妊娠期高血压以及合并有肾脏损害的患者。③种类和应用方法：应优先考虑使用长效制剂，如非洛地平缓释片 2.5～5 mg，每天 1 次；硝苯地平控释片 30 mg，每天 1 次；氨氯地平 5 mg，每天 1 次；拉西地平 4 mg，每天 1～2 次；维拉帕米缓释片120～240 mg，每天 1 次；地尔硫䓬缓释片 90～180 mg，每天 1 次。由于有诱发猝死之嫌，速效二氢吡啶类钙通道阻滞剂的临床使用正在逐渐减少，而提倡应用长效制剂。其价格一般较低廉，在经济条件落后的农村及边远地区速效制剂仍不失为一种可供选择的抗高血压药物，可使用硝苯地平或尼群地平普通片剂10 mg，每天 2～3 次。④注意事项：主要不良反应为血管扩张所致的头痛、颜面潮红和踝部水肿，发生率在 10% 以下，需要停药的只占极少数。踝部水肿系由于毛细血管前血管扩张而非水钠潴留所致。硝苯地平的不良反应较明显且可引起反射性心率加快，但若从小剂量开始逐渐加大剂量，可明显减轻或减少这些不良反应。非二氢吡啶类对传导功能及心肌收缩力有负性影响，因此禁用于心脏传导阻滞和心力衰竭时。

（4）血管紧张素转换酶抑制剂（ACEI）。①作用机制：通过抑制血管紧张素转换酶使血管紧张素Ⅱ生成减少，并抑制缓激肽，使缓激肽降解。这类药物可抑制循环和组织的 RAAS，减少神经末梢释放去甲肾上腺素和血管内皮形成内皮素；还可作用于缓激肽系统，抑制缓激肽降解，增加缓激肽和扩张血管的前列腺素的形成。这些作用不仅能有效降低血压，而且具有靶器官保护的功能。ACEI 对糖代谢和脂代谢无影响，血浆尿酸可能降低。即使合用利尿剂亦可维持血钾稳定，因 ACEI 可防止利尿剂所致的继发性高醛固酮血症。此外，ACEI 在产生降压作用时不会引起反射性心动过速。②种类和应用方法：常用的 ACEI 有卡托普利 25～50 mg，每天 2～3 次；依那普利 5～10 mg，每天 1～2 次；贝那普利 5～20 mg，雷米普利 2.5～5 mg，培哚普利 4～8 mg，福辛普利 10～20 mg，均每天 1 次。③主要适应证：ACEI 可用来治疗轻中度或严重高血压，尤其适用于伴左心室肥厚、左心室功能不全或心力衰竭、糖尿病并有微量蛋白尿、肾脏损害（血肌酐＜265 μmol/L）并有蛋白尿等患者；本药还可安全地使用于伴有慢性阻塞性肺部疾病或哮喘、周围血管疾病或雷诺现象、抑郁症及 1 型糖尿病患者。④注意事项：最常见不良反应为持续性干咳，发生率为 3%～22%。多见于用药早期（数天至几周），亦可出现于治疗的后期，其机制可能由于 ACEI 抑制了激肽酶Ⅱ，使缓激肽的作用增强和前列腺素形成。症状不重应坚持服药，半数可在 2～3 月内咳嗽消失。改用其他 ACEI，咳嗽可能不出现。福辛普利和西拉普利引起干咳少见。其他可能发生的不良反应有低血压、高钾血症、血管神经性水肿（偶尔可致喉痉挛、喉或声带水肿）、皮疹以及味觉障碍。

双侧肾动脉狭窄或单侧肾动脉严重狭窄、合并高钾血症或严重肾衰竭等患者 ACEI 应列为禁忌。因有致畸危险也不能用于合并妊娠的妇女。

(5)血管紧张素Ⅱ受体阻滞剂(ARB)。①作用机制:这类药物可选择性阻断 AngⅡ受体而起作用,具有 ACEI 相似的血流动力学效应。从理论上讲,其比 ACEI 存在如下优点:作用不受 ACE 基因多态性的影响。还能抑制非 ACE 催化产生的 AngⅡ的致病作用。促进 AngⅡ与 AT₂结合发挥"有益"效应。这三项优点结合起来将可能使 ARB 的降血压及对靶器官保护作用更有效,但需要大规模的临床试验进一步证实,目前尚无循证医学的证据表明 ARB 的疗效优于或等同于 ACEI。②种类和应用方法:目前在国内上市的 ARB 有三类,第一、二、三代分别为氯沙坦、缬沙坦、依贝沙坦。氯沙坦 50～100 mg,每天 1 次,氯沙坦和小剂量氢氯噻嗪(25 mg/d)合用,可明显增强降压效应;缬沙坦 80～160 mg,每天 1 次;依贝沙坦 150 mg,每天 1 次;替米沙坦80 mg,每天1次;坎地沙坦 1 mg,每天 1 次。③主要适应证:适用对象与 ACEI 相同。目前主要用于 ACEI 治疗后发生干咳等不良反应且不能耐受的患者。氯沙坦有降低血尿酸作用,尤其适用于伴高尿酸血症或痛风的高血压患者。④注意事项:此类药物的不良反应轻微而短暂,因不良反应需中止治疗者极少。不良反应为头晕、与剂量有关的直立性低血压、皮疹、血管神经性水肿、腹泻、肝功能异常、肌痛和偏头痛等。禁用对象与 ACEI 相同。

(6)α₁受体阻滞剂。①作用机制:这类药可选择性阻滞血管平滑肌突触后膜 α₁ 受体,使小动脉和静脉扩张,外周阻力降低。长期应用对糖代谢并无不良影响,且可改善脂代谢,升高 HDL-C 水平,还能减轻前列腺增生患者的排尿困难,缓解症状。降压作用较可靠,但是否与利尿剂、受体阻滞剂一样具有降低病死率的效益,尚不清楚。②种类和应用方法:常用制剂有哌唑嗪 1 mg,每天 1 次;多沙唑嗪1～6 mg,每天 1 次;特拉唑嗪1～8 mg,每天 1 次;萘哌地尔 25～50 mg,每天 2 次。③适应证:目前一般用于轻中度高血压,尤其适用于伴高脂血症或前列腺肥大患者。④注意事项:主要不良反应为"首剂现象",多见于首次给药后 30～90 min,表现为严重的直立性低血压、眩晕、晕厥、心悸等,系由于内脏交感神经的收缩血管作用被阻滞后,静脉舒张使回心血量减少。首剂现象以哌唑嗪较多见,特拉唑嗪较少见。合用 β受体阻滞剂、低钠饮食或曾用过利尿剂者较易发生。防治方法是首剂量减半,临睡前服用,服用后平卧或半卧休息 60～90 min,并在给药前至少 1 d 停用利尿剂。其他不良反应有头痛、嗜睡、口干、心悸、鼻塞、乏力、性功能障碍等,常可在连续用药过程中自行减轻或缓解。有研究表明哌唑嗪能增加高血压患者的死亡率,因此现在临床上已很少应用。

(六)降压药物的联合应用

降压药物的联合应用已公认为是较好和合理的治疗方案。

1.联合用药的意义

研究表明,单药治疗使高血压患者血压达标＜18.7/12.0 kPa(140/90 mmHg)比率仅为40%～50%,而两种药物的合用可使 70%～80%的患者血压达标。HOT 试验结果表明,达到预定血压目标水平的患者中,采用单一药物、两药合用或三药合用的患者分别占 30%～40%、40%～50%和少于 10%,处于联合用药状态约占 68%。

联合用药可减少单一药物剂量,提高患者的耐受性和依从性。单药治疗如效果欠佳,只能加大剂量,这就增加不良反应发生的危险性,且有的药物随剂量增加,不良反应增大的危险性超过了降压作用增加的效益,亦即药物的危险/效益比转向不利的一面。联合用药可避免此种两难局面。

联合用药还可使不同的药物互相取长补短,有可能减轻或抵消某些不良反应。任何药物在长期治疗中均难以完全避免其不良反应,如 β 受体阻滞剂的减慢心率作用,CCB 可引起踝部水肿和心率加快。这些不良反应如能选择适当的合并用药就有可能被矫正或消除。

2.利尿剂为基础的两种药物联合应用

大型临床试验表明,噻嗪类利尿剂可与其他降压药有效地合用,故在需要合并用药时利尿剂可作为基础药物。常采用下列合用方法。

(1)利尿剂加 ACEI 或血管紧张素 Ⅱ 受体阻滞剂:利尿剂的不良反应是激活 RAAS,造成一系列不利于降低血压的负面作用。然而,这反而增强了 ACEI 或血管紧张素 Ⅱ 受体阻滞剂对 RAAS 的阻断作用,亦即这两种药物通过利尿剂对 RAAS 的激活,可产生更强有力的降压效果。此外,ACEI 和血管紧张素 Ⅱ 受体阻滞剂由于可使血钾水平稍上升,从而能防止利尿剂长期应用所致的电解质紊乱,尤其是低血钾等不良反应。

(2)利尿剂加 β 受体阻滞剂或 α_1 受体阻滞剂:β 受体阻滞剂可抵消利尿剂所致的交感神经兴奋和心率增快作用,而噻嗪类利尿剂又可消除 β 受体阻滞剂或 α_1 受体阻滞剂的促肾滞钠作用。此外,在对血管的舒缩作用上噻嗪类利尿剂可加强 α_1 受体阻滞剂的扩血管效应,而抵消 β 受体阻滞剂的缩血管作用。

3.CCB 为基础的两药合用

我国临床上初治药物中仍以 CCB 最为常用。国人对此类药一般均有良好反应,CCB 为基础的联合用药在我国有广泛的基础。

(1)CCB 加 ACEI:前者具有直接扩张动脉的作用,后者通过阻断 RAAS 和降低交感活性,既扩张动脉,又扩张静脉,故两药在扩张血管上有协同降压作用。二氢吡啶类 CCB 产生的踝部水肿可被 ACEI 消除。两药在心肾和血管保护上,在抗增殖和减少蛋白尿上亦均有协同作用。此外,ACEI 可阻断 CCB 所致反射性交感神经张力增加和心率加快的不良反应。

(2)二氢吡啶类 CCB 加 β 受体阻滞剂:前者具有的扩张血管和轻度增加心排血量的作用,正好抵消 β 受体阻滞剂的缩血管及降低心排血量作用。两药对心率的相反作用可使患者心率不受影响。

4.其他的联合应用方法

如两药合用仍不能奏效,可考虑采用 3 种药物合用,例如噻嗪类利尿剂加 ACEI 加水溶性 β 受体阻滞剂(阿替洛尔),或噻嗪类利尿剂加 ACEI 加 CCB,以及利尿剂加 β 受体阻滞剂加其他血管扩张剂(肼屈嗪)。

七、高血压危象

(一)定义和分类

已经有许多不同的名词被用于血压重度急性升高的情况。但多数研究者将高血压急症定义为收缩压或舒张压急剧增高[如舒张压增高到 16.0 kPa(120 mmHg)以上],同时伴有中枢神经系统、心脏或肾脏等靶器官损伤。高血压急症较少见,此类患者需要在严密监测下通过静脉给药的方法使血压立即降低。与高血压急症不同,如果患者的血压重度增高,但无急性靶器官损害的证据,则定义为高血压次急症。对此类患者,需在 24～48 h 内使血压逐渐下降。两者统称为高血压危象(见表 4-4)。

表 4-4　高血压危象的分类

高血压急症	高血压次急症
高血压脑病	急进性恶性高血压
颅内出血	循环中儿茶酚胺水平过高
动脉硬化栓塞性脑梗死	降压药物的撤药综合征
急性肺水肿	服用拟交感神经药物
急性冠脉综合征	食物或药物与单胺氧化酶抑制剂相互作用
急性主动脉夹层	围术期高血压
急性肾衰竭	
肾上腺素能危象	
子痫	

(二)临床表现

高血压危象的症状和体征的轻重往往因人而异。一般症状可有出汗、潮红、苍白、眩晕、濒死感、耳鸣、鼻出血;心脏症状可有心悸、心律失常、胸痛、呼吸困难、肺水肿;脑部症状可有头痛、头晕、恶心、炫目、局部症状、痛性痉挛、昏迷等;肾脏症状有少尿、血尿、蛋白尿、电解质紊乱、氮质血症、尿毒症;眼部症状有闪光、点状视觉、视力模糊、视觉缺陷、复视、失明。

(三)高血压危象的治疗

1.治疗的一般原则

对高血压急症患者,需在 ICU 中严密监测(必要时进行动脉内血压监测),通过静脉给药迅速控制血压(但并非降至正常水平)。对高血压次急症患者,应在 24～48 h 内逐渐降低血压(通常给予口服降压药)。

静脉用药控制血压的即刻目标是在 30～60 min 内将舒张压降低 10%～15%,或降到14.7 kPa(110 mmHg)左右。对急性主动脉夹层患者,应 15～30 min 内达到这一目标。以后用口服降压药维持。

2.高血压急症的治疗

导致高血压急症的疾病基础很多。目前有多种静脉用药可作降压之用(见表 4-5)。

表 4-5　高血压急症静脉用药的选择

	药物选择
急性肺水肿	硝普钠或乌拉地尔,与硝酸甘油和一种襻利尿剂合用
急性心肌缺血	拉贝洛尔或美托洛尔,与硝酸甘油合用。如血压控制不满意,可加用尼卡地平或非诺多泮
脑卒中	拉贝洛尔、尼卡地平或非诺多泮
急性主动脉夹层	拉贝洛尔或硝普钠加美托洛尔
子痫	肼苯哒嗪,亦可选用拉贝洛尔或尼卡地平
急性肾衰竭/微血管性贫血	非诺多泮或尼卡地平
儿茶酚胺危象	尼卡地平、维拉帕米或非诺多泮

(1)高血压脑病:高血压脑病的首选治疗包括静脉注射硝普钠、拉贝洛尔、乌拉地尔或尼卡

地平。

（2）脑血管意外：对任何种类的急性脑卒中患者给予紧急降压治疗所能得到的益处目前还都是推测性的，还缺少充分的临床和实验研究证据。①颅内出血：血压＜24.0/14.0 kPa（180/105 mmHg）无须降压；血压＞30.7/16.0 kPa（230/120 mmHg）可静脉给予拉贝洛尔、硝普钠、乌拉地尔；血压在24.0～30.7/20.0～16.0 kPa（180～230/150～120 mmHg）可静脉给药，也可口服给药。②急性缺血性中风：参照颅内出血的治疗方案。

（3）急性主动脉夹层：一旦确定为主动脉夹层的诊断，即应力图在15～30 min内使血压降至最低可以耐受的水平（即保持足够的器官灌注）。最初的治疗应包括联合使用静脉硝普钠和一种静脉给予的β受体阻滞剂，其中美托洛尔最为常用。尼卡地平或非诺多泮也可使用。拉贝洛尔兼有α和β受体阻滞作用，可作为硝普钠和β受体阻滞剂联合方案的替代。另外，地尔硫䓬静脉滴注也可用于主动脉夹层。

（4）急性左心室衰竭和肺水肿：严重高血压可诱发急性左心室衰竭。在这种情况下，可给予扩血管药如硝普钠直接减轻心脏后负荷。也可选用硝酸甘油。

（5）冠心病和急性心肌梗死：静脉给予硝酸甘油是这种高血压危象时的首选药物。次选药为拉贝洛尔，静脉给予。如血压控制不满意，可加用尼卡地平或非诺多泮。

（6）围术期高血压：降压药物的选用应根据患者的背景情况，在密切观察下可选用乌拉地尔、拉贝洛尔、硝普钠和硝酸甘油等。

（7）子痫：近年来，在舒张压超过15.3 kPa（115 mmHg）或发生子痫时，传统上采用肼屈嗪静脉注射，此药能有效降低血压而不减少胎盘血流。现今在有重症监护的条件下，静脉给予拉贝洛尔和尼卡地平被认为更安全有效。如惊厥出现或迫近，可注射硫酸镁。

3.高血压次急症的治疗

对高血压次急症患者，过快降压会影响心脏和脑的血流供应（尤其是老年人），引起严重的不良反应。如果血压暂时升高的原因是容易识别的，如疼痛或急性焦虑，则合适的治疗是止痛药或抗焦虑药。如果血压增高的原因不明，可给予各种口服降压药（见表4-6）。降压治疗的目的是使增高的血压在24～48 h内逐渐降低，这种治疗方法需要在发病后头几天对患者进行密切的随访。

表4-6　治疗高血压次急症常用的口服药

药名	作用机制	剂量（mg）	说明
卡托普利	ACEI	25～50	口服或舌下给药。最大作用见于给药后30～90 min内。在体液容量不足者，易有血压过度下降。肾动脉狭窄患者禁用
硝酸甘油	血管扩张剂	1.25～2.5	舌下给药，最大作用见于15～30 min内。推荐用于冠心病患者
尼卡地平	钙通道阻滞剂	30	口服或舌下给药。仅有少量心率增快。比硝苯地平起效慢而降压时间更长。可致低血压的潮红
拉贝洛尔	α和β受体阻滞剂	200～1 200	口服给药。禁用于慢性阻塞性肺病、充血性心力衰竭恶化、心动过缓的患者。可引起低血压、眩晕、头痛、呕吐、潮红
可乐定	α受体激动剂	0.1,每20 min 1次	口服后30 min至2 h起效，最大作用见于1～4 h内，作用维持6～8 h。不良反应为嗜睡、眩晕、口干和停药后血压反跳
呋塞米	襻利尿剂	40～80	口服给药。可继其他抗高血压措施之后给药

在目前缺少任何对各种高血压药物长期疗效进行比较的资料的情况下,药物品种的选择应根据其作用机制、疗效和安全性资料确定。

硝苯地平和卡托普利加快心率,可乐定和拉贝洛尔则减慢心率。这对于冠心病患者特别重要。其他应注意的问题包括:拉贝洛尔慎用于支气管痉挛和心动过缓以及二度以上房室传导阻滞患者;卡托普利不可用于双侧肾动脉狭窄患者。在血容量不足的患者,抗高血压药的使用均应小心。

(张　橍)

第二节　继发性高血压

继发性高血压也称症状性高血压,是指由一定的基础疾病引起的高血压,占所有高血压患者的1%～5%。由于继发性高血压的出现与某些确定的疾病和原因有关,一旦这些原发疾病(如原发性醛固酮增多症、嗜铬细胞瘤、肾动脉狭窄等)治愈后,高血压即可消失。所以临床上,对一个高血压患者(尤其是初发病例),应给予全面详细评估,以发现有可能的继发性高血压的病因,以利于进一步治疗。

一、继发性高血压的基础疾病

(一)肾性高血压
(1)肾实质性:急、慢性肾小球肾炎,多囊肾,糖尿病肾病,肾积水。
(2)肾血管性:肾动脉狭窄、肾内血管炎。
(3)肾素分泌性肿瘤。
(4)原发性钠潴留。

(二)内分泌性高血压
(1)肢端肥大症。
(2)甲状腺功能亢进。
(3)甲状腺功能减退。
(4)甲状旁腺功能亢进。
(5)肾上腺皮质:库欣综合征、原发性醛固酮增多症、嗜铬细胞瘤。
(6)女性长期口服避孕药。
(7)绝经期综合征等等。

(三)血管病变
主动脉缩窄、多发性大动脉炎。

(四)颅脑病变
脑肿瘤、颅内压增高、脑外伤、脑干感染等。

(五)药物
如糖皮质激素、拟交感神经药、甘草等。

（六）其他

高原病、红细胞增多症、高血钙等。

二、常见的继发性高血压几种类型的特点

（一）肾实质性疾病所致的高血压

1.急性肾小球肾炎

（1）多见于青少年。

（2）起病急。

（3）有链球菌感染史。

（4）发热、血尿、水肿等表现。

2.慢性肾小球肾炎

应注意与高血压病引起的肾脏损害相鉴别。

（1）反复水肿史。

（2）贫血明显。

（3）血浆蛋白低。

（4）蛋白尿出现早而血压升高相对轻。

（5）眼底病变不明显。

3.糖尿病肾病

无论是1型糖尿病或2型糖尿病，均可发生肾损害而有高血压，肾小球硬化、肾小球毛细血管基膜增厚为主要的病理改变，早期肾功能正常，仅有微量蛋白尿，血压也可能正常；病情发展，出现明显蛋白尿及肾功能不全时血压升高。

对于肾实质病变引起的高血压，可以应用ACEI治疗，对肾脏有保护作用，除降低血压外，还可减少蛋白尿，延缓肾功能恶化。

（二）嗜铬细胞瘤

肾上腺髓质或交感神经节等嗜铬细胞肿瘤，间歇或持续分泌过多的肾上腺素和去甲肾上腺素，出现阵发性或持续性血压升高。其临床特点包括以下几个方面。

（1）有剧烈头痛，心动过速、出汗、面色苍白、血糖增高、代谢亢进等特征。

（2）对一般降压药物无效。

（3）血压增高期测定血或尿中儿茶酚胺及其代谢产物香草基杏仁酸（VMA），显著增高。

（4）超声、放射性核素、CT、磁共振显像可显示肿瘤的部位。

（5）大多数肿瘤为良性，可做手术切除。

（三）原发性醛固酮增多症

此病系肾上腺皮质增生或肿瘤分泌过多醛固酮所致。其特征包括以下几点。

（1）长期高血压伴顽固的低血钾。

（2）肌无力、周期性瘫痪、烦渴、多尿等。

（3）血压多为轻、中度增高。

（4）实验室检查：有低血钾、高血钠、代谢性碱中毒、血浆肾素活性降低、尿醛固酮排泄增多。

（5）螺内酯（安体舒通）试验（＋）具有诊断价值。

（6）超声、放射性核素、CT可作定位诊断。

（7）大多数原发性醛固酮增多症是由单一肾上腺皮质腺瘤所致，手术切除是最好的治疗方法。

（8）螺内酯是醛固酮拮抗剂，可使血压降低，血钾升高，症状减轻。

（四）皮质醇增多症（库欣综合征）

由于肾上腺皮质肿瘤或增生，导致皮质醇分泌过多。其临床特点表现为以下几点。

（1）水钠潴留，高血压。

（2）向心性肥胖、满月脸，多毛、皮肤纹、血糖升高。

（3）24 h 尿中 17-羟类固醇或 17-酮类固醇增多。

（4）肾上腺皮质激素兴奋者试验阳性。

（5）地塞米松抑制试验阳性。

（6）颅内蝶鞍 X 线检查、肾上腺 CT 扫描及放射性碘化胆固醇肾上腺扫描可用于病变定位。

（五）肾动脉狭窄

（1）可为单侧或双侧。

（2）青少年患者的病变性质多为先天性或炎症性，老年患者多为动脉粥样硬化性。

（3）高血压进展迅速或高血压突然加重，呈恶性高血压表现。

（4）舒张压中、重度升高。

（5）四肢血压多不对称，差别大，有时呈无脉症。

（6）体检时可在上腹部或背部肋脊角处闻及血管杂音。

（7）眼底呈缺血性进行性改变。

（8）对各类降压药物疗效较差。

（9）大剂量断层静脉肾盂造影，放射性核素肾图有助诊断。

（10）肾动脉造影可明确诊断。

（11）药物治疗可选用 ACEI 或钙通道阻滞剂，但双侧肾动脉狭窄者不宜应用，以避免可能使肾小球滤过率进一步降低，肾功能恶化。

（12）经皮肾动脉成形术（PTRA）手术简便，疗效好，为首选治疗。

（13）必要时，可行血流重建术、肾移植术、肾切除术。

（六）主动脉缩窄

为先天性血管畸形，少数为多发性大动脉炎引起。其临床特点表现为以下几点。

（1）上肢血压增高而下肢血压不高或降低，呈上肢血压高于下肢的反常现象。

（2）肩胛间区、胸骨旁、腋部可有侧支循环动脉的搏动和杂音或腹部听诊有血管杂音。

（3）胸部 X 线摄影可显示肋骨受侧支动脉侵蚀引起的切迹。

（4）主动脉造影可确定诊断。

（张　櫺）

第三节 稳定型心绞痛

稳定型心绞痛是由于劳力引起心肌耗氧量增加,而病变的冠状动脉不能及时调整和增加血流量,从而引起可逆性心肌缺血,但不引起心肌坏死。这是由于心肌供氧与耗氧之间暂时失去平衡而发生心肌缺血的临床症状,是在一定条件下冠状动脉所供应的血液和氧不能满足心肌需要的结果。本病多见于男性,多数患者年龄在 40 岁以上,常合并高血压、吸烟、糖尿病、脂质代谢异常等心血管疾病危险因子。大多数为冠状动脉粥样硬化导致血管狭窄引起,还可由主动脉瓣病变、梅毒性主动脉炎、肥厚型心肌病、先天性冠状动脉畸形、风湿性冠状动脉炎、心肌桥等引起。

一、发病机制

心肌内没有躯体神经分布,因此机械性刺激并不引起疼痛。心肌缺血时产生痛觉的机制仍不明确。当冠状动脉的供氧与心肌的氧耗之间发生矛盾时,心肌急剧的、暂时的缺血缺氧,导致心肌的代谢产物如乳酸、丙酮酸、磷酸等酸性物质以及一些类似激肽的多肽类物质在心肌内大量积聚,刺激心脏内自主神经传入纤维末梢,经 1～5 胸交感神经节和相应的脊髓段,传至大脑,产生疼痛感觉。因此,与心脏自主神经传入处于相同水平脊髓段的脊神经所分布的区域,如胸骨后、胸骨下段、上腹部、左肩、左上肢内侧等部位可以出现痛觉,这就是牵涉痛产生的可能原因。由于心绞痛并非躯体神经传入,所以常不是锐痛,不能准确定位。

心肌产生能量的过程需要大量的氧供,心肌耗氧量(MVO_2)的增加是引起稳定型心绞痛发作的主要原因之一。心肌耗氧量由心肌张力、心肌收缩强度和心率所决定,常用心率与收缩压的乘积作为评估心肌耗氧程度的指标。在正常情况下,冠状循环有强大的储备力量,在剧烈运动时,其血流量可增加到静息时的 6～7 倍,在缺氧状况下,正常的冠状动脉可以扩张,也能使血流量增加 4～5 倍。冠状动脉粥样硬化致冠状动脉狭窄或部分分支闭塞时,冠状动脉对应激状态下血流的调节能力明显减弱。在稳定型心绞痛患者,虽然冠状动脉狭窄,心肌的血液供应减少,但在静息状态下,仍然可以满足心脏的需要,故安静时患者无症状;当心脏负荷突然增加,如劳力、激动、寒冷刺激、饱食等,使心肌张力增加(心腔容积增加、心室舒张末期压力增高)、心肌收缩力增加(收缩压增高、心室压力曲线最大压力随时间变化率增加)或心率增快,均可引起心肌耗氧量增加,引起心绞痛的发作。

在其他情况下,如严重贫血、肥厚型心肌病、主动脉瓣狭窄/关闭不全等,由于血液携带氧的能力下降,或心肌肥厚致心肌氧耗增加,或心排血量过少/舒张压过低,均可以造成心肌氧供和氧耗之间的失平衡,心肌血液供给不足,遂引起心绞痛发作。在多数情况下,稳定型心绞痛常在同样的心肌耗氧量的情况下发生,即患者每次在某一固定运动强度的诱发下发生症状,因此症状的出现具有规律性。当发作的规律性在短期内发生显著变化时(如诱发症状的运动强度明显减低),常提示患者出现了不稳定型心绞痛。

二、病理和病理生理

一般来说,至少 1 支冠状动脉狭窄程度＞70％才会导致心肌缺血。

（一）心肌缺血、缺氧时的代谢与生化改变

在正常情况下，心肌主要通过脂肪氧化的途径获得能量，供能的效率比较高。但相对于对糖的利用供能来说，对脂肪的利用需要消耗更多的氧。

1.心肌的缺氧代谢及其对能量产生和心肌收缩力的影响

缺血缺氧引起心肌代谢的异常改变。心肌在缺氧状态下无法进行正常的有氧代谢，从三磷酸腺苷（ATP）或肌酸磷酸（CP）产生的高能磷酸键减少，导致依赖能源的心肌收缩和膜内外离子平衡发生障碍。缺血时由于乳酸和丙酮酸不能进入三羧酸循环进行氧化，无氧糖酵解增强，乳酸在心肌内堆积，冠状静脉窦乳酸含量增高。由于无氧酵解供能效率较低，而且乳酸的堆积限制了无氧糖酵解的进行，心肌能量产生障碍以及乳酸积聚引起心肌内的乳酸性酸中毒，均可导致心肌收缩功能的下降。

2.心肌细胞离子转运的改变对心肌收缩及舒张功能的影响

正常心肌细胞受激动而除极时，细胞内钙离子浓度增高，钙离子与原肌凝蛋白上的肌钙蛋白 C 结合后，解除了肌钙蛋白 I 的抑制作用，促使肌动蛋白和肌浆球蛋白合成肌动球蛋白，引起心肌收缩。当心肌细胞缺氧时，细胞膜对钠离子的渗透性异常增高，细胞内钠离子增多以及细胞内的酸中毒，使肌浆网内的钙离子流出障碍，细胞内钙离子浓度降低并妨碍钙离子与肌钙蛋白的结合，使心肌收缩功能发生障碍。缺氧也使心肌松弛发生障碍，可能因心肌高能磷酸键的储备降低，导致细胞膜上钠-钙离子交换系统功能的障碍以及肌浆网钙泵对钙离子的主动摄取减少，因此钙离子与肌钙蛋白的解离缓慢，心肌舒张功能下降，左心室顺应性减低，心室充盈的阻力增加。

3.心肌缺氧对心肌电生理的影响

心肌细胞受缺血性损伤时，钠离子在细胞内积聚而钾离子向细胞外漏出，使细胞膜在静止期处于部分除极化状态，当心肌细胞激动时，由于除极不完全，从而产生损伤电流。在心电图上表现为 ST 段的偏移。由于心腔内的压力，在冠状动脉血供不足的情况下，心内膜下的心肌更容易发生急性缺血。受急性缺血性损伤的心内膜下心肌，其静息电位较外层为高（部分除极化状态），而在心肌除极后其电位则较外层为低（除极不完全）；因此，在左心室表面记录的心电图上出现 ST 段的压低。当心肌缺血发作时主要累及心外膜下心肌，则心电图可以表现为 ST 段抬高。

（二）左心室功能及血流动力学改变

缺血部位心室壁的收缩功能，在心肌缺血发生时明显减弱甚至暂时完全丧失，而正常心肌区域代偿性收缩增强，可以表现为缺血部位收缩期膨出。但存在大面积的心肌缺血时，可影响整个左心室的收缩功能，心室舒张功能受损，充盈阻力增加。在稳定型心绞痛患者，各种心肌代谢和功能障碍是暂时、可逆性的，心绞痛发作时患者自动停止活动，使缺血部位心肌的血液供应恢复平衡，从而减轻或缓解症状。

三、临床表现

稳定型心绞痛通常均为劳力性心绞痛，其发作的性质通常在 3 个月内并无改变，即每天和每周疼痛发作次数大致相同，诱发疼痛的劳力和情绪激动程度相同，每次发作疼痛的性质和部位无改变，用硝酸甘油后，也在相同时间内发生疗效。

（一）症状

稳定型心绞痛的发作具有其较为特征性的临床表现，对临床的冠心病诊断具有重要价值，可以通过仔细的病史询问获得这些有价值的信息。心绞痛以发作性胸痛为主要临床表现，疼痛的特点有以下几点。

1.性质

心绞痛发作时,患者常无明显的疼痛,而表现为压迫、发闷或紧缩感,也可有烧灼感,但不尖锐,非针刺样或刀割样痛,偶伴濒死、恐惧感。发作时,患者往往不自觉地停止活动,至症状缓解。

2.部位

主要位于心前区、胸骨体上段或胸骨后,界限不清楚,约有手掌大小。常放射至左肩、左上肢内侧达无名指和小指、颈、咽或下颌部,也可以放射至上腹部甚至下腹部。

3.诱因

常由体力劳动或情绪激动(如愤怒、焦急、过度兴奋等)、饱食、寒冷、吸烟、心动过速等诱发。疼痛发生于劳力或激动的当时,而不是在劳累以后。典型的稳定型心绞痛常在类似活动强度的情况下发生。早晨和上午是心肌缺血的好发时段,可能与患者体内神经体液因素在此阶段的激活有关。

4.持续时间和缓解因素

心绞痛出现后常逐步加重,在患者停止活动后3～5 min逐渐消失。舌下含服硝酸甘油症状也能在2～3 min内缓解。如果患者在含服硝酸甘油后10 min内无法缓解症状,则认为硝酸甘油无效。

5.发作频率

稳定型心绞痛可数天或数星期发作1次,也可1 d内发作多次。一般来说,发作频率固定,如短时间内发作频率较以前明显增加,应该考虑不稳定型心绞痛(恶化劳力型)。

(二)体征

稳定型心绞痛患者在心绞痛发作时常见心率增快、血压升高。通常无其他特殊发现,但仔细的体格检查可以明确患者存在的心血管病危险因素。体格检查对鉴别诊断有很大的意义,例如,在胸骨左缘闻及粗糙的收缩期杂音应考虑主动脉瓣狭窄或肥厚梗阻型心肌病的可能。在胸痛发作期间,体格检查可能发现乳头肌缺血和功能失调引起的二尖瓣关闭不全的收缩期杂音;心肌缺血发作时可能出现左心室功能障碍,听诊时有时可闻及第四或第三心音奔马律、第二心音逆分裂或出现交替脉。

四、辅助检查

(一)心电图检查

心电图是发现心肌缺血、诊断心绞痛最常用、最便宜的检查方法。

1.静息心电图检查

稳定型心绞痛患者静息心电图多数是正常的,所以静息心电图正常并不能除外冠心病。一些患者可以存在ST-T改变,包括ST段压低(水平型或下斜型),T波低平或倒置,可伴有或不伴有陈旧性心肌梗死的表现。单纯、持续的ST-T改变对心绞痛并无显著的诊断价值,可以见于高血压、心室肥厚、束支传导阻滞、糖尿病、心肌病变、电解质紊乱、抗心律失常药物或化学治疗(简称化疗)、吸烟、心脏神经症患者。因此,单纯根据静息心电图诊断心肌缺血很不可靠。虽然冠心病患者可以出现静息心电图ST-T异常,并可能与冠状动脉病变的严重程度相关,但绝对不能仅根据心电图存在ST-T的异常即诊断冠心病。

心绞痛发作时特征性的心电图异常是ST-T较发作前发生明显改变,在发作以后恢复至发作前水平。由于心绞痛发作时心内膜下心肌缺血常见,心电图改变多表现为 ST 段压低(水平型或下斜型)0.1 mV 以上,T 波低平或倒置,ST 段改变往往比 T 波改变更具特异性;少数患者在发作时原来低平、倒置的 T 波变为直立(假性正常化),也支持心肌缺血的诊断。虽然 T 波改变对心肌缺血诊断的特异性不如 ST 段改变,但如果发作时的心电图与发作之前比较有明显差别,发作后恢复,也具有一定的诊断意义。部分稳定型心绞痛患者可以表现为心脏传导系统功能异常,最常见的是左束支传导阻滞和左前分支传导阻滞。此外,心绞痛发作时还可以出现各种心律失常。

2.心电图负荷试验

心电图负荷试验是对疑有冠心病的患者,通过给心脏增加负荷(运动或药物)而激发心肌缺血来诊断冠心病。运动试验的阳性标准为运动中出现典型心绞痛,运动中或运动后出现 ST 段水平或下斜型下降≥1 mm(J 点后 60～80 ms),或运动中出现血压下降者。心电图负荷试验检查的指证为:临床上怀疑冠心病,为进一步明确诊断;对稳定型心绞痛患者进行危险分层;冠状动脉搭桥及心脏介入治疗前后的评价;陈旧性心肌梗死患者对非梗死部位心肌缺血的监测。禁忌证包括急性心肌梗死;高危的不稳定型心绞痛;急性心肌、心包炎;严重高血压[收缩压≥26.7 kPa(200 mmHg)和/或舒张压≥14.7 kPa(110 mmHg)]心功能不全;严重主动脉瓣狭窄;肥厚型梗阻性心肌病;静息状态下有严重心律失常;主动脉夹层。负荷试验终止的指标为ST-T 降低或抬高≥0.2 mV;心绞痛发作;收缩压超过 29.3 kPa(220 mmHg);血压较负荷前下降;室性心律失常(多源性、连续 3 个室性期前收缩和持续性室性心动过速)。

通常,运动负荷心电图的敏感性可达到约 70%,特异性 70%～90%。有典型心绞痛并且负荷心电图阳性,诊断冠心病的准确率达 95% 以上。运动负荷试验为最常用的方法,运动方式主要为分级踏板或蹬车,其运动强度可逐步分期升级。目前,通常是以达到按年龄预计的最大心率(HRmax)或 85%～90% 的最大心率为目标心率,前者为极量运动试验,后者为次极量运动试验。运动中应持续监测心电图、血压的改变并记录,运动终止后即刻和此后每 2 min 均应重复心电图记录,直至心率恢复运动前水平。

Duke 活动平板评分是可以用来进行危险分层的指标。

Duke 评分＝运动时间(min)－5×ST 段下降(mm)－(4×心绞痛指数)。

心绞痛指数:0.运动中无心绞痛;1.运动中有心绞痛;2.因心绞痛需终止运动试验。

Duke 评分≥5 分低危,1 年病死率 0.25%;－10～＋4 分中危,1 年病死率 1.25%;≤－11 高危,1 年病死率 5.25%。Duke 评分系统适用于 75 岁以下的冠心病患者。

3.心电图连续监测(动态心电图)

连续记录 24 h 的心电图,可从中发现心电图 ST-T 改变和各种心律失常,通过将 ST-T 改变出现的时间与患者症状的对照分析,从而确定患者症状与心电图改变的意义。心电图中显示缺血性 ST-T 改变而当时并无心绞痛发作者称为无痛性心肌缺血,诊断无痛性心肌缺血时,ST 段呈水平或下斜型压低≥0.1 mV,并持续 1 min 以上。进行 12 导联的动态心电图监测对心肌缺血的诊断价值较大。

(二)超声心动图检查

稳定型心绞痛患者的静息超声心动图检查大部分无异常表现,但在心绞痛发作时,如果同时进行超声心动图检查,可以发现节段性室壁运动异常,并可以出现一过性心室收缩与舒张功能障碍的表现。超声心动图负荷试验是诊断冠心病的手段之一,可以帮助识别心肌缺血的范围和程度,敏感性和特异性均高于心电图负荷试验。超声心动图负荷试验按负荷的性质可分为药物负荷试验(常用多巴酚丁胺)、运动负荷试验、心房调搏负荷试验以及冷加压负荷试验。根据负荷后室壁的运动情况,可将室壁运动异常分为运动减弱、运动消失、矛盾运动及室壁瘤。

(三)放射性核素检查

^{201}Tl-静息和负荷心肌灌注显像:^{201}Tl(铊)随冠状动脉血流很快被正常心肌所摄取。静息时铊显像所示灌注缺损主要见于心肌梗死后瘢痕部位;而负荷心肌灌注显像可以在运动诱发心肌缺血时,显示出冠状动脉供血不足导致的灌注缺损。不能运动的患者可做双嘧达莫(双嘧达莫)试验,静脉注射双嘧达莫使正常或较正常的冠状动脉扩张,引起"冠状动脉窃血",产生狭窄血管供应的局部心肌缺血,可取得与运动试验相似的效果。近年,还用腺苷或多巴酚丁胺做药物负荷试验。近年用^{99m}Tc-MIBI做心肌显像取得良好效果,并已推广,它在心肌内分布随时间变化相对固定,无明显再分布,显像检查可在数小时内进行。

(四)多层CT或电子束CT平扫

多层CT或电子束CT平扫可检出冠状动脉钙化并进行积分。人群研究显示钙化与冠状动脉病变的高危人群相联系,但钙化程度与冠状动脉狭窄程度却并不一致。因此,不推荐将钙化积分常规用于心绞痛患者的诊断。

CT冠状动脉造影(CTA)为显示冠状动脉病变及形态的无创检查方法,具有较高的阴性预测价值,若CTA未见狭窄病变,一般无须进行有创检查。但CT冠状动脉造影对狭窄部位病变程度的判断仍有一定局限性,特别当存在明显的钙化病变时,会显著影响狭窄程度的判断,而冠状动脉钙化在冠心病患者中相当普遍。因此,CTA对冠状动脉狭窄程度的显示仅能作为参考。

(五)左心导管检查

主要包括冠状动脉造影术和左心室造影术,是有创性检查方法,前者目前仍然是诊断冠心病的金标准。左心导管检查通常采用穿刺股动脉(Judkins技术)、肱动脉(Sones技术)或桡动脉的方法。选择性冠状动脉造影将导管插入左、右冠状动脉口,注射造影剂使冠状动脉主支及其分支显影,可以较准确地反映冠状动脉狭窄的程度和部位。左心室造影术是将导管送入左心室,用高压注射器将造影剂以12~15 mL/s的速度注入左心室以评价左心室整体收缩功能及局部室壁运动状况。心导管检查的风险与疾病的严重程度以及术者经验直接相关,并发症大约为0.1%。根据冠状动脉的灌注范围,将冠状动脉分为左冠状动脉优势型、右冠状动脉优势型和均衡型。"优势型"是指哪一支冠状动脉供应左心室间隔和左心室后壁;85%为右冠状动脉优势型,7%为右冠状动脉和左冠的回旋支共同支配,即均衡型,8%为左冠状动脉优势型。

五、危险分层

通过危险分层,定义出发生冠心病事件的高危患者,对采取个体化治疗,改善长期预后具有重要意义。根据以下各个方面对稳定型心绞痛患者进行危险分层。

(一)临床评估

患者病史、症状、体格检查及实验室检查可为预后提供重要信息。冠状动脉病变严重、有外周血管疾病、心力衰竭者预后不良。心电图有陈旧性心肌梗死、完全性左束支传导阻滞、左心室肥厚、二至三度房室传导阻滞、心房颤动、分支阻滞者,发生心血管事件的危险性也增高。

(二)负荷试验

Duke活动平板评分可以用来进行危险分层。此外,运动早期出现阳性(ST段压低

>1 mm)、试验过程中 ST 段压低>2 mm、出现严重室律失常时,预示患者高危。超声心动图负荷试验有很好的阴性预测价值,年死亡或心肌梗死发生率<0.5%。而静息时室壁运动异常、运动引发更严重的室壁运动异常者高危。

核素检查显示运动时心肌灌注正常则预后良好,年心脏性猝死、心肌梗死的发生率<1%,与正常人群相似;运动灌注明显异常提示有严重的冠状动脉病变,预示患者高危,应动员患者行冠状动脉造影及血运重建治疗。

(三)左心室收缩功能

左心室射血分数(LVEF)<35%的患者年病死率>3%。男性稳定型心绞痛伴心功能不全者 5 年存活率仅 58%。

(四)冠状动脉造影

冠状动脉造影显示的病变部位和范围决定患者预后。CASS 注册登记资料显示正常冠状动脉 12 年的存活率 91%,单支病变 74%,双支病变 59%,三支病变 50%,左主干病变预后不良,左前降支近端病变也能降低存活率,但血运重建可以降低病死率。

六、诊断和鉴别诊断

(一)诊断

根据典型的发作特点,结合年龄和存在的其他冠心病危险因素,除外其他疾病所致的胸痛,即可建立诊断。发作时典型的心电图改变为:以 R 波为主的导联中,ST 段压低,T 波平坦或倒置,发作过后数分钟内逐渐恢复。心电图无改变的患者可考虑做心电图负荷试验。发作不典型者,诊断要依靠观察硝酸甘油的疗效和发作时心电图的变化,如仍不能确诊,可以考虑做心电图负荷试验或 24 h 的动态心电图连续监测。诊断困难者可考虑行超声心动图负荷试验、放射性核素检查和冠状动脉 CTA。考虑介入治疗或外科手术者必须行选择性冠状动脉造影。在有 CTA 设备的医院,单纯进行冠心病的诊断已经很少使用选择性冠状动脉造影检查。

(二)鉴别诊断

稳定型心绞痛尤其需要与以下疾病进行鉴别。

1.心脏神经症

患者胸痛常为短暂(几秒钟)的刺痛或持久(几小时)的隐痛,胸痛部位多在左胸乳房下心尖部附近,部位常不固定。症状多在劳力之后出现,而不在劳力的当时发生。患者症状多在安静时出现,体力活动或注意力转移后症状反而缓解,常可以耐受较重的体力活动而不出现症状。含服硝酸甘油无效或在十多分钟后才"见效",常伴有心悸、疲乏及其他神经衰弱的症状,常喜欢叹息性呼吸。

2.不稳定型心绞痛和急性心肌梗死不稳定型心绞痛

不稳定型心绞痛和急性心肌梗死不稳定型心绞痛包括初发型心绞痛、恶化劳力型心绞痛、静息型心绞痛等。通常疼痛发作较频繁、持续时间延长、对药物治疗反应差,常伴随出汗、恶心呕吐、濒死感等症状。

3.肋间神经痛

本病疼痛常累及 1~2 个肋间,沿肋间神经走向,疼痛性质为刺痛或灼痛,持续性而非发作性,咳嗽、用力呼吸和身体转动可使疼痛加剧,局部有压痛。

4.其他疾病

其他疾病包括主动脉严重狭窄或关闭不全、冠状动脉炎引起的冠状动脉口狭窄或闭塞、肥厚型心肌病等疾病均可引起心绞痛，要根据其他临床表现来鉴别。此外，还需与胃食管反流、食管动力障碍、食管裂孔疝等食管疾病以及消化性溃疡、颈椎病等鉴别。

七、治疗

治疗有两个主要目的：一是预防心肌梗死和猝死，改善预后；二是减轻症状，提高生活质量。

（一）一般治疗

症状出现时立刻休息，在停止活动后 3～5 min 症状即可消除。应尽量避免各种确知的诱发因素，如过度的体力活动、情绪激动、饱餐等，冬天注意保暖。调节饮食，特别是一次进食不宜过饱，避免油腻饮食，禁绝烟酒。调整日常生活与工作量；减轻精神负担；同时治疗贫血、甲状腺功能亢进等相关疾病。

（二）药物治疗

药物治疗的目的是预防心肌梗死和猝死，改善生存率；减轻症状和缺血发作，改善生活质量。在选择治疗药物时，应首先考虑预防心肌梗死和死亡。此外，应积极处理心血管病危险因素。

1.预防心肌梗死和死亡的药物治疗

（1）抗血小板治疗：冠状动脉内血栓形成是急性冠心病事件发生的主要特点，而血小板的激活和白色血栓的形成，是冠状动脉内血栓的最早期形式。因此，在冠心病患者，抑制血小板功能对于预防事件、降低心血管死亡具有重要意义。

阿司匹林：通过抑制血小板环氧化酶从而抑制血栓素 A_2（TXA_2）诱导的血小板聚集，防止血栓形成。研究表明，阿司匹林治疗能使稳定型心绞痛患者心血管不良事件的相对危险性降低33%，在所有缺血性心脏病的患者，无论有否症状，只要没有禁忌证，应常规、终身服用阿司匹林75～150 mg/d。阿司匹林不良反应主要是胃肠道症状，并与剂量有关。阿司匹林引起消化道出血的年发生率为1‰～2‰，其禁忌证包括过敏、严重未经治疗的高血压、活动性消化性溃疡、局部出血和出血体质。因胃肠道症状不能耐受阿司匹林的患者，在使用氯吡格雷代替阿司匹林的同时，应使用质子泵抑制剂（如奥美拉唑）。

二磷酸腺苷（ADP）受体拮抗药：通过 ADP 受体抑制血小板内 Ca^{2+} 活性，从而发挥抗血小板作用，主要抑制 ADP 诱导的血小板聚集。常用药物包括氯吡格雷和噻氯匹定，氯吡格雷的应用剂量为75 mg，每天1次；噻氯匹定为250 mg，1～2次/天。由于噻氯匹定可以引起白细胞计数、中性粒细胞和血小板计数减少，因此要定期做血常规检查，目前已经很少使用。在使用阿司匹林有禁忌证时可口服氯吡格雷。在稳定型心绞痛患者，目前尚无足够证据推荐联合使用阿司匹林和氯吡格雷。

（2）β肾上腺素能受体阻滞药（β受体阻滞剂）：β受体阻滞剂对冠心病病死率影响的荟萃分析显示，心肌梗死后患者长期接受 β受体阻滞剂治疗，可以使病死率降低24%。而具有内在拟交感活性的 β受体阻滞剂心脏保护作用较差，故推荐使用无内在拟交感活性的 β受体阻滞剂（如美托洛尔、比索洛尔、阿罗洛尔、普萘洛尔等）。β受体阻滞剂的使用剂量应个体化，从较小剂量开始，逐级增加剂量，以达到缓解症状、改善预后的目的。β受体阻滞剂治疗过程中，以清醒时静息心率不低于50次/分钟为宜。

β受体阻滞剂长期应用可以显著降低冠心病患者心血管事件的患病率和病死率,为冠心病二级预防的首选药物,应终身服用。如果必须停药时应逐步减量,突然停用可能引起症状反跳,甚至诱发急性心肌梗死。对慢性阻塞性肺部/支气管哮喘、心力衰竭、外周血管病患者,应谨慎使用β受体阻滞剂,对显著心动过缓(用药前清醒时心率<50次/分钟)或高度房室传导阻滞者不用为宜。

(3)HMG-CoA还原酶抑制药(他汀类药物):他汀类药物通过抑制胆固醇合成,在治疗冠状动脉粥样硬化中起重要作用,大量临床研究和荟萃分析均证实,降低胆固醇(主要是低密度脂蛋白胆固醇,LDL-C)治疗与冠心病病死率和总病死率的降低有明显的相关性。他汀类药物还可以改善血管内皮细胞的功能、抑制炎症反应、稳定斑块、促使动脉粥样硬化斑块消退,从而发挥调脂以外的心血管保护作用。稳定型心绞痛的患者(高危)应长期接受他汀类治疗,建议将LDL-C降低至2.6 mmol/L(100 mg/dL)以下,对合并糖尿病者(极高危),应将LDL-C降低至2.1 mmol/L(80 mg/dL)以下。

(4)血管紧张素转换酶抑制药(ACEI):ACEI治疗在降低稳定型冠心病缺血性事件方面有重要作用。ACEI能逆转左心室肥厚、血管增厚,延缓动脉粥样硬化进展,能减少斑块破裂和血栓形成,另外有利于心肌氧供/氧耗平衡和心脏血流动力学,并降低交感神经活性。推荐用于冠心病患者的二级预防,尤其是合并高血压、糖尿病和心功能不全的患者。HOPE、PEACE和EUROPA研究的荟萃分析显示,ACEI用于稳定型心绞痛患者,与安慰剂相比,可以使所有原因导致的死亡降低14%、非致死性心肌梗死降低18%、所有原因导致的卒中降低23%。下述情况不应使用:收缩压<12.0 kPa(90 mmHg)、肾衰竭、双侧肾动脉狭窄和过敏者。其不良反应包括干咳、低血压和罕见的血管性水肿。

2.抗心绞痛和抗缺血治疗

(1)β受体阻滞剂:通过阻断儿茶酚胺对心率和心收缩力的刺激作用,减慢心率、降低血压、抑制心肌收缩力,从而降低心肌耗氧量,预防和缓解心绞痛的发作。由于心率减慢后心室射血时间和舒张期充盈时间均延长,舒张末心室容积(前负荷)增加,在一定程度上抵消了心率减慢引起的心肌耗氧量下降,因此与硝酸酯类药物联合可以减少舒张期静脉回流,而且β受体阻滞剂可以抑制硝酸酯给药后对交感神经系统的兴奋作用,获得药物协同作用。

(2)硝酸酯类药物:这类药物通过扩张容量血管、减少静脉回流、降低心室容量、心腔内压和心室壁张力,同时对动脉系统有轻度扩张作用,降低心脏后负荷,从而降低心肌耗氧量。此外,硝酸酯可以扩张冠状动脉,增加心肌供氧,从而改善心肌氧供和氧耗的失平衡,缓解心绞痛症状。近期研究发现,硝酸酯还具有抑制血小板聚集的作用,其临床意义有待于进一步证实。

硝酸甘油:为缓解心绞痛发作,可使用起效较快的硝酸甘油舌下含片,1~2片(0.3~0.6 mg),舌下含化,通过口腔黏膜迅速吸收,给药后1~2 min即开始起作用,约10 min后作用消失。大部分患者在给药3 min内见效,如果用药后症状仍持续10 min以上,应考虑舌下硝酸甘油无效。延迟见效或无效时,应考虑药物是否过期或未溶解,或应质疑患者的症状是否为稳定型心绞痛。硝酸甘油口腔气雾剂也常用于缓解心绞痛发作,作用方式同舌下含片。用2%硝酸甘油油膏或贴片(含5~10 mg)涂或贴在胸前或上臂皮肤而缓慢吸收,适用于预防心绞痛发作。

二硝酸异山梨酯:二硝酸异山梨酯口服3次/天,每次5~20 mg,服后半小时起作用,持续3~5 h。本药舌下含化后2~5 min见效,作用维持2~3 h,每次5~10 mg。口服二硝酸异山梨酯肝脏首过效应明显,生物利用度仅20%~30%。气雾剂通过黏膜直接吸收,起效迅速,生物利用度相对较高。

5-单硝酸异山梨酯:为二硝酸异山梨酯的两种代谢产物之一,半衰期长达 4～6 h,口服吸收完全,普通剂型每天给药 2 次,缓释剂型每天给药 1 次。

硝酸酯药物持续应用的主要问题是产生耐药性,其机制尚未明确,可能与体内巯基过度消耗、肾素-血管紧张素-醛固酮(RAS)系统激活等因素有关。防止发生耐药的最有效方法是偏心给药,保证每天足够长(8～10 h)的无硝酸酯期。硝酸酯药物的不良作用有头晕、头胀痛、头部跳动感、面红、心悸等,偶有血压下降(静脉给药时相对多见)。

(3)钙通道阻滞剂:本类药物抑制钙离子进入心肌内,抑制心肌细胞兴奋收缩耦联中钙离子的作用。因而抑制心肌收缩;扩张周围血管,降低动脉压,降低心脏后负荷,因此减少心肌耗氧量。钙通道阻滞剂可以扩张冠状动脉,解除冠状动脉痉挛,改善心内膜下心肌的供血;此外,实验研究发现钙通道阻滞剂还可以降低血黏度,抑制血小板聚集,改善心肌的微循环。常用制剂包括二氢吡啶类钙通道阻滞剂(氨氯地平、硝苯地平等)和非二氢吡啶类钙通道阻滞剂(硫氮䓬酮等)。

钙通道阻滞剂在减轻心肌缺血和缓解心绞痛方面,与β受体阻滞剂疗效相当。在单用β受体阻滞剂症状控制不满意时,二氢吡啶类钙通道阻滞剂可以与β受体阻滞剂合用,获得协同的抗心绞痛作用。与硝酸酯联合使用,也有助于缓解症状。应避免将非二氢吡啶类钙通道阻滞剂与β受体阻滞剂合用,以免两类药物的协同作用导致对心脏的过度抑制。

推荐使用控释、缓释或长效剂型,避免使用短效制剂,以免明显激活交感神经系统。常见的不良反应包括胫前水肿、便秘、头痛、面色潮红、嗜睡、心动过缓和房室传导阻滞等。

(三)经皮冠状动脉介入治疗

经皮冠状动脉介入治疗(PCI)包括经皮冠状动脉球囊成形术(PTCA)、冠状动脉支架植入术和粥样斑块消蚀技术。自 1977 年首例 PTCA 应用于临床以来,PCI 术成为冠心病治疗的重要手段之一。COURAGE研究显示,与单纯理想的药物治疗相比,PCI＋理想药物治疗能减少血运重建的次数,提高患者的生活质量(活动耐量增加),但是心肌梗死的发生和病死率与单纯药物治疗无显著差异。对 COURAGE 研究进一步分析显示,对左心室缺血面积＞10％的患者,PCI＋理想药物治疗对终点的影响优于单纯药物治疗。随着新技术的出现,尤其是药物洗脱支架(DES)及新型抗血小板药物的应用,远期疗效明显提高。冠状动脉介入治疗不仅可以改善生活质量,而且可明显降低高危患者的心肌梗死发生率和病死率。

(四)冠状动脉旁路手术

冠状动脉旁路手术(CABG)是使用患者自身的大隐静脉、内乳动脉或桡动脉作为旁路移植材料,一端吻合在主动脉,另一端吻合在有病变的冠状动脉段的远端,通过引流主动脉血流以改善病变冠状动脉所供血心肌区域的血流供应。CABG 术前进行选择性冠状动脉造影,了解冠状动脉病变的程度和范围,以供制订手术计划(包括决定移植血管的根数)的参考。目前,在发达的国家和地区,CABG 已成为最普通的择期心脏外科手术,对缓解心绞痛、改善冠心病长期预后有很好效果。随着动脉化旁路手术的开展,极大提高了移植血管桥的远期开通率;微创冠状动脉手术及非体外循环的 CABG 均在一定程度上减少创伤及围术期并发症的发生,患者能够很快恢复。目前,CABG 总的手术死亡率在 1％～4％。

对于低危(年病死率＜1％)的患者,CABG 并不比药物治疗给患者更多的预后获益。因此,CABG 的适应证主要包括:①冠状动脉多支血管病变,尤其是合并糖尿病的患者;②冠状动脉左主干病变;③不适合于行介入治疗的严重冠状血管病变患者;④心肌梗死后合并室壁瘤,需要进行室壁瘤切除的患者;⑤闭塞段的远段管腔通畅,血管供应区有存活心肌。

(五)其他治疗措施

1.患者的教育

对患者进行疾病知识的教育,对长期保持病情稳定,改善预后具有重要意义。有效的教育可以使患者全身心参与治疗和预防,并减轻对病情的担心与焦虑,协调患者理解其治疗方案,更好地依从治疗方案和控制危险因素,从而改善和提高患者的生活质量,降低病死率。

2.戒烟

吸烟能使心血管疾病病死率增加 50%,心血管死亡的风险与吸烟量直接相关。吸烟还与血栓形成、斑块不稳定及心律失常相关。资料显示,戒烟能降低心血管事件的风险。医务工作者应向患者讲明吸烟的危害,动员并协助患者完全戒烟,并且避免被动吸烟。一些行为及药物治疗措施,如尼古丁替代治疗等,可以协助患者戒烟。

3.运动

运动应与多重危险因素的干预结合起来,成为冠心病患者综合治疗的一部分。研究显示,适当运动能减少心绞痛发作次数、改善运动耐量。建议每天运动 30 min,每周运动不少于 5 d。运动强度以不引起心绞痛发作为度。

4.控制血压

目前高血压治疗指南推荐,冠心病患者的降压治疗目标应将血压控制在 17.3/10.7 kPa (130/80 mmHg)以下。选择降压药物时,应优先考虑 β 受体阻滞剂和 ACEI。

5.糖尿病

糖尿病合并稳定型心绞痛患者为极高危患者,应在改善生活方式的同时及时使用降糖药物治疗,使糖化血红蛋白(HbA_{1c})在正常范围(≤7%)。

6.肥胖

按照中国肥胖防治指南定义,体质量指数(BMI)24～27.9 kg/m^2 为超重,BMI≥28 kg/m^2 为肥胖;腹形肥胖指男性腰围≥90 cm,女性≥80 cm。肥胖多伴随着其他冠心病发病的危险因素,如高血压、胰岛素抵抗、HDL-C 降低和 TG 升高等。减轻体质量(控制饮食、活动和锻炼、减少饮酒量)有利于控制其他多种危险因素,也是冠心病二级预防的重要组成部分。

八、预后

稳定型心绞痛患者在接受规律的冠心病二级预防后,大多数患者的冠状动脉粥样斑块能长期保持稳定,患者能够长期存活。决定稳定型心绞痛患者预后的主要因素包括冠状动脉病变的部位和范围、左心室功能、合并的心血管危险因子(如吸烟、糖尿病、高血压等)控制情况、是否坚持规律的冠心病二级预防治疗。一旦患者心绞痛发作在短期内变得频繁、程度严重、对药物治疗反应差,应考虑发生急性冠脉综合征,应采取更积极的药物治疗和血运重建治疗。

(张 櫔)

第四节 不稳定型心绞痛

一、定义

临床上将原来的初发型心绞痛、恶化型心绞痛和各型自发性心绞痛广义地统称为不稳定型心绞痛(UAP)。其特点是疼痛发作频率增加、程度加重、持续时间延长、发作诱因改变,甚至休息时亦出现持续时间较长的心绞痛。含化硝酸甘油效果差,或无效。本型心绞痛介于稳定型心绞痛和急性心肌梗死之间,易发展为心肌梗死,但无心肌梗死的心电图及血清酶学改变。

不稳定型心绞痛是介于稳定型心绞痛和急性心肌梗死之间的一组临床心绞痛综合征。有学者认为除了稳定的劳力性心绞痛为稳定型心绞痛外,其他所有的心绞痛均属于不稳定型心绞痛,包括初发劳力型心绞痛、恶化劳力型心绞痛、卧位型心绞痛、夜间发作的心绞痛、变异型心绞痛、梗死前心绞痛、梗死后心绞痛和混合型心绞痛。如果劳力性和自发性心绞痛同时发生在一个患者身上,则称为混合型心绞痛。

不稳定型心绞痛具有独特的病理生理机制及临床预后,如果得不到恰当及时的治疗,可能发展为急性心肌梗死。

二、病因及发病机制

目前认为有5种因素与产生不稳定型心绞痛有关,它们相互关联。

(一)冠脉粥样硬化斑块上有非阻塞性血栓

为最常见的发病原因,冠脉内粥样硬化斑块破裂诱发血小板聚集及血栓形成,血栓形成和自溶过程的动态不平衡过程,导致冠脉发生不稳定的不完全性阻塞。

(二)动力性冠脉阻塞

在冠脉器质性狭窄基础上,病变局部的冠脉发生异常收缩、痉挛导致冠脉功能性狭窄,进一步加重心肌缺血,产生不稳定型心绞痛。这种局限性痉挛与内皮细胞功能紊乱、血管收缩反应过度有关,常发生在冠脉粥样硬化的斑块部位。

(三)冠状动脉严重狭窄

冠脉以斑块导致的固定性狭窄为主,不伴有痉挛或血栓形成,见于某些冠脉斑块逐渐增大、管腔狭窄进行性加重的患者,或 PCI 术后再狭窄的患者。

(四)冠状动脉炎症

近年来研究认为斑块发生破裂与其局部的炎症反应有十分密切的关系。在炎症反应中感染因素可能也起一定作用,其感染物可能是巨细胞病毒和肺炎衣原体。这些患者炎症递质标志物水平检测常有明显增高。

(五)全身疾病加重的不稳定型心绞痛

在原有冠脉粥样硬化性狭窄基础上,由于外源性诱发因素影响冠脉血管导致心肌氧的供求失衡,心绞痛恶化加重。常见原因有:①心肌需氧增加,如发热、心动过速、甲状腺功能亢进等;②冠脉血流减少,如低血压、休克;③心肌氧释放减少,如贫血、低氧血症。

三、临床表现

(一)症状

临床上,不稳定型心绞痛可表现为新近发生(1个月内)的劳力型心绞痛,或原有稳定型心绞痛的主要特征近期内发生了变化,如心前区疼痛发作更频繁、程度更严重、时间也延长,轻微活动甚至在休息也发作。少数不稳定型心绞痛患者可无胸部不适表现,仅表现为颌、耳、颈、臂或上胸部发作性疼痛不适,或表现为发作性呼吸困难,其他还可表现为发作性恶心、呕吐、出汗和不能解释的疲乏症状。

(二)体格检查

一般无特异性体征。心肌缺血发作时可发现反常的左心室心尖冲动,听诊有心率增快和第一心音减弱,可闻及第三心音、第四心音或二尖瓣反流性杂音。当心绞痛发作时间较长,或心肌缺血较严重时,可发生左心室功能不全的表现,如双肺底细小水泡音,甚至急性肺水肿或伴低血压。也可发生各种心律失常。

体检的主要目的是努力寻找诱发不稳定型心绞痛的原因,如难以控制的高血压、低血压、心律失常、梗阻性肥厚型心肌病、贫血、发热、甲状腺功能亢进、肺部疾病等,并确定心绞痛对患者血流动力学的影响,如对生命体征、心功能、乳头肌功能或二尖瓣功能等的影响,这些体征的存在高度提示预后不良。

体检对胸痛患者的鉴别诊断至关重要,有几种疾病状态如得不到及时准确诊断,即可能出现严重后果。如背痛、胸痛、脉搏不整,心脏听诊发现主动脉瓣关闭不全的杂音,提示主动脉夹层破裂,心包摩擦音提示急性心包炎,而奇脉提示心脏压塞,气胸表现为气管移位、急性呼吸困难、胸膜疼痛和呼吸音改变等。

(三)临床类型

1.静息心绞痛

心绞痛发生在休息时,发作时间较长,含服硝酸甘油效果欠佳,病程1个月以内。

2.初发劳力型心绞痛

新近发生的严重心绞痛(发病时间在1个月以内),CCS(加拿大心脏病学会的劳力型心绞痛分级标准,表4-7)分级,Ⅲ级以上的心绞痛为初发性心绞痛,尤其注意近48 h内有无静息心绞痛发作及其发作频率变化。

表 4-7　加拿大心脏病学会的劳力型心绞痛分级标准

分级	特点
Ⅰ级	一般日常活动例如走路、登楼不引起心绞痛,心绞痛发生在剧烈、速度快或长时间的体力活动或运动后
Ⅱ级	日常活动轻度受限,心绞痛发生在快步行走、登楼、餐后行走、冷空气中行走、逆风行走或情绪波动后活动
Ⅲ级	日常活动明显受限,心绞痛发生在以一般速度行走时
Ⅳ级	轻微活动即可诱发心绞痛的患者不能做任何体力活动,但休息时无心绞痛发作

3.恶化劳力型心绞痛

既往诊断的心绞痛,最近发作次数频繁、持续时间延长或痛阈降低(CCS分级增加Ⅰ级以上或CCS分级Ⅲ级以上)。

4.心肌梗死后心绞痛

急性心肌梗死24 h以后至1个月内发生的心绞痛。

5.变异型心绞痛

休息或一般活动时发生的心绞痛,发作时 ECG 显示暂时性 ST 段抬高。

四、辅助检查

(一)心电图检查

不稳定型心绞痛患者中,常有伴随症状而出现的短暂的 ST 段偏移伴或不伴有 T 波倒置,但不是所有不稳定型心绞痛患者都发生这种 ECG 改变。ECG 变化随着胸痛的缓解而常完全或部分恢复。症状缓解后,ST 段抬高或降低或 T 波倒置不能完全恢复,是预后不良的标志。伴随症状产生的 ST 段、T 波改变持续超过 12 h 者可能提示非 ST 段抬高心肌梗死。此外,临床表现拟诊为不稳定型心绞痛的患者,胸导联 T 波呈明显对称性倒置(≥0.2 mV),高度提示急性心肌缺血,可能系前降支严重狭窄所致。胸痛患者 ECG 正常也不能排除不稳定型心绞痛可能。若发作时倒置的 T 波呈伪性改变(假正常化),发作后 T 波恢复原倒置状态;或以前心电图正常者近期内出现心前区多导联 T 波深倒,在排除非 Q 波性心肌梗死后结合临床也应考虑不稳定型心绞痛的诊断。

不稳定型心绞痛患者中有75%～88%的一过性 ST 段改变不伴有相关症状,为无痛性心肌缺血。动态心电图检查不仅有助于检出上述心肌缺血的动态变化,还可用于不稳定型心绞痛患者常规抗心绞痛药物治疗的评估以及是否需要进行冠状动脉造影和血管重建术的参考指标。

(二)心脏生化标志物

心脏肌钙蛋白:肌钙蛋白复合物包括3个亚单位,即肌钙蛋白 T(TnT)、肌钙蛋白 I(TnI)和肌钙蛋白 C(TnC),目前只有 TnT 和 TnI 应用于临床。约有35%不稳定型心绞痛患者显示血清 TnT 水平增高,但其增高的幅度与持续的时间与急性心肌梗死(AMI)有差别。AMI 患者 TnT >3 μg/L(3.0 ng/mL)者占88%,非 Q 波心肌梗死中仅占17%,不稳定型心绞痛中无 TnT >3 μg/L(3.0 ng/mL)者。因此,TnT 升高的幅度和持续时间可作为不稳定型心绞痛与 AMI 的鉴别诊断之参考。

不稳定型心绞痛患者 TnT 和 TnI 升高者较正常者预后差。临床怀疑不稳定型心绞痛者 TnT 定性试验为阳性结果者表明有心肌损伤(相当于 TnT >0.05 μg/L,0.05 ng/mL),但如为阴性结果并不能排除不稳定型心绞痛的可能性。

(三)冠状动脉造影

目前仍是诊断冠心病的"金标准"。在长期稳定型心绞痛的基础上出现的不稳定型心绞痛常提示为多支冠脉病变,而新发的静息心绞痛可能为单支冠脉病变。冠脉造影结果正常提示可能是冠脉痉挛、冠脉内血栓自发性溶解、微循环系统异常等原因引起,或冠脉造影病变漏诊。

不稳定型心绞痛有以下情况时应视为冠脉造影强适应证:①近期内心绞痛反复发作,胸痛持续时间较长,药物治疗效果不满意者可考虑及时行冠状动脉造影,以决定是否急诊介入性治疗或急诊冠状动脉旁路移植术(CABG);②原有劳力性心绞痛近期内突然出现休息时频繁发作者;③近期活动耐量明显减低,特别是低于 Bruce Ⅱ 级或 4 METs 者;④梗死后心绞痛;⑤原有陈旧性心肌梗死,近期出现由非梗死区缺血所致的劳力性心绞痛;⑥严重心律失常、LVEF <40% 或充血性心力衰竭。

(四)螺旋 CT 血管造影(CTA)

近年来,多层螺旋 CT 尤其是64排螺旋 CT 冠状动脉成像(CTA)在冠心病诊断中正在推广应用。CTA能够清晰显示冠脉主干及其分支狭窄、钙化、开口起源异常及桥血管病变。有资料显示,CTA诊断冠状动脉病变的灵敏度为96.33%、特异度为98.16%,阳性预测值为97.22%,阴性预测值为97.56%。其中对左主干、左前降支病变及>75%的病变灵敏度最高,分别达到100%和94.4%。CTA对冠状动脉狭窄病变、桥血管、开口畸形、支架管腔、斑块形态均显影良好,对钙化病变诊断率优于冠状动脉造影,阴性者可排除冠心病,阳性者应进行冠状动脉造影检查。另外,CTA也可以作为冠心病高危人群无创性筛选检查及冠脉支架术后随访手段。

(五)其他

其他非创伤性检查包括运动平板试验、运动放射性核素心肌灌注扫描、药物负荷试验、超声心动图等,也有助于诊断。通过非创伤性检查可以帮助决定冠状动脉造影单支临界性病变是否需要做介入性治疗,明确缺血相关血管,为血运重建治疗提供依据。同时可以提供有否存活心肌的证据,也可作为PTCA后判断有否再狭窄的重要对比资料。但不稳定型心绞痛急性期应避免做任何形式的负荷试验,这些检查宜放在病情稳定后进行。

五、诊断

(一)诊断依据

对同时具备下述情形者,应诊断不稳定型心绞痛。

(1)临床新出现或恶化的心肌缺血症状表现(心绞痛、急性左心衰竭)或心电图心肌缺血图形。

(2)无或仅有轻度的心肌酶(肌酸激酶同工酶)或TnT、TnI增高(未超过2倍正常值),且心电图无ST段持续抬高。应根据心绞痛发作的性质、特点、发作时体征和发作时心电图改变以及冠心病危险因素等,结合临床综合判断,以提高诊断的准确性。心绞痛发作时心电图ST段抬高或压低的动态变化或左束支阻滞等具有诊断价值。

(二)危险分层

不稳定型心绞痛的诊断确立后,应进一步进行危险分层,以便于对其进行预后评估和干预措施的选择。

1.中华医学会心血管分会关于不稳定型心绞痛的危险度分层

根据心绞痛发作情况、发作时ST段下移程度及发作时患者的一些特殊体征变化,将不稳定型心绞痛患者分为高、中、低危险组(表4-8)。

表4-8 不稳定型心绞痛临床危险度分层

组别	心绞痛类型	发作时ST降低幅(mm)(1 mm相当于0.1 mV)	持续时间(min)	肌钙蛋白T或I
低危险组	初发、恶化劳力型,无静息时发作	≤1	<20	正常
中危险组	1个月内出现的静息心绞痛,但48 h内无发作者(多数由劳力型心绞痛进展而来)或梗死后心绞痛	>1	<20	正常或轻度升高
高危险组	48 h内反复发作静息心绞痛或梗死后心绞痛	>1	>20	升高

注:①陈旧性心肌梗死患者其危险度分层上调一级,若心绞痛是由非梗死区缺血所致时,应视为高危险组。②左心室射血分数(LVEF)<40%,应视为高危险组。③若心绞痛发作时并发左心功能不全、二尖瓣反流、严重心律失常或低血压[SBP≤12.0 kPa(90 mmHg)],应视为高危险组。④当横向指标不一致时,按危险度高的指标归类。例如,心绞痛类型为低危险组,但心绞痛发作时ST段压低>1 mm,应归入中危险组。

2.美国 ACC/AHA 关于不稳定型心绞痛/非 ST 段抬高心肌梗死危险分层
见表 4-9。

表 4-9　ACC/AHA 关于不稳定型心绞痛/非 ST 段抬高心肌梗死的危险分层

危险分层	高危（至少有下列特征之一）	中危（无高危特点但有以下特征之一）	低危（无高中危特点但有下列特点之一）
①病史	近 48 h 内加重的缺血性胸痛发作	既往 MI、外围血管或脑血管病，或 CABG，曾用过阿司匹林	近 2 周内发生的 CCS 分级Ⅲ级或以上伴有高、中度冠脉病变可能者
②胸痛性质	静息心绞痛＞20 min	静息心绞痛＞20 min，现已缓解，有高、中度冠脉病变可能性，静息心绞痛＜20 min，经休息或含服硝酸甘油缓解	无自发性心绞痛＞20 min 持续发作
③临床体征或发现	第三心音、新的或加重的奔马律，左心室功能不全（EF＜40%），二尖瓣反流，严重心律失常或低血压[SBP≤12.0 kPa（90 mmHg）]或存在与缺血有关的肺水肿，年龄＞75 岁	年龄＞75 岁	
④ECG 变化	休息时胸痛发作伴 ST 段变化＞0.1 mV；新出现 Q 波、束支传导阻滞；持续性室性心动过速	T 波倒置＞0.2 mV，病理性 Q 波	胸痛期间 ECG 正常或无变化
⑤肌钙蛋白监测	明显增高（TnT 或 TnI＞0.1 μg/L）	轻度升高（即 TnT＞0.01，但＜0.1 μg/L）	正常

六、鉴别诊断

在确定患者为心绞痛发作后，还应对其是否稳定作出判断。

与稳定型心绞痛相比，不稳定型心绞痛症状特点是短期内疼痛发作频率增加、无规律、程度加重、持续时间延长、发作诱因改变或不明显，甚至休息时亦出现持续时间较长的心绞痛，含化硝酸甘油效果差，或无效，或出现了新的症状如呼吸困难、头晕甚至昏厥等。不稳定型心绞痛的常见临床类型包括初发劳力型心绞痛、恶化劳力型心绞痛、卧位型心绞痛、夜间发作的心绞痛、变异型心绞痛、梗死前心绞痛、梗死后心绞痛和混合型心绞痛。

临床上，常将不稳定型心绞痛和非 ST 段抬高心肌梗死（NSTEMI）以及 ST 段抬高心肌梗死（STEMI）统称为急性冠脉综合征。

不稳定型心绞痛和非 ST 段抬高心肌梗死（NSTEMI）是在病因和临床表现上相似、但严重程度不同而又密切相关的两种临床综合征，其主要区别在于缺血是否严重到导致足够量的心肌损害，以至于能检测到心肌损害的标志物肌钙蛋白（TnI、TnT）或肌酸激酶同工酶（CK-MB）水平升高。如果反映心肌坏死的标志物在正常范围内或仅轻微增高（未超过 2 倍正常值），就诊断为不稳定型心绞痛，而当心肌坏死标志物超过正常值 2 倍时，则诊断为 NSTEMI。

不稳定型心绞痛和 ST 段抬高心肌梗死（STEMI）的区别，在于后者在胸痛发作的同时出现典型的ST段抬高并具有相应的动态改变过程和心肌酶学改变。

七、治疗

不稳定型心绞痛的治疗目标是控制心肌缺血发作和预防急性心肌梗死。治疗措施包括内科药物治疗、冠状动脉介入治疗(PCI)和外科冠状动脉旁路移植手术(CABG)。

不稳定型心绞痛的危险分层和治疗过程可以参考以下示意图(图4-2)。

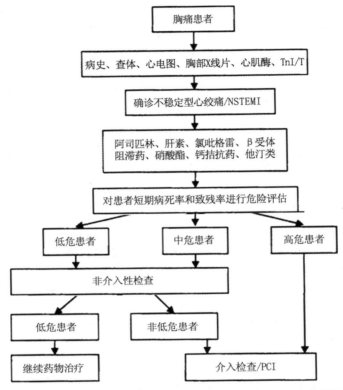

图4-2 不稳定型心绞痛/非ST段抬高心肌梗死危险分层和处理流程

(一)一般治疗

对于符合不稳定型心绞痛诊断的患者应及时收住院治疗(最好收入监护病房),急性期卧床休息1~3 d,吸氧,持续心电监测。对于低危险组患者留观期间未再发生心绞痛,心电图也无缺血改变,无左心衰竭的临床证据,留观12~24 h期间未发现有CK-MB升高,TnT或TnI正常者,可在留观24~48 h后出院。对于中危或高危组的患者特别是TnT或TnI升高者,住院时间相对延长,内科治疗亦应强化。

(二)药物治疗

1.控制心绞痛发作

(1)硝酸酯类:硝酸甘油主要通过扩张静脉,减轻心脏前负荷来缓解心绞痛发作。心绞痛发作时应舌下含化硝酸甘油,初次含硝酸甘油的患者以先含0.5 mg为宜。对于已有含服经验的患者,心绞痛发作时若含0.5 mg无效,可在3~5 min追加1次,若连续含硝酸甘油1.5~2 mg仍不能控制疼痛症状,需应用强镇痛药以缓解疼痛,并随即采用硝酸甘油或硝酸异山梨酯静脉滴注,硝酸甘油的剂量以 5 μg/min 开始,以后每5～10 min增加 5 μg/min,直至症状缓解或收缩压降低 1.3 kPa(10 mmHg),最高剂量一般不超过80～100 μg/min,一旦患者出现头痛或血压降低[SBP<12.0 kPa(90 mmHg)]应迅速减少静脉滴注的剂量。维持静脉滴注的剂量以 10～30 μg/min为宜。对于中危和高危险组的患者,硝酸甘油持续静脉滴注 24～48 h 即可,以免产生耐药性而降低疗效。

常用口服硝酸酯类药物:心绞痛缓解后可改为硝酸酯类口服药物。常用药物有硝酸异山梨酯(消心痛)和 5-单硝酸异山梨酯。硝酸异山梨酯作用的持续时间为 4～5 h,故以每天 3～4 次口服为妥,对劳力性心绞痛患者应集中在白天给药。5-单硝酸异山梨酯可采用每天 2 次给药。若白天和夜间或清晨均有心绞痛发作者,硝酸异山梨酯可每 6 h 给药 1 次,但宜短期治疗以避免耐药性。对于频繁发作的不稳定型心绞痛患者口服硝酸异山梨酯短效药物的疗效常优于服用 5-单硝类的长效药物。硝酸异山梨酯的使用剂量可以从 1 次 10 mg 开始,当症状控制不满意时可逐渐加大剂量,一般 1 次不超过 40 mg,只要患者心绞痛发作时口含硝酸甘油有效,即是增加硝酸异山梨酯剂量的指证,若患者反复口含硝酸甘油不能缓解症状,常提示患者有极为严重的冠状动脉阻塞病变,此时即使加大硝酸异山梨酯剂量也不一定能取得良好效果。

(2)β受体阻滞剂:通过减慢心率、降低血压和抑制心肌收缩力而降低心肌耗氧量,从而缓解心绞痛症状,对改善近、远期预后有益。

对不稳定型心绞痛患者控制心绞痛症状以及改善其近、远期预后均有好处,除有禁忌证外,主张常规服用。首选具有心脏选择性的药物,如阿替洛尔、美托洛尔和比索洛尔等。除少数症状严重者可采用静脉推注β受体阻滞剂外,一般主张直接口服给药。剂量应个体化,根据症状、心率及血压情况调整剂量。阿替洛尔常用剂量为 12.5～25 mg,每天 2 次,美托洛尔常用剂量为 25～50 mg,每天 2 次或 3 次,比索洛尔常用剂量为 5～10 mg 每天 1 次,不伴有劳力性心绞痛的变异性心绞痛不主张使用。

(3)钙通道阻滞剂:通过扩张外周血管和解除冠状动脉痉挛而缓解心绞痛,也能改善心室舒张功能和心室顺应性。非二氢吡啶类有减慢心率和减慢房室传导作用。常用药物有两类。①二氢吡啶类钙通道阻滞剂:硝苯地平对缓解冠状动脉痉挛有独到的效果,故为变异性心绞痛的首选用药,一般剂量为10～20 mg,每 6 h 1 次,若仍不能有效控制变异性心绞痛的发作还可与地尔硫草合用,以产生更强的解除冠状动脉痉挛的作用,当病情稳定后可改为缓释和控释制剂。对合并高血压病者,应与β受体阻滞剂合用。②非二氢吡啶类钙通道阻滞剂:地尔硫草有减慢心率、降低心肌收缩力的作用,故较硝苯地平更常用于控制心绞痛发作。一般使用剂量为30～60 mg,每天 3～4 次。该药可与硝酸酯类合用,亦可与β受体阻滞剂合用,但与后者合用时需密切注意心率和心功能变化。

如心绞痛反复发作,静脉滴注硝酸甘油不能控制时,可试用地尔硫草短期静脉滴注,使用方法为5～15 μg/(kg·min),可持续静脉滴注 24～48 h,在静脉滴注过程中需密切观察心率、血压的变化,如静息心率低于 50 次/分钟,应减少剂量或停用。

钙通道阻滞剂用于控制下列患者的进行性缺血或复发性缺血症状:①已经使用足量硝酸酯类和β受体阻滞剂的患者;②不能耐受硝酸酯类和β受体阻滞剂的患者;③变异性心绞痛的患者。因此,对于严重不稳定型心绞痛患者常需联合应用硝酸酯类、β受体阻滞剂和钙通道阻滞剂。

2.抗血小板治疗

阿司匹林为首选药物。急性期剂量应在 150～300 mg/d,可达到快速抑制血小板聚集的作用,3 d 后可改为小剂量即 50～150 mg/d 维持治疗,对于存在阿司匹林禁忌证的患者,可采用氯吡格雷替代治疗,使用时应注意经常检查血常规,一旦出现明显白细胞或血小板计数降低应立即停药。

(1)阿司匹林:阿司匹林对不稳定型心绞痛治疗目的是通过抑制血小板的环氧化酶快速阻断血小板中血栓素 A_2 的形成。因小剂量阿司匹林(50～75 mg)需数天才能发挥作用。故目前主张:①尽早使用,一般应在急诊室服用第一次;②为尽快达到治疗性血药浓度,第一次应采用咀嚼法,促进药物在口腔颊部黏膜吸收;③剂量300 mg,每天 1 次,3 d 后改为 100 mg,每天 1 次,很可能需终身服用。

(2)氯吡格雷:为第二代抗血小板聚集的药物,通过选择性地与血小板表面腺苷酸环化酶耦联的 ADP 受体结合而不可逆地抑制血小板的聚集,且不影响阿司匹林阻滞的环氧化酶通道,与阿司匹林合用可明显增加抗凝效果,对阿司匹林过敏者可单独使用。噻氯匹定的最严重不良反应是中性粒细胞减少,见于连续治疗 2 周以上的患者,易出现血小板减少和出血时间延长,亦可引起血栓性血小板减少性紫癜,而氯吡格雷则不明显,目前在临床上已基本取代噻氯匹定。目前,对于不稳定型心绞痛患者和接受介入治疗的患者多主张强化血小板治疗,即二联抗血小板治疗,在常规服用阿司匹林的基础上立即给予氯吡格雷治疗至少 1 个月,亦可延长至 9 个月。

(3)血小板糖蛋白Ⅱb/Ⅲa受体抑制药:为第三代血小板抑制药,主要通过占据血小板表面的糖蛋白Ⅱb/Ⅲa受体,抑制纤维蛋白原结合而防止血小板聚集。但其口服制剂疗效及安全性令人失望。静脉制剂主要有阿昔单抗和非抗体复合物替洛非班、拉米非班等,其在注射停止后数小时作用消失。目前,临床常用药物有盐酸替罗非班注射液,是一种非肽类的血小板糖蛋白Ⅱb/Ⅲa受体的可逆性拮抗药,能有效地阻止纤维蛋白原与血小板表面的糖蛋白Ⅱb/Ⅲa受体结合,从而阻断血小板的交联和聚集。盐酸替罗非班对血小板功能的抑制的时间与药物的血浆浓度相平行,停药后血小板功能迅速恢复到基线水平。在不稳定型心绞痛患者盐酸替罗非班静脉输注可分两步,在肝素和阿司匹林应用条件下,可先给予负荷量 0.4 μg/(kg·min)(30 min),而后以0.1 μg/(kg·min)维持静脉滴注48 h。对于高度血栓倾向的冠脉血管成形术患者盐酸替罗非班两步输注方案为负荷量 10 μg/kg 于5 min内静脉推注,然后以0.15 μg/(kg·min)维持 16～24 h。

3.抗凝血酶治疗

目前,临床使用的抗凝药物有普通肝素、低分子量肝素和水蛭素,其他人工合成或口服的抗凝药正在研究或临床观察中。

(1)普通肝素:是常用的抗凝药,通过激活抗凝血酶而发挥抗栓作用,静脉滴注肝素会迅速产生抗凝作用,但个体差异较大,故临床需化验部分凝血活酶时间(APTT)。一般将 APTT 延长至 60～90 s 作为治疗窗口。多数学者认为,在 ST 段不抬高的急性冠状动脉综合征,治疗时间为 3～5 d,具体用法为75 U/kg体质量,静脉滴注维持,使 APTT 在正常的 1.5～2 倍。

(2)低分子量肝素:低分子量肝素是由普通肝素裂解制成的小分子复合物,相对分子量 2 500～7 000,具有以下特点:抗凝血酶作用弱于肝素,但保持了抗因子Ⅹa 的作用,因而抗因子Ⅹa 和凝血酶的作用更加均衡;抗凝效果可以预测,不需要检测 APTT;与血浆和组织蛋白的亲和力弱,生物利用度高;皮下注射,给药方便;促进更多的组织因子途径抑制物生成,更好地抑制因子Ⅶ和组织因子复合物,从而增加抗凝效果等。许多研究均表明低分子量肝素在不稳定型心绞痛和非ST 段抬高心肌梗死的治疗中起作用至少等同或优于经静脉应用普通肝素。低分子量肝素因生产厂家不同而规格各异,一般推荐量按不同厂家产品以千克体质量计算皮下注射,连用1周或更长。

(3)水蛭素:是从药用水蛭唾液中分离出来的第一个直接抗凝血酶制药,通过重组技术合成的是重组水蛭素。重组水蛭素理论上优点有:无须通过AT-Ⅲ激活凝血酶;不被血浆蛋白中和;能抑制凝血块黏附的凝血酶;对某一剂量有相对稳定的APTT,但主要经肾脏排泄,在肾功能不全者可导致不可预料的蓄积。多数试验证实水蛭素能有效降低死亡与非致死性心肌梗死的发生率,但出血危险有所增加。

(4)抗血栓治疗的联合应用。①阿司匹林加ADP受体拮抗药:阿司匹林与ADP受体拮抗药的抗血小板作用机制不同,一般认为,联合应用可以提高疗效。CURE试验表明,与单用阿司匹林相比,氯吡格雷联合使用阿司匹林可使致死性和非致死性心肌梗死降低20%,减少冠状动脉重建需要和心绞痛复发。②阿司匹林加肝素:RISC试验结果表明,男性非ST段抬高心肌梗死患者使用阿司匹林明显降低死亡或心肌梗死的危险,单独使用肝素没有受益,阿司匹林加普通肝素联合治疗的最初5d事件发生率最低。目前资料显示,普通肝素或低分子量肝素与阿司匹林联合使用疗效优于单用阿司匹林;阿司匹林加低分子量肝素等同于甚至可能优于阿司匹林加普通肝素。③肝素加血小板GPⅡb/Ⅲa抑制药:PUR-SUTT试验结果显示,与单独应用血小板GPⅡb/Ⅲa抑制药相比,未联合使用肝素的患者事件发生率较高。目前,多主张联合应用肝素与血小板GPⅡb/Ⅲa抑制药。由于两者连用可延长APTT,肝素剂量应小于推荐剂量。④阿司匹林加肝素加血小板GPⅡb/Ⅲa抑制药:目前,合并急性缺血的非ST段抬高心肌梗死的高危患者,主张三联抗血栓治疗,是目前最有效地抗血栓治疗方案。持续性或伴有其他高危特征的胸痛患者及准备做早期介入治疗的患者,应给予该方案。

4.调脂治疗

血脂增高的干预治疗除调整饮食、控制体质量、体育锻炼、控制精神紧张、戒烟、控制糖尿病等非药物干预手段外,调脂药物治疗是最重要的环节。近代治疗急性冠脉综合征的最大进展之一就是3-羟基-3甲基-戊二酰辅酶A(HMG-CoA)还原酶抑制药(他汀类)药物的开发和应用,该类药物除降低总胆固醇(TC)、低密度脂蛋白胆固醇(LDL-C)、甘油三酯(TG)和升高高密度脂蛋白胆固醇(HDL-C)外,还有缩小斑块内脂质核、加固斑块纤维帽、改善内皮细胞功能、减少斑块炎性细胞数目、防止斑块破裂等作用,从而减少冠脉事件,另外还能通过改善内皮功能减弱凝血倾向,防止血栓形成,防止脂蛋白氧化,起到了抗动脉粥样硬化和抗血栓作用。随着长期的大样本的实验结果出现,已经显示他汀类强化降脂治疗和PTCA加常规治疗可同样安全有效地减少缺血事件。所有他汀类药物均有相同的不良反应,即胃肠道功能紊乱、肌痛及肝损害,儿童、孕妇及哺乳期妇女不宜应用。常见他汀类降调脂药见表4-10。

表4-10 临床常见他汀类药物剂量

药 物	常用剂量(mg)	用法
阿托伐他汀(立普妥)	10~80	每天1次,口服
辛伐他汀(舒将之)	10~80	每天1次,口服
洛伐他汀(美将之)	20~80	每天1次,口服
普伐他汀(普拉固)	20~40	每天1次,口服
氟伐他汀(来适可)	40~80	每天1次,口服

5.溶血栓治疗

国际多中心大样本的临床试验(TIMI ⅢB)业已证明采用 AMI 的溶栓方法治疗不稳定型心绞痛反而有增加 AMI 发生率的倾向,故已不主张采用。至于小剂量尿激酶与充分抗血小板和抗凝血酶治疗相结合是否对不稳定型心绞痛有益,仍有待临床进一步研究。

6.经皮冠状动脉介入治疗和外科手术治疗

在高危险组患者中如果存在以下情况之一则应考虑行紧急介入性治疗或 CABG。

(1)虽经内科加强治疗,心绞痛仍反复发作。

(2)心绞痛发作时间明显延长超过 1 h,药物治疗不能有效缓解上述缺血发作。

(3)心绞痛发作时伴有血流动力学不稳定,如出现低血压、急性左心功能不全或伴有严重心律失常等。

不稳定型心绞痛的紧急介入性治疗的风险一般高于择期介入性治疗,故在决定之前应仔细权衡。紧急介入性治疗的主要目标是以迅速开通"罪犯"病变的血管,恢复其远端血流为原则,对于多支病变的患者,可以不必一次完成全部的血管重建。对于血流动力学不稳定的患者最好同时应用主动脉内球囊反搏,力求稳定高危患者的血流动力学。除以上少数不稳定型心绞痛患者外,大多数不稳定型心绞痛患者的介入性治疗宜放在病情稳定至少 48 h 后进行。

目前认为,当不稳定型心绞痛患者经积极的药物治疗或 PCI 治疗效果不满意、或由于各种原因不能进行 PCI 时,可考虑冠脉搭桥术(CABG)治疗。对严重的多支病变和严重的主干病变、特别是左心室功能严重障碍的患者,应首先考虑 CABG。

7.不稳定型心绞痛出院后的治疗

不稳定心绞痛患者出院后仍需定期门诊随诊。低危险组的患者 1~2 个月随访 1 次,中、高危险组的患者无论是否行介入性治疗都应 1 个月随访 1 次,如果病情无变化,随访半年即可。

冠心病患者出院后仍需继续服阿司匹林、β 受体阻滞剂。阿司匹林宜采用小剂量,每天 50~150 mg 即可,β 受体阻滞剂宜逐渐增量至最大可耐受剂量。在冠心病的二级预防中阿司匹林和降胆固醇治疗是最重要的。降低胆固醇的治疗应参照国内降血脂治疗的建议,即血清胆固醇>4.68 mmol/L(180 mg/dL)或低密度脂蛋白胆固醇>2.6 mmol/L(100 mg/dL)均应服他汀类降胆固醇药物,并达到有效治疗的目标。血浆甘油三酯>2.26 mmol/L(200 mg/dL)的冠心病患者一般也需要服降低甘油三酯的药物。其他二级预防的措施包括向患者宣教戒烟、治疗高血压和糖尿病、控制危险因素、改变不良的生活方式、合理安排膳食、适度增加活动量、减少体质量等。

八、影响不稳定型心绞痛预后的因素

(一)左心室功能

左心室功能为最强的独立危险因素,左心室功能越差,预后也越差,因为这些患者的心脏很难耐受进一步的缺血或梗死。

(二)冠状动脉病变的部位和范围

左主干病变和右冠开口病变最具危险性,三支冠脉病变的危险性大于双支或单支者,前降支病变危险大于右冠或回旋支病变,近段病变危险性大于远端病变。

(三)年龄

年龄是一个独立的危险因素,主要与老年人的心脏储备功能下降和其他重要器官功能降低有关。

（四）合并其他器质性疾病或危险因素

不稳定型心绞痛患者如合并肾衰竭、慢性阻塞性肺疾病、糖尿病、高血压、高血脂、脑血管病以及恶性肿瘤等，均可影响不稳定型心绞痛患者的预后。其中肾功能状态还明显与 PCI 术预后有关。

（张　橿）

第五节　急性心力衰竭

急性心力衰竭（AHF）是临床医师面临的最常见的心脏急症之一。许多国家随着人口老龄化及急性心肌梗死患者存活率的升高，慢性心力衰竭患者的数量快速增长，同时也增加了心功能失代偿患者的数量。AHF 60%～70% 是由冠心病所致，尤其是在老年人。在年轻患者，AHF的原因更多见于扩张型心肌病、心律失常、先天性或瓣膜性心脏病、心肌炎等。

AHF 患者预后不良。急性心肌梗死伴有严重心力衰竭患者病死率非常高，12 个月的病死率 30%。据报道，急性肺水肿院内病死率为 12%，1 年病死率 40%。

2008 年欧洲心脏病学会更新了急性和慢性心力衰竭指南。2010 年中华医学会心血管病分会公布了我国急性心力衰竭诊断和治疗指南。

一、急性心力衰竭的临床表现

AHF 是指由于心脏功能异常而出现的急性临床发作。无论既往有无心脏病病史，均可发生。心功能异常可以是收缩功能异常，亦可为舒张功能异常，还可以是心律失常或心脏前负荷和后负荷失调。它通常是致命的，需要紧急治疗。

急性心力衰竭可以在既往没有心功能异常者首次发病，也可以是慢性心力衰竭（CHF）的急性失代偿。

（一）基础心血管疾病的病史和表现

大多数患者有各种心脏病的病史，存在引起急性心力衰竭的各种病因。老年人中的主要病因为冠心病、高血压和老年退行性心瓣膜病，而在年轻人中多由风湿性心瓣膜病、扩张型心肌病、急性重症心肌炎等所致。

（二）诱发因素

常见的诱因：①慢性心力衰竭药物治疗缺乏依从性；②心脏容量超负荷；③严重感染，尤其肺炎和败血症；④严重颅脑损害或剧烈的精神心理紧张与波动；⑤大手术后；⑥肾功能减退；⑦急性心律失常如室性心动过速（室速）、心室颤动（室颤）、心房颤动（房颤）或心房扑动（房扑）伴快速心室率、室上性心动过速及严重的心动过缓等；⑧支气管哮喘发作；⑨肺栓塞；⑩高心排血量综合征，如甲状腺功能亢进危象、严重贫血等；⑪应用负性肌力药物如维拉帕米、地尔硫䓬、β受体阻滞剂等；⑫应用非甾体抗炎药；⑬心肌缺血；⑭老年急性舒张功能减退；⑮吸毒；⑯酗酒；⑰嗜铬细胞瘤。这些诱因使心功能原来尚可代偿的患者骤发心力衰竭，或者使已有心力衰竭的患者病情加重。

（三）早期表现

原来心功能正常的患者出现急性失代偿的心力衰竭（首发或慢性心力衰竭急性失代偿）伴有急

性心力衰竭的症状和体征,出现原因不明的疲乏或运动耐力明显降低及心率增加 15～20 次/分钟,可能是左心功能降低的最早期征兆。继续发展可出现劳力性呼吸困难、夜间阵发性呼吸困难、睡觉需用枕头抬高头部等,检查可发现左心室增大、闻及舒张早期或中期奔马律、肺动脉瓣第二心音亢进、两肺尤其肺底部有细湿性啰音,还可有干性啰音或哮鸣音,提示已有左心功能障碍。

(四)急性肺水肿

起病急骤,病情可迅速发展至危重状态。突发的严重呼吸困难、端坐呼吸、喘息不止、烦躁不安并有恐惧感,呼吸频率可达 30～50 次/分钟;频繁咳嗽并咳出大量粉红色泡沫样血痰;听诊心率快,心尖部常可闻及奔马律;双肺满布湿性啰音和哮鸣音。

(五)心源性休克

主要表现如下。

(1)持续低血压,收缩压降至 12.0 kPa(90 mmHg)以下,或原有高血压的患者收缩压降幅≥8.0 kPa(60 mmHg),且持续 30 min 以上。

(2)组织低灌注状态,可有:①皮肤湿冷、苍白和发绀,出现紫色条纹;②心动过速>110 次/分钟;③尿量显著减少(<20 mL/h),甚至无尿;④意识障碍,常有烦躁不安、激动、焦虑、恐惧和濒死感;收缩压低于 9.3 kPa(70 mmHg),可出现抑制症状如神志恍惚、表情淡漠、反应迟钝,逐渐发展至意识模糊甚至昏迷。

(3)血流动力学障碍:肺毛细血管楔压(PCWP)≥2.4 kPa(18 mmHg),心排血指数(CI)≤36.7 mL/(s·m²)[≤2.2 L/(min·m²)]。

(4)低氧血症和代谢性酸中毒。

二、急性心力衰竭严重程度分级

主要分级有 Killip 法(表 4-11)、Forrester 法(表 4-12)和临床程度分级(表 4-13)三种。Killip 法主要用于急性心肌梗死患者,分级依据临床表现和胸部 X 线的结果。

表 4-11 急性心肌梗死的 Killip 法分级

分级	症状与体征
Ⅰ级	无心力衰竭
Ⅱ级	有心力衰竭,两肺中下部有湿啰音,占肺野下 1/2,可闻及奔马律。X 线胸片有肺淤血
Ⅲ级	严重心力衰竭,有肺水肿,细湿啰音遍布两肺(超过肺野下 1/2)
Ⅳ级	心源性休克、低血压[收缩压<12.0 kPa(90 mmHg)]、发绀、出汗、少尿

表 4-12 急性心力衰竭的 Forrester 法分级

分级	PCWP(mmHg)	CI[mL/(s·m²)]	组织灌注状态
Ⅰ级	≤18	>36.7	无肺淤血,无组织灌注不良
Ⅱ级	>18	>36.7	有肺淤血
Ⅲ级	<18	≤36.7	无肺淤血,有组织灌注不良
Ⅳ级	>18	≤36.7	有肺淤血,有组织灌注不良

注:PCWP,肺毛细血管楔压;CI,心排血指数,其法定单位[mL/(s·m²)]与旧制单位[L/(min·m²)]的换算因数为 16.67。1 mmHg=0.133 kPa。

表 4-13　急性心力衰竭的临床程度分级

分级	皮肤	肺部啰音
Ⅰ级	干、暖	无
Ⅱ级	湿、暖	有
Ⅲ级	干、冷	无/有
Ⅳ级	湿、冷	有

　　Forrester 分级依据临床表现和血流动力学指标,可用于急性心肌梗死后 AHF,最适用于首次发作的急性心力衰竭。临床程度的分类法适用于心肌病患者,它主要依据临床发现,最适用于慢性失代偿性心力衰竭。

三、急性心力衰竭的诊断

　　AHF 的诊断主要依据症状和临床表现,同时辅以相应的实验室检查,例如心电图(ECG)、胸片、生化标志物、多普勒超声心动图等,诊断的流程如图 4-3 所示。

　　在急性心力衰竭患者,需要系统地评估外周循环、静脉充盈、肢端体温。

　　在心力衰竭失代偿时,右心室充盈压通常可通过中心静脉压评估。AHF 时中心静脉压升高应谨慎分析,因为在静脉顺应性下降合并右心室顺应性下降时,即便右心室充盈压很低也会出现中心静脉压的升高。

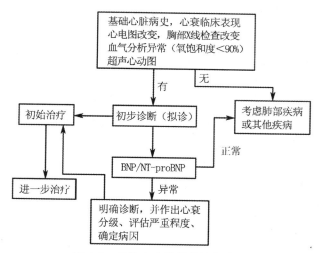

图 4-3　急性心力衰竭的诊断流程

　　左心室充盈压可通过肺部听诊评估,肺部存在湿啰音常提示左心室充盈压升高。进一步的确诊、严重程度的分级及随后可出现的肺淤血、胸腔积液应进行胸部 X 线检查。左心室充盈压的临床评估常被迅速变化的临床征象所误导。应进行心脏的触诊和听诊,了解有无室性和房性奔马律(S_3,S_4)。

四、实验室检查及辅助检查

(一)ECG

　　急性心力衰竭时 ECG 多有异常改变。ECG 可以辨别节律,可以帮助确定 AHF 的病因及了解心室的负荷情况。这在急性冠脉综合征中尤为重要。ECG 还可了解左右心室/心房的劳损情况、有无心包炎以及既往存在的病变如左右心室的肥大。心律失常时应分析 12 导联心电图,同时应进行连续的 ECG 监测。

(二)胸片及影像学检查

对于所有 AHF 的患者,胸片和其他影像学检查宜尽早完成,以便及时评估已经存在的肺部和心脏病变(心脏的大小及形状)及肺淤血的程度。它不但可以用于明确诊断,还可用于了解随后的治疗效果。胸片还可用作左心衰竭的鉴别诊断,除外肺部炎症或感染性疾病。胸部 CT 或放射性核素扫描可用于判断肺部疾病和诊断大的肺栓塞。CT、经食管超声心动图可用于诊断主动脉夹层。

(三)实验室检查

AHF 时应进行一些实验室检查。动脉血气分析可以评估氧合情况(PaO_2)、通气情况($PaCO_2$)、酸碱平衡(pH)和碱缺失,在所有严重 AHF 患者应进行此项检查。脉搏血氧测定及潮气末 CO_2 测定等无创性检测方法可以替代动脉血气分析,但不适用于低心排血量及血管收缩性休克状态。静脉血氧饱和度(如颈静脉内)的测定对于评价全身的氧供需平衡很有价值。

血浆钠尿肽(B 型钠尿肽,BNP)是在心室室壁张力增加和容量负荷过重时由心室释放的,现在已用于急诊室呼吸困难的患者作为排除或确立心力衰竭诊断的指标。BNP 对于排除心力衰竭有着很高的阴性预测价值。如果心力衰竭的诊断已经明确,升高的血浆 BNP 和 N 末端钠尿肽前体(NT-proBNP)可以预测预后。

(四)超声心动图

超声心动图对于评价基础心脏病变及与 AHF 相关的心脏结构和功能改变是极其重要的,同时对急性冠脉综合征也有重要的评估价值。

多普勒超声心动图应用于评估左右心室的局部或全心功能改变、瓣膜结构和功能、心包病变、急性心肌梗死的机械性并发症和比较少见的占位性病变。通过多普勒超声心动图测定主动脉或肺动脉的血流时速曲线可以估测心排血量。多普勒超声心动图还可估计肺动脉压力(三尖瓣反流射速),同时可监测左心室前负荷。

(五)其他检查

在涉及与冠状动脉相关的病变,如不稳定型心绞痛或心肌梗死时,血管造影是非常重要的,现已明确血运重建能够改善预后。

五、急性心力衰竭患者的监护

急性心力衰竭患者应在进入急诊室后就尽快地开始监护,同时给予相应的诊断性检查以明确基础病因。

(一)无创性监护

在所有的危重患者,必须监测的项目有血压、体温、心率、呼吸、心电图。有些实验室检查应重复做,例如电解质、肌酐、血糖及有关感染和代谢障碍的指标。必须纠正低钾或高钾血症。如果患者情况恶化,这些指标的监测频率也应增加。

1.心电监测

在急性失代偿阶段 ECG 的监测是必需的(监测心律失常和 ST 段变化),尤其是心肌缺血或心律失常是导致急性心力衰竭的主要原因时。

2.血压监测

开始治疗时维持正常的血压很重要,其后也应定时测量(例如每 5 min 测量一次),直到血管活性药、利尿剂、正性肌力药剂量稳定时。在并无强烈的血管收缩和不伴有极快心率时,无创性自动袖带血压测量是可靠的。

3.血氧饱和度监测

脉搏血氧计是测量动脉氧与血红蛋白结合饱和度的无创性装置(SaO_2)。通常从联合血氧计测得的 SaO_2 的误差在 2% 之内,除非患者处于心源性休克状态。

4.心排血量和前负荷

可应用多普勒超声的方法监测。

(二)有创性监测

1.动脉置管

置入动脉导管的指征是因血流动力学不稳定需要连续监测动脉血压或需进行多次动脉血气分析。

2.中心静脉置管

中心静脉置管联通了中心静脉循环,所以可用于输注液体和药物,也可监测中心静脉压(CVP)及静脉氧饱和度(SvO_2,上腔静脉或右心房处),后者用以评估氧的运输情况。

在分析右心房压力时应谨慎,避免过分注重右心房压力,因为右心房压力几乎与左心房压力无关,因此也与 AHF 时的左心室充盈压无关。CVP 也会受到重度三尖瓣关闭不全及呼气末正压通气(PEEP)的影响。

3.肺动脉导管

肺动脉导管(PAC)是一种漂浮导管,用于测量上腔静脉(SVC)、右心房、右心室、肺动脉压力、肺毛细血管楔压以及心排血量。现代导管能够半连续性地测量心排血量以及混合静脉血氧饱和度、右心室舒张末容积和射血分数。

虽然置入肺动脉导管用于急性左心衰竭的诊断通常不是必需的,但对于伴发有复杂心肺疾病的患者,它可以用来鉴别是心源性机制还是非心源性机制。对于二尖瓣狭窄、主动脉瓣关闭不全、高气道压或左心室僵硬(如左心室肥厚、糖尿病、纤维化、使用正性肌力药、肥胖、缺血)的患者,肺毛细血管楔压并不能真实反映左心室舒张末压。

建议 PAC 用于对传统治疗未产生预期疗效的血流动力学不稳定的患者,以及合并淤血和低灌注的患者。在这些情况下,置入肺动脉导管以保证左心室最恰当的液体负荷量,并指导血管活性药物和正性肌力药的使用。

六、急性心力衰竭的治疗

(一)临床评估

对患者均应根据上述各种检查方法以及病情变化做出临床评估,包括:①基础心血管疾病;②急性心力衰竭发生的诱因;③病情的严重程度和分级,并估计预后;④治疗的效果。此种评估应多次和动态进行,以调整治疗方案。

(二)治疗目标

(1)控制基础病因和矫治引起心力衰竭的诱因:应用静脉和/或口服降压药物以控制高血压;选择有效抗生素控制感染;积极治疗各种影响血流动力学的快速性或缓慢性心律失常;应用硝酸

酯类药物改善心肌缺血。糖尿病伴血糖升高者应有效控制血糖水平,又要防止出现低血糖。对血红蛋白低于 60 g/L 的严重贫血者,可输注浓缩红细胞悬液或全血。

(2)缓解各种严重症状:①低氧血症和呼吸困难:采用不同方式的吸氧,包括鼻导管吸氧、面罩吸氧以及无创或气管插管的呼吸机辅助通气治疗;②胸痛和焦虑:应用吗啡;③呼吸道痉挛:应用支气管解痉药物;④淤血症状:利尿剂有助于减轻肺淤血和肺水肿,也可缓解呼吸困难。

(3)稳定血流动力学状态,维持收缩压≥12.0 kPa(90 mmHg),纠正和防止低血压可应用各种正性肌力药物。血压过高者的降压治疗可选择血管扩张药物。

(4)纠正水、电解质紊乱和维持酸碱平衡。

(5)保护重要脏器,如肺、肾、肝和大脑,防止功能损害。

(6)降低死亡危险,改善近期和远期预后。

(三)急性心力衰竭的处理流程

急性心力衰竭确诊后,即按图 4-4 的流程处理。初始治疗后症状未获明显改善或病情严重者应行进一步治疗。

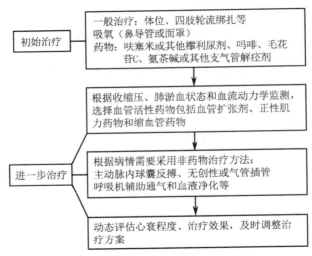

图 4-4 急性心力衰竭的处理流程

1.急性心力衰竭的一般处理

(1)体位:静息时明显呼吸困难者应半卧位或端坐位,双腿下垂以减少回心血量,降低心脏前负荷。

(2)四肢交换加压:四肢轮流绑扎止血带或血压计袖带,通常同一时间只绑扎三肢,每隔15～20 min 轮流放松一肢。血压计袖带的充气压力应较舒张压低 1.3 kPa(10 mmHg),使动脉血流仍可顺利通过,而静脉血回流受阻。此法可降低前负荷,减轻肺淤血和肺水肿。

(3)吸氧:适用于低氧血症和呼吸困难明显(尤其指端血氧饱和度<90%)的患者。应尽早采用,使患者 SaO_2≥95%(伴 COPD 者 SaO_2>90%)。可采用不同的方式:①鼻导管吸氧,低氧流量(1～2 L/min)开始,如仅为低氧血症,动脉血气分析未见 CO_2 潴留,可采用高流量给氧 6～8 L/min。酒精湿化吸氧可使肺泡内的泡沫表面张力降低而破裂,改善肺泡的通气。方法是在氧气通过的湿化瓶中加 50%～70%乙醇或有机硅消泡剂,用于肺水肿患者。②面罩吸氧,适用于伴呼吸性碱中毒患者。必要时还可采用无创性或气管插管呼吸机辅助通气治疗。

（4）做好救治的准备工作：至少开放2条静脉通道，并保持通畅。必要时可采用深静脉穿刺置管，以随时满足用药的需要。血管活性药物一般应用微量泵泵入，以维持稳定的速度和正确的剂量。固定和维护好漂浮导管、深静脉置管、心电监护的电极和导联线、鼻导管或面罩、导尿管以及指端无创血氧仪测定电极等。保持室内适宜的温度、湿度、灯光柔和、环境幽静。

（5）饮食：进易消化食物，避免一次大量进食，在总量控制下，可少量多餐（6～8次/天）。应用襻利尿剂情况下不要过分限制钠盐摄入量，以避免低钠血症，导致低血压。利尿剂应用时间较长的患者要补充多种维生素和微量元素。

（6）出入量管理：肺淤血、体循环淤血及水肿明显者应严格限制饮水量和静脉输液速度，对无明显低血容量因素（大出血、严重脱水、大汗淋漓等）者的每天摄入液体量一般宜在1 500 mL以内，不要超过2 000 mL。保持每天水出入量负平衡约500 mL，严重肺水肿者的水负平衡为1 000～2 000 mL/d，甚至可达3 000～5 000 mL/d，以减少水、钠潴留和缓解症状。3～5 d后，如淤血、水肿明显消退，应减少水负平衡量，逐渐过渡到出入水量大体平衡。在水负平衡下应注意防止发生低血容量、低血钾和低血钠等。

2.AHF时吗啡及其类似物的使用

吗啡一般用于严重AHF的早期阶段，特别是患者不安和呼吸困难时。吗啡能够使静脉扩张，也能使动脉轻度扩张，并降低心率。应密切观察疗效和呼吸抑制的不良反应。伴明显和持续低血压、休克、意识障碍、COPD等患者禁忌使用。老年患者慎用或减量。亦可应用哌替啶50～100 mg肌内注射。

3.AHF治疗中血管扩张药的使用

对大多数AHF患者，血管扩张药常作为一线药，它可以用来开放外周循环，降低前和/或后负荷。

（1）硝酸酯类药物：急性心力衰竭时此类药在不减少每搏心排血量和不增加心肌氧耗情况下能减轻肺淤血，特别适用于急性冠状动脉综合征伴心力衰竭的患者。临床研究已证实，硝酸酯类静脉制剂与呋塞米合用治疗急性心力衰竭有效；应用大剂量硝酸酯类药物联合小剂量呋塞米的疗效优于单纯大剂量的利尿剂。静脉应用硝酸酯类药物应十分小心滴定剂量，经常测量血压，防止血压过度下降。硝酸甘油静脉滴注起始剂量5～10 μg/min，每5～10 min递增5～10 μg/min，最大剂量100～200 μg/min；亦可每10～15 min喷雾一次（400 μg），或每次舌下含服0.3～0.6 mg。硝酸异山梨酯静脉滴注剂量5～10 mg/h，亦可每次舌下含服2.5 mg。

（2）硝普钠（SNP）：适用于严重心力衰竭。临床应用宜从小剂量10 μg/min开始，可酌情逐渐增加剂量至50～250 μg/min。由于其强效降压作用，应用过程中要密切监测血压，根据血压调整合适的维持剂量。长期使用时其代谢产物（硫代氰化物和氰化物）会产生毒性反应，特别是在严重肝肾衰竭的患者应避免使用。减量时，硝普钠应该缓慢减量，并加用口服血管扩张药，以避免反跳。AHF时硝普钠的使用尚缺乏对照试验，而且在AMI时使用，病死率增高。在急性冠脉综合征所致的心力衰竭患者，因为SNP可引起冠脉窃血，故在此类患者中硝酸酯类的使用优于硝普钠。

（3）奈西立肽：这是一类新的血管扩张药肽类，近期被用以治疗AHF。它是人脑钠尿肽（BNP）的重组体，是一种内源性激素物质。它能够扩张静脉、动脉、冠状动脉，由此降低前负荷和后负荷，在无直接正性肌力的情况下增加心排血量。慢性心力衰竭患者输注奈西立肽对血流动力学产生有益的作用，可以增加钠排泄，抑制肾素-血管紧张素-醛固酮和交感神经系统。它和静脉使用硝酸甘油相比,能更有效地促进血流动力学改善,并且不良反应更少。该药临床试验的结果尚不一致。近期的两项研究(VMAC 和 PROACTION)表明,该药的应用可以带来临床和血流动力学的改善,推荐应用于急性失代偿性心力衰竭。国内一项Ⅱ期临床研究提示,该药较硝酸甘油静脉制剂能够更显著降低 PCWP,缓解患者的呼吸困难。应用方法:先给予负荷剂量 1.500 $\mu g/kg$,静脉缓慢推注,继以 0.0075~0.0150 $\mu g/(kg \cdot min)$ 静脉滴注;也可不用负荷剂量而直接静脉滴注。疗程一般 3 d,不建议超过 7 d。

(4)乌拉地尔:该药具有外周和中枢双重扩血管作用,可有效降低血管阻力,降低后负荷,增加心排血量,但不影响心率,从而减少心肌耗氧量。适用于高血压心脏病、缺血性心肌病(包括急性心肌梗死)和扩张型心肌病引起的急性心力衰竭;可用于 CO 降低、PCWP＞2.4 kPa (18 mmHg)的患者。通常静脉滴注 100~400 $\mu g/min$,可逐渐增加剂量,并根据血压和临床状况予以调整。伴严重高血压者可缓慢静脉注射 12.5~25.0 mg。

应用血管扩张药的注意事项:下列情况下禁用血管扩张药物。①收缩压＜12.0 kPa (90 mmHg),或持续低血压并伴症状尤其有肾功能不全的患者,以避免重要脏器灌注减少;②严重阻塞性心瓣膜疾病患者,例如主动脉瓣狭窄、二尖瓣狭窄患者,有可能出现显著的低血压,应慎用;③梗阻性肥厚型心肌病。

4.急性心力衰竭时血管紧张素转化酶抑制剂(ACEI)的使用

ACEI 在急性心力衰竭中的应用仍存在诸多争议。急性心力衰竭的急性期、病情尚未稳定的患者不宜应用。急性心肌梗死后的急性心力衰竭可以试用,但须避免静脉应用,口服起始剂量宜小。在急性期病情稳定 48 h 后逐渐加量,疗程至少 6 周,不能耐受 ACEI 者可以应用 ARB。

在心排血量处于边缘状况时,ACEI 应谨慎使用,因为它可以明显降低肾小球滤过率。当联合使用非甾体抗炎药,以及出现双侧肾动脉狭窄时,不能耐受 ACEI 的风险增加。

5.利尿剂

(1)适应证:AHF 和失代偿心力衰竭的急性发作,伴有液体潴留的情况是应用利尿剂的指证。利尿剂缓解症状的益处及其在临床上被广泛认可,无须再进行大规模的随机临床试验来评估。

(2)作用效应:静脉使用襻利尿剂也有扩张血管效应,在使用早期(5~30 min)它降低肺阻抗的同时也降低右心房压和肺毛细血管楔压。如果快速静脉注射大剂量(＞1 mg/kg)时,就有反射性血管收缩的可能。它与慢性心力衰竭时使用利尿剂不同,在严重失代偿性心力衰竭使用利尿剂能使容量负荷恢复正常,可以在短期内减少神经内分泌系统的激活。特别是在急性冠脉综合征的患者,应使用低剂量的利尿剂,最好已给予扩血管治疗。

(3)实际应用:静脉使用襻利尿剂(呋塞米、托拉塞米),它有强效快速的利尿效果,在 AHF 患者优先考虑使用。在入院以前就可安全使用,应根据利尿效果和淤血症状的缓解情况来选择剂量。开始使用负荷剂量,然后继续静脉滴注呋塞米或托拉塞米,静脉滴注比一次性静脉注射更有效。噻嗪类和螺内酯可以联合襻利尿剂使用,低剂量联合使用比高剂量使用一种药更有效,而且继发反应也更少。将襻利尿剂和多巴酚丁胺、多巴胺或硝酸盐联合使用也是一种治疗方法,它比仅仅增加利尿剂更有效,不良反应也更少。

(4)不良反应、药物的相互作用:虽然利尿剂可安全地用于大多数患者,但它的不良反应也很常见,甚至可威胁生命。它们包括神经内分泌系统的激活,特别是肾素-血管紧张素-醛固酮系统和交感神经系统的激活;低血钾、低血镁和低氯性碱中毒可能导致严重的心律失常;可以产生肾毒性以及加剧肾衰竭。过度利尿可过分降低静脉压、肺毛细血管楔压以及舒张期灌注,由此导致每搏输出量和心排血量下降,特别见于严重心力衰竭和以舒张功能不全为主的心力衰竭或缺血所致的右心室功能障碍。

6.β受体阻滞剂

(1)适应证和基本原理:目前尚无应用β受体阻滞剂治疗AHF,改善症状的研究。相反,在AHF时是禁止使用β受体阻滞剂的。急性心肌梗死后早期肺部啰音超过基底部的患者,以及低血压患者均被排除在应用β受体阻滞剂的临床试验之外。急性心肌梗死患者没有明显心力衰竭或低血压,使用β受体阻滞剂能限制心肌梗死范围,减少致命性心律失常,并缓解疼痛。

(2)当患者出现缺血性胸痛对阿片制剂无效、反复发生缺血、高血压、心动过速或心律失常时,可考虑静脉使用β受体阻滞剂。在Gothenburg美托洛尔研究中,急性心肌梗死后早期静脉使用美托洛尔或安慰剂,接着口服治疗3个月。美托洛尔组发展为心力衰竭的患者明显减少。如果患者有肺底部啰音的肺淤血征象,联合使用呋塞米、美托洛尔治疗可产生更好的疗效,降低病死率和并发症。

实际应用:当患者伴有明显急性心力衰竭,肺部啰音超过基底部时,应慎用β受体阻滞剂。对出现进行性心肌缺血和心动过速的患者,可以考虑静脉使用美托洛尔。

但是,对急性心肌梗死伴发急性心力衰竭患者,病情稳定后,应早期使用β受体阻滞剂。对于慢性心力衰竭患者,在急性发作稳定后(通常4 d后),应早期使用β受体阻滞剂。

在大规模临床试验中,比索洛尔、卡维地洛或美托洛尔的初始剂量很小,然后逐渐缓慢增加到目标剂量。应个体化增加剂量。β受体阻滞剂可能过度降低血压,减慢心率。一般原则是,在服用β受体阻滞剂的患者由于心力衰竭加重而住院,除非必须用正性肌力药物维持,否则应继续服用β受体阻滞剂。但如果疑为β受体阻滞剂剂量过大(如有心动过缓和低血压)时,可减量继续用药。

7.正性肌力药

此类药物适用于低心排血量综合征,如伴症状性低血压或CO降低伴有循环淤血的患者,可缓解组织低灌注所致的症状,保证重要脏器的血液供应。血压较低和对血管扩张药物及利尿剂不耐受或反应不佳的患者尤其有效。使用正性肌力药有潜在的危害性,因为它能增加耗氧量、增加钙负荷,所以应谨慎使用。

对于失代偿的慢性心力衰竭患者,其症状、临床过程和预后很大程度上取决于血流动力学。所以,改善血流动力学参数成为治疗的目的。在这种情况下,正性肌力药可能有效,甚至挽救生命。但它改善血流动力学参数的益处,部分被它增加心律失常的危险抵消了。而且在某些病例,由于过度增加能量消耗引起心肌缺血和心力衰竭的慢性进展。但正性肌力药的利弊比率,不同的药并不相同。对于那些兴奋β_1受体的药物,可以增加心肌细胞内钙离子的浓度,可能有更高的危险性。有关正性肌力药用于急性心力衰竭治疗的对照试验研究较少,特别对预后的远期效应的评估更少。

(1)洋地黄类:此类药物能轻度增加CO和降低左心室充盈压;对急性心力衰竭患者的治疗有一定帮助。一般应用毛花苷C 0.2~0.4 mg缓慢静脉注射,2~4 h后可以再用0.2 mg,伴快速心室率的房颤患者可酌情适当增加剂量。

(2)多巴胺:小剂量<2 μg/(kg·min)的多巴胺仅作用于外周多巴胺受体,直接或间接降低外周阻力。在此剂量下,对于肾脏低灌注和肾衰竭的患者,它能增加肾血流量、肾小球滤过率、利

尿和增加钠的排泄,并增强对利尿剂的反应。大剂量＞2 μg/(kg·min)的多巴胺直接或间接刺激 β 受体,增加心肌的收缩力和心排血量。当剂量＞5 μg/(kg·min)时,它作用于 α 受体,增加外周血管阻力。此时,虽然它对低血压患者很有效,但它对 AHF 患者可能有害,因为它增加左心室后负荷,增加肺动脉压和肺阻力。多巴胺可以作为正性肌力药[＞2 μg/(kg·min)]用于 AHF 伴有低血压的患者。当静脉滴注低剂量≤2 μg/(kg·min)时,它可以使失代偿性心力衰竭伴有低血压和尿量减少的患者增加肾血流量,增加尿量。但如果无反应,则应停止使用。

(3)多巴酚丁胺:多巴酚丁胺的主要作用在于通过刺激 β_1 受体和 β_2 受体产生剂量依赖性的正性变时、正性变力作用,并反射性地降低交感张力和血管阻力,其最终结果依个体而不同。小剂量时,多巴酚丁胺能产生轻度的血管扩张反应,通过降低后负荷而增加射血量。大剂量时,它可以引起血管收缩。心率通常呈剂量依赖性增加,但增加的程度弱于其他儿茶酚胺类药物。但在房颤的患者,心率可能增加到难以预料的水平,因为它可以加速房室传导。全身收缩压通常轻度增加,但也可能不变或降低。心力衰竭患者静脉滴注多巴酚丁胺后,观察到尿量增多,这可能是它提高心排血量而增加肾血流量的结果。多巴酚丁胺用于外周低灌注(低血压,肾功能下降)伴或不伴有淤血或肺水肿、使用最佳剂量的利尿剂和扩血管剂无效时。多巴酚丁胺常用来增加心排血量。它的起始静脉滴注速度为 2～3 μg/(kg·min),可以逐渐增加到 20 μg/(kg·min)。无需负荷量。静脉滴注速度根据症状、尿量反应或血流动力学监测结果来调整。它的血流动力学作用和剂量成正比,在静脉滴注停止后,它的清除也很快。在接受 β 受体阻滞剂治疗的患者,需要增加多巴酚丁胺的剂量,才能恢复它的正性肌力作用。单从血流动力学看,多巴酚丁胺的正性肌力作用增加了磷酸二酯酶抑制剂(PDEI)作用。PDEI 和多巴酚丁胺的联合使用能产生比单一用药更强的正性肌力作用。长时间地持续静脉滴注多巴酚丁胺(48 h 以上)会出现耐药,部分血流动力学效应消失。长时间应用应逐渐减量。静脉滴注多巴酚丁胺常伴有心律失常发生率的增加,可来源于心室和心房。这种影响呈剂量依赖性,可能比使用 PDEI 时更明显。在使用利尿剂时应及时补钾。心动过速时使用多巴酚丁胺要慎重,多巴酚丁胺静脉滴注可以促发冠心病患者的胸痛。现在还没有关于 AHF 患者使用多巴酚丁胺的对照试验,一些试验显示它增加不利的心血管事件。

(4)磷酸二酯酶抑制剂:米力农和依诺昔酮是两种临床上使用的 3 型磷酸二酯酶抑制剂(PDEI)。在 AHF 时,它们能产生明显的正性肌力、松弛性以及外周扩血管效应,由此增加心排血量和搏出量,同时伴随有肺动脉压、肺毛细血管楔压的下降,全身和肺血管阻力下降。它在血流动力学方面,介于纯粹的扩血管剂(如硝普钠)和正性肌力药(如多巴酚丁胺)之间。因为它们的作用部位远离 β 受体,所以在使用 β 受体阻滞剂的同时,PDEI 仍能够保留其效应。3 型 PDEI 用于低灌注伴或不伴有淤血,使用最佳剂量的利尿剂和扩血管剂无效时应用。当患者在使用 β 受体阻滞剂时,和/或对多巴酚丁胺没有足够的反应时,3 型 PDEIs 可能优于多巴酚丁胺。由于其过度的外周扩血管效应可引起的低血压,静脉推注较静脉滴注时更常见。有关 PDEI 治疗对 AHF 患者的远期疗效目前数据尚不充分,但人们已提高了对其安全性的重视,特别是在缺血性心脏病心力衰竭患者。

(5)左西孟旦:这是一种钙增敏剂,通过结合于心肌细胞上的肌钙蛋白 C 促进心肌收缩,还通过介导 ATP 敏感的钾通道而发挥血管舒张作用和轻度抑制磷酸二酯酶的效应。其正性肌力作用独立于 β 肾上腺素能刺激,可用于正接受 β 受体阻滞剂治疗的患者。左西孟旦的乙酰化代谢产物,仍然具有药理活性,半衰期约 80 h,停药后作用可持续 48 h。临床研究表明,急性心力衰竭患者应用本药静脉滴注可明显增加 CO 和每搏输出量,降低 PCWP、全身血管阻力和肺血管阻力;冠心病患者不会增加病死率。用法:首剂 $12\sim24$ μg/kg 静脉注射(大于 10 min),继以 0.1 μg/(kg·min)静脉滴注,可酌情减半或加倍。对于收缩压 <13.3 kPa(100 mmHg)的患者,不需要负荷剂量,可直接用维持剂量,以防止发生低血压。在比较左西孟旦和多巴酚丁胺的随机对照试验中,已显示左西孟旦能改善呼吸困难和疲劳等症状,并产生很好的结果。不同于多巴酚丁胺的是,当联合使用 β 受体阻滞剂时,左西孟旦的血流动力学效应不会减弱,甚至会更强。在大剂量使用左西孟旦静脉滴注时,可能会出现心动过速、低血压,对收缩压低于 11.3 kPa(85 mmHg)的患者不推荐使用。在与其他安慰剂或多巴酚丁胺比较的对照试验中显示,左西孟旦并没有增加恶性心律失常的发生率。

8.非药物治疗

(1)主动脉球囊反搏(IABP):临床研究表明,这是一种有效改善心肌灌注同时又降低心肌耗氧量和增加 CO 的治疗手段。

IABP 的适应证:①急性心肌梗死或严重心肌缺血并发心源性休克,且不能由药物治疗纠正;②伴血流动力学障碍的严重冠心病(如急性心肌梗死伴机械并发症);③心肌缺血伴顽固性肺水肿。

IABP 的禁忌证:①存在严重的外周血管疾病;②主动脉瘤;③主动脉瓣关闭不全;④活动性出血或其他抗凝禁忌证;⑤严重血小板缺乏。

(2)机械通气。急性心力衰竭者行机械通气的指证:①出现心跳呼吸骤停而进行心肺复苏时;②合并Ⅰ型或Ⅱ型呼吸衰竭。机械通气的方式有下列两种。

无创呼吸机辅助通气:这是一种无需气管插管、经口/鼻面罩给患者供氧、由患者自主呼吸触发的机械通气治疗。分为持续气道正压通气(CPAP)和双相间歇气道正压通气(BiPAP)两种模式。①作用机制:通过气道正压通气可改善患者的通气状况,减轻肺水肿,纠正缺氧和 CO_2 潴留,从而缓解Ⅰ型或Ⅱ型呼吸衰竭。②适用对象:Ⅰ型或Ⅱ型呼吸衰竭患者经常规吸氧和药物治疗仍不能纠正时应及早应用。主要用于呼吸频率 ≤25 次/分钟、能配合呼吸机通气的早期呼吸衰竭患者。在下列情况下应用受限:不能耐受和合作的患者、有严重认知障碍和焦虑的患者、呼吸急促(频率 >25 次/分钟)、呼吸微弱和呼吸道分泌物多的患者。

气道插管和人工机械通气:应用指证为心肺复苏时、严重呼吸衰竭经常规治疗不能改善者,尤其是出现明显的呼吸性和代谢性酸中毒并影响到意识状态的患者。

(3)血液净化治疗,以下为其机制、适应症、不良反应和处理。

机制:此法不仅可维持水、电解质和酸碱平衡,稳定内环境,还可清除尿毒症毒素(肌酐、尿素、尿酸等)、细胞因子、炎症递质以及心脏抑制因子等。治疗中的物质交换可通过血液滤过(超滤)、血液透析、连续血液净化和血液灌流等来完成。

适应证:本法对急性心力衰竭有益,但并非常规应用的手段。出现下列情况之一时可以考虑采用:①高容量负荷如肺水肿或严重的外周组织水肿,且对襻利尿剂和噻嗪类利尿剂抵抗;②低钠血症(血钠 <110 mmol/L)且有相应的临床症状,如神志障碍、肌张力减退、腱反射减弱或消失、呕吐以及肺水肿等,在上述两种情况应用单纯血液滤过即可;③肾功能进行性减退,血肌酐 >500 μmol/L 或符合急性血液透析指证的其他情况。

不良反应和处理:建立体外循环的血液净化均存在与体外循环相关的不良反应,如生物不相容、出血、凝血、血管通路相关并发症、感染、机器相关并发症等。应避免出现新的内环境紊乱,连续血液净化治疗时应注意热量及蛋白的丢失。

（4）心室机械辅助装置：急性心力衰竭经常规药物治疗无明显改善时，有条件的可应用此种技术。此类装置有体外膜式氧合（ECMO）、心室辅助泵（如可置入式电动左心辅助泵、全人工心脏）。根据急性心力衰竭的不同类型，可选择应用心室辅助装置，在积极纠治基础心脏病的前提下，短期辅助心脏功能，可作为心脏移植或心肺移植的过渡。ECMO 可以部分或全部代替心肺功能。临床研究表明，短期循环呼吸支持（如应用 ECMO）可以明显改善预后。

（张　橘）

第六节　慢性心力衰竭

慢性原发性心肌病变和心室长期压力或容量负荷过重，可分别引起原发性或继发性心肌舒缩功能受损。在早期，通过代偿调节，尚能使心室每搏量和心排血量满足休息和活动时组织代谢的需要；在后期，即使通过充分代偿调节已不能维持足够的每搏量和心排血量。前者称为慢性心功能不全的代偿期，亦称潜在性、代偿性或无症状性心功能不全；后者称为慢性心功能不全的失代偿期，亦称为失代偿性心功能不全。由于慢性心功能不全的失代偿期大多有各器官阻性充血（或淤血）的表现，因而通常称为充血性心力衰竭，亦称有症状性心力衰竭。

一、病因

先天或获得性心肌、心瓣膜、心包或大血管、冠脉结构异常，导致血流动力功能不全是慢性心功能不全的基础病因。成人充血性心力衰竭常见的病因为冠状动脉粥样硬化性心脏病（冠心病）、高血压心脏病（高心病）、瓣膜病、心肌病和肺源性心脏病（肺心病）。其他较常见的病因有心肌炎、肾炎和先天性心脏病。较少见的易被忽视的病因有心包疾病、甲状腺功能亢进与减退症、贫血、维生素 B_1 缺乏病、动静脉瘘、心房黏液瘤以及肿瘤、结缔组织疾病、高原病及少见的内分泌病等。

上述心力衰竭的基本原因，可通过下列机制影响心功能，引起心力衰竭。①原发性心肌收缩力受损：包括心肌梗死、心肌炎症、变性或坏死（如冠心病、肺心病、心肌病等）、心肌缺氧或纤维化（如冠心病、肺心病、心肌病等）、心肌的代谢、中毒性改变等，都使心肌收缩力减弱而导致心力衰竭。②心室的压力负荷（后负荷）过重：肺及体循环高压，左、右心室流出道狭窄，主动脉瓣或肺动脉瓣狭窄等，均能使心室收缩时阻力增高、后负荷加重，引起继发性心肌舒缩功能减弱而导致心力衰竭。③心室的容量负荷（前负荷）过重：瓣膜关闭不全，心内或大血管间左至右分流等，使心室舒张期容量增加，前负荷加重，也可引起继发性心肌收缩力减弱和心力衰竭。④高动力性循环状态：主要发生于贫血、体循环动静脉瘘、甲状腺功能亢进症、维生素 B_1 缺乏性心脏病，由于周围血管阻力降低，心排血量增多，也能引起心室容量负荷加重，导致心力衰竭。⑤心室前负荷不足：二尖瓣狭窄，心脏压塞和限制型心肌病等，引起心室充盈受限，体、肺循环充血。

心力衰竭的诱发因素常见有以下 9 种。①感染：呼吸道感染为最多，其次为风湿热。在儿童风湿热则占首位。女性患者中泌尿系统感染亦常见。亚急性感染性心内膜炎也常因损害心瓣膜和心肌而诱发心力衰竭。②过度体力活动和情绪激动。③钠盐摄入过多。④心律失常，特别是快速性心律失常,如伴有快速心室率的心房颤动(房颤)、心房扑动(房扑)。⑤妊娠和分娩。⑥输液(特别是含钠盐的液体)、输血过快和/或过多。⑦洋地黄过量或不足。⑧药物作用:使用抑制心肌收缩力的药物,如β受体阻滞剂,体内儿茶酚胺的消耗药物(如利血平类),交感神经节阻滞剂(如胍乙啶)和某些抗心律失常药物(如奎尼丁、普鲁卡因胺、维拉帕米等);水、钠潴留,激素和药物的应用,如肾上腺皮质激素等造成水、钠潴留。⑨其他:出血和贫血、肺栓塞、室壁瘤、心肌收缩不协调、乳头肌功能不全等。

二、临床表现和实验室检查

按心力衰竭开始发生于哪一侧和充血主要表现的部位,将心力衰竭分为左侧心力衰竭、右侧心力衰竭和全心衰竭。心力衰竭开始发生在左侧心脏,以肺淤血为主的称为左侧心力衰竭;开始发生在右侧心脏并以肝、肾等器官和周围静脉淤血为主的,称为右侧心力衰竭。两者同时存在的称全心衰竭。以左侧心力衰竭开始的情况较为多见,大多经过一段时间发展为肺动脉高压而引起右侧心力衰竭。单独的右侧心力衰竭较少见。

(一)左侧心力衰竭

可分为左心室衰竭和左心房衰竭两种。左心室衰竭多见于高血压心脏病、冠心病、主动脉病变和二尖瓣关闭不全。急性肾小球肾炎和风湿性全心炎是儿童和少年患者左心室衰竭的常见病因。二尖瓣狭窄时,左心房压力明显增高,也有肺淤血表现,但非左心室衰竭引起,因而称为左心房衰竭。

1.症状

(1)呼吸困难:是左侧心力衰竭的主要症状。不同情况下肺淤血的程度有差异,呼吸困难的表现有下列不同形式。①劳力性呼吸困难:开始仅在剧烈活动或体力劳动后出现呼吸急促,如登楼、上坡或平地快走等活动时出现气急。随肺充血程度的加重,可逐渐发展到更轻的活动时或体力劳动后甚至休息时,也发生呼吸困难。②端坐呼吸:一种由于平卧时极度呼吸困难而必须采取的高枕、半卧位或坐位以解除或减轻呼吸困难的状态。程度较轻的,高枕或半卧位时无呼吸困难;严重的必须端坐;最严重的即使端坐床边,两腿下垂,上身向前,双手紧握床边,仍不能缓解严重呼吸困难。③阵发性夜间呼吸困难:又称心源性哮喘,是左心室衰竭早期的典型表现。呼吸困难可连续数夜,每夜发作或间断发作。典型发作在夜间熟睡1~2 h后,患者因气闷、气急而突然惊醒,被迫立即坐起,可伴阵咳、哮鸣性呼吸音或咳泡沫样痰。发作较轻的采取坐位后十余分钟至1 h左右呼吸困难自动消退,患者又能平卧入睡,次日白天无异常感觉。严重的可持续发作,阵发咳嗽,咳粉红色泡沫样痰,甚至发展成为急性肺水肿。由于早期呼吸困难多在夜间发作,开始常能自动消退,白天症状可不明显,因而并不引起患者注意。即使就医,也常因缺少心力衰竭的阳性体征而被忽视。发作时伴阵咳或哮鸣的可被误诊为支气管炎或哮喘。④急性肺水肿:急性肺水肿的表现与急性左心功能不全相同。

(2)体力下降:倦怠、乏力、运动耐力减弱。

2.体征

(1)原有心脏病的体征。

(2)陈-施呼吸:见于严重心力衰竭,预后不良。呼吸有节律地由暂停逐渐增快、加深,再逐渐减慢、变浅,直到再停,0.5~1 min后呼吸再起,如此周而复始。脑缺氧严重的患者还可伴有嗜睡、烦躁、神志错乱等精神症状。

（3）左心室增大：心尖冲动向左下移位，心率增快，心尖区有舒张期奔马律，肺动脉瓣区第二心音亢进，其中舒张期奔马律最有诊断价值，在患者心率增快或卧位并做深呼气时更容易听到。左心室扩大还可形成相对性二尖瓣关闭不全，产生心尖区收缩期杂音。

（4）交替脉：脉搏强弱交替。轻度交替脉仅能在测血压时发现。

（5）肺部啰音：阵发性呼吸困难或急性肺水肿时可有粗大湿啰音，满布两肺，并可伴有哮鸣音。

（6）胸腔积液：左侧心力衰竭患者中的 25％ 有胸腔积液。胸腔积液可局限于肺叶间，也可呈单侧或双侧胸腔积液，胸腔积液蛋白含量高，心力衰竭好转后消退。

3.早期 X 线检查

肺静脉充盈左侧心力衰竭在 X 线检查时仅见肺上叶静脉扩张、下叶静脉较细，肺门血管阴影清晰。在肺间质水肿期可见肺门血管影增粗、模糊不清，肺血管分支扩张增粗，或肺叶间淋巴管扩张。在肺泡水肿阶段，开始可见密度增高的粟粒状阴影，继而发展为云雾状阴影。急性肺水肿时可见自肺门伸向肺野中部及周围的扇形云雾状阴影。此外，左侧心力衰竭有时还可见认到局限性肺叶间、单侧或双侧胸腔积液；慢性左侧心力衰竭患者还可以有叶间胸膜增厚，心影可增大（左心室增大）。

（二）右侧心力衰竭

多由左侧心力衰竭引起。出现右侧心力衰竭后，由于右心室排血量减少，肺淤血现象有所减轻，呼吸困难亦随之减轻。单纯右侧心力衰竭多由急性或慢性肺心病引起。

1.症状

主要由慢性持续淤血引起各脏器功能改变所致，如长期消化道淤血引起的食欲缺乏、恶心、呕吐等；肾脏淤血引起尿量减少、夜尿多、蛋白尿和肾功能减退；肝淤血引起上腹饱胀，甚至剧烈腹痛，长期肝淤血可引起黄疸、心源性肝硬化。

2.体征

（1）原有心脏病体征。

（2）心脏增大：以右心室增大为主者可伴有心前区抬举性搏动（胸骨左缘心脏冲动有力且持久）。心率增快，部分患者可在胸骨左缘相当于右心室表面处听到舒张早期奔马律。右心室明显扩大可形成功能性三尖瓣关闭不全，产生三尖瓣区收缩期杂音，吸气时杂音增强。

（3）静脉充盈：颈外静脉充盈为右侧心力衰竭的早期表现。半卧位或坐位时在锁骨上方见到颈外静脉充盈，或颈外静脉充盈最高点距离胸骨角水平 10 cm 以上，都表示静脉压增高，常在右侧较明显。严重右侧心力衰竭静脉压显著升高时，手背静脉和其他表浅静脉也充盈，并可见静脉搏动。

（4）肝大和压痛：出现也较早，大多发生于皮下水肿之前。肝大剑突下较肋缘下明显，质地较软，具有充实饱满感，边缘有时扪不清，叩诊剑突下有浊音区，且有压痛。压迫肝脏（或剑突下浊音区）时可见颈静脉充盈加剧（肝-颈静脉反流现象）。随心力衰竭的好转或恶化，肝大可在短时期内减轻或增剧。右侧心力衰竭突然加重时，肝脏急性淤血，肝小叶中央细胞坏死，引起肝脏急剧增大，可伴有右上腹与剑突下剧痛和明显压痛、黄疸，同时血清 ALT 常显著升高，少数人甚至达 1 000 U。一旦心力衰竭改善，肝大和黄疸消退，血清转氨酶也在 1～2 周内恢复正常。长期慢性右侧心力衰竭引起心源性肝硬化时，肝触诊质地较硬，压痛可不明显，常伴黄疸、腹水及慢性肝功能损害。

(5)下垂性水肿：早期右侧心力衰竭水肿常不明显,多在颈静脉充盈和肝大明显后才引起凹陷性水肿。水肿最早出现在身体的下垂部位,起床活动者以足、踝内侧和胫前较明显,仰卧者骶区水肿;侧卧者卧侧肢体水肿显著。病情严重可发展到全身水肿。

(6)胸腔积液和腹水：胸膜静脉回流至上腔静脉、支气管静脉和肺静脉,右侧心力衰竭时静脉压增高,可有双侧或单侧胸腔积液。双侧胸腔积液时,右侧量常较多,单侧胸腔积液也以右侧为多见,其原因不明。胸腔积液含蛋白量较高(2～3 g/100 mL),细胞数正常。大量腹水多见于三尖瓣狭窄、三尖瓣下移和缩窄性心包炎,亦可见于晚期心力衰竭和右心房球形血栓堵塞下腔静脉入口时。

(7)心包积液：少量心包积液在右侧心力衰竭或全心衰竭时不少见。

(8)发绀：长期右侧心力衰竭患者大多数有发绀,可表现为面部毛细血管扩张、发绀和色素沉着。

(9)其他：晚期患者可有明显营养不良、消瘦甚至恶病质。

3.实验室检查

(1)静脉压增高：肘静脉压超过 1.4 kPa(14.3 cmH$_2$O)或重压肝脏 0.5～1 min 后上升 0.1～0.2 kPa(1～2 cmH$_2$O)以上的,提示有右侧心力衰竭[我国 1 425 例正常成年人测定正常范围0.3～1.4 kPa(3.1～14.3 cmH$_2$O),平均 1.0 kPa(10.2 cmH$_2$O)]。

(2)血液检查：血清胆红素和丙氨酸氨基转移酶(ALT)可略增高。

(3)尿的改变：可有轻度蛋白尿、尿中有少量透明或颗粒管型和少量红细胞,可有轻度氮质血症。

(三)舒张性心力衰竭

正常心脏舒张期等容弛张阶段心室腔压力快速下降,持续至二尖瓣开放后,进入快速充盈阶段,再经过缓慢充盈和心房收缩阶段,心室充盈量在肺静脉平均压低于 1.6 kPa(12 mmHg)时足以提供适应机体需要的心排血量。舒张功能障碍时,心室舒张和/或充盈不良,充盈压增高,充盈量减少,左心房和肺静脉压相应增高。心室充盈量在肺静脉平均压等于 1.6 kPa(12 mmHg)条件下才能提供足以适应机体需要的心排血量。舒张性功能障碍的主要后果是心室充盈压增高,与其上游静脉压增高所致肺或体循环淤血。

舒张功能障碍可表现为舒张早期心室功能受损和/或心室顺应性减低,起始通过充盈压增高可能维持静息时每搏量正常,但常难以满足机体需要增高时的心排血量。心力衰竭患者大多有左心室收缩功能障碍伴不同程度舒张功能障碍;部分患者以左心室舒张功能障碍为主,静息时收缩功能正常或接近正常。心肌缺血、心肌肥厚和心肌纤维性变是舒张功能障碍常见的病理基础。最常见的病因包括冠心病、原发性高血压病、糖尿病、主动脉瓣狭窄、肥厚型心肌病、限制型心肌病等。心室顺应性降低也见于部分高龄正常人。

舒张性心力衰竭的临床表现可从无症状、运动耐力下降到气促、肺水肿。急性心肌缺血或高血压未满意控制的患者可出现急性舒张功能不全所致急性肺水肿。

超声心动图多普勒测定或核素心肌显影评估收缩和舒张功能是诊断舒张和/或收缩功能障碍的常用方法。目前大多数采用多普勒超声心动图二尖瓣血流频谱间接测定心室舒张功能。

(四)心功能的判定和分级

心功能指心脏做功能力的限度。美国纽约心脏病学会(NYHA)据患者自觉症状的分级。①Ⅰ级：体力活动不受限,一般体力活动不引起过度的乏力、心悸、气促和心绞痛。②Ⅱ级：轻度体力活动受限,静息时无不适,但低于日常活动量即致乏力、心悸、气促或心绞痛。③Ⅲ级:体力活动明显受限,静息时无不适,但低于日常活动量即致乏力、心悸、气促或心绞痛。④Ⅳ级:不能无症状地进行任何体力活动,休息时可有心力衰竭或心绞痛症状,任何体力活动都加重不适。

1994年3月上述分级方案修订时,增加了客观评价指标(包括心电图、负荷试验、X线、超声心动图和核素显影检查结果):A.无心血管疾病的客观依据。B.有轻度心血管疾病的客观依据。C.有中等程度心血管疾病的客观依据。D.严重心血管疾病的客观依据。轻、中、重心血管疾病的定义难以确切标明,由临床医师主观判断。

联合症状和客观指标分级可能弥补原有方案主观症状与客观指标分离,仅反映血流动力学的症状变化等不足。如客观检查示严重主动脉瓣狭窄或严重冠脉狭窄的患者,自觉症状不明显或极轻微,联合分级定为ⅠD。而客观检查示轻度主动脉瓣狭窄或轻度冠脉狭窄的无症状患者,则定为ⅠB。又如LVEF均<35%的无症状左心室收缩功能障碍者定为ⅠC,而有症状性心力衰竭者定为Ⅱ~ⅢC。

本分组简便易行,新修订的联合指标分级在对比不同临床试验入选对象的心功能状态、评价治疗效果以及分析不同亚组的治疗影响时,均很有帮助。

三、诊断

典型的心力衰竭诊断并不困难。右侧心力衰竭的诊断依据为原有心脏病的体征和体循环淤血的表现,且患者大多有左侧心力衰竭的病史。

值得注意的是心力衰竭的早期诊断。早期心力衰竭患者症状可不明显,常能自由活动,坚持工作,劳力性气促和阵发性夜间呼吸困难是左侧心力衰竭的早期症状,但常不引起注意,并常因白天就诊缺少阳性体征而被忽视,如不详细询问病史、不仔细检查、未发现舒张期奔马律及X线典型表现,易被漏诊。颈静脉充盈和肝大是右侧心力衰竭的早期症状,易被忽视。心力衰竭时肝大等也不一定都是心力衰竭所致。如劳力性气促可由阻塞性肺气肿、肺功能不全、肥胖或身体虚弱引起。夜间呼吸困难也可由支气管哮喘发作引起。肺底湿啰音可由慢性支气管炎、支气管扩张或肺炎引起。心力衰竭引起的湿啰音大多为两侧对称性的,偶见于单侧,或仅有哮鸣音。下肢水肿可由静脉曲张、静脉炎、肾脏或肝脏疾病、淋巴水肿等所致,还可在久坐或月经前后、妊娠后期发生;妇女原因不明性下肢水肿亦不少见。另外,心力衰竭时可因长期卧床液体积聚在腰骶部而不发生下肢水肿。肝大可由血吸虫病、肝炎、脂肪肝引起。颈静脉充盈可由肺气肿或纵隔肿瘤压迫上腔静脉引起。胸腔积液可由胸膜结核、肿瘤和肺梗死引起;腹水也可由肝硬化、低蛋白血症、腹膜结核、肿瘤引起。

心力衰竭时常伴心脏扩大,但正常大小的心脏也可发生心力衰竭,如急性心肌梗死。肺气肿时心脏扩大可被掩盖;心脏移位或心包积液又可被误认为心脏扩大。

X线是确诊左心肺间质水肿期的主要依据,还有助于心力衰竭和肺部疾病的鉴别。超声心动图不能确诊心力衰竭,但是区分收缩或舒张功能不全的主要手段,还能评估心脏结构和功能,帮助确立心力衰竭病因。静脉压测定有助于确诊早期右侧心力衰竭。血流动力学监测不适用于慢性心力衰竭的诊断。心电图和血生化指标则对心力衰竭诊断无帮助。

四、并发症

血流迟缓和长期卧床可导致下肢静脉血栓形成,继而发生肺栓塞和肺梗死,此时有胸痛、咯血、黄疸、心力衰竭加重甚至休克等表现。左、右心腔内附壁血栓可分别引起体动脉和肺动脉栓塞;体动脉栓塞可致脑、肾、脾、肠系膜梗死及上、下肢坏死。有卵圆孔未闭者,体循环静脉血栓脱落形成的栓子,有可能在到达右房穿过未闭的卵圆孔到达左心房,再经左心房进入体循环,形成所谓反常栓塞。长期卧床患者特别是有肺水肿者极易并发呼吸道感染,特别是支气管肺炎。

五、防治

近年来对心力衰竭的防治有重大进展。评价疗效的方法除根据症状、血流动力学效应、运动耐量和生活质量的改善外,还增加了长期治疗的安全性、病死率、生存期、神经激素系统激活程度等指标。治疗药物也在 ARB/ACEI、β 受体阻滞剂、醛固酮受体拮抗剂基础上,考虑血管紧张素受体-脑啡肽酶抑制剂——沙库巴曲缬沙坦治疗。

具体措施包括以下几方面。

(一)病因防治

风湿性心瓣膜病在我国仍属慢性心力衰竭的常见病因。应用青霉素治疗链球菌感染,已使风湿热和风湿性心瓣膜病在发达国家基本绝迹。择期手术治疗心瓣膜病,有效地控制高血压以及积极防治冠脉病变与心肌缺血等病因治疗;消除心力衰竭的诱因如控制感染、避免体力过劳和精神刺激等,可预防心力衰竭的发生。

(二)收缩性心力衰竭的治疗

1.减轻心脏负荷

包括减少体力活动和精神刺激。严重者宜绝对卧床休息,在心功能逐步改善过程中,适当下床活动,以免卧床休息过久并发静脉血栓形成或肺炎。此外,应注意解除精神负担,必要时给予小量镇静药。

2.限制钠盐的摄入

适当限制日常饮食中的钠盐摄入量,食盐量日 2~5 g,忌盐腌制食物。应用利尿剂引起大量利尿时,钠盐限制不宜过严,以免发生低钠血症。

3.利尿剂的应用

利尿剂通过抑制肾小管不同部位的 Na^+ 重吸收,或增加肾小球 Na^+ 的滤过,增进 H_2O、Na^+ 排出,从而降低心室充盈压,减轻肺循环和/或体循环淤血所致临床症状,其疗效肯定,但对心力衰竭整体过程的影响(如生存率等)不明,长期应用利尿剂理论上可能产生以下不良反应:①降低心排血量,从而激活 RAAS 系统,血浆肾素和醛固酮增高;②导致低钾血症;③降低糖耐量;④导致高尿酸血症;⑤导致高脂血症;⑥导致室性心律失常。目前利尿剂为治疗心力衰竭伴水、钠潴留患者的一线药物,大多与其他心力衰竭的治疗药物(如地高辛、ACEI)联合应用,单纯舒张性心力衰竭利尿剂宜慎用。

常用的利尿剂有几下几种。①噻嗪类利尿剂:氢氯噻嗪 12.5~50 mg/d,氯噻酮 12.5~50 mg/d,氯噻嗪 250~1 000 mg/d。②襻利尿剂:呋塞米口服 20~40 mg/d,布美他尼口服 0.5~1 mg/d,依他尼酸口服 25~50 mg/d。③保钾利尿剂:螺内酯 25~75 mg/d,阿米洛利 2.5~7.5 mg/d,氨苯蝶啶 50~100 mg/d。

合理应用利尿剂:①利尿剂适用于有左或右心室充盈压增高表现的患者,如颈静脉充盈伴静脉压增高,肝大伴肝颈静脉反流征阳性,劳力性或夜间阵发气促,肺淤血,肺水肿以及心源性水肿等;②急性心力衰竭伴肺水肿时,静脉推注襻利尿剂(呋塞米)是首选治疗。其静脉扩张作用可在利尿作用出现前迅速减轻前负荷与症状;③轻度钠潴留患者应用噻嗪类利尿剂常可获得满意疗效,中度以上钠潴留患者多需应用襻利尿剂;起始先用小剂量间断治疗,如每周 2～3 次,利尿效果不满意时,再增加剂量和/或连续服用,病情减轻后再间断给药;定期测体质量可及时发现隐性水肿,以调节利尿剂用量;连续利尿应注意预防低钾血症,可联用保钾利尿剂;④重度心力衰竭或伴肾功能不全的患者,宜选用襻利尿剂,也可联用襻利尿剂和美托拉宗;注意大量利尿所致并发症;⑤顽固性水肿大多联合应用利尿剂,如大剂量襻利尿剂和噻嗪类、保钾利尿剂联用,间断辅以静脉推注襻利尿剂。噻嗪类或襻利尿剂与 ACEI 联用,可减少利尿剂引起低钾血症和 RAAS 系统激活等不良反应,降低耐药性的发生率。联用时应密切观察血压、血容量、肾功能与血电解质改变。

(三)正性肌力药物的应用

由于慢性心力衰竭患者心肌收缩力减弱,改善心肌收缩功能曾被认为是心力衰竭的首要治疗。

正性肌力药物主要有以下几种。

1.洋地黄类

常用洋地黄类药物见表 4-14。

表 4-14 用于慢性心力衰竭的洋地黄类药物

制剂	给药途径	作用时间				负荷量		平均每天维持量
		开始	高峰	持续	消失	剂量	给药法	
洋地黄	口服	2～4 h	8～12 h	4～7 d	2～3 周	0.7 g	3 次/天,每次 0.1 g(首剂 0.2 g),共 2 d	0.05 g
洋地黄毒苷	口服	2～4 h	8～12 h	4～7 d	2～3 周	0.7 mg	3 次/天,每次 0.1 mg(首剂 0.2 mg),共 2 d	0.05 mg
地高辛	口服	1～2 h	4～12 h			1.5 mg	3 次/天,每次 0.25 mg,共 2 d	0.25～0.375 mg
	静脉	10 min	第一峰 30～60 min 第二峰 4～6 h	1～2 h	3～6 d	0.75 mg	首剂 0.25～0.5 mg,4～6 h 后可再注射 0.25 mg	
毛花苷 C	静脉	10 min	1～2 h	1～2 d	3～6 d	0.8 mg	首剂 0.6 mg 或 0.4 mg,2～4 h 后再注射 0.2～0.4 mg	
毒毛花苷 K	静脉	5 min	1 h	1～2 d	2～3 d	0.25～0.375 mg	首剂 0.25 mg,必要时可在 2 h 后再注射 0.125 mg	

(1)禁忌证:①洋地黄过量或中毒。洋地黄过量或中毒的表现之一是心力衰竭症状加重,常被误诊为剂量不足而盲目增加洋地黄量,甚至因而致死。②肥厚性梗阻型心肌病并发心力衰竭的病理生理机制为心室舒张不全与收缩过度,因而属单纯舒张性心力衰竭。洋地黄不能改善心室舒张功能,其正性收缩作用可使流出道梗阻加重,因而除并发心房颤动或其他房性快速心律失常外,不宜用洋地黄治疗。③房室传导阻滞。部分或完全性房室传导阻滞都属洋地黄应用的

禁忌证。但如并发急性肺水肿,来不及置人工心脏起搏器治疗时,可在严密观察下试用快速作用的洋地黄制剂,并在病情许可时安置起搏器。起搏器安置后仍有心力衰竭表现的患者,可以加用洋地黄治疗。④室性期前收缩和室性心动过速(室速)曾被列为洋地黄应用的禁忌证。但由心力衰竭引起的室性期前收缩或室性心动过速以及因室性期前收缩或室性心动过速而加重的心力衰竭,而能排除洋地黄过量,则洋地黄治疗可中断上述的恶性循环。

(2)预防性用药:已证明尚能维持代偿功能。使用洋地黄也能提高心肌工作效率,因而有主张在特殊条件下用洋地黄预防心力衰竭的。如:①准备进行心内手术的患者,术前洋地黄预防治疗。为避免手术完毕直流电复律时并发严重室性快速心律失常,一般于术前 2 d 停用。②缩窄性心包炎、心包剥离术前用洋地黄可预防术后严重心力衰竭和心源性休克。

(3)给药方法:一般每天给予维持量即可。为使洋地黄制剂较早出现疗效,可选用毛花苷 C 或地高辛,先给负荷量继以维持量,负荷量可分次给予。3 d 内用过地高辛的一般不用负荷量,但如病情需要,可小剂量分次给药,并密切观察疗效及毒副反应。对急性左侧心力衰竭和心室率快速的房性快速心律失常(伴或不伴心力衰竭)患者,宜将负荷量一次给予。急性心肌梗死、急性心肌炎、肺心病、黏液性水肿或贫血等引起的心力衰竭,负荷量不宜过大,并应分次给予。肾功能不全者禁用负荷量。

2.非洋地黄类正性肌力药

(1)肾上腺素能受体兴奋药:多巴胺是去甲肾上腺素的前体,其作用随应用剂量的大小而表现不同,较小剂量[2 μg/(kg·min)]表现为心肌收缩力增强,血管扩张,特别是肾小动脉扩张,心率加快不明显。这些都是治疗心力衰竭所需的作用。如果大剂量或更大剂量[5～10 μg/(kg·min)]则可出现对心力衰竭不利的相反作用。

此外,患者对多巴胺的反应个体差异较大,应由小剂量开始逐渐增量,以不引起心率加快及血压升高为度。

(2)磷酸二酯酶抑制剂:氨力农用量为负荷量 0.75 mg/kg,稀释后静脉注入,再以5～10 μg/(kg·min)静脉滴注,每天总量 100 mg。米力农用量为 0.75 mg/kg,稀释后静脉注入,再以0.5 μg/(kg·min)静脉滴注4 h。

(四)血管紧张素转换酶抑制剂的应用

提早对心力衰竭治疗,从心脏尚处于代偿期而无明显症状时,即开始给予 ACE 抑制剂的干预治疗是心力衰竭治疗方面的重要进展。通过 ACE 抑制剂限制心肌、小血管重构,以达到维护心肌的功能,推迟充血性心力衰竭的到来,降低远期死亡率。

ACE 抑制剂目前种类很多,在选择应用时主要考虑其半衰期的长短,确定用药剂量及每天次数。卡托普利为最早用于临床的含巯基的 ACE 抑制剂,用量为 12.5～25 mg,每天 2 次;贝那普利半衰期较长并有 1/3 经肝脏排泄,对有早期肾功能损害者较适用,用量为 5～10 mg,每天 1 次;培哚普利亦为长半衰期制剂,可每天用一次 2～4 mg。

(五)β受体阻滞剂的应用

从传统的观念看来β受体阻滞剂以其负性肌力作用而禁用于心力衰竭。但现代观点认为心力衰竭时心脑的代偿机制虽然在早期能维持心脏排血功能,但在长期的发展过程中将对心肌产生有害的影响,加速患者的死亡。代偿机制中交感神经兴奋性的增强是一个重要的组成部分,而β受体阻滞剂可对抗这一效应。为此 20 世纪 80 年代以来不少学者在严密观察下审慎地进行了

β受体阻滞剂治疗心力衰竭的临床验证,其中一项较大规模的试验应用美托洛尔治疗扩张型心肌病心力衰竭,与对照组相比其结果证实患者不仅可以耐受用药,还可以降低致残率、住院率,提高运动量。

进一步研究是β受体阻滞剂的制剂选择问题,美托洛尔选择性阻滞β_1受体而无血管扩张作用;卡维地洛作为新的非选择性并有扩张血管作用的β受体阻滞剂,用于心力衰竭治疗,大规模临床试验其结果优于美托洛尔,可明显降低病死率、住院率以及提高患者的运动耐量。

由于β受体阻滞剂确实具有负性肌力的作用,临床应用仍应十分慎重。待心力衰竭情况稳定后,首先从小剂量开始,逐渐增加剂量,适量维持。

(六)舒张性心力衰竭的治疗

舒张性心力衰竭的治疗原则与收缩功能不全有所差别,主要措施如下。

(1)β受体阻滞剂:改善心肌顺应性,使心室的容量-压力曲线下降,表明舒张功能改善。

(2)钙通道阻滞剂:降低心肌细胞内钙浓度,改善心脏主动舒张功能,主要用于肥厚型心肌病。

(3)ACE抑制剂:有效控制高血压,从长远来看改善心肌及小血管重构,有利于改善舒张功能,最适用于高血压心脏病及冠心病。

(4)尽量维持窦性心律,保持房室顺序传导,保证心室舒张期充分容量。

(5)对肺淤血症状较明显者,可适量应用静脉扩张药(硝酸甘油制剂)或利尿剂降低前负荷,但不宜过度,因过分地减少前负荷可使心排血量下降。

(6)在无收缩功能障碍的情况下,禁用正性肌力药物。

(七)血管紧张素受体-脑啡肽酶抑制剂(ARNI)治疗

心力衰竭的神经内分泌发病机制是一个里程碑式的发现,针对交感神经激活的β受体阻滞剂和针对肾素-血管紧张素-醛固酮系统的血管紧张素转化酶抑制剂、血管紧张素受体拮抗剂、醛固酮拮抗剂能显著改善心力衰竭患者的预后,已成为心力衰竭治疗的基石。但即使给予了"最适治疗",心力衰竭的死亡率、致残率仍很高,新的治疗靶点研发紧迫。血管紧张素受体-脑啡肽酶抑制剂是近年来心力衰竭治疗上的重要发现。

脑啡肽酶抑制剂可通过抑制脑啡肽酶水平提高脑啡肽浓度,因此对心力衰竭有良好的治疗作用。但是,单独应用脑啡肽酶抑制剂会使肾上腺髓质激素、缓激肽、血管紧张素Ⅱ和内皮素Ⅰ浓度升高,以致血管收缩和舒张效果互相抵消。沙库巴曲缬沙坦通过将血管紧张素Ⅱ受体阻滞剂(ARB)与脑啡肽酶抑制剂整合到一起解决了这一问题。

《舒张性心力衰竭诊断和治疗专家共识》指出,收缩性心力衰竭合并心室舒张功能障碍患者应用沙库巴曲缬沙坦可减少心力衰竭住院率和心血管死亡风险。

(八)"顽固性心力衰竭"及不可逆心力衰竭的治疗

"顽固性心力衰竭"又称为难治性心力衰竭,是指经过各种治疗,心力衰竭不见好转,甚至还有进展者,但并非心脏情况已至终末期不可逆转者。对这类患者应努力寻找潜在的原因,并纠正,如风湿活动、感染性心内膜炎、贫血、甲状腺功能亢进症、电解质紊乱、洋地黄类过量、反复发生的小面积肺栓塞等。或者患者是否有与心脏无关的其他疾病如肿瘤等。同时调整心力衰竭用药,强效利尿剂和血管扩张药及正性肌力药物联合应用等。对重度顽固性水肿也有试用血液超滤法。

对不可逆心力衰竭患者大多是病因无法纠正的,如扩张型心肌病、晚期缺血性心肌病患者,心肌情况已至终末状态不可逆转。其唯一的出路是心脏移植。从技术上看心脏移植成功率已很高,5年存活率已可达60％。

(张　橱)

第七节　二尖瓣狭窄

一、病因与病理

(一)风湿热

虽然近年来风湿性心脏瓣膜病的发生率逐年降低,但仍是临床上二尖瓣狭窄(mitral stenosis,MS)的常见病因。风湿性心脏病患者中约25％为单纯二尖瓣狭窄,40％为二尖瓣狭窄并二尖瓣关闭不全。其中女性患者占2/3。一般而言,从急性风湿热发作到形成重度二尖瓣狭窄,至少需2年,在温带气候大多数患者能保持十年以上的无症状期。风湿热反复多次发作者易罹患二尖瓣狭窄。

风湿性二尖瓣损害,早期病理变化为瓣膜交界处和基底部发生水肿、炎症及赘生物形成,随后由于纤维蛋白的沉积和纤维性变,发生瓣叶交界处粘连、融合,瓣膜增粗、硬化、钙化,腱索缩短并相互粘连,限制瓣膜的活动与开放,致使瓣口狭窄,与鱼嘴或钮孔相似。一般后瓣病变程度较前瓣重,后瓣显著增厚、变硬、钙化、缩短,甚至完全丧失活动能力,而前瓣仍能上下活动者并不罕见。

(二)二尖瓣环及环下区钙化

常见于老年人退行性变。尸检发现,50岁以上人群中约10％有二尖瓣环钙化,其中糖尿病患者尤为多见,女性比男性多2～3倍,超过90岁的女性患者二尖瓣环钙化率高达40％以上。偶见于年轻人,可能与合并马方综合征或钙代谢异常有关。

瓣环钙化可影响二尖瓣的正常启闭,引起狭窄和/或关闭不全。钙化通常局限于二尖瓣的瓣环处,多累及后瓣。然而,最近研究表明,老年人二尖瓣环钙化,其钙质沉着主要发生于二尖瓣环的前方及后方,而非真正的瓣环处,钙化延伸至膜部室间隔或希氏束及束支时,可引起心脏传导功能障碍。

(三)先天性发育异常
单纯先天性二尖瓣狭窄甚为少见。

(四)其他罕见病因
如结缔组织疾病、恶性类癌瘤、多发性骨髓瘤等。

二、病理生理

正常人二尖瓣开放时瓣口面积为4～6 cm²,当瓣口面积＜2.5 cm²时,才会出现不同程度的临床症状。临床上根据瓣口面积缩小程度不同,将二尖瓣狭窄分为轻度(2.5～1.5 cm²)、中度(1.5～1.0 cm²)、重度(＜1.0 cm²)狭窄。根据二尖瓣狭窄程度和代偿状态分为如下3期(见图4-5)。

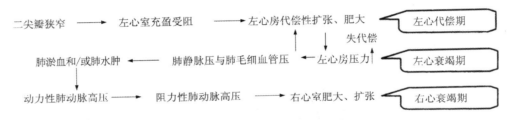

图 4-5　二尖瓣狭窄血流动力学图解

(一)左心代偿期

轻度二尖瓣狭窄时,只需在心室快速充盈期、心房收缩期存在压力梯度,血液便可由左心房充盈左心室。因此左心房发生代偿性扩张及肥大以增强收缩力,延缓左心房压力的升高。此期内,临床上可在心尖区闻及典型的舒张中、晚期递减型杂音,收缩期前增强(左心房收缩引起)。患者无症状,心功能完全代偿,但有二尖瓣狭窄的体征(心尖区舒张期杂音)和超声心动图改变。

(二)左心衰竭期

随着二尖瓣狭窄程度的加重,左心房代偿性扩张、肥大及收缩力增强难以克服瓣口狭窄所致血流动力学障碍时,房室压力梯度必须存在于整个心室舒张期,房室压力阶差在 2.7 kPa(20 mmHg)以上,才能维持安静时心排血量,因此左心房压力升高。由于左心房与肺静脉之间无瓣膜存在,当左心房压力升至3.3～4.0 kPa(25～30 mmHg)时,肺静脉与肺毛细血管压力亦升至 3.3～4.0 kPa(25～30 mmHg),超过血液胶体渗透压水平,引起肺毛细血管渗出。若肺毛细血管渗出速度超过肺淋巴管引流速度,可引起肺顺应性下降,发生呼吸功能障碍和低氧血症,同时,血浆及血细胞渗入肺泡内,可引起急性肺水肿,出现急性左心房衰竭表现。本期患者可出现劳力性呼吸困难,甚至端坐呼吸、夜间阵发性呼吸困难,听诊肺底可有湿啰音,胸部 X 线检查常有肺淤血和/或肺水肿征象。

(三)右心衰竭期

长期肺淤血可使肺顺应性下降。早期,由于肺静脉压力升高,可反射性引起肺小动脉痉挛、收缩,肺动脉被动性充血而致动力性肺动脉高压,尚可逆转。晚期,因肺小动脉长期收缩、缺氧,致内膜增生、中层肥厚,肺血管阻力进一步增高,加重肺动脉高压。肺动脉高压虽然对肺毛细血管起着保护作用,但明显增加了右心负荷,使右心室壁肥大、右心腔扩大,最终引起右心衰竭。此时,肺淤血和左心房衰竭的症状反而减轻。

三、临床表现

(一)症状

1.呼吸困难和乏力

当二尖瓣狭窄进入左心衰竭期时,可产生不同程度的呼吸困难和乏力,是二尖瓣狭窄的主要症状。前者为肺淤血所引起,后者是心排血量减少所致。早期仅在劳动、剧烈运动或用力时出现呼吸困难,休息即可缓解,常不引起患者注意。随狭窄程度的加重,日常生活甚至静息时也感气促,夜间喜高枕,甚至不能平卧,须采取半卧位或端坐呼吸,上述症状常因感染(尤其是呼吸道感染)、心动过速、情绪激动、心房颤动诱发或加剧。

2.心悸

心慌和心前区不适是二尖瓣狭窄的常见早期症状。早期与偶发的房性期前收缩有关,后期发生心房颤动时心慌常是患者就诊的主要原因。自律性或折返活动引起的房性期前收缩,可刺激左心房易损期而引起心房颤动,由阵发性逐渐发展为持续性。而心房颤动又可引起心房肌的弥漫性萎缩。导致心房增大及不应期、传导速度的更加不一致,最终导致不可逆心房颤动。快心室率心房颤动时,心室舒张期缩短,左心室充盈减少,左心房压力升高,可诱发急性肺水肿。

3.胸痛

15%的患者主诉胸痛,其产生原因有:①心排血量下降,引起冠状动脉供血不足,或伴冠状动脉粥样硬化和/或冠状动脉栓塞。②右心室压力升高,冠状动脉灌注受阻,致右心室缺血。③肺动脉栓塞,常见于右心衰竭患者。

4.咯血

咯血发生于10%患者。二尖瓣狭窄并发的咯血有如下几种。

(1)突然出血,出血量大,有时称为肺卒中,却很少危及生命。因为大出血后,静脉压下降,出血可自动停止。此种咯血是由于突然升高的左心房和肺静脉压,传至薄而扩张的支气管静脉壁使其破裂所致,一般发生于病程早期。晚期,因肺动脉压力升高,肺循环血流量有所减少,该出血情况反而少见。

(2)痰中带血,二尖瓣狭窄患者,因支气管水肿罹患支气管炎的机会增多,若支气管黏膜下层微血管破裂,则痰中带有血丝。

(3)粉红色泡沫痰,急性肺水肿的特征性表现,是肺泡毛细血管破裂,血液、血浆与空气互相混合的缘故。

(4)暗红色血液痰,病程晚期,周围静脉血栓脱落引起肺栓塞时的表现。

5.血栓栓塞

左心房附壁血栓脱落引起动脉栓塞,是二尖瓣狭窄常见的并发症。在抗凝治疗和手术治疗时代前,二尖瓣病变患者中,约1/4死亡继发于栓塞,其中80%见于心房颤动患者。若为窦性心律,则应考虑一过性心房颤动及潜在感染性心内膜炎的可能。35岁以上的患者合并心房颤动,尤其伴有心排血量减少和左心耳扩大时是形成栓子的最危险时期,主张接受预防性抗凝治疗。

6.吞咽困难、声嘶

增大的左心房压迫食管,扩张的左肺动脉压迫左喉返神经所致。

7.感染性心内膜炎

增厚、钙化的瓣膜少发。

8.其他

肝大、体静脉压增高、水肿、腹水,均为重度二尖瓣狭窄伴肺血管阻力增高及右心衰竭的症状。

(二)体征

重度二尖瓣狭窄患者常有"二尖瓣面容":双颧呈绀红色。右心室肥大时,心前区可扪及抬举性搏动。

1.二尖瓣狭窄的心脏体征

(1)心尖冲动正常或不明显。

(2)心尖区 S_1 亢进是二尖瓣狭窄的重要特点之一,二尖瓣狭窄时,左心房压力升高,舒张末期左心房室压力阶差仍较大,且左心室舒张期充盈量减少,二尖瓣前叶处于心室腔较低位置,心室收缩时,瓣叶突然快速关闭,可产生亢进的拍击样 S_1。S_1 亢进且脆,说明二尖瓣前叶活动尚好,若 S_1 亢进且闷,则提示前叶活动受限。

(3)开瓣音,亦称二尖瓣开放拍击音,由二尖瓣瓣尖完成开放动作后瓣叶突然绷紧而引起,发生在二尖瓣穹隆进入左心室的运动突然停止之际。

(4)心尖部舒张中、晚期递减型隆隆样杂音,收缩期前增强,是诊断二尖瓣狭窄的重要体征。心室舒张二尖瓣开放的瞬间,左心房室压力梯度最大,产生杂音最响,随着左心房血液充盈到左心室,房室压力梯度逐渐变小,杂音响度亦逐渐减轻,最后左心房收缩将 $15\%\sim25\%$ 的血液灌注于左心室,产生杂音的收缩期前增强部分。心房颤动患者,杂音收缩期前增强部分消失。但据 Criley 氏报道,此时若左心房压力超过左心室压力 1.3 kPa(10 mmHg)或更高,则可有收缩期前增强部分。

二尖瓣狭窄的舒张期杂音于左侧卧位最易听到,对于杂音较轻者,可嘱运动、咳嗽、用力呼气或吸入亚硝酸异戊酯等方法使杂音增强。拟诊二尖瓣狭窄而又听不到舒张期杂音时,可嘱患者轻微运动(仰卧起坐 10 次)后左侧卧位,或左侧卧位后再深呼吸或干咳数声,杂音可于最初 10 个心动周期内出现。杂音响度还与瓣口狭窄程度及通过瓣口的血流量和血流速度有关。在一定限度内,狭窄愈重,杂音愈响,但若狭窄超过某一范围,以致在左心室形成漩涡不明显或不引起漩涡,反而使杂音减轻或消失,后者即所谓的"无声性二尖瓣狭窄"。

2.肺动脉高压和右心室肥大的体征

(1)胸骨左缘扪及抬举性搏动。

(2)P_2 亢进、S_2 分裂,肺动脉高压可引起 S_2 的肺动脉瓣成分亢进,肺动脉压进一步升高时,右心室排血时间延长,S_2 分裂。

(3)肺动脉扩张,于胸骨左上缘可闻及短的收缩期喷射性杂音和递减型高调哈气性舒张早期杂音(Graham Steell 杂音)。

(4)右心室肥大伴三尖瓣关闭不全时,胸骨左缘四五肋间有全收缩期吹风样杂音,吸气时增强。

四、辅助检查

(一)心电图检查

中、重度二尖瓣狭窄,可显示特征性改变。左心房肥大(P 波时限>0.12 s,并呈双峰波形,即所谓"二尖瓣型 P 波",见图 4-6),是二尖瓣狭窄的主要心电图特征,可见于 90% 的显著二尖瓣狭窄伴窦性心律者。心房颤动时,V_1 导联颤动波幅超过 0.1 mV,也提示存在心房肥大。

右心室收缩压低于 9.3 kPa(70 mmHg)时右心室肥大少见;介于 $9.3\sim13.3$ kPa(70~100 mmHg)时,约 50% 患者可有右心室肥大的心电图表现;超过 13.3 kPa(100 mmHg)时,右心室肥大的心电图表现一定出现(见图 4-7)。

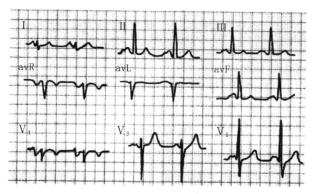

图 4-6 左心房肥大:二尖瓣型 P 波

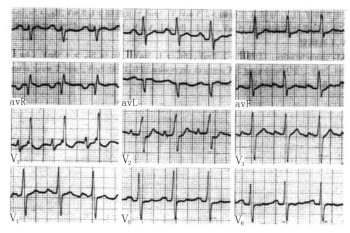

图 4-7 左心房肥大,右心室肥大

心律失常在二尖瓣狭窄患者早期可表现为房性期前收缩,频发和多源房性期前收缩往往是心房颤动的先兆,左心房肥大的患者容易出现心房颤动。

(二)X 线检查

轻度二尖瓣狭窄心影可正常。

左心房肥大时,正位片可见增大的左心房在右心室影后面形成一密度增高的圆形阴影,使右心室心影内有双重影。食管吞钡检查,在正位和侧位分别可见食管向右向后移位。

肺动脉高压和右心室肥大时,正位片示心影呈"梨形",即"二尖瓣型"心,尚可见左主支气管上抬。肺部表现主要为肺淤血,肺门阴影加深。由于肺静脉血流重新分布,常呈肺上部血管阴影增多而下部减少。肺淋巴管扩张,在正位及左前斜位可见右肺外下野及肋膈角附近有水平走向的纹状影,即 Kerley B 线,偶见 Kerley A 线(肺上叶向肺门斜行走行的纹状影)。此外,长期肺淤血尚可引起肺野内含铁血黄素沉积点状影。

严重二尖瓣狭窄和老年性瓣环及环下区钙化者,胸片相应部位可见钙化影。

(三)超声心动图(UCG)检查

UCG 是诊断二尖瓣狭窄较有价值的无创伤性检查方法,有助于了解二尖瓣的解剖和功能情况。

1.M 型 UCG

（1）直接征象,二尖瓣前叶活动曲线和 EF 斜率减慢,双峰消失,前后叶同向运动,形成所谓"城墙样"图形。

（2）间接征象,左心房肥大,肺动脉增宽,右心房、右心室肥大。

2.二维 UCG

（1）直接征象,二尖瓣叶增厚,回声增强,活动僵硬,甚至钙化,二尖瓣舒张期开放受限,瓣口狭窄,交界处粘连。

（2）间接征象,瓣下结构钙化,左心房附壁血栓。

3.多普勒 UCG

二尖瓣口可测及舒张期高速射流频谱,左心室内可有湍流频谱,测定跨二尖瓣压力阶差可判定狭窄的严重程度。彩色多普勒检查可显示舒张期二尖瓣口高速射流束及多色镶嵌的反流束。

4.经食道 UCG

采用高频探头,直接在左心房后方探查,此法在探查左心房血栓方面更敏感,可达 90%以上。

（四）心导管检查

仅在决定是否行二尖瓣球囊扩张术或外科手术治疗前,需要精确测量二尖瓣口面积及跨瓣压差时才做心导管检查。

（五）其他检查

抗链球菌溶血素 O（ASO）滴度 1：400 以上、红细胞沉降率加快、C 反应蛋白阳性等,尤见于风湿活动患者。长期肝淤血患者可有肝功能指标异常。

二尖瓣狭窄的临床表现及实验室检查与血流动力学变化密切相关,血流动力学发展的每一阶段,均可引起相应的临床表现及实验室检查结果。

五、并发症

（一）心房颤动

见于晚期患者,左心房肥大是心房颤动持续存在的解剖学基础。出现心房颤动后,心尖区舒张期隆隆样杂音可减轻,且收缩期前增强消失。心房颤动早期可能是阵发性的,随着病程发展多转为持续性心房颤动。

（二）栓塞

多见于心房颤动患者,以脑梗死多见,栓子也可到达全身其他部位。

（三）急性肺水肿

这是重度二尖瓣狭窄严重而紧急的并发症,病死率高。往往由于剧烈体育活动、情绪激动、感染、妊娠或分娩、快心室率心房颤动等诱发,可导致左心室舒张充盈期缩短,左心房压升高,进一步引起肺毛细血管压升高,致使血浆渗透到组织间隙或肺泡,引起急性肺水肿。患者突发呼吸困难、不能平卧、发绀、大汗、咳嗽及咯粉红色泡沫样浆液痰,双肺布满湿啰音,严重者可昏迷或死亡。

（四）充血性心力衰竭

晚期 50%～75%患者发生右心充血性心力衰竭,是此病常见的并发症及主要致死原因。呼吸道感染为心力衰竭常见诱因,年轻女性妊娠、分娩常为主要诱因。临床上主要表现为肝区疼痛、食欲缺乏、黄疸、水肿、尿少等症状,体检有颈静脉曲张、肝大、腹水及下肢水肿等。

（五）呼吸道感染

二尖瓣狭窄患者,常有肺静脉高压、肺淤血,因此易合并支气管炎、肺炎。

（六）感染性心内膜炎

单纯二尖瓣狭窄较少发生。风湿性瓣膜病患者在行牙科手术或其他能引起菌血症的手术时,应行抗生素预防治疗。

六、诊断与鉴别诊断

根据临床表现,结合有关实验室检查,尤其是超声心动图检查多能作出诊断。但应与其他引起心尖部舒张期杂音的疾病相鉴别(见表4-15)。

表 4-15　其他疾病引起的心尖部舒张期杂音特点

相对性二尖瓣狭窄	严重的二尖瓣关闭不全、左向右分流的先天性心脏病,如 VSD,PDA 等,此杂音的产生是由于血容量增加,致二尖瓣相对狭窄所致
舒张期杂音	急性风湿热时活动性二尖瓣瓣膜炎征象,该杂音柔和,发生于舒张早期,变化较大,比器质性二尖瓣狭窄的音调高,可能由严重的二尖瓣反流通过非狭窄的二尖瓣口所致,也可能是一短的紧随 S_3 的杂音
Austin-Flint 杂音	见于主动脉瓣关闭不全等疾病。该杂音历时短,性质柔和,吸入亚硝酸异戊酯后杂音减轻;应用升压药后杂音可增强
三尖瓣狭窄	慢性肺心病患者,由于右心室肥大,心脏顺时针转位可在心尖部听到三尖瓣相对性狭窄所致的杂音
左心房黏液瘤	左心房黏液瘤部分堵塞二尖瓣口所致,与体位有关

七、治疗

狭窄程度轻无明显临床症状者无须治疗,应适当避免剧烈运动,风湿热后遗症者应预防风湿热复发。有症状的二尖瓣患者,应予以积极治疗。

（一）内科治疗

1.一般治疗

适当休息,限制钠盐入量($2\ g/d$),使用利尿剂,通过减轻心脏前负荷改善肺淤血症状。

急性肺水肿的处理(详见心力衰竭):洋地黄的应用需谨慎,因洋地黄可增强右心室收缩力,有可能使右心室射入肺动脉内的血量增多,导致肺水肿的加重,但可应用常规负荷量的$1/2\sim2/3$,其目的是减慢心率而非增加心肌收缩力,以延长舒张期,改善左心室充盈,提高左心室搏出量。适合于合并快心室率心房颤动和室上性心动过速者。

栓塞性并发症的处理:有体循环栓塞而不能手术治疗的患者,可口服抗凝剂,如华法林等。对于有栓塞危险的患者,包括心房颤动、40 岁以上伴巨大左心房者,也应接受口服抗凝药治疗。

心律失常的处理:快心室率心房颤动应尽快设法减慢心室率,可使用洋地黄类药物,若疗效不满意,可联合应用地尔硫䓬、维拉帕米或 β 受体阻滞剂。对于轻度二尖瓣狭窄患者不伴巨大左心房,心房颤动<6 个月,可考虑药物复律或电复律治疗。

2.介入治疗

经皮球囊二尖瓣成形术(PBMV)是治疗二尖瓣狭窄划时代的进展,患者无须开胸手术,痛苦小,康复快,且具有成功率高、疗效好的特点。

(1)PBMV 的适应证:①中、重度单纯二尖瓣狭窄,瓣叶柔软,无明显钙化,心功能 Ⅱ、Ⅲ 级是 PBMV 最理想的适应证;轻度二尖瓣狭窄有症状者亦可考虑;心功能 Ⅳ 级者需待病情改善,能平卧时才考虑。②瓣叶轻、中度钙化并非禁忌,但若严重钙化且与腱索、乳头肌融合者,易并发二尖瓣关闭不全,因此宜做瓣膜置换手术。③合并慢性心房颤动患者,心腔内必须无血栓。④合并重度肺动脉高压,不宜外科手术者。⑤合并轻度二尖瓣关闭不全,左心室无明显肥大者。⑥合并轻度主动脉瓣狭窄或关闭不全,左心室无明显肥大者。

(2)PBMV 禁忌证:①合并中度以上二尖瓣关闭不全;②心腔内有血栓形成;③严重钙化,尤其瓣下装置病变者;④风湿活动;⑤合并感染性心内膜炎;⑥妊娠期,因放射线可影响胎儿,除非心功能 Ⅳ 级危及母子生命安全;⑦全身情况差或合并其他严重疾病;⑧合并中度以上的主动脉瓣狭窄和/或关闭不全。

(二)外科治疗

目的在于解除瓣口狭窄,增加左心搏出量,改善肺血液循环。

1.手术指证

凡诊断明确,心功能 Ⅱ 级以上,瓣口面积<1.2 cm² 而无明显禁忌证者,均适合手术治疗。严重二尖瓣狭窄并发急性肺水肿患者,如内科治疗效果不佳,可行急诊二尖瓣扩张术。

2.手术方式

手术方式包括闭式二尖瓣分离术、直视二尖瓣分离术、瓣膜修补术或人工瓣膜替换术。

八、预后

疾病的进程差异很大,从数年至数十年。预后主要取决于狭窄程度及心脏肥大程度,是否多瓣膜损害及介入、手术治疗的可能性等。

一般而言,首次急性风湿热发作后,患者可保持 10~20 年无症状。然而,出现症状后如不积极进行治疗,其后 5 年内病情进展非常迅速。研究表明,有症状的二尖瓣狭窄患者 5 年死亡率为 20%,10 年死亡率为 40%。

(张 橘)

第八节 二尖瓣关闭不全

一、病因

二尖瓣关闭不全(mitral incompetence,MI)严格来说不是一种原发病而是一种临床综合征。任何引起二尖瓣复合装置包括二尖瓣环、瓣膜、腱索、乳头肌病变的因素都可导致二尖瓣关闭不全,其诊断容易但确定病因难。按病程进展的速度和病程的长短可分为急性和慢性。

(一)慢性病变

慢性二尖瓣关闭不全进展缓慢、病程较长,病因包括以下几点。

1.风湿性心脏病

在不发达国家风湿性心脏病引起者占首位,其中半数以上合并二尖瓣狭窄。

2.退行性病变

在发达国家,二尖瓣脱垂为最多见原因;二尖瓣黏液样退行性变、二尖瓣环及环下区钙化等退行性病变也是常见原因。

3.冠心病

常见于心肌梗死致乳头肌功能不全。

4.其他少见原因

先天性畸形、系统性红斑狼疮、风湿性关节炎、心内膜心肌纤维化等。

(二)急性病变

急性二尖瓣关闭不全进展快、病情严重、病程短,病因包括以下几点。

(1)腱索断裂:可由感染性心内膜炎、二尖瓣脱垂、急性风湿热及外伤等原因引起。

(2)乳头肌坏死或断裂:常见于急性心肌梗死致乳头肌缺血坏死而牵拉作用减弱。

(3)瓣膜毁损或破裂:多见于感染性心内膜炎。

(4)心瓣膜替换术后人工瓣膜裂开。

二、病理生理

由于风湿性炎症使二尖瓣瓣膜纤维化、增厚、萎缩、僵硬、畸形,甚至累及腱索和乳头肌使之变粗、粘连、融合缩短,致使瓣膜在心室收缩期不能正常关闭,血液由左心室向左心房反流,病程长者尚可见钙质沉着。

(一)慢性病变

慢性二尖瓣关闭不全者,依病程进展可分为左心室代偿期、左心室失代偿期和右心衰竭期3个阶段(图4-8)。

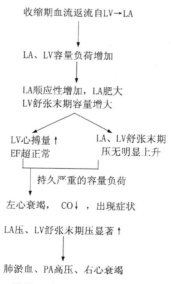

图4-8 慢性二尖瓣关闭不全血流动力学图解

二尖瓣关闭不全时,在心室收缩期左心室内的血流存在两条去路,即通过主动脉瓣流向主动脉和通过关闭不全的二尖瓣流向左心房。这样,在左心房舒张期,左心房血液来源除通过四条肺静脉回流外,还包括左心室反流的血液而使其容量和压力负荷增加。由于左心房顺应性好,在反流血液的冲击下,左心房肥大,缓解了左心房压力的增加,且在心室舒张期,左心房血液迅速注入左心室而使容量负荷迅速下降,延缓了左心房压力的上升,这实际上是左心房的一种代偿机制,体积增大而压力正常(见图 4-9),可使肺静脉与肺毛细血管压长期维持正常。与急性二尖瓣关闭不全相比,肺淤血发生晚、较轻,患者主述乏力而呼吸困难。

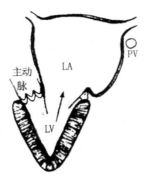

图 4-9　慢性二尖瓣关闭不全

对于左心室,在心室收缩期由于反流,使得在舒张期时由左心房流入左心室的血液除了正常肺循环回流外还包括反流的部分,从而增加了左心室的容量负荷。早期左心室顺应性好,代偿性扩大而使左心室舒张末期压力上升不明显,且收缩时左心室压力迅速下降,减轻了室壁紧张度和能耗而有利于代偿。左心室这种完善的代偿机制,可在相当长时间(>20 年)无明显左心房肥大和肺淤血,左心排血量维持正常而无临床症状。但一旦出现临床症状说明病程已到一定阶段,心排血量迅速下降而致头昏、困倦、乏力,迅速出现左心衰竭、肺水肿、肺动脉高压和右心衰竭,心功能达Ⅳ级,成为难治性心力衰竭,病死率高,患者出现呼吸困难、体循环淤血症状。

(二)急性病变

急性二尖瓣关闭不全早期反流量大,进展迅速,左心房、左心室容量和压力负荷迅速增加,没有经过充分的代偿即出现急性左心衰竭,使得心排血量迅速下降,心室压力上升,左心房及肺静脉压迅速上升,导致肺淤血和肺间质水肿。患者早期即出现呼吸困难、咯血等左心衰竭和肺淤血症状,病程进展迅速,多较快死于急性左心衰竭。由于来不及代偿,左心房、左心室肥大不明显(见图 4-10、图 4-11),X 线检查示左心房、左心室大小正常,反流严重者可见肺淤血和肺间质水肿征象。

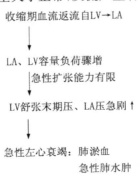

收缩期血流返流自LV→LA

↓

LA、LV容量负荷骤增

急性扩张能力有限

↓

LV舒张末期压、LA压急剧↑

↓

急性左心衰竭:肺淤血

急性肺水肿

图 4-10　急性二尖瓣关闭不全血流动力学图解

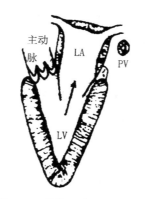

图 4-11 急性二尖瓣关闭不全

三、临床表现

(一)症状

1.慢性病变

患者由于左心良好的代偿功能而使病情有无症状期长、有症状期短的特点。

(1)代偿期:左心代偿功能良好,心排血量维持正常,左心房压力及肺静脉压也无明显上升,患者可多年没有明显症状,偶有因左心室舒张末期容量增加而引起的心悸。

(2)失代偿期:患者无症状期长,通常情况下,从初次感染风湿热到出现明显二尖瓣关闭不全的症状,时间可长达 20 年之久。但一旦出现临床症状即说明已进入失代偿期。随着左心功能的失代偿,心排血量迅速下降,患者出现疲劳、头昏、乏力等症状。左心室舒张末期压力迅速上升,左心房、肺静脉及肺毛细血管压上升,引起肺淤血及间质水肿,出现劳力性呼吸困难,开始为重体力劳动或剧烈运动时出现,随着左心衰竭的加重,出现夜间阵发性呼吸困难及端坐呼吸等。

(3)右心衰竭期:肺淤血及肺水肿使肺小动脉痉挛硬化而出现肺动脉高压,继而引起右心衰竭,患者出现体循环淤血症状,如肝大、上腹胀痛、下肢水肿等。

2.急性病变

轻度二尖瓣反流仅有轻度劳力性呼吸困难。严重反流,病情常短期内迅速加重,患者出现呼吸困难,不能平卧,咯粉红色泡沫痰等急性肺水肿症状,随后可出现肺动脉高压及右心衰竭征象。处理不及时,则心排血量迅速下降出现休克,患者常迅速死亡。

(二)体征

1.慢性病变

(1)代偿期。

1)心尖冲动:呈高动力型,左心室肥大时向左下移位。

2)心音:①瓣叶缩短所致的重度关闭不全(如风湿性心脏病),S_1 常减弱。②S_2 分裂,代偿期无肺动脉高压时,由于左心室射血时间缩短,主动脉瓣提前关闭,产生 S_2 分裂,吸气时明显;失代偿产生肺动脉高压后,肺动脉瓣延迟关闭可加重 S_2 分裂。③心尖区可闻及 S_3,出现在第二心音后 0.10~0.18 s,是中重度二尖瓣关闭不全的特征性体征,卧位时明显,其产生是由于血液大量快速流入左心室使之充盈过度,引起肥大的左心室壁振动所致。

3)心脏杂音:心尖区全收缩期吹风样杂音,是二尖瓣关闭不全的典型体征。其强度取决于瓣膜损害程度、反流量及左心房、室压差,可以是整个收缩期强度均等,也可以是收缩中期最强,然后减弱。杂音在左心衰竭致反流量小时可减弱,在吸气时由于膈下降,心脏顺时针转位,回左心血流量减少,杂音相应减弱,呼气时相反。

杂音一般音调高、粗糙、呈吹风样、时限长,累及腱索或乳头肌时呈乐音样。其传导与前后瓣的解剖位置结构和血液反流方向有关,在前交界和前瓣损害时,血液反流至左心房的左后方,杂音可向左腋下和左肩胛间区传导;后交界区和后瓣损害时,血液冲击左心房的右前方,杂音可传导至肺动脉瓣区和主动脉瓣区;前后瓣均损害时,血液反流至左心房前方和左右侧,杂音向整个心前区和左肩胛间部传导。

心尖区舒张中期杂音,系由于发生相对性二尖瓣狭窄所致。通过变形的二尖瓣口血液的速度和流量增加,产生一短促、低调的舒张中期杂音,多在 S_3 之后,无舒张晚期增强,S_3 和它的出现提示二尖瓣关闭不全为中至重度。

(2)失代偿期(左心衰竭期):心前区可触及弥散性搏动,心尖区可闻及舒张期奔马律,全收缩期杂音减弱。

(3)右心衰竭期:三尖瓣区可闻及收缩期吹风样杂音。由于右心衰竭,体静脉血回流障碍产生体循环淤血,患者可有颈静脉曲张、搏动,肝大,肝颈静脉回流征阳性,腹水及下垂性水肿等。

2.急性病变

患者迅速出现左心衰竭,甚至出现肺水肿或心源性休克,常迅速死亡。

四、辅助检查

(一)心电图检查

病情轻者无明显异常,重者 P 波延长,可有双峰,同时左心室肥大、电轴左偏,病程长者心房颤动较常见。急性者,心电图可正常,窦性心动过速常见。

(二)X 线检查

慢性二尖瓣关闭不全早期,左心房、左心室形态正常,晚期左心房、左心室显著增大且与病变严重程度成比例,有不同程度肺淤血及间质水肿,严重者有巨大左心房,肺动脉高压和右心衰竭征象。偶可见瓣膜瓣环钙化,随心脏上下运动,透视可见收缩时左心房膨胀性扩大。

急性者心脏大小正常,反流严重者可有肺淤血及间质水肿征象,1~2 周内左心房、左心室开始扩大,一年还存活者,其左心房、左心室扩大已达慢性患者程度。

(三)超声心动图检查

1.M 型 UCC

急性者心脏大小正常,慢性者可见左心房、左心室肥大,左心房后壁与室间隔运动幅度增强。

2.二维 UCG 检查

可确定左心室容量负荷,评价左心室功能和确定大多数病因,可见瓣膜关闭不全、有裂隙、瓣膜增厚变形、回声增强,左心房、左心室肥厚,肺动脉增宽。

3.多普勒 UCG 检查

可见收缩期血液反流,并可测定反流速度,估计反流量。

(四)心导管检查

一般没有必要,但可评估心功能和二尖瓣关闭不全的程度,确定大多数病因。

五、并发症

急性者较快出现急性左心衰竭,慢性者与二尖瓣狭窄相似,以左心衰竭为主,但出现晚,一旦出现则进展迅速。感染性心内膜炎较常发生(>20%),体循环栓塞少见,常由感染性心内膜炎引起,心房颤动发生率高达75%,此时栓塞较常见。

六、诊断与鉴别诊断

(一)诊断

根据典型的心尖区全收缩期吹风样杂音伴有左心房、左心室肥大,诊断应不困难。但应结合起病急缓、患者年龄、病情严重程度、房室肥大情况及相应辅助检查来确定诊断及明确病因。

(二)鉴别诊断

1.相对性二尖瓣关闭不全

由扩大的左心室及二尖瓣环所致,但瓣叶本身活动度好,无增厚、粘连等。杂音柔和,多出现在收缩中晚期。常有高血压、各种原因的主动脉瓣关闭不全或扩张型心肌病、心肌炎、贫血等病因。

2.二尖瓣脱垂

可出现收缩中期喀喇音-收缩晚期杂音综合征。喀喇音是由于收缩中期,拉长的腱索在二尖瓣脱垂到极点时骤然拉紧,瓣膜活动突然停止所致。杂音是由于收缩晚期,瓣叶明显突向左心房,不能正常闭合所致。轻度脱垂时可仅有喀喇音,较重时喀喇音和杂音均有,严重时可只有杂音而无喀喇音。

3.生理性杂音

杂音一般为1~2级,柔和,短促,位于心尖和胸骨左缘。二尖瓣关闭不全的临床表现及实验室检查与血流动力学变化密切相关,血流动力学发展的每一阶段,均可引起相应的临床表现及实验室检查结果。

七、治疗

(一)内科治疗

急性者一旦确诊,经药物改善症状后应立即采取人工瓣膜置换术,以防止变为慢性而影响预后,积极的内科治疗仅为手术争取时间。

慢性患者由于长期无症状,一般仅需定期随访,避免过度的体力劳动及剧烈运动,限制钠盐摄入,保护心功能,对风心病患者积极预防链球菌感染与风湿活动及感染性心内膜炎。如出现心功能不全的症状,应合理应用利尿剂、ACE抑制剂、洋地黄、β受体阻滞剂和醛固酮受体阻滞剂。血管扩张剂,特别是减轻后负荷的血管扩张剂,通过降低左心室射血阻力,可减少反流量,增加前向心排血量,从而产生有益的血流动力学作用。慢性患者可用ACE抑制剂,急性者可用硝普钠、硝酸甘油或酚妥拉明静脉滴注。洋地黄类药物宜用于心功能Ⅱ、Ⅲ、Ⅳ级的患者,对伴有快心室率心房颤动者更有效。晚期的心力衰竭患者可用抗凝药物防止血栓栓塞。心律失常的处理参见相关章节。

(二)外科治疗

人工瓣膜替换术是几乎所有二尖瓣关闭不全病例的首选治疗。对慢性患者,应在左心室功能尚未严重损害和不可逆改变之前考虑手术,过分推迟可增加手术死亡率和并发症。手术指证为：①心功能Ⅲ～Ⅳ级，Ⅲ级为理想指证，Ⅳ级死亡率高，预后差，内科疗法准备后应行手术；②心功能Ⅱ级或以下，缺乏症状者，若心脏进行性肥大，左心功能下降，应行手术；③LVEF＞50％，左心室舒张末期直径＜8.0 cm，收缩末期直径＜5.0 cm，心排指数＞2.0 L/(min·m²)，左心室舒张末压＜1.6 kPa(12 mmHg)，收缩末容积指数＜50 mL/m²患者，适于手术，效果好；④中度以上二尖瓣反流。

八、预后

慢性二尖瓣关闭不全患者代偿期较长，可达 20 年。一旦失代偿，病情进展迅速，心功能恶化，成为难治性心力衰竭。

内科治疗后 5 年生存率为 80％，10 年生存率近 60％，而心功能Ⅳ级患者，内科治疗 5 年生存率仅 45％。

急性二尖瓣关闭不全患者多较快死于急性左心衰竭。

（宋灵芝）

第九节　三尖瓣狭窄

一、病因

三尖瓣狭窄病变较少见，几乎均由风湿病所致，小部分病因有三尖瓣闭锁、右心房肿瘤。临床特征为症状进展迅速，类癌综合征常同时伴有三尖瓣反流；偶尔，右心室流出道梗阻可由心包缩窄、心外肿瘤及赘生物引起。

风湿性三尖瓣狭窄几乎均同时伴有二尖瓣病变，在多数患者中主动脉瓣亦可受累。

二、病理生理

风湿性二尖瓣狭窄的病理变化与二尖瓣狭窄相似，腱索有融合和缩短，瓣叶尖端融合，形成一隔膜样孔隙。

当运动或吸气使三尖瓣血流量增加时及当呼气使三尖瓣血流减少时，右心房和右心室的舒张期压力阶差即增大。若平均舒张期压力阶差超过 0.7 kPa(5 mmHg)时，即足以使平均右心房压升高而引起体静脉淤血，表现为颈静脉充盈、肝大、腹水和水肿等体征。

三、临床表现

(一)症状
三尖瓣狭窄致低心排血量可引起疲乏，体静脉淤血可引起恶心呕吐、食欲缺乏等消化道症状及全身不适感，由于颈静脉搏动的巨大"a"波，使患者感到颈部有搏动感。

(二)体征
主要体征为胸骨左下缘低调隆隆样舒张中晚期杂音，也可伴舒张期震颤，可有开瓣拍击音。增加体静脉回流方法可使之更明显，呼气及 Valsalva 动作使之减弱。

四、辅助检查

（一）X 线检查

主要表现为右心房明显扩大，下腔静脉和奇静脉扩张，但无肺动脉扩张。

（二）心电图检查

示Ⅱ、V_1 导 P 波电压增高；由于多数三尖瓣狭窄患者同时合并有二尖瓣狭窄，故心电图亦常提示双侧心房肥大。

（三）超声心动图检查

其变化与二尖瓣狭窄时观察到的相似，M 型超声心动图常显示瓣叶增厚，前叶的 EF 斜率减慢，舒张期与隔瓣示矛盾运动、三尖瓣钙化和增厚；二维超声心动图对诊断三尖瓣狭窄较有帮助，其特征为舒张期瓣叶呈圆顶状、增厚，瓣叶活动受限。

五、诊断及鉴别诊断

根据典型杂音、心房扩大及体循环淤血的症状和体征，一般即可作出诊断，对诊断有困难者可行右心导管检查，若三尖瓣平均跨瓣舒张压差低于 0.3 kPa(2 mmHg)，即可诊断为三尖瓣狭窄。应注意与右心房黏液瘤、缩窄性心包炎等疾病相鉴别。

六、治疗

限制钠盐摄入及应用利尿剂，可改善体循环淤血的症状和体征；如狭窄显著，可行三尖瓣分离术或经皮球囊扩张瓣膜成形术。

（宋灵芝）

第十节　三尖瓣关闭不全

一、病因

三尖瓣关闭不全多为功能性，常继发于左心瓣膜病变致肺动脉高压和右心室扩张，器质性病变者多见于风湿性心脏病，常为联合瓣膜病变。单纯性三尖瓣关闭不全非常少见，见于先天性三尖瓣发育不良、外伤、右心感染性心内膜炎等。

二、病理生理

先天性三尖瓣关闭不全可有以下病变：①瓣叶发育不全或缺如；②腱索、乳头肌发育不全、缺如或延长；③瓣叶、腱索发育尚可，瓣环过大。

后天性单独的三尖瓣关闭不全可发生于类癌综合征。

三尖瓣关闭不全引起的病理变化与二尖瓣关闭不全相似，但代偿期较长；若病情逐渐进展，最终可导致右心室、右心房肥大，右心室衰竭。如肺动脉高压显著，则病情发展较快。

三、临床表现

(一)症状

二尖瓣关闭不全合并肺动脉高压时,才出现心排血量减少和体循环淤血的症状。三尖瓣关闭不全合并二尖瓣疾病者,肺淤血的症状可由于三尖瓣关闭不全的发展而减轻,但乏力和其他心排血量减少的症状可更为加重。

(二)体征

主要体征为胸骨左下缘全收缩期杂音,吸气及压肝后可增强;如不伴肺动脉高压,杂音难以闻及。反流量很大时,有第三心音及三尖瓣区低调舒张中期杂音。颈静脉脉波图 V 波(又称回流波,为右心室收缩时,血液回到右心房及大静脉所致)增大;可扪及肝脏搏动。瓣膜脱垂时,在三尖瓣区可闻及非喷射性喀喇音。其淤血体征与右心衰竭相同。

四、辅助检查

(一)X 线检查

可见右心室、右心房增大。右心房压升高者,可见奇静脉扩张和胸腔积液;有腹水者,横膈上抬。透视时可看到右心房收缩期搏动。

(二)心电图检查

无特征性改变。可示右心室肥厚、劳损,右心房肥大;并常有右束支阻滞。

(三)超声心动图检查

可见右心室、右心房增大,上下腔静脉增宽及搏动;二维超声心动图声学造影可证实反流,多普勒可判断反流程度。

五、诊断及鉴别诊断

根据典型杂音,右心室、右心房增大及体循环淤血的症状及体征,一般不难作出诊断。应与二尖瓣关闭不全、低位室间隔缺损相鉴别。超声心动图声学造影及多普勒可确诊,并可帮助作出病因诊断。

六、治疗

(1)针对病因的治疗。

(2)由于右心压力低,三尖瓣口血流缓慢,易产生血栓,且三尖瓣置换有较高的手术死亡率并且远期存活率低,一般尽量采用三尖瓣成形术来纠正三尖瓣关闭不全。如单纯瓣环扩大、瓣叶病变轻、外伤性乳头肌断裂等可行三尖瓣成形术治疗。成形方法包括瓣环成形术和瓣膜成形术。

（宋灵芝）

第五章

呼吸内科疾病诊治

第一节 急性呼吸窘迫综合征

一、病因

临床上可将急性呼吸窘迫综合征(ARDS)相关危险因素分为 9 类,见表 5-1。其中部分诱因易持续存在或者很难控制,是引起治疗效果不佳,甚至患者死亡的重要原因。严重感染、DIC、胰腺炎等是难治性 ARDS 的常见原因。

表 5-1 ARDS 的相关危险因素

1.感染	秋水仙碱
细菌(多为革兰阴性需氧菌和金黄色葡萄球菌)	三环类抗抑郁药
真菌和肺孢子菌	5.弥散性血管内凝血(DIC)
病毒	血栓性血小板减少性紫癜(TTP)
分枝杆菌	溶血性尿毒症综合征
立克次体	其他血管炎性综合征
2.误吸	热射病
胃酸	6.胰腺炎
溺水	7.吸入
碳氢化合物和腐蚀性液体	来自易燃物的烟雾
3.创伤(通常伴有休克或多次输血)	气体(NO_2、NH_3、Cl_2、光气、氧气)
软组织撕裂	8.代谢性疾病
烧伤	酮症酸中毒
头部创伤	尿毒症
肺挫伤	9.其他
脂肪栓塞	羊水栓塞

4.药物和化学品	妊娠物滞留体内
鸦片制剂	子痫
水杨酸盐	蛛网膜或颅内出血
百草枯(除草剂)	白细胞凝集反应
三聚乙醛(副醛,催眠药)	反复输血

二、发病机制

(一)炎症细胞、炎症介质及其作用

1.中性粒细胞

中性粒细胞是 ARDS 发病过程中重要的效应细胞,其在肺泡内大量募集是发病早期的组织学特征。中性粒细胞可通过许多机制介导肺损伤,包括释放活性氮、活性氧、细胞因子、生长因子等放大炎症反应。此外,中性粒细胞还能大量释放蛋白水解酶,尤其是弹性蛋白酶,损伤肺组织。其他升高的蛋白酶包括胶原酶和明胶酶 A、B,同时也可检测到高水平的内源性金属酶抑制剂,说明蛋白酶/抗蛋白酶平衡在中性粒细胞诱发的蛋白溶解性损伤中具有重要作用。

2.细胞因子

ARDS 患者体液中有多种细胞因子的水平升高,并有研究发现细胞因子之间的平衡是炎症反应程度和持续时间的决定因素。患者体内的细胞因子反应相当复杂,包括促炎因子、抗炎因子以及促炎因子内源性抑制剂等相互作用。在 ARDS 患者肺支气管肺泡灌洗液(BALF)中,炎症因子如 IL-1β、TNF-α 在肺损伤发生前后均有升高,但相关的内源性抑制剂如 IL-Iβ 受体拮抗剂及可溶性 TNF-α 受体升高更为显著,提示在 ARDS 发病早期即有显著的抗炎反应。

虽然一些临床研究提示,ARDS 患者 BALF 中细胞群 NF-κB 的活性升高,但是后者的活化水平似乎与 BALF 中性粒细胞数量、IL-8 水平及病死率等临床指标并无相关性。而另一项对 15 例败血症患者外周血单核细胞核提取物中 NF-κB 活性的研究表明,NF-κB 的结合活性与 APACHE-Ⅱ 评分类似,可以作为评价 ARDS 预后的精确指标。虽然该试验结果提示总 NF-κB 活性水平可能是决定 ARDS 预后的指标,但仍需要大量的研究证实。

3.氧化/抗氧化平衡

ARDS 患者肺部的氧化和抗氧化反应严重失衡。正常情况下,活性氧、活性氮被复杂的抗氧化系统拮抗,如抗氧化酶(超氧化物歧化酶、过氧化氢酶)、低分子清除剂(维生素 E、维生素 C 和谷酰胺),清除或修复氧化损伤的分子(多种 DNA 的蛋白质分子)。研究发现 ARDS 患者体内氧化剂增加和抗氧化剂降低几乎同时发生。

内源性抗氧化剂水平改变会影响 ARDS 的患病风险,如慢性饮酒者在遭受刺激事件如严重创伤、胃内容物误吸后易诱发 ARDS。但易患 ARDS 风险增加的内在机制尚不明确。近来有研究报道,慢性饮酒者 BALF 中谷胱甘肽水平约比健康正常人低 7 倍而氧化谷酰胺比例增高,提示体内抗氧化剂如谷胱甘肽水平发生改变的个体可能在特定临床条件下更易发生 ARDS。

4.凝血机制

ARDS 患者凝血因子异常导致凝血与抗凝失衡,最终造成肺泡内纤维蛋白沉积。ARDS 的高危人群及 ARDS 患者 BALF 中凝血活性增强,组织因子(外源性凝血途径中血栓形成的启动

因子)水平显著升高。ARDS 发生 3 d 后凝血活性达到高峰,之后开始下降,同时伴随抗凝活性下降。ARDS 患者 BALF 中促进纤维蛋白溶解的纤溶酶原抑制剂-1 水平降低。败血症患者中内源性抗凝剂如抗凝血酶Ⅲ和蛋白 C 含量降低,其低水平与较差的预后相关。

恢复凝血/抗凝平衡可能对 ARDS 有一定的治疗作用。给予严重败血症患者活化蛋白 C,其病死率从 30.8％下降至 24.7％,其主要不良反应是出血。活化蛋白 C 还能使 ARDS 患者血浆 IL-6 水平降低,说明它除了抗凝效果外还具有抗炎效应。但活性蛋白 C 是否对各种原因引起的 ARDS 均有效尚待进一步研究。

(二)肺泡毛细血管膜损害

1.肺毛细血管内皮细胞

肺毛细血管内皮细胞损伤是 ARDS 发病过程中的一个重要环节,对其超微结构的变化特征也早有研究。同时测量肺泡渗出液及血浆中的蛋白含量能够反映毛细血管通透性增高的程度,早期 ARDS 中水肿液/血浆蛋白比>0.75,相反压力性肺水肿患者的水肿液/血浆蛋白比<0.65。ARDS 患者肺毛细血管的通透性较压力性肺水肿患者高,并且上皮细胞间形成了可逆的细胞间隙。

2.肺泡上皮细胞

肺泡上皮细胞损伤在 ARDS 的形成过程中发挥了重要作用。正常肺组织中,肺泡上皮细胞是防止肺水肿的屏障。ARDS 发病早期,由于上皮细胞自身的受损、坏死及由其损伤造成的肺间质压力增高可破坏该屏障。肺泡Ⅱ型上皮细胞可产生合成表面活性物质的蛋白和脂质成分。ARDS 患者表面活性物质减少、成分改变及其功能抑制将导致肺泡萎陷及低氧血症。肺泡Ⅱ型上皮细胞的损伤造成表面活性物质生成减少及细胞代谢障碍。此外,肺泡渗出液中存在的蛋白酶和血浆蛋白通过破坏肺泡腔中的表面活性物质使其失活。

肺泡上皮细胞在肺水肿时有主动转运肺泡腔中水、盐的作用。肺泡Ⅱ型上皮细胞通过 Na^+ 的主动运输来驱动液体的转运。大多数早期 ARDS 患者肺泡液体主动清除能力下降,且与预后呈负相关。在肺移植后肺再灌注损伤患者中也存在类似的现象。虽然 ARDS 患者肺泡液主动清除能力下降的确切机制尚不明了,但推测其可能与肺泡上皮细胞间紧密连接或肺泡Ⅱ型上皮细胞受损的程度有关。

三、诊断

1967 年 Ashbaugh 等首次报告 ARDS,1994 年北美呼吸病-欧洲危重病学会专家联席评审会议发表了 ARDS 的诊断标准(AECC 标准),但其可靠性和准确性备受争议。2012 年修订的 ARDS 诊断标准(柏林标准)将 ARDS 定义为:①7 d 内起病,出现高危肺损伤、新发或加重的呼吸系统症状;②胸部 X 线片或 CT 示双肺透亮度下降且难以完全由胸腔积液、肺(叶)不张或结节解释;③肺水肿原因难以完全由心力衰竭或容量过负荷来解释,如果不存在危险因素,则需要进行客观评估(如超声心动图),以排除静水压增高型水肿;④依据至少 0.49 kPa 呼气末正压机械通气(positive end expiratory pressure,PEEP)下的氧合指数对 ARDS 进行分级,即轻度(氧合指数为 200～300 mmHg)、中度(氧合指数为 100～200 mmHg)和重度(氧合指数为≤100 mmHg)。

中华医学会呼吸病分会也提出了类似的急性肺损伤/ARDS 的诊断标准(草案)。

(1)有发病的高危因素。

(2)急性起病、呼吸频数和/或呼吸窘迫。

（3）低氧血症，急性肺损伤时氧合指数即动脉血氧分压（PaO_2）/吸氧浓度（FiO_2）≤40.0 kPa（300 mmHg）；ARDS 时 PaO_2/FiO_2≤26.7 kPa（200 mmHg）。

（4）胸部 X 线检查两肺浸润阴影。

（5）肺毛细血管楔压（PCWP）≤2.4 kPa（18 mmHg）或临床上能除外心源性肺水肿。

凡符合以上五项可以诊断为 ALI 或 ARDS。

四、治疗的基本原则

ARDS 治疗的关键在于控制原发病及其病因，如处理各种创伤，尽早找到感染灶，针对病原菌应用敏感的抗生素，制止严重反应进一步对肺的损伤；更紧迫的是要及时改善患者的严重缺氧，避免发生或加重多脏器功能损害。

五、治疗策略

（一）原发病治疗

全身性感染、创伤、休克、烧伤、急性重症胰腺炎等是导致 ALI/ARDS 的常见病因。严重感染患者有 25%～50% 发生 ALI/ARDS，而且在感染、创伤等导致的多器官功能障碍综合征（MODS）中，肺往往也是最早发生衰竭的器官。目前认为，感染、创伤后的全身炎症反应是导致 ARDS 的根本原因。控制原发病，遏制其诱导的全身失控性炎症反应，是预防和治疗 ALI/ARDS 的必要措施。

推荐意见 1：积极控制原发病是遏制 ALI/ARDS 发展的必要措施（推荐级别：E 级）。

（二）呼吸支持治疗

1.氧疗

ALI/ARDS 患者吸氧治疗的目的是改善低氧血症，使动脉血氧分压（PaO_2）达到 8.0～10.7 kPa（60～80 mmHg）。可根据低氧血症改善的程度和治疗反应调整氧疗方式，首先使用鼻导管，当需要较高的吸氧浓度时，可采用可调节吸氧浓度的文丘里面罩或带贮氧袋的非重吸式氧气面罩。ARDS 患者往往低氧血症严重，大多数患者一旦诊断明确，常规的氧疗常常难以奏效，机械通气仍然是最主要的呼吸支持手段。

推荐意见 2：氧疗是纠正 ALI/ARDS 患者低氧血症的基本手段（推荐级别：E 级）。

2.无创机械通气

无创机械通气（NIV）可以避免气管插管和气管切开引起的并发症，近年来得到了广泛的推广应用。尽管随机对照试验（RCT）证实 NIV 治疗 COPD 和心源性肺水肿导致的急性呼吸衰竭的疗效肯定，但是 NIV 在急性低氧性呼吸衰竭中的应用却存在很多争议。迄今为止，尚无足够的资料显示 NIV 可以作为 ALI/ARDS 导致的急性低氧性呼吸衰竭的常规治疗方法。

不同研究中 NIV 对急性低氧性呼吸衰竭的治疗效果差异较大，可能与导致低氧性呼吸衰竭的病因不同有关。2004 年一项荟萃分析显示，在不包括 COPD 和心源性肺水肿的急性低氧性呼吸衰竭患者中，与标准氧疗相比，NIV 可明显降低气管插管率，并有降低 ICU 住院时间及住院病死率的趋势。但分层分析显示 NIV 对 ALI/ARDS 的疗效并不明确。最近 NIV 治疗 54 例 ALI/ARDS 患者的临床研究显示，70% 的患者应用 NIV 治疗无效。逐步回归分析显示，休克、严重低氧血症和代谢性酸中毒是 ARDS 患者 NIV 治疗失败的预测指标。一项 RCT 研究显示，与标准氧疗比较，NIV 虽然在应用第 1 h 明显改善ALI/ARDS患者的氧合，但不能降低气管插管率,也不改善患者预后。可见,ALI/ARDS 患者应慎用 NIV。

推荐意见 3:预计病情能够短期缓解的早期 ALI/ARDS 患者可考虑应用无创机械通气(推荐级别:C 级)。

推荐意见 4:合并免疫功能低下的 ALI/ARDS 患者早期可首先试用无创机械通气(推荐级别:C 级)。

推荐意见 5:应用无创机械通气治疗 ALI/ARDS 应严密监测患者的生命体征及治疗反应。神志不清、休克、气道自洁能力障碍的 ALI/ARDS 患者不宜应用无创机械通气(推荐级别:C 级)。

3.有创机械通气

(1)机械通气的时机选择:ARDS 患者经高浓度吸氧仍不能改善低氧血症时,应气管插管进行有创机械通气。ARDS 患者呼吸功明显增加,表现为严重的呼吸困难,早期气管插管机械通气可降低呼吸功,改善呼吸困难。虽然目前缺乏 RCT 研究评估早期气管插管对 ARDS 的治疗意义,但一般认为,气管插管和有创机械通气能更有效地改善低氧血症,降低呼吸功,缓解呼吸窘迫,并能够更有效地改善全身缺氧,防止肺外器官功能损害。

推荐意见 6:ARDS 患者应积极进行机械通气治疗(推荐级别:E 级)。

(2)肺保护性通气:由于 ARDS 患者大量肺泡塌陷,肺容积明显减少,常规或大潮气量通气易导致肺泡过度膨胀和气道平台压过高,加重肺及肺外器官的损伤。

推荐意见 7:对 ARDS 患者实施机械通气时应采用肺保护性通气策略,气道平台压不应超过 $2.9 \sim 3.4$ kPa($30 \sim 35$ cmH$_2$O)(推荐级别:B 级)。

(3)肺复张:充分复张 ARDS 塌陷肺泡是纠正低氧血症和保证 PEEP 效应的重要手段。为限制气道平台压而被迫采取的小潮气量通气往往不利于 ARDS 塌陷肺泡的膨胀,而 PEEP 维持肺复张的效应依赖于吸气期肺泡的膨胀程度。目前临床常用的肺复张手法包括控制性肺膨胀、PEEP 递增法及压力控制法(PCV 法)。其中实施控制性肺膨胀采用恒压通气方式,推荐吸气压为 $2.9 \sim 4.4$ kPa($30 \sim 45$ cmH$_2$O),持续时间为 $30 \sim 40$ s。

推荐意见 8:可采用肺复张手法促进 ARDS 患者的塌陷肺泡复张,改善氧合(推荐级别:E 级)。

(4)PEEP 的选择:ARDS 广泛肺泡塌陷不但可导致顽固的低氧血症,而且部分可复张的肺泡周期性塌陷开放而产生剪切力,会导致或加重呼吸机相关性肺损伤。充分复张塌陷肺泡后应用适当水平的 PEEP 防止呼气末肺泡塌陷,改善低氧血症,并避免剪切力,防治呼吸机相关性肺损伤。因此,ARDS 应采用能防止肺泡塌陷的最低 PEEP。

推荐意见 9:应使用能防止肺泡塌陷的最低 PEEP,有条件的情况下,应根据静态 P-V 曲线低位转折点压力$+0.2$ kPa($+2$ cmH$_2$O)来确定 PEEP(推荐级别:C 级)。

(5)自主呼吸:自主呼吸过程中膈肌主动收缩可增加 ARDS 患者肺重力依赖区的通气,改善通气血流比例失调,改善氧合。一项前瞻对照研究显示,与控制通气相比,保留自主呼吸的患者镇静剂使用量、机械通气时间和 ICU 住院时间均明显减少。因此,在循环功能稳定、人机协调性较好的情况下,ARDS 患者机械通气时有必要保留自主呼吸。

推荐意见 10:ARDS 患者机械通气时应尽量保留自主呼吸(推荐级别:C 级)。

(6)半卧位:ARDS 患者合并呼吸机相关性肺炎(VAP)往往使肺损伤进一步恶化,预防 VAP 具有重要的临床意义。机械通气患者平卧位易发生 VAP。研究表明,由于气管插管或气管切开导致声门的关闭功能丧失,机械通气患者胃肠内容物易反流误吸进入下呼吸道,导致 VAP。<30°的平卧位是院内获得性肺炎的独立危险因素。

推荐意见 11:若无禁忌证,机械通气的 ARDS 患者应采用 30°～45°半卧位(推荐级别:B 级)。

(7)俯卧位通气:俯卧位通气通过降低胸腔内压力梯度、促进分泌物引流和促进肺内液体移动,明显改善氧合。

推荐意见 12:常规机械通气治疗无效的重度 ARDS 患者,若无禁忌证,可考虑采用俯卧位通气(推荐级别:D 级)。

(8)镇静镇痛与肌松:机械通气患者应考虑使用镇静镇痛剂,以缓解焦虑、躁动、疼痛,减少过度的氧耗。合适的镇静状态、适当的镇痛是保证患者安全和舒适的基本环节。

推荐意见 13:对机械通气的 ARDS 患者,应制订镇静方案(镇静目标和评估,推荐级别:B 级)。

推荐意见 14:对机械通气的 ARDS 患者,不推荐常规使用肌松剂(推荐级别:E 级)。

4.液体通气

部分液体通气是在常规机械通气的基础上经气管插管向肺内注入相当于功能残气量的全氟碳化合物,以降低肺泡表面张力,促进肺重力依赖区塌陷肺泡复张。

5.体外膜氧合技术(ECMO)

建立体外循环后可减轻肺负担,有利于肺功能恢复。

(三)ALI/ARDS 药物治疗

1.液体管理

高通透性肺水肿是 ALI/ARDS 的病理生理特征,肺水肿的程度与 ALI/ARDS 的预后呈正相关。因此,通过积极的液体管理,改善 ALI/ARDS 患者的肺水肿具有重要的临床意义。

研究显示,液体负平衡与感染性休克患者病死率的降低显著相关,且对于创伤导致的 ALI/ARDS 患者,液体正平衡使患者的病死率明显增加。应用利尿剂减轻肺水肿可能改善肺部病理情况,缩短机械通气时间,进而减少呼吸机相关性肺炎等并发症的发生。但是利尿减轻肺水肿的过程可能会导致心排血量下降,器官灌注不足。因此,ALI/ARDS 患者的液体管理必须考虑两者的平衡,必须在保证脏器灌注的前提下进行。

推荐意见 15:在保证组织器官灌注的前提下,应实施限制性的液体管理,有助于改善 ALI/ARDS 患者的氧合和肺损伤(推荐级别:B 级)。

推荐意见 16:存在低蛋白血症的 ARDS 患者,可通过补充清蛋白等胶体溶液和应用利尿剂,有助于实现液体负平衡,并改善氧合(推荐级别:C 级)。

2.糖皮质激素

全身和局部的炎症反应是 ALI/ARDS 发生和发展的重要机制,研究显示血浆和肺泡灌洗液中的炎症因子浓度升高与 ARDS 的病死率呈正相关。长期以来,大量的研究试图应用糖皮质激素控制炎症反应,预防和治疗 ARDS。早期的三项多中心 RCT 研究观察了大剂量糖皮质激素对 ARDS 的预防和早期治疗作用,结果糖皮质激素既不能预防 ARDS 的发生,对早期 ARDS 也没有治疗作用。但对于变态反应原因导致的 ARDS 患者,早期应用糖皮质激素经验性治疗可能有效。此外,感染性休克并发 ARDS 的患者,如合并有肾上腺皮质功能不全,可考虑应用替代剂量的糖皮质激素。

推荐意见17:不推荐常规应用糖皮质激素预防和治疗 ARDS(推荐级别:B 级)。

3.一氧化氮(NO)吸入

NO 吸入可选择性地扩张肺血管,而且 NO 分布于肺内通气良好的区域,可扩张该区域的肺血管,显著降低肺动脉压,减少肺内分流,改善通气血流比例失调,并且可减少肺水肿形成。临床研究显示,NO 吸入可使约60%的 ARDS 患者氧合改善,同时肺动脉压、肺内分流明显下降,但对平均动脉压和心排血量无明显影响。但是氧合改善效果也仅限于开始 NO 吸入治疗的24～48 h 内。两个 RCT 研究证实 NO 吸入并不能改善 ARDS 的病死率。因此,吸入 NO 不宜作为 ARDS 的常规治疗手段,仅在一般治疗无效的严重低氧血症时可考虑应用。

推荐意见18:不推荐吸入 NO 作为 ARDS 的常规治疗(推荐级别:A 级)。

4.肺泡表面活性物质

ARDS 患者存在肺泡表面活性物质减少或功能丧失,易引起肺泡塌陷。肺泡表面活性物质能降低肺泡表面张力,减轻肺炎症反应,阻止氧自由基对细胞膜的氧化损伤。目前肺泡表面活性物质的应用仍存在许多尚未解决的问题,如最佳用药剂量、具体给药时间、给药间隔和药物来源等。因此,尽管早期补充肺表面活性物质有助于改善氧合,还不能将其作为 ARDS 的常规治疗手段。有必要进一步研究,明确其对 ARDS 预后的影响。

5.前列腺素 E_1

前列腺素 E_1(PGE$_1$)不仅是血管活性药物,还具有免疫调节作用,可抑制巨噬细胞和中性粒细胞的活性,发挥抗炎作用。但是 PGE$_1$ 没有组织特异性,静脉注射 PGE$_1$ 会引起全身血管舒张,导致低血压。静脉注射 PGE$_1$ 用于治疗 ALI/ARDS 目前已经完成了多个 RCT 研究,但无论是持续静脉注射 PGE$_1$,还是间断静脉注射脂质体 PGE$_1$,与安慰剂组相比,PGE$_1$ 组在28 d 的病死率、机械通气时间和氧合等方面并无益处。有研究报道吸入型 PGE$_1$ 可以改善氧合,但这需要进一步的 RCT 来研究证实。因此,只有在 ALI/ARDS 患者低氧血症难以纠正时,可以考虑吸入 PGE$_1$ 治疗。

6.N-乙酰半胱氨酸和丙半胱氨酸

抗氧化剂 N-乙酰半胱氨酸(NAC)和丙半胱氨酸通过提供合成谷胱甘肽(GSH)的前体物质半胱氨酸,提高细胞内 GSH 水平,依靠 GSH 氧化还原反应来清除体内氧自由基,从而减轻肺损伤。静脉注射 NAC 对 ALI 患者可以显著改善全身氧合和缩短机械通气时间。而近期在 ARDS 患者中进行的 II 期临床试验证实,NAC 有缩短肺损伤病程和阻止肺外器官衰竭的趋势,不能减少机械通气时间和降低病死率。丙半胱氨酸的 II、III 期临床试验也证实不能改善 ARDS 患者预后。因此,尚无足够证据支持 NAC 等抗氧化剂用于治疗 ARDS。

7.环氧化酶抑制剂

布洛芬等环氧化酶抑制剂可抑制 ALI/ARDS 患者血栓素 A2 的合成,对炎症反应有强烈的抑制作用。小规模临床研究发现布洛芬可改善全身性感染患者的氧合与呼吸力学。对严重感染的临床研究也发现布洛芬可以降低体温、减慢心率和减轻酸中毒,但是亚组分析(ARDS 患者130 例)显示,布洛芬既不能降低危重 ARDS 患者的患病率,也不能改善 ARDS 患者的30 d 生存率。因此,布洛芬等环氧化酶抑制剂尚不能用于 ALI/ARDS 的常规治疗。

8.细胞因子单克隆抗体或拮抗剂

炎症性细胞因子在 ALI/ARDS 发病中具有重要作用。动物试验应用单克隆抗体或拮抗剂中和肿瘤坏死因子(TNF)、白细胞介素(IL)-1 和 IL-8 等细胞因子可明显减轻肺损伤,但多数临床试验获得阴性结果。细胞因子单克隆抗体或拮抗剂是否能够用于 ALI/ARDS 的治疗,目前尚缺乏临床研究证据。因此,不推荐抗细胞因子单克隆抗体或拮抗剂用于 ARDS 治疗。

9.己酮可可碱及其衍化物利索茶碱

己酮可可碱及其衍化物利索茶碱均可抑制中性粒细胞的趋化和激活,减少促炎因子 TNF-α、IL-1 和 IL-6 等释放,利索茶碱还可抑制氧自由基释放。但目前尚无 RCT 试验证实己酮可可碱对 ALI/ARDS 的疗效。因此,己酮可可碱或利索茶碱不推荐用于 ARDS 的治疗。

10.重组人活化蛋白 C

重组人活化蛋白 C(rhAPC)具有抗血栓、抗炎和纤溶特性,已被试用于治疗严重感染。Ⅲ期临床试验证实,持续静脉注射 rhAPC 24 μg/(kg·h)×96 h 可以显著改善重度严重感染患者(APACHE Ⅱ>25)的预后。基于 ARDS 的本质是全身性炎症反应,且凝血功能障碍在 ARDS 发生中具有重要地位,rhAPC 有可能成为 ARDS 的治疗手段。但目前尚无证据表明 rhAPC 可用于 ARDS 治疗,当然在严重感染导致的重度 ARDS 患者,如果没有禁忌证,可考虑应用 rhAPC。rhAPC 高昂的治疗费用也限制了它的临床应用。

11.酮康唑

酮康唑是一种抗真菌药,但可抑制白三烯和血栓素 A_2 合成,同时还可抑制肺泡巨噬细胞释放促炎因子,有可能用于 ARDS 的治疗。但是目前没有证据支持酮康唑可用于 ARDS 的常规治疗,同时为避免耐药,对于酮康唑的预防性应用也应慎重。

12.鱼油

鱼油富含 ω-3 脂肪酸,如二十二碳六烯酸(DHA)、二十碳五烯酸(EPA)等,也具有免疫调节作用,可抑制二十烷花生酸样促炎因子释放,并促进 PGE_1 生成。研究显示,通过肠道为 ARDS 患者补充 EPA、γ-亚油酸和抗氧化剂,可使患者肺泡灌洗液内中性粒细胞减少,IL-8 释放受到抑制,病死率降低。对机械通气的 ALI 患者的研究也显示,肠内补充 EPA 和 γ-亚油酸可以显著改善氧合和肺顺应性,明显缩短机械通气时间,但对生存率没有影响。

推荐意见 19:补充 EPA 和 γ-亚油酸有助于改善 ALI/ARDS 患者氧合,缩短机械通气时间(推荐级别:C 级)。

(门雪琳)

第二节　急性上呼吸道感染

急性上呼吸道感染是指鼻腔、咽或喉部急性炎症的概称。患者不分年龄、性别、职业和地区。全年皆可发病,冬春季节多发,可通过含有病毒的飞沫或被污染的用具传播,多数为散发性,但常在气候突变时流行。由于病毒的类型较多,人体对各种病毒感染后产生的免疫力较弱且短暂,并且无交叉免疫,同时在健康人群中有病毒携带者,故一个人一年内可有多次发病。

急性上呼吸道感染 70%～80% 由病毒引起。主要有流感病毒(甲、乙、丙型)、副流感病毒、呼吸道合胞病毒、腺病毒、鼻病毒、埃可病毒、柯萨奇病毒、麻疹病毒、风疹病毒等。细菌感染可直接或继病毒感染之后发生,以溶血性链球菌为多见,其次为流感嗜血杆菌、肺炎链球菌和葡萄球菌等。偶见革兰阴性杆菌。其感染的主要表现为鼻炎、咽喉炎或扁桃体炎。

当有受凉、淋雨、过度疲劳等诱发因素,使全身或呼吸道局部防御功能降低时,原已存在于上呼吸道或从外界侵入的病毒或细菌可迅速繁殖,引起本病,尤其是老幼体弱或有慢性呼吸道疾病,如鼻旁窦炎、扁桃体炎、慢性阻塞性肺疾病患者更易罹患。

本病不仅具有较强的传染性,而且可引起严重并发症,应积极防治。

一、诊断标准

根据病史、流行情况、鼻咽部发生的症状和体征,结合周围血常规和胸部 X 线检查可做出临床诊断。进行细菌培养和病毒分离,或病毒血清学检查、免疫荧光法、酶联免疫吸附法、血凝抑制试验等,可能确定病因诊断。

(一)临床表现

根据病因不同,临床表现可有不同的类型。

1.普通感冒

普通感冒俗称"伤风",又称急性鼻炎或上呼吸道卡他,以鼻咽部卡他症状为主要表现。成人多为鼻病毒引起,其次为副流感病毒、呼吸道合胞病毒、埃可病毒、柯萨奇病毒等。起病较急,初期有咽干、咽痒或烧灼感,发病同时或数小时后,可有喷嚏、鼻塞、流清水样鼻涕,2～3 d 后变稠。可伴咽痛,有时由于耳咽管炎使听力减退,也可出现流泪、味觉迟钝、呼吸不畅、声嘶、轻微咳嗽等。一般无发热及全身症状,或仅有低热、不适、轻度畏寒和头痛。检查可见鼻腔黏膜充血、水肿、有分泌物,咽部轻度充血。如无并发症,一般5～7 d 后痊愈。

2.流行性感冒

流行性感冒简称"流感",是由流行性感冒病毒引起。潜伏期 1～2 d,最短数小时,最长 3 d。起病多急骤,症状变化很多,主要以全身中毒症状为主,呼吸道症状轻微或不明显。临床表现和轻重程度差异颇大。

(1)单纯型:最为常见,先有畏寒或寒战、发热,继之全身不适、腰背发酸、四肢疼痛,头昏、头痛。部分患者可出现食欲缺乏、恶心、便秘等消化道症状。发热可高达39 ℃～40 ℃,一般持续2～3 d。大部分患者有轻重不同的打喷嚏、鼻塞、流涕、咽痛、干咳或伴有少量黏液痰,有时有胸骨后烧灼感、紧压感或疼痛。年老体弱的患者,症状消失后体力恢复慢,常感软弱无力、多汗,咳嗽可持续1～2 周或更长。体格检查:患者可呈重病容,衰弱无力,面部潮红,皮肤上偶有类似麻疹、猩红热、荨麻疹样皮疹,软腭上有时有点状红斑,鼻咽部充血水肿。本型中轻者,全身和呼吸道症状均不显著,病程仅 1～2 d,颇似一般感冒,单从临床表现颇难确诊。

(2)肺炎型:本型常发生在 2 岁以下的小儿,或原有慢性基础疾病,如二尖瓣狭窄、肺源性心脏病、免疫力低下以及孕妇、年老体弱者。其特点是在发病后 24 h 内可出现高热、烦躁、呼吸困难、咯血痰和明显发绀。全肺可有呼吸音减低、湿啰音或哮鸣音,但无肺实变体征。X 线检查可见双肺广泛小结节性浸润,近肺门较多,肺周围较少。上述症状可进行性加重,抗生素无效。病程 1 周至 1 个月余,大部分患者可逐渐恢复,也可因呼吸循环衰竭在 5～10 d 死亡。

(3)中毒型:较少见。肺部体征不明显,具有全身血管系统和神经系统损害,有时可有脑炎或脑膜炎表现。临床表现为高热不退、神志昏迷,成人常有谵妄,儿童可发生抽搐。少数患者由于血管神经系统紊乱或肾上腺出血,导致血压下降或休克。

(4)胃肠型:主要表现为恶心、呕吐和严重腹泻,病程2～3 d,恢复迅速。

3.以咽炎为主要表现的感染

(1)病毒性咽炎和喉炎：由鼻病毒、腺病毒、流感病毒、副流感病毒以及肠病毒、呼吸道合胞病毒等引起。临床特征为咽部发痒和灼热感,疼痛不持久,也不突出。当有吞咽疼痛时,常提示有链球菌感染,咳嗽少见。急性喉炎多为流感病毒、副流感病毒及腺病毒等引起,临床特征为声嘶、讲话困难、咳嗽时疼痛,常有发热、咽炎或咳嗽。体检可见喉部水肿、充血,局部淋巴结轻度肿大和触痛,可闻及喘鸣音。

(2)疱疹性咽峡炎：常由柯萨奇病毒 A 引起,表现为明显咽痛、发热,病程约为 1 周。检查可见咽充血,软腭、悬雍垂、咽及扁桃体表面有灰白色疱疹及浅表溃疡,周围有红晕。多于夏季发病,多见于儿童,偶见于成人。

(3)咽结膜热：主要由腺病毒、柯萨奇病毒等引起。临床表现有发热、咽痛、畏光、流泪、咽及结膜明显充血。病程 4～6 d,常发生于夏季,游泳中传播。儿童多见。

(4)细菌性咽-扁桃体炎：多由溶血性链球菌引起,次为流感嗜血杆菌、肺炎链球菌、葡萄球菌等引起。起病急,明显咽痛、畏寒、发热、体温可达 39 ℃以上。检查可见咽部明显充血,扁桃体肿大、充血,表面有黄色点状渗出物,颌下淋巴结肿大、压痛,肺部无异常体征。

(二)实验室检查

1.血常规

病毒性感染,白细胞计数多为正常或偏低,淋巴细胞比例升高。细菌感染者白细胞计数和中性粒细胞增多以及核左移。

2.病毒和病毒抗原的测定

视需要可用免疫荧光法、酶联免疫吸附法、血清学诊断和病毒分离鉴定,以判断病毒的类型,区别病毒和细菌感染。细菌培养可判断细菌类型和进行药物敏感试验。

3.血清降钙素原测定

有条件的单位可检测血清降钙素原,有助于鉴别病毒性和细菌性感染。

二、治疗原则

上呼吸道病毒感染目前尚无特殊抗病毒药物,通常以对症处理、休息、忌烟、多饮水、保持室内空气流通、防治继发细菌感染为主。

(一)对症治疗

可选用含有解热镇痛、减少鼻咽充血和分泌物、镇咳的抗感冒复合剂或中成药,如对乙酰氨基酚、双酚伪麻片、美扑伪麻片、银翘解毒片等。儿童忌用阿司匹林或含阿司匹林药物以及其他水杨酸制剂,因为此类药物与流感的肝脏和神经系统并发症相关,偶可致死。

(二)支持治疗

休息、多饮水、注意营养,饮食要易于消化,特别在儿童和老年患者更应重视。密切观察和监测并发症,抗生素仅在明确或有充分证据提示继发细菌感染时有应用指证。

(三)抗流感病毒药物治疗

目前抗流感病毒药物有两类：即离子通道 M_2 阻滞剂和神经氨酸酶抑制剂。其中 M_2 阻滞剂只对甲型流感病毒有效,治疗患者中约有 30% 可分离到耐药毒株,而神经氨酸酶抑制剂对甲、乙型流感病毒均有很好作用,耐药发生率低。

1.离子通道 M_2 阻滞剂

金刚烷胺和金刚乙胺。

（1）用法和剂量：见表 5-2。

表 5-2 金刚烷胺和金刚乙胺用法和剂量

药名	年龄（岁）			
	1～9	10～12	13～16	≥65
金刚烷胺	5 mg/(kg·d)（最高 150 mg/d），分 2 次	100 mg，每天 2 次	100 mg，每天 2 次	≤100 mg/d
金刚乙胺	不推荐使用	不推荐使用	100 mg，每天 2 次	100 mg 或 200 mg/d

（2）不良反应：金刚烷胺和金刚乙胺可引起中枢神经系统和胃肠不良反应。中枢神经系统不良反应有神经质、焦虑、注意力不集中和轻微头痛等，其中金刚烷胺较金刚乙胺的发生率高。胃肠道反应主要表现为恶心和呕吐，这些不良反应一般较轻，停药后大多可迅速消失。

（3）肾功能不全患者的剂量调整：金刚烷胺的剂量在肌酐清除率≤50 mL/min 时酌情减少，并密切观察其不良反应，必要时可停药，血透对金刚烷胺清除的影响不大。肌酐清除率＜10 mL/min时，金刚乙胺推荐减为 100 mg/d。

2.神经氨酸酶抑制剂

目前有 2 个品种，即奥司他韦和扎那米韦。我国目前只有奥司他韦被批准临床使用。

（1）用法和剂量：①奥司他韦，成人 75 mg，每天 2 次，连服 5 d，应在症状出现 2 d 内开始用药；儿童用法见表 5-3，1 岁以内不推荐使用。②扎那米韦，6 岁以上儿童及成人剂量均为每次吸入 10 mg，每天 2 次，连用 5 d，应在症状出现 2 d 内开始用药；6 岁以下儿童不推荐作用。

表 5-3 儿童奥司他韦用量（mg）

药名	体质量（kg）			
	≤15	16～23	24～40	＞40
奥司他韦	30	45	60	75

（2）不良反应：奥司他韦不良反应少，一般为恶心、呕吐等消化道症状，也有腹痛、头痛、头晕、失眠、咳嗽、乏力等不良反应的报道。扎那米韦吸入后最常见的不良反应有头痛、恶心、咽部不适、眩晕、鼻出血等。个别哮喘和慢性阻塞性肺疾病（COPD）患者使用后可出现支气管痉挛和肺功能恶化。

（3）肾功能不全的患者无须调整扎那米韦的吸入剂量。对肌酐清除率＜30 mL/min 的患者，奥司他韦减量至 75 mg，每天 1 次。

（四）抗生素治疗

通常不需要抗生素治疗。如有细菌感染，可根据病原菌选用敏感的抗生素。经验用药，常选青霉素、第一代和第二代头孢菌素、大环内酯类或氟喹诺酮类。

（门雪琳）

第三节　急性气管-支气管炎

急性气管-支气管炎是由感染、物理刺激、化学刺激或过敏因素引起的气管-支气管黏膜的急性炎症。临床主要症状为咳嗽和咳痰。常发生于寒冷季节或气温突然变冷时。

一、病因和发病机制

(一)感染

急性气管-支气管炎可以由病毒和细菌直接感染所致,也可由上呼吸道感染病毒(如腺病毒、流感病毒、呼吸道合胞病毒和副流感病毒等)或细菌(如流感嗜血杆菌、肺炎链球菌、葡萄球菌等)蔓延而来。近年来,因支原体和衣原体引起的急性气管-支气管炎也趋于多见。

本病多发生于受凉、淋雨、过度疲劳等诱因导致机体气管-支气管防御功能下降时,往往在病毒感染的基础上继发细菌感染。

(二)物理、化学刺激

冷空气、粉尘、刺激性气体或烟雾(如二氧化硫、二氧化氮、氨气、氯气、臭氧等)的吸入,均可引起气管-支气管黏膜的急性炎症。

(三)变态反应

多种变应原均可引起气管和支气管的变态反应,如花粉、有机粉尘、真菌孢子等的吸入;钩虫、蛔虫的幼虫在肺内移行及细菌蛋白质等。

二、病理

气管、支气管黏膜充血、水肿,有淋巴细胞和中性粒细胞浸润;纤毛细胞损伤、脱落;黏液腺体增生、肥大,分泌物增加。炎症消退后,气道黏膜的结构和功能可恢复正常。

三、临床表现

(一)症状

起病较急,常先有上呼吸道感染症状,继之出现干咳或伴少量黏痰,痰量逐渐增多、咳嗽症状加剧,偶可痰中带血。如果伴有支气管痉挛,可出现程度不同的胸闷、气喘。

全身症状一般较轻,可有低度到中度发热,多在3~5 d后降至正常。咳嗽和咳痰可延续2~3周才消失。

(二)体征

体检时两肺呼吸音多粗糙,可闻及散在干、湿啰音,啰音部位常常不固定,咳嗽后可减少或消失。

四、实验室和辅助检查

(一)血常规检查

多数患者的白细胞计数和分类无明显改变,细菌感染时白细胞总数和中性粒细胞可增多。

（二）痰液检查

痰液涂片和培养可发现致病菌。

（三）胸部 X 线检查

多数患者的 X 线片影像上表现为肺纹理增粗，少数病例无异常表现。

五、诊断和鉴别诊断

（一）诊断

根据上述病史，咳嗽和咳痰等临床症状，两肺闻及散在干、湿啰音，结合血常规检查和胸部 X 线检查结果，可对本病做出临床诊断。痰液涂片和培养等检查有助于病因诊断。

（二）鉴别诊断

需与本病相鉴别的疾病包括以下几种。

1.流行性感冒

常有流行病史；起病急骤，全身中毒症状重，可出现高热、全身肌肉酸痛、头痛、乏力等症状，但呼吸道症状较轻；根据病毒分离和血清学检查结果可确定诊断。

2.急性上呼吸道感染

鼻咽部症状明显；一般无显著的咳嗽、咳痰；肺部无异常体征；胸部 X 线检查正常。

3.其他疾病

支气管肺炎、肺结核、支气管哮喘（包括咳嗽变异性哮喘）、肺脓肿、麻疹、百日咳等多种疾病，均可能出现类似急性气管-支气管炎的临床症状，应根据这些疾病的临床特点加以鉴别。

六、治疗

（一）一般治疗

适当休息、注意保温、多饮水，避免吸入粉尘和刺激性气体。

（二）对症治疗

1.镇咳

可酌情应用右美沙芬、喷托维林或苯丙哌林等镇咳剂。但对于有痰的患者不宜给予可待因等强力镇咳药，以免影响痰液排出。兼顾镇咳与祛痰的复方制剂在临床应用较为广泛。

2.祛痰

除了复方氯化铵、溴己新、N-乙酰-L-半胱氨酸（NAC）和鲜竹沥口服液等常用祛痰药外，近年来，溴己新的衍生物盐酸氨溴索和从桃金娘科植物中提取的标准桃金娘油也在临床广泛应用。

3.解痉、抗过敏

对于发生支气管痉挛的患者，可给予解痉平喘和抗过敏药物，如氨茶碱、沙丁胺醇和马来酸氯苯那敏等。

（三）抗菌药物治疗

应及时应用抗菌药物控制气管-支气管内的炎症。一般可选用青霉素类、头孢菌素类、大环内酯类（红霉素、罗红霉素、阿奇霉素等）或氟喹诺酮类。

七、预后和预防

(一)预后

多数患者的预后良好,但少数治疗延误或不当、反复发作的患者,可因病情迁延发展为慢性支气管炎。

(二)预防

避免受凉、劳累,防治上呼吸道感染,避免吸入环境中的变应原,净化环境,防止空气污染,可预防本病的发生;参加适当的体育锻炼,增强体质,提高呼吸道的抵抗力,也可减少本病的发生。

(门雪琳)

第四节 慢性支气管炎

一、概述

慢性支气管炎是气管、支气管黏膜及其周围组织的慢性非特异性炎症,临床上以咳嗽、咳痰为主要症状,每年发病持续 3 个月,连续 2 年或 2 年以上。排除具有咳嗽、咳痰、喘息症状的其他疾病(如肺结核、肺尘埃沉着症、肺脓肿、心脏病、心功能不全、支气管扩张、支气管哮喘、慢性鼻咽炎、食管反流综合征等疾病)。慢性支气管炎在老年人中发病率最高,北方高于南方,山区高于平原,农村高于城市,吸烟者高于不吸烟者,空气污染严重的地方发病率较高。如病情迁延,反复发作者可导致支气管扩张、阻塞性肺气肿及肺源性心脏病等并发症的发生。

二、诊断

(一)临床表现

1.病史

见于临床上以咳嗽、咳痰为主要症状或伴有喘息,每年发病持续 3 个月,并持续 2 年或 2 年以上,反复发作而能排除心脏疾病和呼吸道其他疾病的患者。

2.症状

可分为单纯型和喘息型两种临床类型,前者主要表现为咳嗽、咳痰;后者除咳嗽、咳痰外,尚有喘息症状。慢性支气管炎临床可分为以下三期。

(1)急性发作期。1 周内出现脓性或黏液脓性痰,痰量明显增多或伴有其他炎症表现;或1 周内咳、痰、喘症状任何一项加剧至重度。

(2)慢性迁延期。有不同程度的咳、痰、喘症状,迁延不愈;或急性发作期症状一个月后仍未恢复到发作前水平。

(3)临床缓解期。经治疗或临床缓解,症状基本消失或偶有轻微咳嗽少量痰液,保持 2 个月以上者。

3.体征

慢性支气管炎患者早期可无任何阳性体征;急性发作期两肺下部常可闻及干、湿啰音;喘息型者可闻及哮鸣音;并发肺气肿时则可有肺气肿体征。

（二）实验室检查

慢性支气管炎患者缓解期,血常规检查白细胞计数一般无变化;急性发作期或并发肺部急性感染时,白细胞数及中性粒细胞数增多,喘息型者则见嗜酸性粒细胞增多,但老年人由于免疫力降低,白细胞检查可正常;痰液检查于急性发作期,中性粒细胞可增多,喘息型常见有较多的嗜酸性粒细胞;痰涂片或培养可找到引起炎症发作的致病菌。

（三）特殊检查

1.X线检查

早期常无异常改变;反复发作时可见肺纹理粗乱,严重时可呈网状、条索状、斑点状阴影;如并发肺气肿者则双肺透亮度增加,横膈低位以及肋间隙增宽等表现。

2.纤支镜检查

慢性支气管炎患者一般可见支气管黏膜增厚、充血、水肿等炎性改变,可取分泌物送检涂片或培养检查,以确定有无细菌感染。

3.免疫学检查

慢性支气管炎患者表现为细胞免疫功能低下,尤见于老年患者。由于支气管黏膜受损,分泌型 IgA（SIgA）水平下降,故痰中 SIgA 可明显减少。

4.自主神经功能检查

慢性支气管炎患者往往表现自主神经功能紊乱,以副交感神经功能亢进为主。

5.肺功能检查

慢性支气管炎患者早期多无明显异常,但也有部分患者表现为小气道阻塞征象,如频率依赖性肺顺应性降低;75％肺活量最大呼气流速（V75）、50％肺活量最大呼气流速（V50）、25％肺活量最大呼气流速（V25）、最大呼气后期流速（FEF75～85）等均见明显降低;闭合气量可增加。

6.动脉血气分析

早期无明显变化。长期反复发作的慢性支气管炎或并发阻塞性肺气肿的患者,也可有轻度的低氧血症表现。

三、鉴别诊断

（一）肺结核

咳嗽、咳痰无季节性,常随病灶破溃程度及病灶周围炎而加重,往往有低热、盗汗、消瘦和食欲缺乏等结核中毒症状,红细胞沉降率增高,结核菌素试验为强阳性,X线胸片及查痰找结核菌能明确诊断。

（二）支气管肺癌

多发生于 40 岁以上,特别是有多年吸烟史者,咳嗽常呈刺激性,或有少量痰,且痰中多带血,血清唾液酸增高,癌胚抗原（CEA）阳性,X线检查、痰脱落细胞检查、纤维支气管镜检查及 CT 检查等可以确诊。

（三）支气管扩张

亦有慢性反复性咳嗽,但常伴有大量脓性痰和反复咯血,胸部听诊多在肺的中下部闻及固定性湿啰音,以单侧为多,并可见杵状指,胸部 X 线检查见肺纹理粗乱或呈卷发状,支气管造影可获诊断。

（四）支气管哮喘与喘息型慢性支气管炎

临床上有时颇难鉴别，支气管哮喘常有明显的个人及家族过敏史，以发作性哮喘为特征，多有一定的季节性，以秋季发病居多，血中常有 IgE 升高，发作时两肺满布哮鸣音，应用支气管扩张剂能见效，缓解后可毫无症状和体征，这均有助于两者的鉴别。

四、并发症

本病常可并发肺炎、支气管扩张、阻塞性肺气肿及肺源性心脏病等。

五、治疗

慢性支气管炎急性加重期伴有感染时，中医药效果不满意者，可配合西药治疗。

（一）控制感染

抗菌药物治疗可选用喹诺酮类、大环内酯类、β-内酰胺类或磺胺类口服，病情严重时静脉给药。如左氧氟沙星 0.4 g，每天 1 次；或罗红霉素 0.3 g，每天 2 次；或阿莫西林 2～4 g/d，分 2～4 次口服；或头孢呋辛 1.0 g/d，分 2 次口服；或复方磺胺异噁唑，每次 2 片，每天 2 次。若能查明致病菌及进行药敏试验，选择有效抗菌药物。

（二）镇咳祛痰

可试用复方甘草合剂 10 mL，每天 3 次；或复方氯化铵合剂 10 mL，每天 3 次；也可加用祛痰药溴己新 8～16 mg，每天 3 次；盐酸氨溴索 30 mg，每天 3 次；桃金娘油 0.3 g，每天 3 次。干咳为主者可用镇咳药物，如右美沙芬等。

（三）解痉平喘

有气喘者可加用解痉平喘药，如氨茶碱 0.1 g，每天 3 次，或用茶碱控释剂，或长效 β_2 受体激动剂联合糖皮质激素吸入。

（四）其他

缓解期，嘱患者戒烟，避免有害气体和其他有害颗粒的吸入；增强体质，预防感冒；反复呼吸道感染者，可选用转移因子、核酸及菌苗等配合中药扶正固本，以增强机体的免疫功能，对预防感冒及减少慢性支气管炎复发有一定作用。

（门雪琳）

第五节　支气管哮喘

支气管哮喘是全球范围内最常见的慢性呼吸道疾病，它是由多种细胞（如嗜酸性粒细胞、肥大细胞、T 细胞、中性粒细胞、气道上皮细胞等）和细胞组分参与的气道慢性炎症性疾病。这种慢性炎症导致气道高反应性的产生，通常出现广泛多变的可逆性气流受限，并引起反复发作的喘息、气急、胸闷或咳嗽等症状，常在夜间和/或清晨发作、加剧，多数患者可自行缓解或经治疗缓解。哮喘的发病率在世界范围内呈上升趋势。据统计，全世界约有 3 亿人患有哮喘，全球患病率为 1‰～18‰。我国有 1 000 万～3 000 万哮喘患者。2000 年我国 0～14 岁儿童哮喘患病率为

0.12%～3.34%,较 10 年前平均上升了 64.84%。

一、病因

目前认为支气管哮喘是一种有明显家族聚集倾向的多基因遗传性疾病,它的发生既受遗传因素又受环境因素的影响。

(一)遗传

近年来随着分子生物学技术的发展,哮喘相关基因的研究也取得了一定的进展,第 5、6、11、12、13、14、17、19、21 号染色体可能与哮喘有关,但具体关系尚未搞清楚,哮喘的多基因遗传特征为:①外显不全;②遗传异质化;③多基因遗传;④协同作用。这就导致在一个群体中发现的遗传连锁有相关性,而在另一个不同群体中则不能发现这种相关。

国际哮喘遗传学协作研究组曾研究了 3 个种族共 140 个家系,采用 360 个常染色体上短小串联重复多态性遗传标记进行全基因扫描。将哮喘候选基因粗略定位于 5p15、5q23-31、6p21-23、11q13、12q14-24.2、13q21.3、14q11.2-13、17p11、1q11.2、19q13.4、21q21。这些哮喘遗传易感基因大致分 3 类:①决定变态反应性疾病易感的 HLA-Ⅱ类分子基因遗传多态性(如 6p21-23);②T 细胞受体(TCR)高度多样性与特异性 IgE(如 14q11.2);③决定 IgE 调节及哮喘特征性气道炎症发生发展的细胞因子基因及药物相关基因(如 11q13、5q31-33)。而 5q31-33 区域内含有包括细胞因子簇 IL-3、IL-4、IL-9、IL-13、GM-CSF 和 β_2-肾上腺素能受体、淋巴细胞糖皮质激素受体、白三烯 C4 合成酶等多个与哮喘发病相关的候选基因。这些基因对 IgE 调节以及对哮喘的炎症发生发展很重要,因此 5q31-33 又被称为细胞因子基因簇。上述染色体区域的鉴定无一显示有与一个以上种族人群存在连锁的证据,表明特异性哮喘易感基因只有相对重要性,同时表明环境因素或调节基因在疾病表达方面,对于不同种族可能存在差异,也提示哮喘和特应症具有不同的分子基础。这些遗传学染色体区域很大,平均含 >20 Mb 的 DNA 和数千个基因,而且目前由于标本量的限制,许多结果不能被重复。因此,寻找并鉴定哮喘相关基因还有大量的工作要做。

(二)变应原

1.变应原

尘螨是最常见的变应原,是哮喘在世界范围内重要的发病因素。常见的有 4 种,即屋尘螨、粉尘螨和多毛螨。屋尘螨是持续潮湿气候中最主要的螨虫。真菌亦是存在于室内空气中的变应原之一,常见为青霉、曲霉、交链孢霉等。花粉与草粉是最常见的引起哮喘发作的室外变应原,木本植物(树花粉)常引起春季哮喘,而禾本植物的草类花粉常引起秋季哮喘。

2.职业性变应原

常见的变应原有谷物粉、面粉、动物皮毛、木材、丝、麻、木棉、饲料、蘑菇、松香、活性染料等。低分子量致敏物质的作用机制尚不明确,高分子量的致敏物质可能是通过与变应原相同的变态反应机制致敏患者并引起哮喘发作。

3.药物及食物添加剂

药物引起哮喘发作有特异性过敏和非特异性过敏两种,前者以生物制品过敏最常见,而后者发生于交感神经阻滞剂和增强副交感神经作用剂,如普萘洛尔、新斯的明。食物过敏大多属于Ⅰ型变态反应,如牛奶,鸡蛋,鱼、虾、蟹等海鲜及调味类食品等可作为变应原,常可诱发哮喘患者发作。

(三)促发因素

1.感染

哮喘的形成和发作与反复呼吸道感染有关,尤其是呼吸道病毒感染,最常见的是鼻病毒,其次是流感病毒、副流感病毒、呼吸道合胞病毒及冠状病毒等。病毒感染引起气道上皮细胞产生多种炎症介质,使随后吸入的变应原的炎症反应和气道收缩反应增强,亦可提高迷走神经介导的反射性支气管收缩。细菌感染在急性哮喘中的作用还未确定。近年,衣原体和支原体感染报道有所增多,部分哮喘病例治疗衣原体感染可改善症状。

2.气候改变

当气温、湿度、气压和空气中离子等发生改变时可诱发哮喘,故在寒冷季节或秋冬气候转变时较多发病。

3.环境污染

环境污染与哮喘发病关系密切。诱发哮喘的有害刺激物中,最常见的是煤气(尤其是 SO_2)、油烟、被动吸烟、杀虫喷雾剂等。烟雾可刺激处于高反应状态的哮喘患者的气道,使支气管收缩,甚至痉挛,致哮喘发作。

4.精神因素

患者紧张不安、情绪激动等,也会促使哮喘发作,一般认为是通过大脑皮质和迷走神经反射或过度换气所致。

5.运动

有 $70\% \sim 80\%$ 的哮喘患者在剧烈运动后诱发哮喘发作,称为运动性哮喘。典型病例是运动 $6 \sim 10$ min,在停止运动后 $1 \sim 10$ min 内出现支气管痉挛,临床表现为咳嗽、胸闷、喘鸣,听诊可闻及哮鸣音,多数患者在 $30 \sim 60$ min 内可自行缓解。运动后约有 1 h 的不应期,$40\% \sim 50\%$ 的患者在此期间再进行运动则不发生支气管痉挛。有些患者虽无哮喘症状,但是运动前后的肺功能测定能发现存在支气管痉挛,可能机制为剧烈运动后过度呼吸,使气道黏膜的水分和热量丢失,呼吸道上皮暂时出现渗透压过高,诱发支气管平滑肌痉挛。

6.药物

有些药物可引起哮喘发作,主要有包括阿司匹林在内的非甾体抗炎药(NSAID)和含碘造影剂,或交感神经阻断剂等,如误服普萘洛尔等 β_2 受体阻滞剂可引发哮喘。$2.3\% \sim 20\%$ 的哮喘患者因服用阿司匹林等非甾体抗炎药而诱发哮喘,称为阿司匹林哮喘(Aspirin induced asthma,ASA)。在 ASA 中部分患者合并有鼻息肉,被称为阿司匹林过敏-哮喘-鼻息肉三联症,其临床特点是:①服用阿司匹林类解热镇痛药诱发剧烈哮喘,多在摄入后 30 min 到 3 h 内发生;②儿童多在 2 岁之前发病,但大多为 $30 \sim 40$ 岁的中年患者;③女性多于男性,男女之比约为 $2:3$;④发病无明显季节性;⑤病情较重,大多对糖皮质激素有依赖性;⑥半数以上有鼻息肉,常伴有过敏性鼻炎和/或鼻窦炎,鼻息肉切除后有时哮喘症状加重或促发;⑦变应原皮试多呈阴性反应;⑧血清总 IgE 多正常;⑨其家族中较少有过敏性疾病的患者。发病机制尚未完全明确,有人认为患者的支气管环氧化酶可能因一种传染性介质(可能是病毒)的影响,致使环氧化酶易受阿司匹林类药物的抑制,影响了花生四烯酸的代谢,抑制前列腺素的合成及生成不均衡,有气道扩张作用的前列腺素 E_2 和 I_2 明显减少,而有收缩支气管平滑肌作用的前列腺素 $F_{2\alpha}$ 的合成较多,前列腺素 E_2、I_2/前列腺素 $F_{2\alpha}$ 失衡。环氧化酶被抑制后,花生四烯酸的代谢可能被转移到脂氧化酶途径,致使收缩支气管平滑肌的白三烯生成增多,导致支气管平滑肌强而持久的收缩。阿司匹林过敏的患者对其他抑制环氧化酶(COX)的 NSAID 存在交叉过敏(对乙酰氨基酚除外,主要原因考虑为 ASA 抑制COX-1,而对乙酰氨基酚通过抑制 COX-3 发挥作用)。

7.月经、妊娠等生理因素

不少女性哮喘患者在月经前 3～4 d 有哮喘加重的现象,可能与经前期孕酮的突然下降有关。如果患者每月必发,且经量不多,适时地注射黄体酮,有时可阻止严重的经前期哮喘。妊娠对哮喘的影响并无规律性,大多病情未见明显变化,妊娠对哮喘的作用主要表现为机械性的影响及哮喘有关的激素变化,如果处理得当,则不会对妊娠和分娩产生不良后果。

8.围生期胎儿的环境

妊 9 周的胎儿胸腺已可产生 T 细胞,且在整个妊娠期胎盘主要产生辅助性Ⅱ型 T 细胞因子,因而在肺的微环境中,Th₂ 的反应是占优势的,若母亲已有特异性体质,又在妊娠期接触大量的变应原或受到呼吸道病毒特别是合胞病毒的反复感染,即可能加重其调控的变态反应,以致出生后存在变态反应和哮喘发病的可能性。

二、发病机制

哮喘是多种炎症细胞和炎症介质参与的气道慢性炎症,该炎症过程与气道高反应性和哮喘症状密切相关;气道结构细胞特别是气道上皮细胞和上皮下基质、免疫细胞的相互作用以及气道神经调节的异常均加重气道高反应性,且直接或间接加重了气道炎症。

(一)变态反应性炎症

目前研究认为哮喘是由 Th₂ 细胞驱导的对变应原的一种高反应。由其产生的气道炎症可分为以下几类。

1.IgE 介导的、T 细胞依赖的炎症途径

可分为以下三个阶段:IgE 激活和 FcR 启动;炎症介质和细胞因子的释放;黏附分子表达促使白细胞跨膜移动。Th₂ 细胞分泌 IL-4 调控 B 细胞生成 IgE,后者结合到肥大细胞、嗜碱性粒细胞和嗜酸性粒细胞上的特异性受体,使之呈现致敏状态;当再次接触同种抗原时,抗原与特异性 IgE 交联结合,从而导致炎症介质链式释放。根据效应发生时间和持续时间,可分为早期相反应(引起速发性哮喘反应)和晚期相反应(引起迟发性哮喘反应),前者在接触变应原后数秒内发生,可持续数小时,与哮喘的急性发作有关;后者在变应原刺激后 6～12 h 发生,可持续数天,引起气道的慢性炎症。有多种炎症细胞包括肥大细胞、嗜酸性粒细胞、嗜碱性粒细胞、T 细胞、肺泡巨噬细胞、中性粒细胞和气道上皮细胞参与气道炎症的形成(表 5-4),其中肥大细胞是气道炎症的主要原发效应细胞。炎症细胞、炎症介质和细胞因子的相互作用是维持气道炎症反应的基础(表 5-5)。

表 5-4　参与气道慢性炎症的主要炎症细胞

炎症细胞	作　用
肥大细胞	致敏原刺激或渗透压变化均可活化肥大细胞,释放收缩支气管的炎症介质(组胺、前列腺素 D₂);气道内肥大细胞增多与气道高反应性相关
嗜酸性粒细胞	破坏气道上皮细胞;参与生长因子的释放和气道重建
T 细胞	释放细胞因子 IL-4、IL-5、IL-9 和 IL-13,这些因子参与嗜酸性粒细胞炎症,刺激 B 细胞产生 IgE;参与整个气道炎症反应

炎症细胞	作　用
树突状细胞	诱导初始型 T 细胞对吸入抗原的初级免疫反应和变态反应;还可诱导免疫耐受的形成,并在调节免疫反应和免疫耐受中起决定作用
巨噬细胞	致敏原通过低亲和力 IgE 受体激活巨噬细胞,释放细胞因子和炎症介质发挥"放大效应"
中性粒细胞	在哮喘患者的气道内、痰液中数量增加,但其病理生理作用尚不明确,可能是类固醇激素应用所致

表 5-5　调控哮喘气道慢性炎症的主要介质

介质	作　用
化学因子	主要表达于气道上皮细胞,趋化炎症细胞至气道;内皮素趋化嗜酸性粒细胞;胸腺活化调控因子(TARC)和巨噬细胞源性趋化因子(MDC)趋化 Th$_2$ 细胞
白三烯	主要由肥大细胞、嗜酸性粒细胞分泌,是潜在的支气管收缩剂,其抑制剂可改善肺功能和哮喘症状
细胞因子	参与炎症反应,IL-1β、TNF-β 扩大炎症反应;GM-CSF 延长嗜酸性粒细胞存活时间;IL-5 有助于嗜酸性粒细胞分化;IL-4 有助于 Th$_2$ 增殖发育;IL-13 有助于 IgE 合成
组胺	由肥大细胞分泌,收缩支气管,参与炎症反应
NO	由气道上皮细胞产生,是潜在的血管扩张剂,其与气道炎症密切相关,因此呼出气 NO 常被用来监测哮喘控制状况
PGD$_2$	由肥大细胞分泌,是支气管扩张剂,趋化 Th$_2$ 细胞至气道

2.非 IgE 介导、T 细胞依赖的炎症途径

Th$_2$ 细胞还可通过释放的多种细胞因子(IL-4、IL-13、IL-3、IL-5 等)直接引起各种炎症细胞的聚集和激活,以这种方式直接促发炎症反应,主要是迟发型变态反应。如嗜酸性粒细胞聚集活化(IL-5 起主要作用)分泌的主要碱基蛋白、嗜酸性粒细胞阳离子蛋白、嗜酸性粒细胞衍生的神经毒素、过氧化物酶和胶原酶等均可引起气道损伤;中性粒细胞分泌的蛋白水解酶等可进一步加重炎症反应。此外,上述炎症及其炎症介质可促使气道固有细胞活化,如肺泡巨噬细胞可释放TX、PG、PAF 等加重哮喘反应;气道上皮细胞和血管内皮细胞产生内皮素(ETs),是所知的最强的支气管平滑肌收缩剂,且还具有促进黏膜腺体分泌和促平滑肌及成纤维细胞增殖的效应,参与气道重构。

在慢性哮喘缓解期内,气道炎症主要由 Th$_2$ 分泌的细胞因子如 IL-5 等趋化嗜酸性粒细胞浸润所致;而在急性发作期,气道内中性粒细胞趋化因子 IL-8 浓度增加,中性粒细胞浸润。因此,对于逐渐减少吸入激素用量而引起症状加重的可通过增加吸入激素用量来抑制嗜酸性粒细胞活性;对于突然停用吸入激素而引起的哮喘加重则需加用长效的受体激动剂减弱中性粒细胞的炎症反应。

有关哮喘免疫调节紊乱的机制,得到最广泛关注的"卫生学假说"认为童年时期胃肠道暴露于细菌或细菌产物能够促进免疫系统的成熟,预防哮喘的发生。其核心为 Th$_1$/Th$_2$ 细胞因子平衡学说,认为诸如哮喘等变态反应性疾病是由 Th$_2$ 细胞驱导的对无害抗原或变应原的一种高反应。Th$_1$ 和 Th$_2$ 细胞所产生的细胞因子有相互制约彼此表型分化及功能的特性。IFN 和 IL-4 分别为 Th$_1$ 和 Th$_2$ 特征性细胞因子。IFN-α、IL-12 可促使活化的 Th$_0$ 细胞向 Th$_1$ 方向发育,而 IL-4 则促使其向 Th$_2$ 方向发育。当 Th$_1$ 细胞占优势时,就会抑制 Th$_2$ 细胞的功能。如果婴幼儿

时呼吸系统或消化系统受到感染,比如结核病、麻疹、寄生虫病甚至甲型肝炎病毒感染等,有可能通过巨噬细胞产生 IFN-α 和 IL-12,继而刺激 NK 细胞产生 IFN-γ,后者可增强 Th_1 细胞的发育,同时抑制 Th_2 细胞的活化,从而抑制变态反应性疾病的发生发展。

早年发现肠道寄生虫的感染虽然可以强有力地增加 Th_2 反应,但是它却同样减少了变态反应性疾病的发生。哮喘患者血清、BALF 和体外 T 细胞培养的 IFN-γ 水平是升高的,并且与肺功能的下降呈明显正相关性。一些病毒、支原体和衣原体感染可致产生 IFN-γ 的 $CD4^+$ 和 $CD8^+$ T 细胞活化,通常使哮喘恶化。这些表明 IFN-γ 在哮喘免疫病理中促炎因子的作用可能比其下调 Th_2 细胞因子的作用更明显。由此可见,基于 Th_1/Th_2 相互制约的卫生学假说并不能完全解释哮喘发生的免疫失调机制,把哮喘的免疫病理核心看成是 Th_1 和 Th_2 的失衡,试图通过上调 Th_1 纠正 Th_2 的免疫偏倚以治疗变应性哮喘的思路可能是把问题过于简单化。

目前提出了一种基于调节性 T 细胞理论的新卫生学假说。该假说认为,大多数病原体表面存在病原相关性分子。当以树突状细胞为主的抗原递呈细胞接触抗原时,除抗原吞噬递呈过程外,表面一些特殊的模式识别受体(PRRs)如 Toll-like receptors(TLRs)和凝集素受体与 PAMPs 结合,可能通过抑制性刺激分子或分泌 IL-10、TGF-β 等调节性因子促进 Th_0 细胞向具有调节功能的 Treg 细胞分化,最具代表性的是表达 $CD4^+CD25^+$ 产生大量 IL-10 的 TR 亚群,还有 $CD4^+CD25^-$ 的抑制性 T 细胞。这些具有抑制调节功能的 T 细胞亚群会同时抑制 Th_1 和 Th_2 介导的病理过程。由于优越的卫生条件,缺乏微生物暴露,减少了细菌脂多糖(LPS)等 PA MPs 通过 PRRs 刺激免疫调节细胞的可能性,导致后天 Th_1 或 Th_2 反应发展过程中失去 Treg 的平衡调节作用。相比之下,儿童期接触的各种感染因素可激活 Treg,可能在日后抑制病原微生物诱导的过强 Th_1 或 Th_2 反应中发挥重要的功能。

(二)气道重塑

除了气道炎症反应外,哮喘患者气道发生重塑,可导致相对不可逆的气道狭窄。研究证实,非正常愈合的损伤上皮细胞可能主动参与了哮喘气道炎症的发生发展以及气道重塑形成过程。Holgate 在上皮-间质营养单位(EMT U)学说中,提出哮喘气道上皮细胞正常修复机制受损,促纤维细胞生长因子-转化生长因子(TGF-$β_1$)与促上皮生长因子-EGF 分泌失衡,继而导致气道重塑,是难治性哮喘的重要发病机制。哮喘患者损伤的气道上皮呈现以持续高表达表皮生长因子受体为特征的修复延迟,可能通过内皮素-1(ET-1)和/或转化生长因子 $β_1$(TGF-$β_1$)介导早期丝裂原活化蛋白激酶(MAPK)家族(ERK1/2 和 p38 MAPK)信号网络通路而实现,诱导上皮下成纤维细胞表达 α-平滑肌肌动蛋白(α-SMA),实现成纤维细胞向肌成纤维细胞转化。上皮下成纤维细胞被活化使过量基质沉积,活化的上皮细胞与上皮下成纤维细胞还可生成释放大量的炎症介质,包括成纤维细胞生长因子(FGF-2)、胰岛素样生长因子(IGF-1)、血小板衍化生长因子(PDGF)、内皮素-1(ET-1)、转化生长因子 $β_1$(TGF-$β_1$)和 $β_2$(TGF-$β_2$),导致气道重塑。由此推测,保护气道黏膜,恢复正常上皮细胞表型,可能在未来哮喘治疗中占有重要地位。

气道组织和结构细胞的重塑与 T 细胞依赖的炎症通过信号转导相互作用,屏蔽变应原诱导的机体正常的 T 细胞免疫耐受机制,可能是慢性哮喘持续发展,气道高反应性存在的根本原因。延迟愈合的重塑气道上皮高表达 ET-1 可能是诱导 Th_2 细胞在气道聚集,引起哮喘特征性嗜酸性粒细胞气道炎症的一个重要原因。因此,气道上皮细胞"重塑"有可能激活特异性的炎症信号转导通路,加速 $CD4^+$ T 细胞亚群的活化,从而使变应原诱导的局部黏膜免疫炎症持续发展。

(三)气道高反应性

气道反应性是指气道对各种化学、物理或药物刺激的收缩反应。气道高反应性(AHR)是指气道对正常不引起或仅引起轻度应答反应的刺激物出现过度的气道收缩反应。气道高反应性是哮喘的重要特征之一。气道炎症是导致气道高反应性最重要的机制,当气道受到变应原或其他刺激后,由于多种炎症细胞、炎症介质和细胞因子的参与、气道上皮和上皮内神经的损害等而导致 AHR。有人认为,气道基质细胞内皮素(ET)的自分泌及旁分泌,以及细胞因子(尤其是肿瘤坏死因子 TNF-α)与内皮素相互作用在 AHR 的形成上有重要作用。此外,AHR 与 β 肾上腺素能受体功能低下、胆碱能神经兴奋性增强和非肾上腺素能非胆碱能(NANC)神经的抑制功能缺陷有关。在病毒性呼吸道感染、冷空气、SO_2、干燥空气、低渗和高渗溶液等理化因素刺激下均可使气道反应性增高。气道高反应性程度与气道炎症密切相关,但两者并非等同。气道高反应性目前已公认是支气管哮喘患者的共同病理生理特征,然而出现气道高反应者并非都是支气管哮喘,如长期吸烟、接触臭氧、病毒性上呼吸道感染、慢性阻塞性肺疾病、过敏性鼻炎、支气管扩张、热带肺嗜酸性粒细胞增多症和过敏性肺泡炎等患者也可出现,所以应该全面地理解 AHR 的临床意义。

(四)神经因素

支气管的自主神经支配很复杂,除以前所了解的胆碱能神经、肾上腺素能神经外,还存在非肾上腺素能非胆碱能(NANC)神经系统。支气管哮喘与 β-肾上腺素能受体功能低下和迷走神经张力亢进有关,并可能存在有 α-肾上腺素能神经的反应性增加。NANC 神经系统又分为抑制性 NANC 神经系统(i-NANC)和兴奋性 NANC 神经系统(e-NANC)。i-NANC 是产生气道平滑肌松弛的主要神经系统,其神经递质尚未完全阐明,可能是血管活性肠肽(VIP)。VIP 具有扩张支气管、扩张血管、调节支气管腺体分泌的作用,是最强烈的内源性支气管扩张物质,而气道平滑肌的收缩可能与该系统的功能受损有关。e-NANC 是一种无髓鞘感觉神经系统,其神经递质是 P 物质,而该物质存在于气道迷走神经化学敏感性的 C 纤维传入神经中。当气道上皮损伤后暴露出 C 纤维传入神经末梢,受炎症介质的刺激,引起局部轴突反射,沿传入神经侧索逆向传导,并释放感觉神经肽,如 P 物质、神经激肽、降钙素基因相关肽,结果引起支气管平滑肌收缩、血管通透性增强、黏液分泌增多等。近年研究证明,一氧化氮(NO)是人类 NANC 的主要神经递质,在正常情况下主要产生构建型 NO(eNO)。在哮喘发病过程中,细胞因子刺激气道上皮细胞产生的诱导型 NO(iNO)则可使血管扩张,加重炎症过程。

三、病理

支气管哮喘气道的基本病理改变为气道炎症和重塑。炎症包括肥大细胞、肺巨噬细胞、嗜酸性粒细胞、淋巴细胞与中性粒细胞浸润;气道黏膜下水肿,微血管通透性增加,支气管内分泌物潴留,支气管平滑肌痉挛,纤毛上皮剥离,基膜漏出,杯状细胞增殖及支气管分泌物增加等病理改变,称之为慢性剥脱性嗜酸性粒细胞性支气管炎。

早期表现为支气管黏膜肿胀、充血,分泌物增多,气道内炎症细胞浸润,气道平滑肌痉挛等可逆性的病理改变。上述的改变可随气道炎症的程度而变化。若哮喘长期反复发作,支气管呈现慢性炎症改变,表现为柱状上皮细胞纤毛倒伏、脱落,上皮细胞坏死,黏膜上皮层杯状细胞增多,黏液蛋白产生增多,支气管黏膜层大量炎症细胞浸润、黏液腺增生、基膜增厚,支气管平滑肌增生,则进入气道重塑阶段,主要表现为上皮下肌成纤维细胞增多导致胶原的合成增加,形成增厚的上皮下基膜层,可累及全部支气管树,主要发生在膜性和小的软管性气道,即中央气道,是哮喘气道重塑不同于 COPD 的特征性病理改变。具有收缩性的上皮下肌成纤维细胞增加,可能是哮喘气道高反应性形成的重要病理生理基础。

气道炎症和重塑并行,与 AHR 密切相关。后者如气道壁的厚度与气道开始收缩的阈值成反比关系,平滑肌增生使支气管对刺激的收缩反应更强烈,血管容量增加可使气道阻力增高,同时这些因素具有协同/累加效应。肉眼可见肺膨胀及肺气肿较为突出,支气管及细支气管内含有黏稠痰液及黏液栓。支气管壁增厚,黏膜充血肿胀形成皱襞,黏液栓塞局部可发生肺不张。

广泛的气道狭窄是产生哮喘临床症状的基础。气道狭窄的机制包括支气管平滑肌收缩、黏膜水肿、慢性黏液栓形成、气道重塑及肺实质弹性支持的丢失。

四、临床表现

典型的支气管哮喘出现反复发作的胸闷、气喘、呼吸困难、咳嗽等症状,在发作前常有鼻塞、打喷嚏、眼痒等先兆症状,发作严重者可短时内出现严重呼吸困难,低氧血症。有时咳嗽为唯一症状(咳嗽变异型哮喘)。在夜间或凌晨发作和加重是哮喘的特征之一。哮喘症状可在数分钟内发作,有些症状轻者可自行缓解,但大部分需积极处理。

发作时可出现两肺散在、弥漫分布的呼气相哮鸣音,呼气相延长,有时吸气、呼气相均有干啰音。严重发作时可出现呼吸音低,哮鸣音消失,临床上称为"静止肺",预示着病情危重,随时会出现呼吸骤停。

哮喘患者在不发作时可无任何症状和体征。

五、诊断

(一)诊断标准

(1)反复发作喘息、气急、胸闷或咳嗽,多与接触变应原、冷空气、物理、化学性刺激以及病毒性上呼吸道感染、运动等有关。

(2)发作时在双肺可闻及散在或弥漫性、以呼气相为主的哮鸣音,呼气相延长。

(3)上述症状和体征可经治疗缓解或自行缓解。

(4)除外其他疾病所引起的喘息、气急、胸闷和咳嗽。

(5)临床表现不典型者,应至少具备以下一项试验阳性:①支气管激发试验或运动激发试验阳性;②支气管舒张试验阳性[一秒钟用力呼气容积(FEV_1)增加≥12%,且 FEV_1 增加绝对值≥200 mL];③最大呼气流量(PEF)日内变异率≥20%。

符合(1)~(4)条或(4)(5)条者,可以诊断为支气管哮喘。

(二)分期

根据临床表现可分为急性发作期、慢性持续期和临床缓解期。慢性持续期是指每周均不同频度和/或不同程度地出现症状(喘息、气急、胸闷、咳嗽等);临床缓解期系指经过治疗或未经治疗,症状、体征消失,肺功能恢复到急性发作前水平,并维持 3 个月以上。

(三)相关诊断试验

1.变应原检测

有体内的变应原皮肤点刺试验和体外的特异性 IgE 检测,可明确患者的过敏症状,指导患者尽量避免接触变应原及进行特异性免疫治疗。

2.肺功能测定

肺功能测定有助于确诊支气管哮喘,也是评估哮喘控制程度的重要依据之一。主要有通气功能检测、支气管舒张试验、支气管激发试验和峰流速(PEF)及其日变异率测定。哮喘发作时呈阻塞性通气改变,呼气流速指标显著下降。第 1 s 用力呼气量(FEV$_1$)、FEV$_1$ 占用力肺活量比值(EFV$_1$/FVC%)、最大呼气中期流速(MMEF)以及最大呼气流速(PEF)均下降。肺容量指标见用力肺活量(FVC)减少、残气量增高、功能残气量和肺容量增高,残气占肺总量百分比增高。缓解期上述指标可正常。对于有气道阻塞的患者,可行支气管舒张试验,常用药物为吸入型支气管扩张药(沙丁胺醇、特布他林),如 FEV$_1$ 较用药前增加>12%,且绝对值增加>200 mL,为支气管舒张试验阳性,对诊断支气管哮喘有帮助。对于有哮喘症状但肺功能正常的患者,可行支气管激发试验,常用吸入激发剂为醋甲胆碱、组胺。吸入激发剂后其通气功能下降、气道阻力增加。在设定的激发剂量范围内,如 FEV$_1$ 下降>20%,为支气管激发试验阳性,使 FEV$_1$ 下降 20% 的累积剂量(Pd$_{20}$-FEV$_1$)或累积浓度(Pc$_{20}$-FEV$_1$)可对气道反应性增高的程度作出定量判断。PEF 及其日变异率可反映通气功能的变化,哮喘发作时 PEF 下降,并且,哮喘患者常有通气功能昼夜变化,夜间或凌晨通气功能下降,如果昼夜 PEF 变异率≥20%有助于诊断为哮喘。

3.胸部 X 线检查

胸部 X 线摄片多无明显异常。但哮喘严重发作者应常规行胸部 X 线检查,注意有无肺部感染、肺不张、气胸、纵隔气肿等并发症的存在。

4.其他

痰液中嗜酸性粒细胞或中性粒细胞计数、呼出气一氧化氮可评估与哮喘相关的气道炎症。

六、鉴别诊断

(一)上气道肿瘤、喉水肿和声带功能障碍

这些疾病可出现气喘,但主要表现为吸气性呼吸困难,肺功能测定流速-容量曲线可见吸气相流速减低。纤维喉镜或支气管镜检查可明确诊断。

(二)各种原因所致的支气管内占位

支气管内良恶性肿瘤、支气管内膜结核等导致的固定的、局限性哮鸣音,需与哮喘鉴别。胸部 CT 检查、纤维支气管检查可明确诊断。

(三)急性左心衰竭

急性左心衰竭发作时症状与哮喘相似,阵发性咳嗽、气喘,两肺可闻及广泛的湿啰音和哮鸣音,需与哮喘鉴别。但急性左心衰竭患者常有高心病、风心病、冠心病等心脏疾病史,胸片可见心影增大、肺淤血,有助于鉴别。

(四)嗜酸性粒细胞

嗜酸性粒细胞性肺炎、变态反应肉芽肿性血管炎、结节性多动脉炎、变应性肉芽肿。

这类患者除有喘息外,胸部 X 线或 CT 检查提示肺内有浸润阴影,并可自行消失或复发。常有肺外的其他表现,血清免疫学检查可发现相应的异常。

(五)慢性阻塞性肺疾病(COPD)

COPD 患者亦出现呼吸困难,常与哮喘症状相似,大部分 COPD 患者对支气管扩张剂和抗炎药疗效不如哮喘,对气道阻塞的可逆性不如哮喘。但临床上有大约 10% 的 COPD 患者对激素和支气管扩张剂反应很好,这部分患者往往同时合并有哮喘。而支气管哮喘患者晚期出现气道

重塑亦可以合并 COPD。

七、治疗和管理

(一)控制目标

近年来,随着对支气管哮喘病因和发病机制认识的不断深入,明确了气道的慢性炎症是哮喘的本质,针对气道炎症的抗感染治疗是哮喘的根本治疗。并且意识到哮喘的气道炎症持续存在于疾病的整个过程,故治疗哮喘应该与治疗糖尿病、高血压等其他慢性疾病一样,长期规范地应用药物治疗,从而预防哮喘急性发作,减少并发症的发生,改善肺功能,提高生活质量,以达到并维持哮喘的临床控制。2006 年全球哮喘防治创议明确指出,哮喘的治疗目标是达到并维持哮喘的临床控制,哮喘临床控制的定义包括以下 6 项:①无(或≤2 次/周)白天症状;②无日常活动(包括运动)受限;③无夜间症状或因哮喘憋醒;④无(或≤2 次/周)需接受缓解药物治疗;⑤肺功能正常或接近正常;⑥无哮喘急性加重。哮喘虽然不能被根治,但经过规范治疗,大多数哮喘患者都可以得到很好的控制。全球多中心 GOAL 研究结果表明,对于大多数哮喘患者(包括轻度、中度、重度),经过吸入糖皮质激素(ICS)加吸入长效 β_2 受体激动剂(沙美特罗/氟替卡松)联合用药 1 年,有接近 80% 的患者可以达到指南所定义的临床控制。

(二)治疗药物

哮喘的治疗药物根据其作用机制可分为具有扩张支气管作用和抗炎作用两大类,某些药物兼有扩张支气管和抗炎作用。

1.扩张支气管药物

(1)β_2 受体激动剂:通过对气道平滑肌和肥大细胞膜表面的 β_2 受体的兴奋,舒张气道平滑肌、减少肥大细胞和嗜碱性粒细胞脱颗粒和介质的释放、降低微血管的通透性、增加气道上皮纤毛的摆动等,从而缓解哮喘症状。此类药物较多,可分为短效(作用维持 4~6 h)和长效(作用维持 12 h)β_2 受体激动剂。后者又可分为速效(数分钟起效)和缓慢起效(30 min 起效)两种。

短效 β_2 受体激动剂(简称 SABA):常用的药物如沙丁胺醇和特布他林等。有吸入、口服、注射给药途径。①吸入:可供吸入的短效 β_2 受体激动剂有气雾剂、干粉剂和溶液。这类药物舒张气道平滑肌作用强,通常在数分钟内起效,疗效可维持数小时,是缓解轻、中度急性哮喘症状的首选药物,也可用于运动性哮喘的预防。如沙丁胺醇每次吸入 100~200 μg 或特布他林 250~500 μg,必要时每 20 min 重复 1 次。这类药物应按需间歇使用,不宜长期、单一使用,也不宜过量应用,否则可引起骨骼肌震颤、低血钾、心律失常等不良反应。压力型定量手控气雾剂(pMDI)和干粉吸入装置吸入短效 β_2 受体激动剂不适用于重度哮喘发作,其溶液(如沙丁胺醇、特布他林)经雾化吸入适用于轻至重度哮喘发作。②口服:如沙丁胺醇、特布他林等,通常在服药后15~30 min 起效,疗效维持 4~6 h。如沙丁胺醇 2~4 mg,特布他林 1.25~2.5 mg,每天 3 次。使用虽较方便,但心悸、骨骼肌震颤等不良反应比吸入给药时明显。缓释剂型和控释剂型的平喘作用维持时间可达 8~12 h,适用于夜间哮喘患者的预防和治疗。长期、单一应用 β_2 受体激动剂可造成细胞膜 β_2 受体的下调,表现为临床耐药现象,应予以避免。③注射:虽然平喘作用较为迅速,但因全身不良反应的发生率较高,较少使用。

长效 β_2 受体激动剂(简称 LABA):这类 β_2 受体激动剂的分子结构中具有较长的侧链,舒张支气管平滑肌的作用可维持 12 h 以上。有吸入、口服和透皮给药等途径,目前在我国临床使用的吸入型 LABA 有以下两种。①沙美特罗:经气雾剂或碟剂装置给药,给药后 30 min 起效,平喘作用维持 12 h 以上，推荐剂量 50 μg，每天 2 次吸入。②福莫特罗：经都保装置给药，给药后 3～5 min 起效，平喘作用维持 8～12 h 以上。平喘作用具有一定的剂量依赖性，推荐剂量 4.5～9 μg，每天 2 次吸入。福莫特罗因起效迅速，可按需用于哮喘急性发作时的治疗。近年来推荐联合 ICS 和 LABA 治疗哮喘，这两者具有协同的抗炎和平喘作用，并可增加患者的依从性、减少大剂量 ICS 引起的不良反应，尤其适合于中、重度持续哮喘患者的长期治疗。口服 LABA 有丙卡特罗、班布特罗，作用时间可维持 12～24 h，适用于中、重度哮喘的控制治疗，尤其适用于缓解夜间症状。透皮吸收剂型现有妥洛特罗贴剂，妥洛特罗本身为中效 β₂ 受体激动剂，由于采用结晶储存系统来控制药物的释放，药物经过皮肤吸收，疗效可维持 24 h，并减轻了全身不良反应，每天只需贴附 1 次，使用方法简单，对预防夜间症状有较好疗效。LABA 不推荐长期单独使用，应该在医师指导下与 ICS 联合使用。

（2）茶碱类：具有舒张支气管平滑肌作用，并具有强心、利尿、扩张冠状动脉、兴奋呼吸中枢和呼吸肌等作用，低浓度茶碱还具有抗炎和免疫调节作用。

口服给药：包括氨茶碱和控（缓）释型茶碱。短效氨茶碱用于轻、中度哮喘急性发作的治疗，控（缓）释型茶碱用于慢性哮喘的长期控制治疗。一般剂量为每天 6～10 mg/kg。控（缓）释型茶碱口服后昼夜血药浓度平稳，平喘作用可维持 12～24 h，尤适用于夜间哮喘症状的控制。茶碱与糖皮质激素和抗胆碱能药物联合应用具有协同作用。但本品与 β₂ 受体激动剂联合应用时，易出现心率增快和心律失常，应慎用并适当减少剂量。

静脉给药：氨茶碱加入葡萄糖溶液中，缓慢静脉注射[注射速度不宜超过 0.25 mg/(kg·min)]或静脉滴注，适用于中重度哮喘的急性发作。负荷剂量为 4～6 mg/kg，维持剂量为 0.6～0.8 mg/(kg·h)。由于茶碱的"治疗窗"窄，茶碱代谢存在较大的个体差异，药物不良反应较多，可引起心律失常、血压下降，甚至死亡，在有条件的情况下应监测其血药浓度，及时调整浓度和滴速。对于以往长期口服茶碱的患者，更应注意其血药浓度，尽量避免静脉注射，防止茶碱中毒。茶碱的有效、安全的血药浓度范围为 6～15 mg/L。影响茶碱代谢的因素较多，如发热性疾病、妊娠、抗结核治疗可以降低茶碱的血药浓度；而肝脏疾病、充血性心力衰竭以及合用西咪替丁或喹诺酮类、大环内酯类等药物均可影响茶碱代谢而使其排泄减慢，导致茶碱的毒性增加，应引起临床医师们的重视，并酌情调整剂量。多索茶碱的作用与氨茶碱相同，但不良反应较轻。二羟丙茶碱（喘定）的作用较茶碱弱，不良反应也较少。

抗胆碱能药物：吸入型抗胆碱能药物如溴化异丙托品和噻托溴铵可阻断节后迷走神经传出支，通过降低迷走神经张力而舒张支气管。本品吸入给药，有气雾剂、干粉剂和雾化溶液三种剂型。经 pMDI 吸入溴化异丙托品气雾剂，常用剂量为 40～80 μg，每天 3～4 次；经雾化泵吸入溴化异丙托品溶液的常用剂量为 50～125 μg，每天 3～4 次。噻托溴铵为新近上市的长效抗胆碱能药物，对 M₁ 和 M₃ 受体具有选择性抑制作用，每天 1 次吸入给药。本品与 β₂ 受体激动剂联合应用具有协同、互补作用。

2.抗炎药物

（1）糖皮质激素：糖皮质激素是最有效的抗变态反应性炎症的药物，其药理作用机制有：①抑制各种炎症细胞包括巨噬细胞、嗜酸性粒细胞、T 细胞、肥大细胞、树突状细胞和气道上皮细胞等的生成、活化及其功能；②抑制 IL-2、IL-4、IL-5、IL-13、GM-CSF 等各种细胞因子的产生；③抑制磷脂酶 A2、一氧化氮合成酶、白三烯、血小板活化因子等炎症介质的产生和释放；④增加抗炎产物的合成；⑤抑制黏液分泌；⑥活化和提高气道平滑肌 β₂ 受体的反应性，增加细胞膜上 β₂ 受体的合成;⑦降低气道高反应性。糖皮质激素通过与细胞内糖皮质激素受体(GR)结合,形成GR-激素复合体转运至核内,从而调节基因的转录,抑制各种细胞因子和炎症介质的基因转录和合成,增加各种抗炎蛋白的合成,从而发挥其强大的抗炎作用。激素的给药途径有吸入、口服和静脉给药。

吸入给药:吸入给药是哮喘治疗的主要给药途径,药物直接作用于呼吸道,起效快,所需剂量小,不良反应少。吸入糖皮质激素(ICS)的局部抗炎作用强,通过吸气过程给药,药物直接作用于呼吸道,通过消化道和呼吸道进入血液的药物大部分被肝脏灭活,因此全身不良反应少。研究证明 ICS 可以有效改善哮喘症状,提高生活质量,改善肺功能,降低气道高反应性,控制气道炎症,减少哮喘发作的频率,减轻发作的严重程度,降低病死率。ICS 的局部不良反应包括声音嘶哑、咽部不适和念珠菌感染。吸药后及时漱口,选用干粉吸入剂或加用储雾器可减少上述不良反应。ICS 全身不良反应的大小与药物剂量、药物的生物利用度、肝脏首过代谢率及全身吸收药物的半衰期等因素有关。目前有证据表明,成人哮喘患者每天吸入低中剂量激素,不会出现明显的全身不良反应。长期高剂量吸入糖皮质激素可能出现的全身不良反应包括皮肤瘀斑、肾上腺功能的抑制和骨质疏松等。目前,ICS 主要有以下三类。①定量气雾剂(MDI)。②干粉吸入剂:主要有布地奈德都保、丙酸氟替卡松碟剂及含布地奈德、丙酸氟替卡松的联合制剂。干粉吸入装置比普通定量气雾剂使用方便,配合容易,吸入下呼吸道的药物量较多,局部不良反应较轻,是目前较好的剂型。③雾化溶液:目前仅有布地奈德溶液,经射流装置雾化吸入,对患者吸气的配合要求不高,起效较快,适用于哮喘急性发作时的治疗。

口服给药:适用于中度哮喘发作、慢性持续哮喘吸入大剂量 ICS 治疗无效的患者和作为静脉应用激素治疗后的序贯治疗。一般使用半衰期较短的糖皮质激素,如泼尼松、泼尼松龙或甲基泼尼松龙等。对于糖皮质激素依赖型哮喘,可采用每天或隔天清晨顿服给药的方式,以减少外源性激素对脑-垂体-肾上腺轴的抑制作用。泼尼松的维持剂量最好每天≤10 mg。长期口服糖皮质激素可能会引起骨质疏松症、高血压、糖尿病、下丘脑-垂体-肾上腺轴的抑制、肥胖症、白内障、青光眼、皮肤菲薄导致皮纹和瘀斑、肌无力等不良反应。对于伴有结核病、寄生虫感染、骨质疏松、青光眼、糖尿病、严重忧郁或消化性溃疡的哮喘患者,全身给予糖皮质激素治疗时应慎重,并应密切随访。全身使用激素对于中度以上的哮喘急性发作是必需的,可以预防哮喘的恶化、减少因哮喘而急诊或住院的机会、降低病死率。建议早期、足量、短程使用。推荐剂量:泼尼松龙40～50 mg/d,连用 3～10 d。具体使用要根据病情的严重程度,当症状缓解时应及时停药或减量。

静脉给药:哮喘重度急性发作时,应及时静脉给予琥珀酸氢化可的松(400～1 000 mg/d)或甲基泼尼松龙(80～160 mg/d)。无糖皮质激素依赖倾向者,可在短期(3～5 d)内停药;有激素依赖倾向者应延长给药时间,控制哮喘症状后改为口服给药,并逐步减少激素用量。

(2)白三烯调节剂:包括半胱氨酰白三烯受体阻滞剂和 5-脂氧化酶抑制剂,半胱氨酰白三烯受体阻滞剂通过对气道平滑肌和其他细胞表面白三烯受体的拮抗,抑制肥大细胞和嗜酸性粒细胞释放的半胱氨酰白三烯的致喘和致炎作用并具有较强的抗炎作用。本品可减轻哮喘症状、改善肺功能、减少哮喘的恶化。但其抗炎作用不如 ICS,不能取代 ICS。作为联合治疗中的一种药物,可减少中重度哮喘患者每天吸入 ICS 的剂量,并可提高吸入 ICS 的临床疗效,本品与 ICS 联用的疗效比吸入 LABA 与 ICS 联用的疗效稍差。但本品服用方便,尤适用于阿司匹林哮喘、运动性哮喘和伴有变应性鼻炎哮喘患者的治疗。口服给药,扎鲁司特 20 mg,每天 2 次;孟鲁司特 10 mg,每天 1 次。

（3）色甘酸钠和尼多酸钠：是一种非皮质激素类抗炎药，可抑制 IgE 介导的肥大细胞释放介质，并可选择性抑制巨噬细胞、嗜酸性粒细胞和单核细胞等炎症细胞介质的释放。能预防变应原引起的速发和迟发反应，以及运动和过度通气引起的气道收缩。吸入给药，不良反应较少。

（4）抗 IgE 单克隆抗体：抗 IgE 单克隆抗体可以阻断肥大细胞的脱颗粒，减少炎症介质的释放，可应用于血清 IgE 水平增高的哮喘的治疗。主要用于经过 ICS 和 LABA 联合治疗后症状仍未控制的严重变应性哮喘患者。该药临床使用的时间尚短，其远期疗效与安全性有待进一步观察。

（5）抗组胺药物：酮替芬和新一代组胺 H_1 受体阻滞剂氯雷他定等具有抗变态反应作用，其在哮喘治疗中作用较弱，可用于伴有变应性鼻炎的哮喘患者的治疗。

（门雪琳）

第六节　支气管扩张

支气管扩张（简称支气管扩张）是指由支气管及其周围肺组织的慢性炎症所导致的支气管壁肌肉和弹性组织破坏，管腔形成不可逆性扩张、变形。本病多数为获得性，患者多有童年麻疹、百日咳或支气管肺炎等病史。临床症状有慢性咳嗽、咳大量脓痰和反复咯血。过去本病常见，在呼吸系统疾病中发病率仅次于肺结核；随着人民生活的改善，麻疹、百日咳疫苗的预防接种，以及抗生素的应用等，本病已明显减少。

一、病因和发病机制

多种原因都可以引起支气管扩张。虽然我国近年来由支气管-肺感染所致的支气管扩张（感染后性支气管扩张）和由支气管-肺结核所致的支气管扩张（结核后性支气管扩张）病例数已明显减少，但仍然是各种原因中最多见的。由其他原因引起的支气管扩张也应受到重视。

支气管扩张发病机制中的关键环节为支气管感染和支气管阻塞，两者相互影响，形成恶性循环，最终导致支气管扩张。另外，支气管外部纤维的牵拉、先天性发育缺陷及遗传因素等也可引起支气管扩张。

（一）支气管-肺感染

婴幼儿时期严重的支气管-肺感染是引起支气管扩张的主要原因之一，如麻疹、百日咳、流行性感冒等，可并发细菌感染而引起细支气管炎和严重的支气管肺炎，从而造成支气管管壁的破坏和附近组织纤维收缩；这些病变使支气管引流不畅，分泌物潴留，导致阻塞；而阻塞又容易诱发感染。这一感染-阻塞-感染的过程反复进行，最终导致支气管扩张。支气管和肺部慢性感染，如慢性肺脓肿等，使支气管管壁的弹性纤维和平滑肌破坏、断裂，支气管变薄，弹性下降，易于扩张。肺结核在痊愈过程中常伴有支气管肺组织的纤维组织增生，牵拉支气管，造成局部支气管扭曲、变形，分泌物不易被清除；随后继发的普通细菌感染使病变进入感染-阻塞-感染的恶性循环过程，最终形成支气管扩张。

（二）支气管器质性阻塞

支气管管腔内肿瘤、异物或管外肿大淋巴结可以造成支气管狭窄或部分阻塞，在支气管内形成活瓣作用,使得空气吸入容易而呼出难,阻塞部位以下的支气管内压逐渐增高,造成管腔扩张,同时部分阻塞使得引流不畅,易引起继发感染而破坏管壁,形成本病。

(三)支气管外部的牵拉作用

肺组织的慢性感染或结核病灶愈合后的纤维组织牵拉,也可形成支气管扩张。

(四)先天及遗传因素

纤毛细胞发育不全,使纤毛杆与各纤丝之间只有致密基质,而浮状物与纤丝间的联系和/或动力蛋白侧臂有所缺失,这将引起纤毛固定,纤毛-黏液排送系统的功能明显降低,故易发生支气管扩张、鼻窦炎、中耳炎、支气管炎和肺炎等。家族性支气管扩张症包括右位心、鼻旁窦炎和支气管扩张三种病变。多认为纤毛功能异常是其发病的原因:胚胎发育早期,纤毛功能异常使内脏不能进行正常转位,从而形成右位心和其他内脏反位。纤毛功能异常也影响精子的运动,故男性患者常有不孕症。

遗传因素参与支气管扩张形成,如囊性纤维化、先天性低丙种球蛋白血症、先天性肺血管发育畸形等。囊性纤维化在白种人较常见,但我国基本尚无病例报道。

二、病理

支气管弹力组织、肌层以及软骨等陆续遭受破坏,由纤维组织代替,管腔逐渐扩张。按形态分为柱状和囊状两种,常合并存在。柱状扩张的管壁破坏较轻。随着病情发展,破坏严重,才出现囊状扩张。管壁黏膜的纤毛上皮细胞被破坏,反复出现慢性和急性炎症,黏膜有炎症细胞和溃疡形成,柱状上皮细胞常有鳞状化生。支气管动脉和肺动脉的终末支常有扩张与吻合,有的毛细血管扩张形成血管瘤,以致患者常有咯血。受累肺叶或肺段多见肺容积缩小甚至肺不张。周围肺组织常见反复感染的病理改变。

感染后性支气管扩张多见于下叶基底段支气管的分支。由于左下叶支气管较细长,且受心脏血管的压迫,引流不畅,容易招致继发感染,故左下叶支气管扩张多于右下叶。舌叶支气管开口接近下叶背段,易受下叶感染的影响,故左下叶与舌叶的支气管扩张常同时存在。结核后性支气管扩张多位于肺上叶,特别多见于上叶尖段与后段支气管及其分支。下叶背段的支气管扩张多数也是结核后性者。右中叶支气管较细长,周围有内、外、前三组淋巴结围绕,易引起肺不张及继发感染,反复发作也可发生支气管扩张。

三、临床表现

(一)症状

一部分患者支气管扩张的起病可追查到童年曾有麻疹、百日咳或支气管肺炎的病史,以后常有反复发作的呼吸道感染;但多数患者询问不出特殊病史。早期轻度支气管扩张可完全无症状,或仅有轻微咳嗽和少量咳痰症状;经过若干时间,由于支气管化脓性感染逐渐加重,病变范围逐渐扩大,乃出现咳嗽、咳大量脓痰和反复咯血等典型的支气管扩张状。部分病例由于首先咯血而就诊,经X线胸片或肺高分辨率CT检查而发现本病;此类患者平时无慢性咳嗽、大量脓痰等症状,主要表现为反复咯血,故又称干性支气管扩张;其病变多位于上叶支气管,引流较好,故不易感染,常见于结核后性支气管扩张患者。

1.慢性咳嗽、咳大量脓痰

一般多为阵发性,每天痰量可达 100～400 mL,咳痰多在体位改变时,如起床及就寝时最多,因为支气管扩张感染后,管壁黏膜被破坏,丧失了清除分泌物的功能,引起分泌物的积滞,当体位改变时,分泌物接触到正常黏膜,引起刺激,出现咳嗽及咳大量脓痰。痰液呈黄色脓样,若有厌氧菌混合感染则有臭味。收集全日痰液于玻璃瓶中,数小时后分层:上层为泡沫,下悬脓性成分,中层为混浊黏液,下层为坏死组织沉淀物。

2.反复咯血

多数患者有反复咯血,血量不等,可为痰中带血或小量咯血,亦可表现为大咯血。其原因是支气管表层肉芽组织创面上的小血管或管壁内扩张的小血管破裂出血所致。而所谓干性支气管扩张则以咯血为主要症状,平时有咳嗽,但咳痰不明显。

3.反复肺部感染

其特点是同一肺段反复发生肺炎并迁延不愈。常由上呼吸道感染向下蔓延,支气管感染加重、引流不畅时,炎症扩展至病变支气管周围的肺组织所致。感染重时,出现发热、咳嗽加剧、痰量增多、胸闷、胸痛等症状。因扩张的支气管发生扭曲、变形,引流更差,常于同一肺段反复发生肺炎。由于长期反复感染,反复使用抗生素,使耐药菌的出现概率明显增高,例如耐药性铜绿假单胞菌就比较多见,给治疗带来困难。

4.慢性感染中毒症状

反复继发感染可引起全身中毒症状,如发热、盗汗、食欲下降、消瘦、贫血等,儿童可影响发育。

(二)体征

早期支气管扩张可无异常体征。病变严重或继发感染,使支气管内有渗出物时,病变部位可听到固定而持久的局限性湿啰音,痰咳出后湿啰音仅可暂时减少或消失。若合并有肺炎时,则可有叩诊浊音和呼吸音减弱等肺炎体征。随着并发症如支气管肺炎、肺纤维化、胸膜增厚与肺气肿等的发生,可出现相应的体征。病程较长的支气管扩张患者可有发绀、杵状指(趾)等体征,全身营养状况也较差。

四、实验室和辅助检查

(一)影像学检查

由于支气管扩张的本质特征是其不可逆性的解剖学改变,故影像学检查对于诊断具有决定性的价值。①后前位 X 线胸片检查:诊断支气管扩张的特异性好,但敏感性不高。早期轻症患者,一般后前位 X 线胸片检查常无特殊发现,或仅有患侧肺纹理增强。疾病后期,X 线胸片显示不规则环状透光阴影,或呈蜂窝状(所谓卷发影),甚至有液平面,可以确认囊性支气管扩张的存在。有时可见肺段或肺叶不张。对于已经确诊为支气管扩张的患者复诊或进行随访时,一般可以仅行后前位 X 线胸片检查。②胸部高分辨率 CT 检查:对于支气管扩张具有确诊价值,可明确支气管扩张累及的部位、范围和病变性质,初次诊断支气管扩张的患者,如条件许可,均应进行本项检查。柱状扩张管壁增厚,并延伸至肺的周边;囊状扩张表现为支气管显著扩张,成串或成簇囊样病变,可含气液面;常见肺不张或肺容积缩小的表现。以往支气管碘油或碘水造影结果是确诊支气管扩张的"金标准"。现在由于胸部 CT 技术不断发展,特别是多排 CT 检查技术应用于临床,其成像时间很短,扫描层厚很薄(最小层厚可<1 mm),影像的空间分辨率和密度分辨率都很高,对支气管扩张的诊断准确性很高;加之使用方便,没有支气管造影的不良反应,因此,已经取代了支气管造影检查。

（二）纤维支气管镜检查

由于目前常规使用的纤维支气管镜一般可以到达 3 级支气管,可以窥见 4 级支气管,而支气管扩张病变一般都发生于较远端的支气管,故经纤维支气管镜直接窥见支气管扩张病变的概率不高。对部分患者可发现出血部位及支气管阻塞的原因,对支气管扩张的病因及定位诊断有一定帮助;经纤维支气管镜取培养标本对于明确感染的病原菌有一定价值。

（三）肺功能检查

支气管扩张的肺功能改变与病变的范围及性质有密切关系。病变局限者,由于肺具有极大的贮备力,肺功能一般无明显改变。柱状扩张对肺功能影响较轻微。囊状扩张的支气管破坏较严重,可并发阻塞性肺气肿。肺功能的损害表现为阻塞性通气障碍,可见第一秒钟用力呼气量和最大通气量减少,残气容积占肺总量百分比增高。随着病情的进展,功能性损害加重,出现通气与血流比例失调以及弥散功能的障碍等,可导致动脉血氧分压降低和动脉血氧饱和度下降。病变严重时,可并发肺源性心脏病,甚至右心功能衰竭。

（四）血常规检查

无感染时血白细胞计数多正常,继发感染时则可增高。

（五）痰微生物检查

痰涂片可发现革兰阴性及阳性细菌;培养可检出致病菌,药敏试验结果对于临床正确选用抗生素具有一定指导价值。

（六）其他

对于怀疑有免疫功能缺陷者应对体液免疫与细胞免疫功能进行检查,例如进行血 IgG、IgA、IgM 浓度测定。对于怀疑有纤毛功能障碍者可以取呼吸道黏膜活检标本行电镜检查。对于怀疑囊性纤维化者应测定汗液的钠浓度,还可以进行有关基因的检测。

五、诊断和鉴别诊断

（一）诊断

根据慢性咳嗽、大量脓痰、反复咯血及肺部感染等病史,肺部闻及固定而持久的局限性湿啰音,结合 X 线胸片检查发现符合支气管扩张的影像改变等,可做出诊断;对于临床怀疑支气管扩张,但后前位 X 线胸片无明显异常的患者,依据胸部 CT 尤其是高分辨率 CT 扫描结果可做出诊断。

对于明确诊断支气管扩张者还要注意了解其基础疾病,我国以感染后性支气管扩张和结核后性支气管扩张多见,但也应该注意其他较少见的病因,必要时应进行相应的实验室检查。

（二）鉴别诊断

1.慢性支气管炎

有时与支气管扩张不易鉴别,但多发生于 40 岁以上的患者,咳嗽、咳痰症状以冬、春季节为主,痰为白色泡沫样黏痰,感染急性发作时可呈脓性,痰量较少,且无反复咯血史。肺部的干、湿啰音散在分布。

2.肺脓肿

有大量咳脓痰史,但起病急骤,有寒战、高热等中毒症状,X 线检查可发现脓肿阴影或脓腔。需要注意的是,慢性肺脓肿常并发支气管扩张,支气管扩张患者亦易发生肺脓肿。对此类患者,首先应行抗感染治疗,炎症控制后,应行 CT 检查,以明确诊断。

3.肺结核

可有慢性咳嗽、咳痰,但常有午后低热、盗汗、消瘦等全身结核中毒症状,且痰量少。病变多位于上叶,体征为肺尖或锁骨下区轻度浊音和细湿啰音。X线检查可发现病灶,可有钙化。痰内可查见抗酸杆菌。

4.支气管肺癌

干性支气管扩张以咯血为主,有时易误诊为肺癌。但后者多发生于40岁以上的男性吸烟患者,行胸部X线检查、纤维支气管镜检查、痰细胞学检查等可作出鉴别。

5.先天性支气管囊肿

与支气管相通且合并感染时有发热、咳嗽、咳痰及反复咯血。X线检查和胸部CT检查可助诊断,可见边缘整齐光滑、圆形或卵圆形的阴影,多位于上肺野,或两肺弥漫性分布,有时可有液平,受累肺叶一般无明显的容积缩小或肺不张。

六、治疗

支气管扩张的内科治疗重点为控制感染和促进痰液引流;必要时应考虑外科手术切除。

(一)内科治疗

1.一般治疗

根据病情轻重,合理安排休息。合并感染及咯血时,应卧床休息。平时应避免受凉,劝导戒烟,预防呼吸道感染。反复长期感染、反复咯血而身体虚弱者应加强营养。

2.控制感染

有发热、咳脓痰等化脓性感染时,可根据病情、痰培养及药物敏感试验结果选用抗感染药物。病情较轻者可选用口服抗感染药物,病情较重者可静脉使用抗感染药物,如喹诺酮类、头孢菌素类等,怀疑有厌氧菌感染者可使用甲硝唑。疗程以控制感染为度,即全身中毒症状消失,痰量及脓性成分减少,肺部湿啰音减少或消失即可停药。不宜长期使用抗感染药物,以免发生真菌感染等不良反应。

3.祛除痰液

(1)体位引流:可促进脓痰排出,减轻中毒症状,有时较抗感染药物治疗更易见效。应根据病变部位采用相应体位。一般要求病变部位较气管和喉部为高的体位,使病肺处于高位,使引流支气管的开口向下。如病变在下叶时最适用的引流法是使患者俯卧,前胸靠近床沿,头向下,进行深呼吸和咳痰。病变在中叶取仰卧位,床脚垫高30 cm左右,取头低脚高位。病变在上叶则可取坐位或其他适当姿势,以利排痰。体位引流应持之以恒。

(2)祛痰剂:可使痰液稀薄便于咳出,如氯化铵0.3 g,溴己新16 mg,盐酸氨溴索片30 mg,鲜竹沥10 mL,日服3次。

(3)雾化吸入:可稀释分泌物,使其易于排出,促进引流,有利于控制感染。可选用生理盐水超声雾化吸入,每天2～3次。雾化吸入宜在体位引流痰液后实施。

4.咯血的处理

大量咯血可引起窒息死亡,必须积极治疗。

(二)外科治疗

随着抗感染药物的不断发展,外科手术已较少采用,但对那些病灶局限而内科治疗无效者仍应考虑手术治疗。手术适应证为:反复发作严重呼吸道急性感染或大量咯血,病变范围一般不超过两个肺叶,年龄一般在 10～40 岁,全身情况良好,心肺功能无严重障碍的患者。根据术后随访,10%～40% 的患者咯血及感染等支气管扩张状再发,可能是由于术前对一部分扩张支气管漏诊所致,但也有一部分病例是术后残存支气管因扭曲、移位导致引流不畅而新产生支气管扩张,因此手术应严格掌握适应证。大咯血患者有时需急诊手术治疗。病变广泛或伴有严重肺气肿、肺功能严重损害者,为手术禁忌。

七、预防

积极防治呼吸道感染,尤其是幼年时期的麻疹、百日咳、鼻窦炎、支气管肺炎、肺脓肿等,积极预防、治疗肺结核,对预防支气管扩张的发生具有重要意义。

(门雪琳)

第七节 肺 脓 肿

一、概说

肺脓肿是由多种病因所引起的肺化脓性感染,伴有肺组织炎性坏死、脓腔形成。临床表现为高热、咳嗽和咳大量脓臭痰。其致病菌多为金黄色葡萄球菌、化脓性链球菌、革兰阴性杆菌和厌氧菌等。因感染途径不同,可分为吸入型、血源性和继发性三种。病程在 3 个月以内者为急性肺脓肿;若病情未能控制,病程迁延至 3 个月以上者则为慢性肺脓肿。

二、诊断

(一)临床表现
1.病史

往往有肺部感染或异物吸入病史。

2.症状

常骤起畏寒、发热等急性感染症状。初多干咳或有少量黏液痰,约 1 周后出现大量脓性痰,留置后可分为三层,下层为脓块,中层为黏液,上层为泡沫,多有腥臭味;炎症累及壁层胸膜可引起胸痛,且与呼吸有关。病变范围大时可出现气促。有时还可见有不同程度的咯血。

3.体征

肺部体征与肺脓肿的大小和部位有关。初起时肺部可无阳性体征,或患侧可闻及湿啰音;病变继续发展,可出现肺实变体征,可闻及支气管呼吸音;肺脓腔增大时,可出现空瓮音;病变累及胸膜可闻及胸膜摩擦音或呈现胸腔积液征。血源性肺脓肿大多无阳性体征。慢性肺脓肿常有杵状指(趾)。

(二)实验室检查

急性肺脓肿血白细胞总数达 $(20～30)×10^9/L$,中性粒细胞百分率在 90% 以上,核明显左移,常有中毒颗粒。慢性患者的血白细胞计数可稍升高或正常,红细胞和血红蛋白减少。血源性肺脓肿时,血培养可检出致病菌。

(三)特殊检查

1.X 线检查

早期多呈大片浓密模糊浸润阴影,边缘不清,或为团片状浓密阴影,分布在一个或数个肺段。当肺组织坏死、肺脓肿形成后,脓液经支气管排出后,则脓腔病灶内可出现空洞及液平,脓腔内壁光整或略有不规则。恢复期脓腔逐渐缩小、消失,最后仅残留纤维条索阴影。慢性肺脓肿脓腔壁增厚,内壁不规则,有时呈多发性,周围有纤维组织增生及邻近胸膜增厚,肺叶收缩,纵隔可向患侧移位。血源性肺脓肿,病灶分布在一侧或两侧,呈散在局限炎症,或边缘整齐的球形病灶,中央有小脓腔和气液平。炎症吸收后,亦可能有局灶性纤维化或小气囊后遗阴影。肺部 CT 检查则能更准确定位及区别肺脓肿和有气液平的局限性脓胸,发现体积较小的脓肿和葡萄球菌肺炎引起的肺气囊,并有助于做体位引流和外科手术治疗。

2.细菌学检查

痰涂片革兰染色,痰、胸腔积液和血培养,以及抗菌药物的药敏试验,有助于确定病原体和指导选择抗菌药物。

3.气管镜检查

有助于明确病因和病原学诊断,并可用于治疗。如有气道内异物,可取出异物使气道引流通畅。还可取痰液标本进行需氧和厌氧菌培养。经支气管镜对脓腔进行冲洗、吸引脓液、注入抗菌药物等,可以提高疗效与缩短病程。

三、鉴别诊断

(一)细菌性肺炎

早期肺脓肿与细菌性肺炎在症状和 X 线片上的改变往往相似,有时甚难鉴别。一般而言,细菌性肺炎高热持续时间短,起病后 2～3 d,多数患者咯铁锈色痰,痰量不多,且无臭味,经充分和有效的治疗后体温可于 5～7 d 内下降,病灶吸收也较迅速。

(二)空洞性肺结核

本病常有肺结核史,全身中毒症状不如肺脓肿严重,痰量也不如肺脓肿多,一般无臭味,且不分层。X 线影像上显示空洞周围炎症反应不明显,常有新旧病灶并存,同侧或对侧可有播散性病灶,痰检查可找到结核菌,抗结核药物治疗有效。

(三)支气管肺癌

本病多见于 40 岁以上,可出现刺激性咳嗽及痰中带血,多无高热,痰量较少、无臭味,病情经过缓慢。X 线影像上表现为空洞周围极少炎症,可呈分叶状,有细毛刺,洞壁厚薄不均,凹凸不平,少见液平,肺门淋巴结可肿大。血检白细胞总数正常,痰中可找到癌细胞。

四、并发症

本病的并发症有支气管扩张、支气管胸膜瘘、脓气胸、大咯血及脑脓肿等。

五、治疗

(一)控制感染

急性肺脓肿大多数为厌氧菌感染,因此,早期的一线治疗首选青霉素 G,一般可用 240 万～1 000 万 U/d,对于轻症患者,静脉青霉素,甚至口服青霉素或头孢菌素常可获痊愈。但随着细菌耐药的出现,尤其是产生 β-内酰胺酶的革兰阴性厌氧杆菌的增多,青霉素 G 的治疗效果欠佳,甚至治疗失败。而用甲硝唑(0.4 g,每天 3 次口服或静脉滴注)辅以青霉素 G,对严重厌氧菌肺炎是一种有效选择。甲硝唑对所有革兰阴性厌氧菌有很好的抗菌效果,包括脆弱杆菌和一些产 β-内酰胺酶的细菌。甲硝唑治疗厌氧菌性肺脓肿或坏死性肺炎时,则常需与青霉素 G(或红霉素)连用。青霉素 G 对某些厌氧性球菌的抑菌浓度需达 8 μg/mL,故所需治疗量非常大(成人需 1 000 万～2 000 万 U/d),因此目前青霉素 G、氨苄西林、阿莫西林不再推荐单独用于中重度厌氧性肺脓肿或坏死性肺炎的治疗。同时做痰菌培养以及药物敏感试验,然后根据细菌对药物的敏感情况应用相应的抗生素。头孢西丁、羧基青霉素(羧苄西林、替卡西林)和哌拉西林对脆弱菌属、一些产 β-内酰胺酶的拟杆菌、大多数厌氧菌及肠杆菌科细菌有效。头孢西丁对金黄色葡萄球菌有效,而哌拉西林对铜绿假单胞菌有很好抗菌活性,亚胺培南、美洛培南对所有厌氧菌都有较好抗菌活性,β-内酰胺/β-内酰胺酶抑制剂,如替卡西林克拉维酸、氨苄西林舒巴坦对厌氧菌、金黄色葡萄球菌和很多革兰阴性杆菌有效,氯霉素对大多数厌氧菌包括产 β-内酰胺酶的厌氧菌有效,新一代喹诺酮类药物对厌氧菌具有较好抗菌活性。治疗疗程基本为 2～4 个月,须待临床症状及 X 线胸片检查炎症病变完全消失后才能停药。

血源性肺脓肿多为葡萄球菌和链球菌感染,可选用耐 β-内酰胺酶的青霉素或头孢菌素,如氨苄西林舒巴坦、哌拉西林舒巴坦、头孢哌酮舒巴坦钠等。若为耐甲氧西林的葡萄球菌,应选用万古霉素 1～2 g/d 分次静脉滴注;或替考拉宁首日 0.4 g 静脉滴注,以后 0.2 g/d;或利奈唑胺 0.6 g 每 12 h1 次静脉滴注或口服。对于肺炎克雷伯杆菌或其他一些兼性或需氧革兰阴性杆菌,氨基糖苷类抗生素治疗效果肯定。因庆大霉素耐药率的升高,目前较推荐使用阿米卡星,半合成青霉素、氨曲南、β-内酰胺/β-内酰胺酶抑制剂亦有较好抗菌疗效。复方磺胺甲噁唑和新一代喹诺酮对很多非厌氧革兰阴性杆菌有效,常用于联合治疗。在重症患者,特别是免疫抑制患者,β-内酰胺类抗生素和氨基糖苷类抗生素组合,也是一种不错的选择。亚胺培南、美洛培南基本能覆盖除耐甲氧西林金黄色葡萄球菌以外的大部分细菌,故亦可选择。

(二)痰液引流

1.祛痰剂

化痰片 500 mg,每天 3 次口服;或氨溴索片 30 mg,每天 3 次口服;或吉诺通胶囊 300 mg,每天 3 次餐前口服;必要时应用氨溴索注射液静脉注射。

2.支气管扩张剂

对于痰液较浓稠者,可用雾化吸入生理盐水以湿化气道帮助排痰,也可以采用雾化吸入氨溴索、异丙托溴铵、特布他林等化痰及支气管舒张剂,以达到抗炎化痰的目的,每天 2～3 次。

3.体位引流

按脓肿在肺内的不同部位以及与此相关的支气管开口的方向,采用相应的体位引流。每天 2～3 次,每次 10～15 min。同时,可嘱患者做深呼吸及咳嗽,并帮助拍背,以促使痰液之流出。但对于体质十分虚弱及伴有严重心肺功能不全或大咯血的患者则应慎用。

4.支气管镜

经支气管镜冲洗及吸引也是引流的有效方法。

5.经皮肺穿刺引流

主要适用于肺脓肿药物治疗失败,患者本身条件不能耐受外科手术,肺脓肿直径>4 cm,患者不能咳嗽或咳痰障碍不能充分地自我引流,均质的没有痰气平面的肺脓肿,CT 引导下行经皮肺穿刺引流可增加成功率,减少其不良反应。

(三)其他

1.增强机体抗病能力

加强营养,如果长期咯血,出现严重贫血时可少量间断输注同型红细胞。

2.手术治疗

肺脓肿病程在 3 个月以上,经内科治疗病变无明显好转或反复发作者;合并大咯血有危及生命之可能者;伴有支气管胸膜瘘或脓胸经抽吸、引流和冲洗疗效不佳者;支气管高度阻塞使感染难以控制或不能与肺癌、肺结核相鉴别者,均需外科手术治疗。对病情重不能耐受手术者,可经胸壁插入导管到脓腔进行引流。术前应评价患者一般情况和肺功能。

(门雪琳)

第八节 肺 结 核

肺结核是结核分枝杆菌(简称结核杆菌或结核菌)引起的慢性肺部感染性疾病,占各器官结核病总数的 80%~90%,其中痰中排菌者称为传染性肺结核。这是一个非常古老但迄今仍然威胁人类健康的重要疾病和重大公共卫生问题。

一、发病机制

(一)结核菌感染的宿主反应及其生物学过程

结核菌入侵宿主体内,从感染、发病到转归均与多数细菌性疾病有显著不同,宿主反应具有特殊意义。结核菌感染引起的宿主反应分为 4 期。①起始期:入侵呼吸道的结核菌被肺泡巨噬细胞吞噬,因菌量、毒力和巨噬细胞非特异性杀菌能力的不同,被吞噬结核菌的命运各异,若在出现有意义的细菌增殖和宿主细胞反应之前结核菌即被非特异性防御机制清除或杀灭,则不留任何痕迹或感染证据,如果细菌在肺泡巨噬细胞内存活和复制,便扩散至邻近非活化的肺泡巨噬细胞,形成早期感染灶。②T 细胞反应期:由 T 细胞介导的细胞免疫(cell mediated immunity,CMI)和迟发型变态反应(delay type hypersensitivity,DTH)在此期形成,从而对结核病发病、演变及转归产生决定性影响。③共生期:生活在流行区的多数感染者发展至 T 细胞反应期,仅少数发生原发性结核病,大部分感染者结核菌可以持续存活,细菌与宿主处于共生状态,纤维包裹的坏死灶干酪样中央部位被认为是结核杆菌持续存在的主要场所,低氧、低 pH 和抑制性脂肪酸的存在使细菌不能增殖。宿主的免疫机制亦是抑制细菌增殖的重要因素,倘若免疫受到损害便可引起受抑制结核菌的重新活动和增殖。④细胞外增殖和传播期:固体干酪灶中包含具有生长能力但不繁殖的结核菌,干酪灶一旦液化便给细菌增殖提供了理想环境,即使免疫功能健全的宿主,从液化干酪灶释放的大量结核杆菌亦足以突破局部免疫防御机制,引起播散。

(二)CMI 和 DTH

CMI 是宿主获得性抗结核保护作用的最主要机制。结核杆菌经 C3 调理作用而被巨噬细胞吞噬,在细胞内酸性环境下其抗原大部分被降解,一部分则与胞体内的 Ⅰa 分子耦联成复合物而被溶酶体酶消化,并被转移至细胞膜和递呈给 Th 细胞,作为第一信号。在这一过程中伴随产生的淋巴细胞激活因子(LAF)即 IL-1 成为第二信号,两者共同启动 T 细胞应答反应。CMI 以 CD4$^+$细胞最重要,它产生和释放多种细胞因子放大免疫反应。CD8$^+$参与 Th$_1$/Th$_2$ 调节。与 CMI 相伴的 DTH 是结核病免疫反应另一种形式,长期以来认为两者密不可分,只是表现形式不同。近年来大量的研究表明,DTH 和 CMI 虽然有些过程和现象相似,但两者本质不同:①刺激两种反应的抗原不同,结核菌核糖体 RNA 能激发 CMI,但无 DTH;结核蛋白及脂质 D 仅引起 DTH,而不产生 CMI。②介导两种反应的 T 细胞亚群不同,DTH 是由 TDTH 细胞介导的,而介导 CMI 的主要是 Th 细胞,Tc 在两种反应都可以参与作用。③菌量或抗原负荷差异和 Th$_1$/Th$_2$ 偏移,感染结核菌后机体同时产生 Th$_1$＋Th$_2$ 介导的免疫反应,在菌量少、毒力低或感染早期 Th$_1$ 型反应起主导作用,表现为 CMI 为主;而菌量大、毒力强或感染后期,则向 Th$_2$ 型反应方向偏移,出现以 DTH 为主的反应。④起调节作用的细胞因子(cytokines,CKs)不同,调节 CMI 效应的 CKs 很多,而 DTH 引起组织坏死的主要是 TNF。⑤对结核菌的作用方式不同,CMI 通过激活巨噬细胞来杀灭细胞内吞噬的结核菌,而 DTH 则通过杀死含菌而未被激活的巨噬细胞及其邻近的细胞组织,以消除十分有利于细菌生长的细胞内环境。关于 DTH 是否对抗结核保护反应负责或参与作用,在很大程度上取决于 DTH 反应的程度。轻度 DTH 可以动员和活化免疫活性细胞,并能直接杀伤靶细胞,使感染有结核菌的宿主细胞死亡而达到杀菌功效。比较剧烈的 DTH 则造成组织溃烂、坏死液化和空洞形成,已被吞噬的结核菌释放至细胞外,取得养料,从而进行复制和增殖,并引起播散。总体上,DTH 的免疫损伤超过免疫保护作用。

二、病理

(一)渗出型病变

渗出型病变表现为组织充血、水肿,随之有中性粒细胞、淋巴细胞、单核细胞浸润和纤维蛋白渗出,可有少量类上皮细胞和多核巨细胞,抗酸染色可见到结核菌。其发展演变取决于 DTH 和 CMI,剧烈 DTH 可导致病变坏死,进而液化,若 CMI 强或经有效治疗,病变可完全吸收,不留痕迹或残留纤维化,或演变为增生型病变。

(二)增生型病变

典型表现为结核结节,其中央为巨噬细胞衍生而来的朗汉斯巨细胞,周围由巨噬细胞转化来的类上皮细胞成层排列包绕。在类上皮细胞外围还有淋巴细胞和浆细胞散在分布与覆盖。增生型病变另一种表现是结核性肉芽肿,多见于空洞壁、窦道及其周围以及干酪坏死灶周围,由类上皮细胞和新生毛细血管构成,其中散布有朗汉斯巨细胞、淋巴细胞及少量中性粒细胞。

(三)干酪样坏死

干酪样坏死为病变恶化的表现。干酪样坏死灶可以多年不变,坏死病变中结核菌很少。倘若局部组织变态反应剧烈,干酪样坏死组织发生液化,经支气管排出即形成空洞,其内壁含有大量代谢活跃、生长旺盛的细胞外结核菌,成为支气管播散的来源。在有效化疗作用下,空洞内结核菌的消灭和病灶的吸收使空洞壁变薄并逐渐缩小,最后空洞完全闭合。有些空洞不能完全关闭,但结核的特异性病变均会消失,支气管上皮细胞向洞壁内伸展,成为净化空洞,亦是空洞愈合的良好形式。有时空洞引流支气管阻塞,其中坏死物浓缩,空气被吸收,周围逐渐为纤维组织所包绕,形成结核球,病灶较前缩小并可以保持稳定,但一旦支气管再通,空洞出现,病灶重新活动。

由于机体反应性、免疫状态、局部组织抵抗力的不同,入侵菌量、毒力、类型和感染方式的差别,以及治疗措施的影响,上述 3 种基本病理改变可以互相转化、交错存在,很少单一病变独立存在,而是以某一种改变为主。

三、临床表现

(一)发病过程和临床类型

1.原发型肺结核

原发型肺结核指初次感染即发病的肺结核,又称初染结核。典型病变包括肺部原发灶、引流淋巴管和肺门或纵隔淋巴结的结核性炎症,三者联合称为原发综合征。有时胸部 X 线片上仅显示肺门或纵隔淋巴结肿大,也称支气管淋巴结结核。多见于儿童,偶尔见于未受感染的成年人。原发性病灶多好发于胸膜下通气良好的肺区如上叶下部和下叶上部。其时机体尚未形成特异性免疫力,病菌沿所属淋巴管到肺门淋巴结,进而可出现早期菌血症。4~6 周后免疫力形成,原发灶和肺门淋巴结炎消退,90%以上可以不治自愈。倘若原发感染机体不能建立足够免疫力或变态反应强烈,则发展为临床原发性肺结核。少数严重者肺内原发灶可成为干酪性肺炎;淋巴结干酪样坏死破入支气管引起支气管结核和沿支气管的播散;肿大淋巴结压迫或大量坏死物破入并阻塞支气管可出现肺不张;早期菌血症或干酪性病变蚀及血管可演进为血行播散性结核病。

2.血行播散型肺结核

大多伴随于原发性肺结核,儿童较多见。在成人,原发感染后隐潜性病灶中的结核菌破溃进入血液,偶尔由于肺或其他脏器继发性活动性结核病灶侵蚀邻近淋巴血道而引起。本型肺结核发生于免疫力极度低下者。急性血行播散型肺结核常伴有结核性脑膜炎和其他脏器结核。

3.继发型肺结核

由于初染后体内潜伏病灶中的结核菌重新活动和释放而发病,少数可以为外源性再感染。本型是成人肺结核的最常见类型。常呈慢性起病和经过,但也有呈急性发病和急性临床过程者。由于免疫和变态反应的相互关系及治疗措施等因素影响,继发型肺结核在病理和胸部 X 线片形态上又有渗出浸润型肺结核、增生型肺结核、纤维干酪型肺结核、干酪型肺炎、空洞型肺结核、结核球(瘤)、慢性纤维空洞型肺结核等区分。继发型肺结核好发于两肺上叶尖后段或下叶尖段,肺门淋巴结很少肿大,病灶趋于局限,但易有干酪坏死和空洞形成,排菌较多,在流行病学上更具重要性。

(二)症状和体征

1.全身症状

发热为肺结核最常见的全身性毒性症状,多数为长期低热,每于午后或傍晚开始,次日晨降至正常,可伴有倦怠、乏力、夜间盗汗。当病灶急剧进展扩散时则出现高热,呈稽留热或弛张热热型,可以有畏寒,但很少有寒战。其他全身症状有食欲减退、体质量减轻、妇女月经不调、易激惹、心悸、面颊潮红等轻度毒性和自主神经功能紊乱症状。

2.呼吸系统症状

(1)咳嗽、咳痰:浸润性病灶咳嗽轻微,干咳或仅有少量黏液痰。有空洞形成时痰量增加,若伴继发性感染,痰呈脓性。合并支气管结核时则咳嗽加剧,可出现刺激性呛咳,伴局限性哮鸣或喘鸣。

(2)咯血:1/3~1/2 患者在不同病期有咯血。结核性炎症使毛细血管通透性增高,常表现血痰;病变损伤小血管则血量增加;若空洞壁的动脉瘤破裂则引起大咯血,出血可以源自肺动脉,亦可来自支气管动脉。凡合并慢性气道疾病、心功能损害、肺功能损害、年迈、咳嗽反射抑制、全身衰竭等,使气道清除能力减弱,咯血容易导致窒息。咯血易引起结核播散,特别是中量、大量咯血时,咯血后的持续高热常是有力提示。

（3）胸痛:部位不定的隐痛为神经反射引起。固定性针刺样痛随呼吸和咳嗽加重,而患侧卧位症状减轻,常是胸膜受累的缘故。

（4）气急:重度毒血症状和高热可引起呼吸频率增加。真正气急仅见于广泛肺组织破坏、胸膜增厚和肺气肿,特别是并发肺心病和心肺功能不全时。

3.体征

取决于病变性质、部位、范围或程度。病灶以渗出型病变为主的肺实变且范围较广或干酪性肺炎时,叩诊浊音,听诊闻及支气管呼吸音和细湿啰音。继发型肺结核好发于上叶尖后段,于肩胛间区可闻及细湿啰音,极大提示有诊断价值。空洞性病变位置浅表而引流支气管通畅时,有支气管呼吸音或伴湿啰音;巨大空洞可出现带金属调的空瓮音,现已很少见。慢性纤维空洞性肺结核的体征有患侧胸廓塌陷、气管和纵隔向患侧移位、叩诊音浊、听诊呼吸音降低或闻及湿啰音,以及肺气肿征象。支气管结核有局限性哮鸣音,特别是于呼气末或咳嗽末。

4.特殊表现

（1）变态反应:多见于青少年女性。临床表现类似风湿热,故有人称其为结核性风湿症。多发性关节痛或关节炎,以四肢大关节较常受累。皮肤损害表现为结节性红斑及环形红斑,前者多见,好发于四肢尤其是四肢伸侧面及踝关节附近,此起彼伏,间歇性地出现。常伴有长期低热。水杨酸制剂治疗无效。其他变态反应表现有类贝赫切特综合征(白塞病)、滤泡性结膜炎等。

（2）无反应性结核:是一种严重的单核-吞噬细胞系统结核病,亦称结核性败血症。肝、脾、淋巴结或骨髓以及肺、肾等呈严重干酪样坏死,其中有大量成簇结核菌,而缺乏类上皮细胞和巨细胞反应,渗出性反应亦极轻微,见于极度免疫抑制的患者。临床表现为持续高热、骨髓抑制或见类白血病反应。呼吸道症状和胸部X线片表现往往很不明显或者缺如。无反应性结核病易误诊为败血症、白血病、伤寒和结缔组织疾病等。

四、实验室和辅助检查

（一）病原学检查

1.痰涂片显微镜检查

痰标本涂片萋-尼染色找抗酸杆菌具有快速、简便等优点。厚涂片可提高检测阳性率。荧光染色检查不需油镜,视野范围广、敏感性高,但容易有假阳性。抗酸染色直接镜检不能区分结核与非结核分枝杆菌(nontuberculous mycobacteria,NTM),但在我国非结核分枝杆菌病相对较少,涂片找到抗酸杆菌绝大多数为结核杆菌,可以提示诊断。

2.结核菌培养

敏感性和特异性高。培养后可进行药敏测试,随着耐多药结核菌增多,药敏愈显重要。结核菌培养传统方法至少1个月,近来应用BactecTB系统进行培养和早期鉴定,可以缩短至2周左右,药敏试验通常在培养阳性后的4～6 d即可完成。

3.分子生物学检测

聚合酶链反应(PCR)技术可以将标本中微量的结核菌DNA加以扩增。一般镜检仅能检测每毫升10^4～10^5条菌,而PCR可检出1～100 fg结核菌DNA(相当于每毫升1～20条菌)。但DNA提取过程遭遇污染等技术原因可以出现假阳性,而且PCR无法区别活菌和死菌,故不能用于结核病的治疗效果评估、流行病学调查等。目前,PCR检测仅推荐在非结核分枝杆菌病高发地区涂片抗酸杆菌阳性的病例,用来快速区分结核与非结核分枝杆菌。

4.结核菌抗原和抗体检测

采用ELISA方法检测痰标本中结核菌抗原的结果差异甚大,可能与痰标本中结核菌抗原分布不甚均匀有关。采用不同的抗原(如A60、LAM等)检测肺结核患者血标本中结核菌IgG的诊断价值尚不肯定。

5.γ-干扰素释放试验

采用结核杆菌有特异性的抗原(卡介苗和绝大多数非结核分枝杆菌所不具有),包括早期分泌性抗原靶6(ESAT-6)和培养滤过蛋白-10(CFP-10),在体外刺激血液单核细胞释放干扰素-γ,对后者加以测定。操作过程很少受干扰,报告结果快(24 h)。γ-干扰素释放试验敏感性70%左右,虽然尚欠理想,但特异性大多在95%以上。

(二)影像学检查

后前位普通胸部X线片是诊断肺结核十分有用的辅助方法。它对了解病变部位、范围、性质及其演变有帮助,典型胸部X线片改变有重要诊断参考价值。胸部X线片诊断肺结核缺乏特异性,尤其病变在非好发部位及形态不典型时更是如此。胸部CT检查有助于微小或隐蔽性肺结核病灶的发现和结节性病灶的鉴别诊断。耐多药肺结核病考虑外科手术治疗时,需要比较精确地了解病变累及范围,可考虑胸部CT检查。

(三)结核菌素皮肤试验

结核菌素是结核菌的代谢产物,从长出结核菌的液体培养基提炼而成,主要成分为结核蛋白,目前国内均采用国产结核菌素纯蛋白衍生物(purified protein derivative,PPD)。我国推广的试验方法是国际通用的皮内注射法。将PPD 5 IU(0.1 mL)注入左前臂内侧上中1/3交界处皮内,使局部形成皮丘。48~96 h(一般为72 h)观察局部硬结大小。判断标准:硬结直径<5 mm为阴性反应,直径5~9 mm为一般阳性反应,直径10~19 mm为中度阳性反应,直径≥20 mm或直径不足20 mm但有水疱或坏死为强阳性反应。美国则根据不同年龄、免疫状态、本土居民还是移民(来自何地)等对结核菌素皮肤试验判断有不同标准。结核菌素试验的主要用途:①社区结核菌感染的流行病学调查或接触者的随访;②监测阳转者,适用于儿童和易感高危对象;③协助诊断。目前所用结核菌素(抗原)并非高度特异。许多因素可以影响反应结果,如急性病毒感染或疫苗注射、免疫抑制性疾病或药物、营养不良、结节病、肿瘤、其他难治性感染、老年人迟发变态反应衰退者,可以出现假阴性。尚有少数患者已证明活动性结核病并无前述因素影响,但结核菌素反应阴性,即"无反应性"。尽管结核菌素试验在理论和解释上尚存在困惑,但在流行病学和临床上仍是有用的。阳性反应表示感染,3岁以下婴幼儿按活动性结核病论;成人强阳性反应提示活动性结核病可能,应进一步检查;阴性反应特别是较高浓度试验仍阴性则可排除结核病;菌阴肺结核诊断除典型胸部X线征象外,必须辅以结核菌素试验阳性以佐证。

(四)纤维支气管镜检查

经纤支镜对支气管或肺内病灶钳取活组织做病理学检查,同时采取刷检、冲洗或吸引标本用于结核菌涂片和培养,有利于提高肺结核的诊断敏感性和特异性,尤其适用于痰涂阴性等诊断困难患者。纤支镜对于支气管结核的诊断和鉴别诊断尤其具有价值。

五、诊断与鉴别诊断

(一)病史和临床表现

轻症肺结核病例可以无症状而仅在胸部 X 线检查时发现,即使出现症状亦大多缺少特异性,但病史和临床表现仍是诊断的基础,凡遇下列情况者应高度警惕结核病的可能性:①反复发作或迁延不愈的咳嗽、咳痰,或呼吸道感染经抗生素治疗 3～4 周仍无改善;②痰中带血或咯血;③长期低热或所谓"发热待查";④体检肩胛间区有湿啰音或局限性哮鸣音;⑤有结核病诱因或好发因素,尤其是糖尿病、免疫抑制性疾病和接受激素或免疫抑制剂治疗者;⑥有关节疼痛和皮肤结节性红斑、滤泡性结膜炎等变态反应性表现;⑦有渗出性胸膜炎、肛瘘、长期淋巴结肿大既往史,以及婴幼儿和儿童有家庭开放性肺结核密切接触史者。

(二)诊断依据

1.菌阳肺结核

痰涂片和/或培养阳性,并具有相应临床和胸部 X 线片表现,确诊肺结核。

2.菌阴肺结核

符合以下 4 项中至少 3 项临床诊断成立:①典型肺结核临床症状和胸部 X 线片表现。②临床可排除其他非结核性肺部病患。③PPD(5 IU)阳性或血清抗结核抗体阳性。④诊断性抗结核治疗有效。必要时应做纤维支气管镜采集微生物标本和活检标本通过微生物学和/或组织病理学确诊。

(三)活动性判定

确定肺结核有无活动性对治疗和管理十分重要,是诊断的一个重要内容。活动性判断应综合临床、胸部 X 线片表现和痰菌决定,而主要依据是痰菌和胸部 X 线片。痰菌阳性肯定属活动性。胸部 X 线片上凡渗出型和渗出增生型病灶、干酪型肺炎、干酪灶和空洞(除净化空洞外)都是活动性的征象;增生型病灶、纤维包裹紧密的干酪硬结灶和纤维钙化灶属非活动性病变。由于肺结核病变多为混合性,在未达到完全性增生或纤维钙化时仍属活动性。在胸部 X 线片上非活动性应使病变达到最大限度吸收,这就需要有旧片对比或经随访观察才能确定。初次胸片不能肯定活动性的病例可作为"活动性未定",给予动态观察。

(四)分类和记录程序

为适应我国目前结核病控制和临床工作的实际,中华医学会结核病学分会《结核病新分类法》将结核病分为原发型肺结核、血行播散型肺结核、继发型肺结核、结核性胸膜炎和其他肺外结核 5 型。在诊断时应按分类书写诊断,并注明范围(左侧、右侧、双侧)、痰菌和初治、复治情况。

(五)鉴别诊断

肺结核临床和胸部 X 线片表现可以酷似许多疾病,必须详细搜集临床及实验室和辅助检查资料,综合分析,并根据需要选择侵袭性诊断措施,如纤维支气管镜采集微生物标本和活组织检查。不同类型的肺结核需要鉴别的疾病不同。

1.肺癌

中央型肺癌常有痰中带血,肺门附近有阴影,与肺门淋巴结结核相似。周围型肺癌可呈球状、分叶状块影,需与结核球鉴别。肺癌多见于 40 岁以上嗜烟男性,常无明显毒性症状,多有刺激性咳嗽、胸痛及进行性消瘦。在胸部 X 线片上结核球周围可有卫星灶、钙化,而肺癌病灶边缘常有切迹、毛刺。胸部 CT 扫描对鉴别诊断常有帮助。结合痰结核菌、脱落细胞检查及通过纤支镜检查与活检等,常能及时鉴别。肺癌与肺结核可以并存,亦需注意发现。

2.肺炎

原发综合征的肺门淋巴结结核不明显或原发灶周围存在大片渗出,病变波及整个肺叶并将肺门掩盖时,以及继发型肺结核主要表现为渗出性病变或干酪性肺炎时,需与肺炎特别是肺炎链球菌肺炎鉴别。细菌性肺炎起病急骤、高热、寒战、胸痛伴气急,胸部 X 线片上病变常局限于一个肺叶或肺段,血白细胞总数及中性粒细胞数增多,抗生素治疗有效,可资鉴别;肺结核尚需注意与其他病原体肺炎进行鉴别,关键是病原学检测有阳性证据。

3.肺脓肿

肺脓肿空洞多见于肺下叶,脓肿周围的炎症浸润较严重,空洞内常有液平面。肺结核空洞则多发生在肺上叶,空洞壁较薄,洞内很少有液平面或仅见浅液平。此外,肺脓肿起病较急、高热、大量脓痰,痰中无结核菌,但有多种其他细菌,血白细胞总数及中性粒细胞数增多,抗生素治疗有效。慢性纤维空洞合并感染时易与慢性肺脓肿混淆,后者痰结核菌阴性。

4.支气管扩张

有慢性咳嗽、咳脓痰及反复咯血史,需与继发型肺结核鉴别。胸部 X 线片多无异常发现或仅见局部肺纹理增粗或卷发状阴影,CT 检查有助确诊。应当警惕的是化脓性支气管扩张可以并发结核感染,在细菌学检测时应予以顾及。

5.慢性支气管炎

症状酷似继发型肺结核。近年来,老年人肺结核的发病率增高,与慢性支气管炎的高发年龄趋近,需认真鉴别,及时行胸部 X 线检查和痰检有助确诊。

6.非结核分枝杆菌肺病

非结核分枝杆菌(nontuberculous mycobacteria,NTM)指结核和麻风分枝杆菌以外的所有分枝杆菌,可引起各组织器官病变,其中 NTM 肺病临床和 X 线片表现类似肺结核。鉴别诊断需依据菌种鉴定。

7.其他发热性疾病

伤寒、败血症、白血病、纵隔淋巴瘤等与结核病有诸多相似之处。伤寒有高热、血白细胞计数减少及肝脾大等临床表现,易与急性血行播散型肺结核混淆。但伤寒热型常呈稽留热,有相对缓脉、皮肤玫瑰疹,血清肥达试验阳性,血、大便培养伤寒杆菌生长。败血症起病急,有寒战及弛张热型,血白细胞计数及中性粒细胞数增多,常有近期皮肤感染、疖疮挤压史或尿路、胆道等感染史,皮肤常见瘀点,病程中出现迁徙病灶或感染性休克,血或骨髓培养可发现致病菌。结核病偶见血常规呈类白血病反应或单核细胞异常增多,需与白血病鉴别。后者多有明显出血倾向,骨髓涂片及动态胸部 X 线片随访有助确立诊断。支气管淋巴结结核表现为发热及肺门淋巴结肿大,应与结节病、纵隔淋巴瘤等鉴别。结节病患者结核菌素试验阴性,肺门淋巴结肿大常呈对称性,状如"土豆";而淋巴瘤发展迅速,常有肝脾及浅表淋巴结肿大,确诊需组织活检。

六、治疗

(一)抗结核化疗

1.化疗药物

(1)异烟肼(INH):具有强杀菌作用、价格低廉、不良反应少、可口服等特点,是治疗肺结核病的基本药物之一。INH 抑制结核菌叶酸合成,包括 3 个环节:①INH 被结核菌摄取;②INH 被结核菌内触酶-过氧化酶活化；③活化的 INH 阻止结核菌叶酸合成。它对于胞内和胞外代谢活跃、持续繁殖或近乎静止的结核菌均有杀菌作用。INH 可渗入全身各组织中，容易通过血-脑脊液屏障，胸腔积液、干酪样病灶中药物浓度很高。成人剂量每天 300 mg（或每天 4～8 mg/kg），一次口服；儿童每天 5～10 mg/kg（每天不超过 300 mg）。急性血行播散型肺结核和结核性脑膜炎，剂量可以加倍。主要不良反应有周围神经炎、中枢神经系统中毒，采用维生素 B_6 能缓解或消除中毒症状。但维生素 B_6 可影响 INH 疗效；常规剂量时神经系统不良反应很少，故无须服用维生素 B_6。肝脏损害（血清 ALT 升高等）与药物的代谢毒性有关，如果 ALT 高于正常值上限 3 倍则需停药。通常每月随访一次肝功能，对于肝功能已有异常者应增加随访次数，且需与病毒性肝炎相鉴别。

（2）利福平（RFP）：对胞内和胞外代谢旺盛、偶尔繁殖的结核菌均有杀菌作用。它属于利福霉素的半合成衍生物，通过抑制 RNA 聚合酶，阻止 RNA 合成发挥杀菌活性。RFP 主要在肝脏代谢，胆汁排泄。仅有 30% 通过肾脏排泄，肾功能损害一般不需减量。RFP 能穿透干酪样病灶和进入巨噬细胞内。在正常情况下不通过血-脑脊液屏障，而脑膜炎症可增加其渗透能力。RFP 在组织中浓度高，在尿、泪、汗和其他体液中均可检测到。成人剂量空腹 450～600 mg，每天 1 次。主要不良反应有胃肠道不适、肝功能损害（ALT 升高、黄疸等）、皮疹和发热等。间歇疗法应用高剂量（600～1 200 mg/d）易产生免疫介导的流感样反应、溶血性贫血、急性肾衰竭和血小板减少症，一旦发生，应予以停药。

（3）吡嗪酰胺（PZA）：类似于 INH 的烟酸衍生物，但与 INH 之间无交叉耐药性。PZA 能杀灭巨噬细胞内尤其酸性环境中的结核菌，已成为结核病短程化疗中不可缺少的主要药物。胃肠道吸收好，全身各部位均可到达，包括中枢神经系统。PZA 由肾脏排泄。最常见的不良反应为肝毒性反应（ALT 升高和黄疸等）、高尿酸血症，皮疹和胃肠道症状少见。

（4）链霉素（SM）和其他氨基糖苷类：通过抑制蛋白质合成来杀灭结核菌。对于空洞内胞外结核菌作用强，pH 中性时起效。尽管链霉素具有很强的组织穿透力，而对于血-脑脊液屏障仅在脑膜炎时才能透入。主要不良反应为不可逆的第Ⅷ对脑神经损害，包括共济失调、眩晕、耳鸣、耳聋等。与其他氨基糖苷类相似，可引起肾脏毒性反应。变态反应少见。成人每天 15～20 mg/kg，或每天 0.75～1.0 g（50 岁以上或肾功能减退者可用 0.5～0.75 g），分 1～2 次肌内注射。目前已经少用，仅用于怀疑 INH 初始耐药者。其他氨基糖苷类如阿米卡星（AMK）、卡那霉素（KM）也有一定抗结核作用，但不用作一线药物。

（5）乙胺丁醇（EMB）：通过抑制结核菌 RNA 合成发挥抗菌作用，与其他抗结核药物无交叉耐药性，且产生耐药性较为缓慢。成人与儿童剂量均为每天 15～25 mg/kg，开始时可以每天 25 mg/kg，2 个月后减至每天 15 mg/kg。可与 INH、RFP 同时一次顿服。常见不良反应有球后视神经炎、变态反应、药物性皮疹、皮肤黏膜损伤等。球后视神经炎可用大剂量维生素 B_1 和血管扩张药物治疗，必要时采用烟酰胺球后注射治疗，大多能在 6 个月内恢复。

（6）对氨基水杨酸（PAS）：对结核菌抑菌作用较弱，仅作为辅助抗结核治疗药物。可能通过与对氨苯甲酸竞争影响叶酸合成，或干扰结核菌生长素合成，使之丧失摄取铁的作用而达到抑菌作用。成人 8～12 g/d，分 2～3 次口服。静脉给药一般用 8～12 g 溶于 5% 葡萄糖液 500 mL 中滴注。本药需新鲜配制和避光静脉滴注。肾功能不全患者慎用。主要不良反应有胃肠道刺激、肝功能损害、溶血性贫血及变态反应（皮疹、剥脱性皮炎）等。

2.化疗的理论基础和基本原则

现代化疗的目标不仅是杀菌和防止耐药性产生,而且在于最终灭菌,防止和杜绝复发。结核菌的代谢状态及其同药物的相互作用是影响化疗的重要因素。结核病灶中存在 4 种不同代谢状态菌群。A 群(快速繁殖菌)细菌处于生长繁殖、代谢旺盛期,主要见于 pH 中性的结核空洞壁和空洞内。INH 对快速生长的细菌作用最强,RFP 其次。B 群为酸性环境中半休眠状态的菌群,PZA 能作用于此类菌群,有利于最终消灭细胞内静止菌。由于急性炎症伴缺氧以及二氧化碳、乳酸蓄积,pH 可降至 5.0～5.5,PZA 对这种环境下的细胞外菌亦有作用。C 群是半休眠状态但偶有突发性或短期内旺盛生长的细菌,RFP 对此最为有效。D 群则为完全休眠菌,药物不起作用,须靠机体免疫机制加以消除。联合用药不仅防止耐药,而且有希望达到灭菌和彻底治愈。结核区别于其他病原菌的重要生物学特性是它可以长期处于代谢低落的静止或者半休眠状态(B、C 组菌群),一定条件下又重新生长繁殖。因此,药物治疗除联合外尚必须长时间维持相对稳定的血药浓度,使未被杀灭的静止菌在重新转为生长繁殖菌时即暴露在有效药物的控制下,这就需要规则用药并完成全疗程。用药不规则或未完成疗程是化疗失败的最重要原因。从结核病的病理组织学特点来看,以渗出为主的早期病变,血运丰富,药物易于渗入病灶内。而这类病灶中细菌大多处于代谢活跃状态,药物最易发挥作用。相反在纤维干酪样病灶特别是厚壁空洞,药物作用明显削弱。结核病组织学改变的可逆性,或者一定程度上也就是对抗结核药物的治疗反应依渗出、早期干酪灶、包裹性干酪灶和纤维空洞的顺序而递减。虽然现代化疗是一种严格的抗感染治疗,而不以组织复原为主要目标,但不同组织学改变对化疗的反应依然是影响化疗疗效的重要因素,早期治疗无疑事半功倍。因此,结核病的化疗显著区别于通常细菌性感染的化疗,必须根据其特有规律,掌握正确原则。这些原则概括为早期、联合、规则、适量、全程,其中以联合和规则用药最为重要。为保证这些原则的有效贯彻,在管理上必须实行督导下化疗。

3.标准化治疗方案

(1)初治:肺结核(包括肺外结核)必须采用标准化治疗方案。对于新病例其方案分两个阶段,即 2 个月强化(初始)期和 4～6 个月的巩固期。强化期通常联合用 3～4 个杀菌药,约在 2 周之内传染性患者经治疗转为非传染性,症状得以改善。巩固期药物减少,但仍需用灭菌药,以清除残余菌并防止复发。

(2)复治:有下列情况之一者为复治。①初治失败的患者;②规则用药满疗程后痰菌又转阳的患者;③不规则化疗超过 1 个月的患者;④慢性排菌患者。获得性耐药是复治中的难题,推荐强化 5 药和巩固期 3 药的联合方案。强化期能够至少有 2 个仍然有效的药物,疗程亦需适当延长。

(3)MDR-TB 的治疗:MDR-TB 是被 WHO 认定的全球结核病疫情回升的第 3 个主要原因。治疗有赖于通过药敏测定筛选敏感药物。疑有多耐药而无药敏试验条件时可以分析用药史进行估计。强化期选用 4～5 种药物,其中至少包括 3 种从未使用过的药物或仍然敏感的药物等。强化期治疗至少 3 个月。巩固期减至 2～3 种药物,应用 18～21 个月。

(二)手术治疗

化疗的发展使外科治疗在肺结核治疗中的比重和地位显著降低。但对药物治疗失败或威胁生命的单侧肺结核病特别是局限性病变,外科治疗仍是可选择的重要治疗方法。其指证是:①化疗尤其是经过规则的强有力化疗9～12月,痰菌仍阳性的干酪样病灶、厚壁空洞、阻塞型空洞;②一侧毁损肺、支气管结核管腔狭窄伴远端肺不张或肺化脓症;③结核脓胸或伴支气管胸膜瘘;

④不能控制的大咯血;⑤疑似肺癌或并发肺癌可能。这些患者大多病情严重、有过反复播散、病变范围广泛,因此是否适宜手术尚须参考心肺功能、播散灶控制与否等,就手术效果、风险程度及康复诸方面全面衡量,以做出合理选择。

(三)症状治疗

1.发热

随着有效抗结核治疗,肺结核患者的发热大多在 1 周内消退,少数发热不退者可应用小剂量非甾体抗炎药。急性血行播散型肺结核和浆膜渗出性结核伴有高热等严重毒性症状或高热持续时,激素可能有助于改善症状,亦可促进渗液吸收、减少粘连,但必须在充分有效抗结核药物保护下早期应用,疗程 1 个月左右即应逐步撤停。

2.大咯血

大咯血是对肺结核患者的重要威胁,应特别警惕和尽早发现窒息先兆征象,如咯血过程突然中断,出现呼吸急促、发绀、烦躁不安、精神极度紧张、有濒死感或口中有血块等。抢救窒息的主要措施是畅通气道(体位引流、支气管镜吸引气管插管)。止血药物治疗可以应用神经垂体后叶素。对于药物难以控制而肺结核病变本身具备手术指证且心肺功能可胜任者,手术治疗可以显著降低大咯血病死率。对于不能耐受手术和病变不适宜手术的大咯血,支气管动脉栓塞止血有良效。

七、预防

(一)DOTS 战略

WHO 结核病对策部总结近20余年来的经验,将 DOTS 上升为一种保证结核病控制对策获得成功的战略,主要是:①政府的支持和承诺;②通过对因症就诊进行痰涂片镜检发现患者;③对涂阳患者给予标准短程化疗(6~8 个月)并至少初治两个月在直接督视下服药;④保证抗结核药物供应;⑤可以用来评估治疗效果和全部规划实施的标准化病例登记和报告系统。DOTS 是当今降低和防止结核菌感染、结核病死亡、控制耐多药结核病最有效、最可能实施的战略。DOTS 的核心是规则、全程治疗。目标是有效地治疗患者,大幅度降低传染源密度,从而有效降低感染率和减少发病,防治结合,"寓预防于治疗"。

(二)卡介苗接种

机体获得性特异性免疫只产生在活菌感染之后。卡介苗(bacillus calmette-guérin,BCG)是一种无毒牛型结核菌活菌疫苗,接种后机体反应与低毒结核菌原发感染相同,产生变态反应同时获得免疫力。目前比较普遍的看法是 BCG 尚不足以预防感染,但可以显著降低儿童发病及其严重性,特别是结核性脑膜炎等严重结核病减少,并可减少此后内源性恶化的可能性。WHO 已将BCG 列入儿童扩大免疫计划。我国推行 BCG 接种仍规定新生儿出生时即接种 BCG,每隔5 年左右对结核菌素转阴者补种,直至 15 岁。

(三)治疗潜伏结核感染(化学预防)

任何年龄结核菌素新近转阳者第一年发病危险性是 3.3%,5 年内为 5%~15%。业已证明INH 可以有效预防感染者的发病。在低感染率的发达国家主张对潜伏结核感染进行 INH 化学预防。方法为 INH 300 mg/d,持续 9 个月,适用于所有潜伏结核感染,包括 HIV 感染者和孕妇;INH 900 mg,每周 2 次,疗程 9 个月;以及 RFP 600 mg/d,持续 4 个月,在选择性对象亦可使用,但前者需要督导,后者不够经济。INH 联合 PZA 方案可缩短疗程至 2 个月,因不良反应发生率高,不予推荐。

(门雪琳)

第九节　病毒性肺炎

病毒性肺炎是由不同种类病毒侵犯肺脏引起的肺部炎症,通常是由于上呼吸道病毒感染向下呼吸道蔓延所致。临床主要表现为发热、头痛、全身酸痛、干咳等。本病一年四季均可发生,但冬春季更为多见。肺炎的发生除与病毒的毒力、感染途径及感染数量有关外,还与宿主年龄、呼吸道局部和全身免疫功能状态有关。通常小儿发病率高于成人,婴幼儿发病率高于年长儿。据报道在非细菌性肺炎中病毒性肺炎占 25%～50%,婴幼儿肺炎中约 60% 为病毒性肺炎。

一、流行病学

罹患各种病毒感染的患者为主要传染源,通常以空气飞沫传播为主,患者和隐性感染者说话、咳嗽、打喷嚏时可将病毒播散到空气中,易感者吸入后即可被感染。其次通过被污染的食具、玩具及与患者直接接触也可引起传播。粪-口传播仅见于肠道病毒。此外,也可以通过输血和器官移植途径传播,在新生儿和婴幼儿中母婴间的垂直传播也是一条重要途径。

病毒性肺炎以婴幼儿和老年人多见,流感病毒性肺炎则好发于原有心肺疾病和慢性消耗性疾病患者。某些免疫功能低下者,如艾滋病患者、器官移植者、肿瘤患者接受大剂量免疫抑制剂、细胞毒性药物及放射治疗时,病毒性肺炎的发生率明显升高。据报道骨髓移植患者中约 50% 可发生弥漫性间质性肺炎,其中约半数为巨细胞病毒(CMV)所致。肾移植患者中约 30% 发生 CMV 感染,其中 40% 为 CMV 肺炎。

病毒性肺炎一年四季均可发生,但以冬春季节为多,流行方式多表现为散发或暴发。一般认为在引起肺炎的病毒中以流感病毒最多见。根据近年来我国北京、上海、广州、河北、新疆等地区病原学监测,小儿下呼吸道感染中腺病毒和呼吸道合胞病毒引起者分别占第一、二位。北方地区发病率普遍高于南方,病情也比较严重。此外,近年来随着器官移植的广泛开展,CMV 肺炎的发生率有明显增高趋势。

二、病因

(一)流感病毒

流感病毒属正黏液病毒科,系单股 RNA 类病毒,有甲、乙、丙三型,流感病毒性肺炎多由甲型流感病毒引起,由乙型和丙型引起者较少。甲型流感病毒抗原变异比较常见,主要是血凝素和神经氨酸酶的变异。当抗原转变产生新的亚型时可引起大流行。

(二)腺病毒

腺病毒为无包膜的双链 DNA 病毒,主要在细胞核内繁殖,耐湿、耐酸、耐脂溶剂能力较强。现已分离出 41 个与人类有关的血清型,其中容易引起肺炎的有 3、4、7、11、14 和 21 型。我国以 3、7 型最为多见。

(三)呼吸道合胞病毒(RSV)

RSV 系具有包膜的单股 RNA 病毒,属副黏液病毒科肺病毒属,仅 1 个血清型。RSV 极不稳定,室温中两天内效价下降 100 倍,为下呼吸道感染的重要病原体。

（四）副流感病毒

副流感病毒属副黏液病毒科，与流感病毒一样表面有血凝素和神经氨酸酶。与人类相关的副流感病毒分为1、2、3、4四型，其中4型又分为A、B两个亚型。在原代猴肾细胞或原代人胚肾细胞培养中可分离出本病毒。近年来在我国北京和南方一些地区调查结果表明引起婴幼儿病毒性肺炎的病原体排序中副流感病毒仅次于合胞病毒和腺病毒，居第3位。

（五）麻疹病毒

麻疹病毒属副黏液病毒科，仅有1个血清型。电镜下呈球形或多形性。外壳小突起中含血凝素，但无神经氨酸酶，故与其他副黏液病毒不同。该病毒在人胚和猴肾细胞中培养5～10 d后可出现多核巨细胞和核内包涵体。本病毒经上呼吸道和眼结膜侵入人体引起麻疹。肺炎是麻疹最常见的并发症，也是引起麻疹患儿死亡的主要原因。

（六）水痘带状疱疹病毒（VZV）

VZV为双链DNA病毒，属疱疹病毒科，仅对人有传染性。其在外界环境中生存力很弱，可被乙醚灭活。该病毒在被感染的细胞核内增殖，存在于患者疱疹的疱浆、血液及口腔分泌物中。接种人胚羊膜等组织内可产生特异性细胞病变，在细胞核内形成包涵体。成人水痘患者发生水痘肺炎的较多。

（七）鼻病毒

鼻病毒属微小核糖核酸病毒群，为无包膜单股RNA病毒，已发现100多个血清型。鼻病毒是人类普通感冒的主要病原，亦可引起下呼吸道感染。

（八）巨细胞病毒（CMV）

CMV属疱疹病毒科，系在宿主细胞核内复制的DNA病毒。CMV具有很强的种族特异性。人的CMV只感染人。CMV通常是条件致病源。除可引起肺炎外还可引起全身其他脏器感染。

此外，EB病毒、冠状病毒及柯萨奇病毒、埃可病毒等也可引起肺炎，只是较少见。

三、发病机制与病理

病毒性肺炎通常是由于上呼吸道病毒感染向下蔓延累及肺脏的结果。正常人群感染病毒后并不一定发生肺炎，只有在呼吸道局部或全身免疫功能低下时才会发病。上呼吸道发生病毒感染时常损伤上呼吸道黏膜，屏障和防御功能下降，造成下呼吸道感染，甚至引起细菌性肺炎。

单纯病毒性肺炎的主要病理改变为细支气管及其周围炎和间质性肺炎。细支气管病变包括上皮破坏、黏膜下水肿，管壁和管周可见以淋巴细胞为主的炎性细胞浸润，在肺泡壁和肺泡间隔的结缔组织中有单核细胞浸润，肺泡水肿，被覆着含有蛋白和纤维蛋白的透明膜，使肺泡内气体弥散距离增大。严重时出现以细支气管为中心的肺泡组织片状坏死，在坏死组织周边可见包涵体。在由合胞病毒、麻疹病毒、CMV引起的肺炎患者的肺泡腔内还可见到散在的多核巨细胞。腺病毒性肺炎患者常可出现肺实变，以左下叶最多见，实质以外的肺组织可有明显过度充气。

继发细菌性肺炎时肺泡腔可见大量的以中性粒细胞为主的炎性细胞浸润。严重者可形成小脓肿，或形成纤维条索性、化脓性胸膜炎及广泛性出血。

四、临床表现

病毒性肺炎通常起病缓慢，绝大部分患者开始时均有咽干、咽痛，其后打喷嚏、鼻塞、流涕、发热、头痛、食欲减退、全身酸痛等上呼吸道感染症状，病变进一步向下发展累及肺脏发生肺炎时则表现为咳嗽,多为阵发性干咳,并有气急、胸痛、持续高热。此时体征尚不明显,有时可在下肺区闻及细湿啰音。病程多为2周左右,病情较轻。婴幼儿及免疫缺陷者罹患病毒性肺炎时病情多比较严重,除肺炎的一般表现外,还多有持续高热、剧烈咳嗽、血痰、气促、呼吸困难,发绀、心悸等。体检可见三凹征和鼻翼翕动。在肺部可闻及广泛的干湿啰音和哮鸣音,也可出现急性呼吸窘迫综合征(ARDS)、心力衰竭、急性肾衰竭、休克。胸部 X 线检查主要为间质性肺炎,两肺呈网状阴影,肺纹理增粗、模糊。严重者两肺中下野可见弥漫性结节性浸润,但大叶性实变少见。胸部 X 线改变多在 2 周后逐渐消退,有时可遗留散在的结节状钙化影。

流感病毒性肺炎多见于流感流行时,慢性心肺疾病患者及孕妇为易感人群。起病前流感症状明显,多有高热,呼吸道症状突出,病情多比较严重,病程达 3～4 周,病死率较高。腺病毒感染所致肺炎表现突然高热,体温达 39 ℃～40 ℃,呈稽留热,热程较长。约半数以上患者出现呕吐、腹胀、腹泻,可能与腺病毒在肠道内繁殖有关。合胞病毒性肺炎绝大部分为 2 岁以内儿童,多有一过性高热,喘憋症状明显。麻疹病毒性肺炎为麻疹并发症,起病初期多有上呼吸道感染症状,典型者表现为起病 2～3 d 后,首先在口腔黏膜出现麻疹斑,1～2 d 后从耳后发际开始出皮疹,以后迅速扩展到颜面、颈部、躯干、四肢。麻疹肺炎可发生于麻疹的各个病期,但以出疹后一周内最多见。因此在患儿发疹期,尤其是疹后期发热持续不退,或退热后又发热,同时呼吸症状加重,肺部出现干湿啰音,提示继发肺炎。水痘是由水痘带状疱疹病毒引起的一种以全身皮肤水疱疹为主要表现的急性传染病。成人水痘并发肺炎较为常见。原有慢性疾病和/或免疫功能低下者水痘并发肺炎的机会多。水痘肺炎多发生于水痘出疹后 1～6 d,高热、咳嗽、血痰,两肺可闻及湿啰音和哮鸣音,很少有肺实变。

五、实验室检查

(一)血液及痰液检查

病毒性肺炎患者血白细胞总数一般多正常,也可降低,红细胞沉降率往往正常。继发细菌感染时血白细胞总数增多和中性粒细胞增高。痰涂片所见的白细胞以单核细胞为主,痰培养多无致病细菌生长。

(二)病原学检查

1.病毒分离

由于合胞病毒、流感病毒、单纯疱疹病毒等对外界温度特别敏感,故发病后应尽早用鼻咽拭子取材,或收集鼻咽部冲洗液、下呼吸道分泌物,取材后放置冰壶内尽快送到实验室。如有可能最好床边接种标本,通过鸡胚接种等方法分离病毒。上述方法可靠、重复性好、特异性强,但操作烦琐费时,对急性期诊断意义不大。但对流行病学具有重要作用。

2.血清学检查

血清学诊断技术包括补体结合试验、中和试验和血凝抑制试验等。比较急性期和恢复期双份血清抗体滴度,效价升高 4 倍或 4 倍以上即可确诊。本法主要为回顾性诊断,不适合早期诊断。采用急性期单份血清检测合胞病毒、副流感病毒的特异性 IgM 抗体,其敏感性和特异性比较高,可作为早期诊断指标。

3.特异性快速诊断

(1)电镜技术:用于合胞病毒、副流感病毒、单纯疱疹病毒及腺病毒之诊断。由于检查耗时、技术复杂、费用昂贵,难以推广使用。

（2）免疫荧光技术：其敏感性和特异性均与组织培养相近。其合胞病毒抗原检测的诊断准确率达 70%～98.9%，具有快速、简便、敏感、特异性高等特点。

（3）酶联免疫吸附试验及酶标组化法：广泛用于检测呼吸道病毒抗原，既快速又简便。

4.包涵体检测

CMV 感染时可在呼吸道分泌物，包括支气管肺泡灌洗液和经支气管肺活检标本中发现嗜酸粒细胞核内和胞质内含包涵体的巨细胞，可确诊。

六、诊断

病毒性肺炎的诊断主要依据是其临床表现及相关实验室检查。由于各型病毒性肺炎缺乏明显的特征，因而最后确诊往往需要借助于病原学检查结果。当然某些病毒原发感染的典型表现，如麻疹早期颊黏膜上的麻疹斑、水痘时典型皮疹均可为诊断提供重要依据。

七、鉴别诊断

主要需与细菌性肺炎进行鉴别。病毒性肺炎多见于小儿，常有流行，发病前多有上呼吸道感染和全身不适等前驱表现，外周血白细胞总数正常或偏低，分类中性粒细胞不高。而细菌性肺炎以成人多见，无流行性，血白细胞总数及中性粒细胞明显增高。X 线检查时病毒性肺炎以间质性肺炎为主，肺纹理增粗，而细菌性肺炎多以某一肺叶或肺段病变为主，显示密度均匀的片状阴影。中性粒细胞碱性磷酸酶试验、四唑氮盐还原试验、C-反应蛋白水平测定以及痰或血培养和病毒学检查均有助于两种肺炎的鉴别。需要注意的是呼吸道病毒感染基础上容易继发肺部细菌感染，其中以肺炎链球菌、金黄色葡萄球菌、流感嗜血杆菌及溶血性链球菌为多见，通常多发生于原有病毒感染热退 1～4 d 后患者再度畏寒、发热，呼吸道症状加剧、咳嗽、咳黄痰、全身中毒症状明显。

此外病毒性肺炎尚需与病毒性上呼吸道感染、急性支气管炎、支原体肺炎、衣原体肺炎和某些传染病的早期进行鉴别。

八、治疗

目前缺少特效抗病毒药物，因而仍以对症治疗为主。

（一）一般治疗

退热、止咳、祛痰、维持呼吸道通畅、给氧，纠正水和电解质、酸碱失衡。

（二）抗病毒药物

金刚烷胺，成人 0.1 g，每天 2 次；小儿酌减，连服 3～5 d。早期应用对防治甲型流感有一定效果。利巴韦林对合胞病毒、腺病毒及流感病毒性肺炎均有一定疗效，每天用量为 10 mg/kg，口服或肌内注射。近年来提倡气道内给药。小于 2 岁者每次 10 mg，2 岁以上的每次 20～30 mg，溶于 30 mL 蒸馏水内雾化吸入，每天2 次，连续 5～7 d。由 CMV、疱疹病毒引起的肺炎患者可用阿昔洛韦、阿糖腺苷等治疗。

（三）中草药

板蓝根、黄芪、金银花、大青叶、连翘、贯仲、菊花等可能有一定效果。

（四）生物制剂

有报道肌内注射 γ-干扰素治疗小儿呼吸道病毒感染，退热快、体征恢复迅速、缩短疗程、无明显不良反应。雾化吸入从初乳中提取的 SIgA 治疗婴幼儿 RSV 感染也取得良好效果。此外,还可试用胸腺素、转移因子等制剂。继发细菌性肺炎时应给予敏感的抗生素。

九、预后

大多数病毒性肺炎预后良好,无后遗症。但是如系流感后发生重症肺炎,或年老体弱、原有慢性病者感染病毒性肺炎后易继发细菌性肺炎,预后较差。另外 CMV 感染者治疗也颇为棘手。

十、预防

接种流感疫苗、水痘疫苗和麻疹疫苗对于预防相应病毒感染有一定效果,但免疫功能低下者禁用麻疹减毒活疫苗。口服 3、4、7 型腺病毒减毒活疫苗对预防腺病毒性肺炎有一定效果。早期较大剂量注射丙种球蛋白对于麻疹和水痘的发病有一定预防作用。应用含高滴度 CMV 抗体免疫球蛋白被动免疫对预防 CMV 肺炎也有一定作用。对于流感病毒性肺炎、CMV 肺炎、水痘疱疹病毒性肺炎患者应予隔离,减少交叉感染。

(刘美林)

第十节　细菌性肺炎

一、肺炎球菌肺炎

(一)定义

肺炎球菌肺炎是由肺炎链球菌感染引起的急性肺部炎症,为社区获得性肺炎中最常见的细菌性肺炎。起病急骤,临床以高热、寒战、咳嗽、血痰及胸痛为特征,病理为肺叶或肺段的急性表现。近年来因抗生素的广泛应用,典型临床和病理表现已不多见。

(二)病因

致病菌为肺炎球菌,革兰阳性,有荚膜,复合多聚糖荚膜共有 86 个血清型。成人致病菌多为1型、5型。为口咽部定植菌,不产生毒素(除Ⅲ型),主要靠荚膜对组织的侵袭作用而引起组织的炎性反应,通常在机体免疫功能低下时致病。冬春季因带菌率较高(40%～70%)为本病多发季节。青壮年男性或老幼多见。长期卧床、心力衰竭、昏迷和手术后等易发生肺炎球菌性肺炎。常间诱因有病毒性上呼吸道感染史或受寒、酗酒、疲劳等。

(三)诊断

1.临床表现

因患者年龄、基础疾病及有无并发症,就诊是否使用过抗生素等影响因素,临床表现差别较大。

(1)起病:多急骤,短时寒战继之出现高热,呈稽留热型,肌肉酸痛及全身不适,部分患者体温低于正常。

(2)呼吸道症状:起病数小时即可出现,初起为干咳,继之咳嗽,咳黏性痰,典型者痰呈铁锈色,累及胸膜可有针刺样胸痛,下叶肺炎累及膈胸膜时疼痛可放射至上腹部。

（3）其他系统症状：食欲缺乏、恶心、呕吐以及急腹症消化道症状。老年人精神萎靡、头痛,意识蒙眬等。部分严重感染的患者可发生周围循环衰竭,甚至早期出现休克。

（4）体检：急性病容,呼吸急促,体温达 39 ℃～40 ℃,口唇单纯疱疹,可有发绀及巩膜黄染,肺部听诊为实变体征或可听到啰音,累及胸膜时可有胸膜摩擦音甚至胸腔积液体征。

（5）并发症及肺外感染表现如下。①脓胸（5%～10%）：治疗过程中又出现体温升高、血白细胞增高时,要警惕并发脓胸和肺脓肿的可能。②脑膜炎：可出现神经症状或神志改变。③心肌炎或心内膜炎：心率快,出现各种心律失常或心脏杂音,脾大,心力衰竭。

（6）败血症或毒血症（15%～75%）：可出现皮肤、黏膜出血点,巩膜黄染。

（7）感染性休克：表现为周围循环衰竭,如血压降低、四肢厥冷、心动过速等,个别患者起病即表现为休克而呼吸道症状并不明显。

（8）麻痹性肠梗阻。

（9）罕见 DIC、ARDS。

2.实验室检查

（1）血常规：白细胞计数为（10～30）×10⁹/L,中型粒细胞计数增多 80% 以上,分类核左移并可见中毒颗粒。酒精中毒、免疫力低下及年老体弱者白细胞总数可正常或减少,提示预后较差。

（2）病原体检查：①痰涂片及荚膜染色镜检,可见革兰染色阳性双球菌,2～3 次痰检为同一细菌有意义;②痰培养加药敏可助确定菌属并指导有效抗生素的使用,干咳无痰者可做高渗盐水雾化吸入导痰;③血培养致病菌阳性者可做药敏试验;④脓胸者应做胸腔积液菌培养;⑤对重症或疑难病例,有条件时可采用下呼吸道直接采样法做病原学诊断,如防污染毛刷采样（PSB）、防污染支气管-肺泡灌洗（PBAL）、经胸壁穿刺肺吸引（LA）、环甲膜穿刺经气管吸引（TTA）。

3.胸部 X 线

（1）早期病变肺段纹理增粗、稍模糊。

（2）典型表现为大叶性、肺段或亚肺段分布的浸润、实变阴影,可见支气管气道征及肋膈角变钝。

（3）病变吸收较快时可出现浓淡不均假空洞征。

（4）吸收较慢时可出现机化性肺炎。

（5）老年人、婴儿多表现为支气管肺炎。

（四）鉴别诊断

1.干酪样肺炎

本病常有结核中毒症状,胸部 X 线表现肺实变、消散慢,病灶多在肺尖或锁骨下、下叶后段或下叶背段,新旧不一、有钙化点、易形成空洞并肺内播散。痰抗酸菌染色可发现结核菌,PPD 试验常阳性,青霉素 G 治疗无效。

2.其他病原体所致肺炎

（1）多为院内感染,金黄色葡萄球菌肺炎和克雷伯杆菌肺炎的病情通常较重。

（2）多有基础疾病。

（3）痰或血的细菌培养阳性可鉴别。

3.急性肺脓肿

早期临床症状相似,病情进展可出现可大量脓臭痰,查痰菌多为金黄色葡萄球菌、克雷伯杆菌、革兰阴性杆菌、厌氧菌等。胸部 X 线可见空洞及液平。

4.肺癌伴阻塞性肺炎

本病常有长期吸烟史、刺激性干咳和痰中带血史,无明显急性感染中毒症状;痰脱落细胞可阳性;症状反复出现;可发现肺肿块、肺不张或肿大的肺门淋巴结;胸部CT及支气管镜检查可帮助鉴别。

5.其他

ARDS、肺梗死、放射性肺炎和胸膜炎等。

(五)治疗

1.抗菌药物治疗

首先应给予经验性抗生素治疗,然后根据细菌培养结果进行调整。经治疗不好转者,应再次复查病原学及药物敏感试验进一步调整治疗方案。

(1)轻症患者。①首选青霉素:青霉素G每天240万U,分3次肌内注射;或普鲁卡因青霉素每天120万U,分2次肌内注射,疗程5~7 d。②青霉素过敏者:可选用大环内酯类,如红霉素每天2 g,分4次口服,或红霉素每天1.5 g分次静脉滴注;或罗红霉素每天0.3 g,分2次口服;或林可霉素每天2 g,肌内注射或静脉滴注;或克林霉素每天0.6~1.8 g,分2次肌内注射,或克林霉素每天1.8~2.4 g分次静脉滴注。

(2)较重症患者:青霉素G每天120万U,分2次肌内注射,加用丁胺卡那每天0.4 g分次肌内注射;或红霉素每天1.0~2.0 g,分2~3次静脉滴注;或克林霉素每天0.6~1.8 g,分3~4次静脉滴注;或头孢噻吩钠(先锋霉素Ⅰ)每天2~4 g,分3次静脉注射。

疗程2周或体温下降3 d后改口服。老人、有基础疾病者可适当延长。8%~15%青霉素过敏者对头孢菌素类有交叉过敏应慎用。如为青霉素速发性变态反应则禁用头孢菌素;如青霉素皮试阳性而头孢菌素皮试阴性者可用。

(3)重症或有并发症患者(如胸膜炎):青霉素G每天1 000万~3 000万U,分4次静脉滴注;头孢唑啉钠(先锋霉素Ⅴ),每天2~4 g,分2次静脉滴注。

(4)极重症者如并发脑膜炎:头孢曲松每天1~2 g分次静脉滴注;碳青霉烯类如亚胺培南-西司他丁(泰能)每天2 g,分次静脉滴注,或万古霉素每天1~2 g,分次静脉滴注并加用第三代头孢菌素;或亚胺培南加第三代头孢菌素。

(5)耐青霉素肺炎链球菌感染者:近年来,耐青霉素肺炎链球菌感染不断增多,通常最低抑菌浓度≥1.0 mg/L为中度耐药,最低抑菌浓度≥2.0 mg/L为高度耐药。临床上可选用以下抗生素:克林霉素每天0.6~1.8 g分次静脉滴注;或万古霉素每天1~2 g分次静脉滴注;或头孢曲松每天1~2 g分次静脉滴注;或头孢噻肟每天2~6 g分次静脉滴注;或氨苄西林舒巴坦、替卡西林棒酸、阿莫西林棒酸。

2.支持疗法

支持疗法包括卧床休息、维持液体和电解质平衡等。应根据病情及检查结果决定补液种类。给予足够热量以及蛋白和维生素。

3.对症治疗

胸痛者止痛;刺激性咳嗽可给予可待因,止咳祛痰可用氯化铵或棕色合剂,痰多者禁用止咳剂;发热物理降温,不用解热药;呼吸困难者鼻导管吸氧。烦躁、谵妄者服用地西泮5 mg或水合氯醛1~1.5 g灌肠,慎用巴比妥类。鼓肠者给予肛管排气,胃扩张给予胃肠减压。

4.并发症的处理

(1)呼吸衰竭:机械通气、支持治疗(面罩、气管插管、气管切开)。

(2)脓胸:穿刺抽液必要时肋间引流。

5.感染性休克的治疗

(1)补充血容量:右旋糖酐-40 和平衡盐液静脉滴注,以维持收缩压 12.0～13.3 kPa(90～100 mmHg)。脉压大于 4.0 kPa(30 mmHg),尿量大于 30 mL/h,中心静脉压 0.58～0.98 kPa(4.4～7.4 mmHg)。

(2)血管活性药物的应用:输液中加入血管活性药物以维持收缩压 12.0～13.3 kPa(90～100 mmHg)以上。为升高血压的同时保证和调节组织血流灌注,近年来主张血管活性药物为主,配合收缩性药物,常用的有多巴胺、间羟胺、去甲肾上腺素和山莨菪碱等。

(3)控制感染:及时、有效地控制感染是治疗中的关键。要及时选择足量、有效的抗生素静脉并联合给药。

(4)糖皮质激素的应用:病情或中毒症状重及上述治疗血压不恢复者,在使用足量抗生素的基础上可给予氢化可的松 100～200 mg 或地塞米松 5～10 mg 静脉滴注,病情好转立即停药。

(5)纠正水、电解质和酸碱平衡紊乱:严密监测血压、心率、中心静脉压、血气、水、电解质变化,及时纠正紊乱。

(6)纠正心力衰竭:严密监测血压、心率、中心静脉压、意识及末梢循环状态,及时给予利尿及强心药物,并改善冠状动脉供血。

二、葡萄球菌肺炎

葡萄球菌肺炎是由葡萄球菌引起的急性肺部化脓性炎症。常发生于老年人等免疫功能缺陷者及有基础疾病者,病情较重,若治疗不及时或治疗不当,病死率较高。

(一)病因和发病机制

葡萄球菌为革兰阳性球菌,可以分为金黄色葡萄球菌(简称金葡菌)和表皮葡萄球菌 2 类。前者为致病菌,可引起全身多发性化脓性病变。葡萄球菌肺炎多发生于免疫功能原已受损的患者,如糖尿病、血液病、艾滋病、肝病、营养不良以及原已患有慢性支气管-肺病的患者。皮肤感染灶(疖、痈等)中的葡萄球菌可经血液循环到达肺部,引起肺炎。葡萄球菌释放的凝固酶可使细菌周围产生纤维蛋白,保护细菌不被吞噬,其释放的毒素均有溶血、坏死、杀白细胞及血管痉挛等作用。肺内多处浸润、化脓和组织破坏,形成单个或多发性肺脓肿。炎症吸收时,空气经引流支气管进入脓腔,形成气囊肿。

(二)临床表现

起病多急骤,战栗、高热、胸痛、咳痰(痰量大、呈脓性、带血丝或呈粉红色乳状)。毒血症状显著,可全身衰竭或周围循环衰竭。院内感染患者起病稍缓慢,但也有高热及脓痰等。老年人可不发热或低热,肺炎症状可不典型。

早期体征不明显,与严重的毒血症状和呼吸道症状不相称。有大片支气管肺炎或肺脓肿形成后,可闻及湿啰音,很少有肺实变体征,常有胸腔积液体征。

(三)实验室和其他检查

血白细胞计数常在$(15～25)\times10^9$/L,可高达 50×10^9/L,中性粒细胞比例增加,核左移,有中毒颗粒。痰液和血培养有凝固酶阳性的金黄色葡萄球菌。X 线片显示肺段或肺叶实变,或小

227

叶样浸润,其中有单个或多个液气囊肿。

(四)诊断

根据全身毒血症症状、咳嗽、脓血痰,血白细胞计数增多、中性粒细胞核左移,X 线检查表现片状阴影伴有空洞及液平等,可做出初步诊断。细菌学检查是确诊的依据,可行痰、胸腔积液、血和肺穿刺物培养。

(五)治疗

一般治疗同肺炎球菌肺炎,强调及早清除、引流原发病灶,同时选用敏感抗菌药物。首选耐酶的 β 内酰胺类抗生素,如苯唑西林、氯唑西林、奈夫西林等;也可应用第 2、第 3 代头孢菌素如头孢唑啉、头孢呋辛钠等;对甲氧西林耐药的菌株可用万古霉素、替考拉宁、利福平、喹诺酮类及磺胺类等药物。临床选择抗菌药物时应参考细菌培养的药物敏感试验。

(六)预后

多数患者经早期诊断、有效治疗预后好,但病情严重者、老年人、患有慢性疾病及出现严重并发症者预后差。

三、克雷伯杆菌肺炎

(一)概述

肺炎克雷伯杆菌肺炎(旧称肺炎杆菌肺炎),是最早被认识的 G^- 杆菌肺炎,并且仍居当今社区获得性 G^- 杆菌肺炎的首位,医院获得性 G^- 杆菌肺炎的第二或第三位。肺炎克雷伯杆菌是克雷伯菌属最常见菌种,约占临床分离株的 95%。肺炎克雷伯杆菌又分肺炎、臭鼻和鼻硬结 3 个亚种,其中又以肺炎克雷伯杆菌肺炎亚种最常见。根据荚膜抗原成分的不同,肺炎克雷伯杆菌分78 个血清型,引起肺炎者以 1～6 型为多。由于抗生素的广泛应用,20 世纪 80 年代以来肺炎克雷伯杆菌耐药率明显增加,特别是它产生超广谱 β-内酰胺酶(ESBLs),能水解所有第 3 代头孢菌素和单酰胺类抗生素。目前不少报道肺炎克雷伯杆菌中产 ESBLs 比率高达 30%～40%,并可引起医院感染暴发流行,正受到密切关注。该病好发于原有慢性肺部疾病、糖尿病、手术后和酒精中毒者,以中老年为多见。

(二)诊断

1.临床表现

多数患者起病突然,部分患者可有上呼吸道感染的前驱症状。主要症状为寒战、高热、咳嗽、咳痰、胸痛、呼吸困难和全身衰弱。痰色如砖红色,被认为是该病的特征性表现,可惜临床上甚为少见;有的患者咳痰呈铁锈色,或痰带血丝,或伴明显咯血。体检患者呈急性病容,常有呼吸困难和发绀,严重者有全身衰竭、休克和黄疸。肺叶实变期可发生相应实变体征,并常闻及湿啰音。

2.辅助检查

(1)一般实验室检查:周围血白细胞总数和中性粒细胞比例增加,核型左移。若白细胞不高或反见减少,提示预后不良。

(2)细菌学检查:经筛选的合格痰标本(鳞状上皮细胞<10 个/低倍视野或白细胞>25 个/低倍视野),或下呼吸道防污染标本培养分离到肺炎克雷伯杆菌,且达到规定浓度(痰培养菌量 $\geqslant 10^6$ cfu/mL、防污染样本毛刷标本菌是 $\geqslant 10^3$ cfu/mL),可以确诊。据报道 20%～60%病例血培养阳性,更具有诊断价值。

(3)影像学检查:X 线征象,包括大叶实变、小叶浸润和脓肿形成。右上叶实变时重而黏稠的炎性渗出物,使叶间裂呈弧形下坠是肺炎克雷伯肺炎具有诊断价值的征象,但是并不常见。在慢性肺部疾病和免疫功能受损患者,患该病时大多表现为支气管肺炎。

(三)鉴别诊断

该病应与各类肺炎包括肺结核相鉴别,主要依据病原体检查,并结合临床作出判别。

(四)治疗

1.一般治疗

一般治疗与其他细菌性肺炎治疗相同。

2.抗菌治疗

轻、中症患者最初经验性抗菌治疗,应选用β-内酰胺类联合氨基糖苷类抗生素,然后根据药敏试验结果进行调整。若属产 ESBL 菌株,或既往常应用第 3 代头孢菌素治疗,或在 ESBL 流行率高的病区(包括 ICU),或临床重症患者最初经验性治疗应选择碳青霉烯类抗生素(亚胺培南或美罗培南),因为目前仅有该类抗生素对 ESBLs 保持高度稳定,没有耐药。哌拉西林、头孢吡肟对部分 ESBLs 菌株体外有效,还有待积累更多经验。

四、流感嗜血杆菌肺炎

过去认为流感嗜血杆菌(流感杆菌)为儿童易感细菌,近年来发现成人发生流感嗜血杆菌肺炎也逐渐增多,成为院外获得性肺炎的重要致病菌,可能与介入性诊断与细菌学技术提高有关。伴菌血症者病死率高达 57%。它不仅可使慢性患者致病,也可引起健康成年人的肺炎。5 岁以下儿童的口咽部菌落可高达 90%。

(一)病因与发病机制

流感杆菌是婴幼儿和儿童急性化脓性感染及儿童和成人肺部感染的病原菌,为革兰阴性杆菌,可分为荚膜型和非荚膜型两类。

荚膜成分为多糖类,有型特异性,分为 6 型,其中以 b 型对人类致病力最强,为一磷酸核糖多糖体多糖抗原,它与某些型别的肺炎球菌、大肠埃希菌及革兰阳性菌的细胞壁有共同抗原,血清学相互有交叉反应。非荚膜型也有一定致病毒力。流感杆菌产生内毒素(有纤毛制动作用)在致病过程中起重要作用。侵袭性感染中均是有荚膜的细菌 b 型流感杆菌,能够选择性黏附于呼吸道上皮细胞,避免局部的黏液纤毛清除作用,从而保证细菌的定植与增生。

(二)临床表现

流感杆菌肺炎仍以儿童多见,主要由 b 型所致大叶实变为主,少数为支气管肺炎,75% 可能出现胸腔积液,肺脓肿少见。成人肺炎多见于原有肺部基础疾病、免疫功能低下者或病毒感染后,但健康成人发病也可占 12%~30%。除一般肺炎症状外,X 线表现无特异性,往往呈支气管肺炎伴少量胸腔积液,两下叶易犯,也有多叶受累。成人菌血症性肺炎在未用特效治疗时死亡率可达 57%。有时也表现为球形肺炎,应与肿瘤区别。伴有急性呼吸窘迫综合征者肺部可出现弥散性间质浸润。

(三)诊断

由于上呼吸道流感杆菌定植率可达 42%,单纯痰液培养结果应结合其他现象进行评价。标本取自经气管抽吸或纤维支气管镜双套管防污染标本毛刷刷取。胸液或血培养可以确认。流感杆菌培养需特殊条件培养基如巧克力琼脂培养基,应含有 X 因子及 V 因子。目前认为该菌有或无荚膜均具致病毒力,甚至发生菌血症。

（四）治疗

20 世纪 80 年代以来,发现流感杆菌部分菌株产生 β-内酰胺酶。有文献报道其产酶率达到 50％,因此对氨苄西林耐药现象日趋普遍,目前已不主张将氨苄西林作为一线经验用药,主张用第 2 代或第 3 代头孢菌素治疗较为适当。如能早期诊断和治疗,本病预后较好。

五、铜绿假单胞菌肺炎

铜绿假单胞菌肺炎是由机会致病菌铜绿假单胞菌引起的肺部炎症,是医院获得性肺炎最常见的致病菌之一。近年来其发病率有上升趋势,常见于机体免疫功能低下或有慢性呼吸道疾病病史的患者。铜绿假单胞菌极易产生获得性耐药,不易被呼吸道防御机制杀灭,所以铜绿假单胞菌肺炎的治疗仍很困难,死亡率高,预后不良。

（一）病因与发病机制

铜绿假单胞菌属假单胞菌属,在琼脂平板上能产生蓝绿色绿脓素。本菌为无荚膜、无芽孢、能运动的革兰阴性菌,为专性需氧菌,本菌生长对营养要求不高,对外界环境抵抗力较强,在潮湿处能长期生存,对紫外线不敏感,加热 55 ℃ 1 h 才被杀灭。铜绿假单胞菌为机会致病菌,原发性铜绿假单胞菌肺炎少见,常继发于宿主免疫功能受损后如粒细胞缺乏、低蛋白血症、肿瘤、应用激素或抗生素等的患者,尤其易发于原有肺部慢性病变基础上,如慢性支气管炎、支气管扩张、肺间质纤维化、气管切开、应用人工呼吸机或雾化器后。

（二）临床表现

（1）多见于老年人,有免疫功能障碍者。

（2）偶尔可见院外感染,几乎都发生在有较严重的基础疾病的院内感染患者。

（3）起病急缓不一,可有寒战、中等度发热或高热,晨起比下午明显。

（4）相对缓脉、嗜睡、神志模糊。

（5）咳嗽、咳大量黄脓痰,典型者咳绿色脓性痰。

（6）重症易出现呼吸衰竭、周围循环衰竭,并在较短时间内死亡。

（7）体检肺部有弥漫细湿啰音及喘鸣音。

（三）实验室检查

1.血常规

外周血白细胞计数轻度增高,中性粒细胞增高不明显,可有核左移或胞质内出现中毒颗粒。

2.细菌学检查

痰涂片可见成对或短链状排列的革兰阴性杆菌,痰或血液细菌培养对于诊断及治疗具有重要意义。

3.X 线检查

X 线检查多为弥漫性双侧支气管肺炎。病变呈结节状浸润,后期融合成直径 2 cm 或更大的模糊片状实变阴影,有多发性小脓肿,下叶多见。部分患者可有胸腔积液征象。

（四）诊断

（1）原有肺部疾病,长期使用抗生素、激素、抗癌药物以及免疫功能低下,或有应用呼吸机、雾化器治疗的病史。

（2）寒战、高热等明显中毒症状,伴相对缓脉、咳嗽、咳大量黄脓痰,肺部可闻及湿啰音。

（3）血白细胞计数轻度增高,中性粒细胞增高不明显。

(4)X线显示双侧多发性散在斑片影或结节影,可迅速融合并扩展为较大片状模糊阴影。

(5)痰培养连续 3 次铜绿假单胞菌阳性可助诊断。

(五)治疗

1.一般治疗

加强营养和治疗基础疾病对本病十分重要。必要时酌情给予新鲜血浆或清蛋白,以提高人体的免疫功能。

2.抗菌药物治疗

早期选用敏感的抗菌药物是治疗本病成败的关键,常用的药物有以下几类。

(1)β-内酰胺类:对抗铜绿假单胞菌活性较高的有头孢他啶 2 g,2 次/天静脉滴注;或哌拉西林 4 g,2 次/天静脉滴注;或亚胺培南(泰能)0.5 g,1 次/8 h 静脉滴注;或头孢哌酮 2 g,2 次/天静脉滴注;另外 β-内酰胺类酶抑制剂,如阿莫西林克拉维酸 1.2 g,3~4 次/天静脉滴注;或替卡西林克拉维酸 3.2 g,3~4 次/天静脉滴注;或头孢哌酮舒巴坦(舒普深)2 g,2 次/天静脉滴注也有一定的效果。

(2)氨基糖苷类:氨基糖苷类抗生素,如阿米卡星 0.4 g,1 次/天静脉滴注,或妥布霉素按体质量一次1~1.7 mg/kg,1 次/8 h静脉滴注,特别是与 β-内酰胺类抗生素联合对铜绿假单胞菌有较好疗效。但此类抗生素具有肾毒性及耳毒性,而铜绿假单胞菌肺炎又多见于老年人或有严重基础疾病患者,因而在很大程度上限制了它们的使用。

(3)氟喹诺酮类:氟喹诺酮类中环丙沙星 0.2 g,2 次/天静脉滴注;或左氧氟沙星 0.2 g,2 次/天静脉滴注,对铜绿假单胞菌有一定抗菌活性。

(六)预防

应加强院内消毒隔离,特别是要注意人工呼吸器械、雾化及湿化装置、吸痰器、给氧面罩及导管的定期消毒,昏迷患者应注意口腔护理,减少和防止分泌物吸入。还应注意合理使用广谱抗生素,严格掌握皮质激素及免疫抑制剂的应用指证。

(刘美林)

第十一节　慢性阻塞性肺疾病

慢性阻塞性肺疾病(chronic obstructive pulmonary disease,COPD)最突出的特征是具有进行性发展的、不完全可逆的气流受限,其确切的病因还不十分清楚,但认为与肺部对香烟烟雾等有害气体或有害颗粒的异常炎症反应有关。肺功能检查对确定气流受限有重要意义。在吸入支气管舒张剂后,第 1 s 用力呼气容积(FEV_1)占用力肺活量(FVC)之比值(FEV_1/FVC)降低(<70%)是临床确定患者存在气流受限且不能完全逆转的主要依据。慢性咳嗽、咳痰症状常先于气流受限许多年,但不是全部有咳嗽、咳痰症状的患者均会发展为 COPD;相反,少数 COPD 患者仅有不完全可逆性气流受限改变,但没有慢性咳嗽、咳痰症状。慢性支气管炎(慢支)和阻塞性肺气肿是导致 COPD 最常见的疾病。

一、病因

COPD 的确切病因尚不清楚,所有与慢支和阻塞性肺气肿发生有关的因素都可能参与 COPD 的发病。已经发现的危险因素可以分为外因(即环境因素)与内因(即个体易患因素)两类。

(一)外因

1.吸烟

吸烟是目前公认的 COPD 已知危险因素中最重要的因素。国外较多流行病学研究结果表明,与不吸烟人群相比,吸烟人群肺功能异常的发生率明显升高,出现呼吸道症状的人数明显增多,肺功能检查中反映气道是否有阻塞的核心指标第 1 s 用力呼气容积(FEV_1)的年下降幅度明显增快;而且,经过长期观察,目前已经明确吸烟量与 FEV_1 的下降速率之间存在剂量-效应关系,即吸烟量越大,FEV_1 下降越快。对于已经患有 COPD 者,吸烟的患者病死率明显高于不吸烟的患者。在吸烟斗或吸雪茄的人群中 COPD 的发病率虽然比吸香烟的人群要低一些,但仍然显著高于不吸烟人群。国内研究结果与国外相似。一项10 万人群的研究结果表明,COPD 患者中,其发病与吸烟有关者占 71.6%,虽然略低于国外 80% 左右的数据,但吸烟仍然是 COPD 发病最重要的危险因素。被动吸烟也可能导致呼吸道症状以及 COPD 的发生;孕妇吸烟可能会影响胎儿肺脏的生长。实验室研究结果表明,吸烟可以从多个环节上促进 COPD 的发病,如能使支气管上皮纤毛变短,排列不规则,使纤毛运动发生障碍,降低气道局部的抵抗力;可以削弱肺泡吞噬细胞的吞噬功能;还可以引起支气管痉挛,增加气道阻力。尽管吸烟是引起 COPD 的最重要的环境因素,但是,并不是所有吸烟者都会发生 COPD。事实上,吸烟人群中只有一部分人最终发生 COPD,提示个体易患性在 COPD 的发病中具有十分重要的作用。

2.吸入职业粉尘和化学物质

纵向研究资料证明,煤矿工人、开凿硬岩石的工人、隧道施工工人和水泥生产工人的 FEV_1 年下降率因其职业粉尘接触而增大,粉尘接触较多的工人,其对肺功能的影响超过吸烟者。吸入烟尘、刺激性气体、某些颗粒性物质、棉尘和其他有机粉尘等也可以促进 COPD 的发病。动物试验也已经证明,矿物质粉尘、二氧化硫、煤尘等都可以在动物模型上引起与人类 COPD 相类似的病变。

3.空气污染

长期生活在室外空气受到污染的区域可能是导致 COPD 发病的一个重要因素。对于已经患有 COPD 的患者,严重的城市空气污染可以使病情加重。室内空气污染在 COPD 发病中的作用颇受重视;国内已有流行病学研究资料表明,居室环境与 COPD 易患性之间存在联系。

4.生物燃料

近年来,国内外研究证明,在厨房通风条件不好的情况下,使用木柴、农作物秸秆以及煤等生物燃料作为生活燃料,可以增加 COPD 的患病风险。

5.呼吸道感染

对于已经罹患 COPD 者,呼吸道感染是导致疾病急性发作的一个重要因素,可以加剧病情进展。但是,感染是否可以直接导致 COPD 发病,目前尚不清楚。

6.社会经济地位

社会经济地位与 COPD 的发病之间具有密切关系,社会经济地位较低的人群发生 COPD 的概率较大,可能与室内和室外空气污染、居室拥挤、营养较差以及其他与社会经济地位较低相关联的因素有关。

（二）内因

尽管吸烟是已知的最重要的 COPD 发病危险因素,但在吸烟人群中只有一部分人发生 COPD,说明吸烟人群中 COPD 的易患性存在着明显的个体差异。导致这种差异的原因还不清楚,但已明确下列内因(即个体易患性)具有重要意义。

1.遗传因素

流行病学研究结果提示 COPD 易患性与基因有关,但 COPD 肯定不是一种单基因疾病,其易患性涉及多个基因。目前唯一比较肯定的是不同程度的 α_1-抗胰蛋白酶缺乏可以增加 COPD 的发病风险。其他如谷胱甘肽 S 转移酶基因、基质金属蛋白酶组织抑制物-2 基因、血红素氧合酶-1 基因、肿瘤坏死因子-α 基因、白细胞介素(IL)-13 基因、IL-10 基因等可能与 COPD 发病也有一定关系。

2.气道高反应性

国内和国外的流行病学研究结果均表明,气道反应性增高者其 COPD 的发病率也明显增高,两者关系密切。

3.肺脏发育、生长不良

在怀孕期、新生儿期、婴儿期或儿童期由各种原因导致肺脏发育或生长不良的个体在成人后容易罹患 COPD。

二、发病机制

各种外界致病因素在易患个体导致气道、肺实质和肺血管的慢性炎症,这是 COPD 发病的关键机制。中性粒细胞、肺泡巨噬细胞、淋巴细胞(尤其是 $CD8^+$ 细胞)等多种炎性细胞通过释放多种生物活性物质而参与该慢性炎症的发生,如白细胞介素(IL)-1、IL-4、IL-8、肿瘤坏死因子-α、干扰素-γ 等细胞因子,白三烯类,细胞间黏附分子,基质金属蛋白酶,巨噬细胞炎性蛋白等都通过不同环节促进气道慢性炎症的发生和发展。肺部的蛋白酶和抗蛋白酶失衡及氧化与抗氧化失衡也在 COPD 发病中起重要作用。COPD 气道阻塞和气流受限的产生机制主要与下列 2 个因素有关。

(1)小气道慢性炎症时细胞浸润、黏膜充血和水肿等使管壁增厚,加上分泌物增多等因素,都可以使管腔狭窄,气道阻力增加。

(2)肺气肿时肺组织弹性回缩力减低,使呼气时将肺内气体驱赶到肺外的动力减弱,呼气流速减慢;同时,肺组织弹性回缩力减低后失去对小气道的正常牵拉作用,小气道在呼气期容易发生闭合,进一步导致气道阻力上升。

三、病理生理

气道阻塞和气流受限是 COPD 最重要的病理生理改变,可引起阻塞性通气功能障碍。患者还有肺总量、残气容积和功能残气量增多等肺气肿的病理生理改变。大量肺泡壁的断裂导致肺泡毛细血管破坏,剩余的毛细血管受肺泡膨胀的挤压而退化,致使肺毛细血管大量减少。此时肺区虽有通气,但肺泡壁无血液灌流,导致生理无效腔气量增大;也有部分肺区虽有血液灌流,但肺泡通气不良,不能参与气体交换,导致血液分流。这些改变产生通气与血流比例失调,肺内气体交换效率明显下降。加之肺泡及毛细血管大量丧失,弥散面积减少,进一步使换气功能发生障碍。通气和换气功能障碍可引起缺氧和二氧化碳潴留,发生不同程度的低氧血症和高碳酸血症,最终出现呼吸衰竭,继发慢性肺源性心脏病。

COPD主要累及肺脏,但也可引起全身(或称肺外)的不良效应,主要包括全身炎症和骨骼肌功能不良。全身炎症表现为全身氧化负荷异常增高、循环血液中细胞因子浓度异常增高以及炎性细胞异常活化等;骨骼肌功能不良表现为骨骼肌重量逐渐减轻等。COPD的全身不良效应具有重要的临床意义,它可加剧患者的活动能力受限,使其生活质量下降,预后变差。

四、临床表现

(一)症状

起病缓慢、病程较长。一般均有慢性咳嗽、咳痰等慢支的症状,但也有少数病例虽有明显气流受限,却无咳嗽症状。COPD的标志性症状是气短或呼吸困难,最初仅在劳动、上楼或爬坡时有气促,休息后气促可以缓解。随着病变的发展,在平地活动时也可出现气促。晚期患者进行穿衣、洗漱、进食等日常生活活动时即可发生气促,甚至在静息时也感气促。急性加重期支气管分泌物增多,进一步加重通气功能障碍,使胸闷、气促加剧。严重时可出现呼吸衰竭的症状,如发绀、头痛、嗜睡、神志恍惚等。部分患者特别是重度患者或急性加重期患者可出现喘息。晚期患者常见体质量下降、食欲减退、营养不良等。

(二)体征

早期可无异常体征,随疾病进展出现阻塞性肺气肿的体征。听诊呼气延长常提示有明显的气道阻塞和气流受限,与肺功能检测结果之间有一定相关性。并发感染时肺部可有湿啰音。合并哮喘者可闻及哮鸣音。如剑突下出现心脏搏动,其心音较心尖部明显增强,提示并发早期肺源性心脏病。

五、实验室及辅助检查

(一)肺功能检查

肺功能检查是判断气道阻塞和气流受限的主要客观指标,对COPD诊断、严重程度评价、疾病进展状况、预后及治疗反应判断等都有重要意义。气道阻塞和气流受限是以第1 s用力呼气容积占预计值百分比(FEV_1%预计值)和第1 s用力呼气容积占用力肺活量百分比(FEV_1/FVC)的降低来确定的。FEV_1/FVC是COPD的一项敏感指标,可检出轻度气流受限。FEV_1%预计值是中、重度气流受限的良好指标,它变异性小,易于操作,应作为COPD肺功能检查的基本项目。吸入支气管舒张剂后FEV_1/FVC<70%者,可确定为不能完全可逆的气道阻塞和气流受限。

肺总量(TLC)、功能残气量(FRC)和残气容积(RV)增高,肺活量(VC)减低,RV/TLC增高,均为阻塞性肺气肿的特征性变化。

(二)胸部X线检查

COPD早期胸片可无异常变化。以后可出现慢支和肺气肿的影像学改变。虽然胸部X线片改变对COPD的诊断特异性不高,但作为确定肺部并发症以及与其他肺脏疾病进行鉴别的一项重要检查,应该常规使用。CT检查不作为COPD的常规检查项目,但对有疑问病例的鉴别诊断有较高价值;高分辨率CT检查对辨别小叶中心型或全小叶型肺气肿以及确定肺大疱的大小和数量,有很高的敏感性和特异性,对预计肺大疱切除或外科减容手术等效果有一定价值。

(三)血气检查

COPD晚期患者可发生低氧血症、高碳酸血症、酸碱平衡失调以及呼吸衰竭等改变,血气分析对其判断具有重要价值。

(四)其他检查

COPD合并细菌感染时,血白细胞计数增高、核左移,血C反应蛋白浓度可增高。痰培养可能检出病原菌,常见病原菌为肺炎链球菌、流感嗜血杆菌、卡他莫拉菌和肺炎克雷伯杆菌等,对于指导抗生素的选用具有一定意义。

六、诊断

根据吸烟等高危因素史、临床症状和体征等资料,临床可以怀疑COPD。明确诊断依赖于肺功能检查证实有不完全可逆的气道阻塞和气流受限,这是COPD诊断的必备条件。尽管有多个肺功能指标可以反映气道阻力和呼气流速的变化,但以 FEV_1%预计值和 FEV_1/FVC 这两个指标在临床最为实用。吸入支气管舒张剂后 $FEV_1/FVC<70$%,可确定为不完全可逆性气流受限;若能同时排除其他已知病因或具有特征病理表现的气道阻塞和气流受限疾病,则可明确诊断为COPD。

有少数患者并无咳嗽、咳痰症状,仅在肺功能检查时发现 $FEV_1/FVC<70$%,在除外其他疾病后,亦可诊断为COPD。

七、严重程度分级和病程分期

对于确诊为COPD的患者,可以根据其 FEV_1%预计值下降的幅度,对COPD的严重程度做出分级。

虽然 FEV_1%预计值对于判断COPD患者疾病的严重程度以及预测病死率有较高价值,但也具有其局限性。除 FEV_1 以外,已证明体质量指数(BMI)、呼吸困难症状严重程度和患者活动耐力(用6 min行走距离来判断)等对于COPD患者病情严重程度的评估都具有一定实用价值。生活质量评估(常用圣·乔治呼吸问卷)也有一定临床应用价值。

依据患者症状和体征的变化对COPD病程进行分期:①急性加重期指在疾病过程中,短期内咳嗽、咳痰、气短和/或喘息加重、痰量增多,呈脓性或黏液脓性,可伴发热等症状,并需改变COPD的基础日常用药者。②稳定期指患者咳嗽、咳痰、气短等症状稳定或症状轻微。

八、鉴别诊断

特别要注意排除其他一些已知病因或具有特征病理表现的气道阻塞和气流受限疾病,如支气管扩张、肺结核病、间质性肺疾病、弥漫性泛细支气管炎以及闭塞性细支气管炎等。

COPD与哮喘的关系比较复杂,多数患者临床鉴别诊断不难,但确有部分病例很难区分。主要鉴别点:①COPD多于中年后起病,哮喘则多在儿童或青少年期起病。②COPD症状缓慢进展,逐渐加重,哮喘则症状起伏大。③COPD多有长期吸烟史和/或有害气体接触史,哮喘则常伴过敏体质、过敏性鼻炎和/或湿疹等,部分患者有哮喘家族史。④肺功能气道舒张试验检测,COPD气道阻塞和气流受限的可逆性比较小,哮喘的可逆性比较大。然而,部分病程长的哮喘患者已发生气道重塑,气流受限的可逆性减小;而少数COPD患者伴有气道高反应性,气流受限可具有相当的可逆性,两者的鉴别诊断比较困难。此时应根据临床及实验室所见全面分析,进行鉴别。也有学者认为,对这部分患者不必强调两者的鉴别诊断,因为此时两者的治疗手段是一致的。在少部分患者中这两种疾病可以重叠存在。

九、治疗

(一)稳定期治疗

1.教育与管理

其中最重要的是劝导吸烟的患者戒烟,这是减轻肺功能损害最有效的措施,但也是最难落实的措施。正常成年人的 FEV_1 随年龄增加而逐年下降,吸烟人群中的 COPD 易患者其下降速率明显增快;戒烟后,FEV_1 的下降速率可以恢复至与正常人相似的水平,从而延缓气短症状出现的时间,减轻呼吸困难。医务人员自己首先应该不吸烟。对吸烟的患者采用多种宣教措施,有条件者可以考虑使用辅助药物。因职业或环境粉尘、刺激性气体所致者,应脱离粉尘环境。

2.支气管舒张药

COPD 的气道阻塞和气流受限在很大程度上是不可逆的,因此,支气管舒张药的疗效不如哮喘患者明显;然而,大多数 COPD 患者的气道阻塞和气流受限还不是完全不可逆的,尽管支气管舒张药的疗效不够显著,但气道阻塞很小程度的减轻有时就可以使患者的气短症状明显缓解,生活质量明显提高。因此,支气管舒张药是 COPD 稳定期患者最主要的治疗药物。部分患者使用支气管舒张药后,虽然 $FEV_1\%$ 预计值和 FEV_1/FVC 等肺功能指标没有好转,但患者生活质量仍有显著改善。可依据病情严重程度、用药后患者的反应以及其他多种因素酌情选用。

(1)抗胆碱药:是 COPD 常用的制剂。短效品种有异丙托溴铵气雾剂,雾化吸入,持续 6~8 h,每次 40~80 μg(每喷 20 μg),每天 3~4 次。长效制剂有噻托溴铵,剂量为 18 μg,吸入,每天 1 次,长期使用可延缓患者肺功能下降速率。该类药起效较沙丁胺醇慢,作用温和,不良反应很小,尤其适合老年患者使用。

(2)β_2 肾上腺素受体激动剂:短效制剂如沙丁胺醇气雾剂,每次 100~200 μg(1~2 喷),雾化吸入,疗效持续 4~5 h。长效制剂如沙美特罗、福莫特罗等可供选用。常见不良反应为手颤,偶见心悸、心动过速等。除了舒张支气管外,β_2 肾上腺素受体激动剂尚有增强膈肌功能、增强支气管纤毛排送功能等作用。

(3)茶碱类:茶碱缓释或控释片,每次 0.2 g,早晚各 1 次;氨茶碱,每次 0.1 g,每天 3 次。除舒张支气管外,还有强心、利尿、增强膈肌功能等多方面的作用,均有利于减轻患者症状,提高生活质量。须注意使用剂量不能过大,以免引起不良反应。

3.祛痰药

对痰不易咳出者可应用,但疗效不确定。

4.长期家庭氧疗(LTOT)

对 COPD 并发慢性呼吸衰竭者可提高生活质量和生存率,对血流动力学、运动能力和精神状态均会产生有益的影响。LTOT 的使用指证如下。

(1)$PaO_2\leqslant7.3$ kPa(55 mmHg)或 $SaO_2\leqslant88\%$,有或没有高碳酸血症。

(2)PaO_2 7.3~9.3 kPa(55~70 mmHg)或 $SaO_2<89\%$,并有肺动脉高压、右心衰竭或红细胞增多症(血细胞比容>0.55)。一般用鼻导管吸氧,氧流量为 1.0~2.0 L/min,吸氧时间>15 h/d。目的是使患者在海平面、静息状态下,达到 $PaO_2\geqslant8.0$ kPa(60 mmHg)和/或 SaO_2 升至 90%。

5.长期吸入糖皮质激素

对于 COPD 与哮喘合并存在的患者,长期吸入糖皮质激素可获肯定疗效,长期联合吸入糖皮质激素和长效 β_2 肾上腺素受体激动剂效果更好。对于其他 COPD 患者疗效不一致。

6.康复治疗

康复治疗可以使因进行性气流受限、严重呼吸困难而很少活动的患者改善活动能力、提高生活质量,是 COPD 患者在稳定期重要的治疗手段,具体包括呼吸生理治疗、肌肉训练、营养支持、精神治疗与教育等多方面的措施。

7.免疫调节治疗

应按时接种流感病毒疫苗。多价肺炎链球菌疫苗可能有用。

(二)急性加重期治疗

首先应确定导致病情急性加重的原因,最常见的是细菌或病毒感染,使气道炎症加重,气流受限加重,患者自觉症状加重,严重时并发呼吸衰竭和右心衰竭。应根据患者病情严重程度决定门诊或住院治疗。

1.控制性氧疗

氧疗是 COPD 加重期住院患者的基础治疗。无严重并发症的 COPD 加重期患者氧疗后较容易达到满意的氧合水平($PaO_2 > 8.0$ kPa(60 mmHg)和 $SaO_2 > 90\%$),但有可能发生潜在的 CO_2 潴留。给氧途径包括鼻导管和文丘里面罩。鼻导管给氧时,吸入的氧浓度与给氧流量有关,估算公式为吸入氧浓度(%)=21+4×氧流量(L/min)。一般吸入氧浓度为 28%~30%,吸入氧浓度过高时引起 CO_2 潴留的风险加大。应注意复查动脉血气以确定氧合满意而未引起 CO_2 潴留或酸中毒。

2.抗生素

由于多数 COPD 急性加重由细菌感染诱发,故抗生素的应用在 COPD 急性加重的治疗中具有重要地位。COPD 急性加重并有脓性痰是应用抗生素的指征。开始时应根据患者所在地常见病原菌类型经验性地选用抗生素,如给予β内酰胺类或β内酰胺酶抑制剂、大环内酯类或喹诺酮类。若对最初选择的抗生素反应欠佳,应及时根据痰培养及抗生素敏感试验结果调整药物。长期应用广谱抗生素和激素者易继发真菌感染,宜采取预防措施。

3.支气管舒张药

药物同稳定期所使用者。有严重喘息症状者可给予较大剂量雾化吸入治疗,如应用沙丁胺醇2 500 μg 或异丙托溴铵 500 μg,或沙丁胺醇 1 000 μg 加异丙托溴铵 250~500 μg,通过小型雾化吸入器给患者吸入治疗以缓解症状。对喘息症状较重者常给予静脉滴注茶碱,应注意控制给药剂量和速度,以免发生中毒,有条件者可监测茶碱的血药浓度。

4.糖皮质激素

COPD 急性加重期住院患者宜在应用支气管舒张剂基础上口服或静脉使用糖皮质激素。可口服泼尼松龙 30~40 mg/d,有效后即逐渐减量,一般疗程为10~14 d。也可静脉给予甲泼尼龙,一般 40 mg/d,3~5 d,有效后可改为口服并逐渐减量。

5.机械通气

对于并发较严重呼吸衰竭的患者可使用机械通气治疗。

6.其他治疗措施

合理补充液体和电解质以保持身体水、电解质平衡。注意补充营养,根据患者胃肠功能状况调节饮食,保证热量和蛋白质、维生素等营养素的摄入,必要时可以选用肠外营养治疗。积极排痰治疗,最有效的措施是保持机体有足够体液,使痰液变稀薄;其他措施如刺激咳嗽、叩击胸部、体位引流等方法,并可酌情选用祛痰药。积极处理伴随疾病(如冠心病、糖尿病等)及并发症(如自发性气胸、休克、弥散性血管内凝血、上消化道出血、肾功能不全等)。

(三)外科治疗

COPD 主要依赖内科方法进行治疗,外科方法只适用于少数有特殊指证的患者,病例选择恰当时可以取得一定疗效,使患者肺功能有所改善,呼吸困难有所减轻,生活质量有所提高。由于手术风险较大而获益有限,且费用较昂贵,故对于决定进行手术治疗应十分慎重。术前必须进行胸部 CT 检查、肺功能测定和动脉血气分析,全面评价呼吸功能。手术方式包括肺大疱切除术和肺减容手术。肺移植术为终末期 COPD 患者提供了一种新的治疗选择,但存在着技术要求高、供体资源非常有限、手术风险大及费用昂贵等诸多问题。

十、预后

COPD 是慢性进行性疾病,目前尚无法使其病变完全逆转;但积极采用综合性治疗措施可以延缓病变进展。晚期常继发慢性肺源性心脏病。

(郇晓东)

第六章

消化内科疾病诊治

第一节 胃食管反流病

胃食管反流病（GERD）是指过多的胃十二指肠内容物异常反流入食管引起的胃灼热等症状，并可导致食管炎和咽、喉、气管等食管以外的组织损害。胃食管反流病是一种十分常见的消化道疾病，在人群中发病率很高，即使是健康人在不当饮食后，有时也会出现胃灼热和反酸的现象，严重地困扰着人们的工作和生活。

随着现代生活质量的提高，饮食结构发生了变化，肥胖的人群也增加了，因此也会导致胃食管反流病的发生率的增高。我国1999年在北京、上海两地流行病学调查显示，发病率为8.97%，且有逐年升高趋势。虽然我国对胃食管反流病了解较晚，但是它对人们生活质量造成的负面影响已经超过心脏病，而且每年以超过15%的速度在增长。目前已经证明胃食管反流病是导致食管腺癌的罪魁祸首之一，而且食管腺癌的发病率增加幅度位居所有肿瘤的第1位，因此及时预防、治疗本病对于积极预防食管腺癌具有重要意义。

一、病因病理

（一）病因

1906年，美国病理学家Tileston认为可能存在贲门功能失调现象。1946年，英国胸外科医师Allison发现膈疝在反流病发生中起重要作用。20多年后，人们才认识到下食管括约肌功能失调、一过性下食管括约肌松弛增多等可能起着更为重要的作用。现在，人们已认识到反流病是多因素造成的消化道动力障碍性疾病，主要发病机制是抗反流防御机制减弱和反流物对食管黏膜攻击作用的结果。

1.食管抗反流防御机制减弱

（1）抗反流屏障：是指食管和胃交接的解剖结构，包括食管下括约肌（lowere sophageal sphiter，LES）、膈肌脚、膈食管韧带、食管胃底间的锐角等，其各部分结构和功能上的缺陷均可造成胃食管反流，其中最主要的是LES的功能状态。LES是指食管末端3～4 cm长的环形肌束。正常人静息LES压为1.33～4.00 kPa，LES结构受到破坏可使LES压下降，如贲门失弛缓症手术后易并发反流性食管炎。一些因素可导致 LES 压降低,如某些激素(如缩胆囊素、胰升糖素、血管活性肠肽等)、食物(如高脂肪、巧克力等)、药物(如钙通道阻滞剂、毛花苷 C)等。一过性 LES 松弛,指非吞咽情况下 LES 自发性松弛,其松弛时间明显长于吞咽时 LES 松弛时间,它是正常人生理性胃食管反流的主要原因,也是 LES 静息压正常的 GERD 患者的主要发病机制。

(2)食管清除作用:在正常情况下,一旦发生胃食管反流,大部分反流物通过 1~2 次食管自发和继发性蠕动性收缩将食管内容物排入胃内,即容量清除,是食管廓清的主要方式,剩余的部分则由唾液缓慢中和。故食管蠕动和唾液产生异常也参与 GERD 的致病作用。食管裂孔疝,可引起胃食管反流,并降低食管对酸的清除,可导致 GERD。

(3)食管黏膜屏障:反流物进入食管后,可凭借食管上皮表面黏液、不移动水层和表面 HCO_3^-、复层鳞状上皮等构成的屏障,以及黏膜下丰富的血液供应构成的后上皮屏障,发挥其抗反流物中的某些物质(主要是胃酸、胃蛋白酶,其次为十二指肠反流入胃的胆盐和胰酶)对食管黏膜损伤的作用。故导致食管黏膜屏障作用下降的因素如长期吸烟、饮酒以及抑郁等,将使食管不能抵御反流物的损害。

2.反流物对食管黏膜攻击作用

反流物刺激和损害食管黏膜,与其质和量有关,也与反流物接触黏膜的时间、部位有关。胃酸与胃蛋白酶是反流物中损害食管黏膜的主要成分。胆汁反流重,其非结合胆盐和胰酶是主要的攻击因子。

(二)病理

胃食管反流病和反流性食管炎在宏观上是一个概念,但是程度上不一样。胃食管反流是一种现象,导致反酸、胃灼热等症状,但对黏膜没有损伤,这就是症状性反流。有些人不仅有症状,还有黏膜的损伤,这就叫反流性食管炎。无论是症状,还是反流性食管炎,都称为食管反流病。在有反流性食管炎的胃食管反流病患者,其病理组织学基本改变可有:复层鳞状上皮细胞层增生;黏膜固有层乳头向上皮腔面延长;固有层内炎症细胞主要是中性粒细胞浸润;糜烂及溃疡;胃食管连接处以上出现 Barrett 食管改变。内镜下不同程度的食管炎则表现为水肿、潮红、糜烂、溃疡、增厚、转白、瘢痕狭窄。

Barrett 食管是指食管与胃交界的齿状线 2 cm 以上出现柱状上皮替代鳞状上皮。组织学表现为特殊型柱状上皮、贲门型上皮或胃底型上皮。内镜下典型表现为,正常情况呈现均匀粉红带灰白的食管黏膜,出现橘红色的胃黏膜,分布可为环形、舌形或岛状。

二、临床表现

胃食管反流病的临床表现轻重不一,主要的临床症状是反酸、胃灼热、胸骨后疼痛,但有的患者表现为食管以外的症状,而忽视了对本病的诊断。

(一)胃灼热

胃灼热是反流性食管炎的最常见症状,约 50% 的患者有此症状。胃灼热是指胸骨后或剑突下烧灼感,常在餐后 1 h 出现,饮酒、甜食、浓茶、咖啡可诱发;肢体前屈,卧位或腹压增高时加重,可向颈部放射。胃灼热是由于酸反流刺激了食管深层上皮感觉神经末梢所致。

(二)胸骨后疼痛

疼痛常发生在胸骨后或剑突下,向胸部、后背、肩、颈、下颌、耳和上肢放射,此时酷似心绞痛。部分患者不伴有胃灼热、反酸症状,给临床诊断带来了一定困难。

(三)反胃

胃食管反流病患者大多有此症状,胃内容物在无恶心和不用力情况下涌入口腔。空腹时反胃为酸性胃液反流,称为反酸,但此时也可有胆汁和胰液溢出。

(四)吞咽困难和吞咽疼痛

部分患者有吞咽困难,可能由于食管痉挛或食管动力障碍所致,症状呈间歇性。进食固体或液体食物时均可发作。与情绪波动有关。少数患者因食管瘢痕形成而狭窄,吞咽困难呈进行性加重。有食管重度糜烂或并发食管溃疡的患者可见吞咽疼痛。

(五)其他

部分胃食管反流病患者可有食管外的组织损害。如咽部不适、有特异感、阻塞感,称为癔球症,是由酸反流引起上食管括约肌压力升高所致。反流物刺激咽部引起咽炎、声嘶。反流物吸入气管和肺,可反复发生肺炎,甚至出现肺间质纤维化;反流引起的哮喘无季节性,常在夜间发生。婴儿和儿童因反复胃食管反流,可继发呼吸道感染,并发缺铁性贫血和发育障碍。因此,在反流症状不明显时,可因治疗不当而延误病情。

三、检查诊断

本病临床表现复杂且缺乏特异性,仅凭临床症状难以区分生理性或病理性。目前,依靠任何一项辅助检查均很难确诊,必须采用综合诊断技术。凡临床发现不明原因反复呕吐、咽下困难、反复发作的慢性呼吸道感染、难治性哮喘、生长发育迟缓、营养不良、贫血、反复出现窒息、呼吸暂停等症状时都应考虑到本病存在的可能性,必须针对不同情况,选择必要的辅助检查,以明确诊断。

(一)内镜检查

内镜检查是诊断反流性食管炎最准确的方法,并能判断反流性食管炎的严重程度和有无并发症,结合活检可与其他原因引起的食管炎和其他食管病变(如食管癌等)做鉴别。内镜下无反流性食管炎不能排除胃食管反流病。

根据内镜下所见食管黏膜的损害程度进行反流性食管炎分级,有利于病情判断及指导治疗。目前国外采用洛杉矶分级法:正常,食管黏膜没有破损;1级,一个或一个以上食管黏膜破损,长径小于 5 mm;2 级,一个或一个以上黏膜破损,长径大于 5 mm,但没有融合性病变;3 级,黏膜破损有融合,但小于 75% 的食管周径;4 级,黏膜破损融合,至少达到 75% 的食管周径。

(二)食管 pH 监测

目前已被公认为诊断胃食管反流病的重要诊断方法,已广泛应用于临床并成为诊断胃食管反流性疾病的"金标准"。应用便携式 pH 记录仪在生理状态下对患者进行 24 h 食管 pH 连续监测,可提供食管是否存在过度酸反流的客观证据,有助于鉴别胸痛与反流的关系。

常用的观察指标:24 h 内 pH<4 的总百分时间、pH<4 的次数、持续 5 min 以上的反流次数以及最长反流时间等指标。但要注意在行该项检查前 3 d 应停用抑酸药与促胃肠动力的药物。

(三)钡餐检查

食管吞钡检查能发现部分食管病变,如食管溃疡或狭窄,但亦可能会遗漏一些浅表溃疡和糜烂。气钡双重造影对反流性食管病的诊断特异性很高,但敏感性较差,有报道认为可能有高达80% 的反流性食管病患者被遗漏。但因其方法简单易行,设备及技术要求均不高,很多基层医院仍在广泛使用。

(四)食管胆汁动态监测

以往对胃食管反流病的研究集中于酸反流,若同时在食管中监测酸与胆红素,发现有相当部分的患者同时伴有胆汁反流。动物实验证明,胆汁酸造成食管黏膜的损伤远超过单纯胃酸的损害作用。但胆汁酸对人食管黏膜的损伤作用尚有争议。监测食管内胆汁含量可得到十二指肠胃食管反流的频率和量。现有的 24 h 胆汁监测仪可得到胆汁反流的次数、长时间反流次数、最长反流时间和吸收值不低于 0.14 的总时间及其百分比,从而对胃食管反流病做出正确的评价。

有学者对 50 例反流性食管炎患者进行食管 24 h pH 及胆汁联合测定,结果发现单纯酸反流占 30%,单纯胆汁反流占 6%,混合反流占 58%,说明酸和胆汁反流共同参与食管黏膜的损伤,且混合反流发生的比例越高食管损伤程度越重。

(五)食管测压

可测定 LES 的长度和部位、LES 压、LES 松弛压、食管体部压力及食管上括约肌压力等。LES 静息压为 1.3～4 kPa,如 LES 压低于 0.8 kPa 易导致反流。当胃食管反流病内科治疗效果不好时可作为辅助性诊断方法。

(六)核素检查

用同位素标记液体,显示在平卧位及腹部加压时有无过多的核素胃食管反流。

(七)激发试验

最常用的食管激发试验为酸灌注试验。此试验对于确定食管反流与非典型胸痛之间的关系具有一定价值。此试验可评估食管对酸的敏感性,确定患者的症状是否与反流相关,检查阴性不能排除反流的存在,亦不能区别不同程度的反流。由于其观察时间较短,故敏感性较低。随着 24 h 食管 pH 监测的应用日益广泛,临床上仅在无条件进行 24 h pH 监测时才采用激发试验。

GERD 是一种上消化道运动、功能紊乱性疾病,近几年人们才对其有较深刻的认识和了解。不少医师,尤其是基层医师对其仍认识不足,故易按"常见疾病"进行诊治,加之本组临床表现极不典型,初次接诊的医师未想到本病而造成误诊误治。对每一患者的病史询问不全面、不详细,同时又未能对查体、实验室检查、特殊检查结果进行综合分析,从而不能抓住可疑之处进一步检查,只是急于进行"症状治疗",也必然造成误诊。

因此,为防止误诊的发生,临床医师应全面正确掌握 GERD 的知识是避免和减少误诊误治的关键。多种因素可引起 GERD,如 LES 张力降低、一过性 LES 松弛、食管裂孔疝、食管清除反流胃内容物能力降低、胃排空延迟的药物、食管本身的病变及其他因素的影响等。GERD 患者由于胃及十二指肠内容物反流入食管对食管黏膜刺激作用加强,从而导致食管及食管外组织损伤。其主要临床表现有:①咽部异物感、声音嘶哑、胃灼热、反酸、哮喘、胸部不适及胸骨后疼痛,重者可因食管溃疡形成而发生呕血、便血;②由于食管瘢痕形成或发生 Barrett 食管、食管腺癌而出现吞咽困难;③一些患者常以胸痛为主要症状,其胸痛特点酷似心绞痛发作,服硝酸甘油不能完全缓解,且常在夜间发生,故易误诊为"变异性心绞痛";④部分患者由于反流的食管内容物吸入气管(多在夜间)而出现咳嗽、肺部感染及支气管哮喘。有报道 50% 的患者有非心脏病性胸痛,78% 的患者慢性声嘶,82% 的患者有哮喘,抗 GERD 药物或手术治疗后呼吸道症状可改善。GERD 常和食管裂孔疝同时存在,不少学者还认为 GERD 引起的食管改变在其修复过程中可发生 Barrett 食管,故有较高的癌变率但也有人认为 Barrett 食管患者不会癌变。

GERD 的诊断依据:①有明确的胃食管反流症状。②内镜检查有典型的反流性食管炎表现,其可分为 4 级,Ⅰ级:呈现孤立糜烂灶、红斑和/或渗出;Ⅱ级:散在糜烂和溃疡;Ⅲ级:糜烂和溃疡累及食管全周,未见狭窄;Ⅳ级:食管慢性溃疡或损伤,食管纤维化狭窄、短食管、柱状上皮化生。③钡餐造影、食管 pH 监测、食管测压,尤其是后两者对内镜表现不典型、临床高度怀疑 GERD 者的诊断十分重要,而 24 h 食管 pH 监测被人们称为诊断 GERD 的"金标准"(最重要者为 24 h 内 pH<4 的总时间)。④对高度怀疑 GERD 者,如无客观条件进行检查或检查后仍不能确诊时可行诊断性治疗,用强有力的质子泵抑制剂如奥美拉唑治疗,1～2 周后症状消失,即可确诊。

四、治疗

可以根据病情轻重酌情采取药物治疗、外科治疗、内镜下治疗几类方法。目前,关于本病的药物治疗,主要是应用抑酸剂,包括最强的质子泵抑制剂奥美拉唑、兰索拉唑等,有食管炎者应首先选用质子泵抑制剂类药物,正规疗程应达到 8 周或以上,宜合用胃肠动力药物。轻中度患者可以选择廉价的 H$_2$ 受体拮抗剂,常能控制症状的发生。但是中重度患者药物治疗存在用药有效、停药易复发,长期服药存在不良反应及费用昂贵等问题。对于药物治疗无效的患者适宜选择外科治疗,包括腹腔镜下治疗。但其也属于有创治疗,仅适用于部分严重患者合并有严重食管裂孔疝的患者。内镜下治疗是近三四年开展的新技术,较药物治疗、传统的外科及腹腔镜治疗有其独到的优势,很可能成为中、重度胃食管反流病治疗的主要方法。

(一)一般治疗

生活方式的改变应作为治疗的基本措施。抬高床头 15～20 cm 是简单而有效的方法,这样可在睡眠时利用重力作用加强酸清除能力,减少夜间反流。反流性食管炎患者应少食多餐,低脂少渣饮食,避免进食刺激性食物。肥胖者应减低体质量。避免弯腰,减少胃、食管反流,防止恶心、呕吐。有 1/4 的患者经上述一般治疗后症状可获改善。

(二)药物治疗

如果通过改变生活方式不能改善反流症状者,应开始系统的药物治疗。治疗目的为减少反流缓解症状,降低反流物质对黏膜的损害,增强食管黏膜抗反流防御功能,达到治愈食管炎、防止复发、预防和治疗重要并发症的作用。

1.H$_2$ 受体拮抗剂

H$_2$ 受体拮抗剂是目前临床治疗胃食管反流病的主要药物。西咪替丁,400 mg,每天 2 次或 800 mg,每晚 1 次;或雷尼替丁,150 mg/次,每天 2 次;或法莫替丁,20 mg/次,每天 2 次等。H$_2$ 受体拮抗剂能减少24 h胃酸分泌50%～70%,减轻反流物对食管的刺激。适用于轻、中症患者,2 次服药疗效优于 1 次服药,同一种药物大剂量优于小剂量,但随着剂量加大不良反应也增加。一般疗程8～12 周。

2.质子泵抑制剂(PPI)

PPI 包括奥美拉唑,每次 20 mg,每天 1～2 次;或兰索拉唑,每次 30 mg,每天 1 次;或潘妥拉唑,每次20 mg,每天1～2 次;或埃索美拉唑,每次 40 mg,每天 1 次;或雷贝拉唑,每次 20 mg,每天 1～2 次。质子泵抑制剂有很强的抑酸作用,疗效优于 H$_2$ 受体拮抗剂,适用于中、重度反流性食管病患者,可与促胃肠动力药联合应用。疗程8～12 周。

3.促动力药

胃食管反流病是一种动力障碍性疾病,常存在食管、胃运动功能异常,在上述药物治疗无效时,可应用促动力药。

促动力药治疗胃食管反流的疗效与 H_2 受体拮抗剂相似,但对于伴随腹胀、嗳气等动力障碍症状者效果明显优于抑酸剂。目前临床主要用药如甲氧氯普胺、多潘立酮、西沙必利、左舒必利等。可与抑酸剂联合应用。2～3 级食管炎患者经西咪替丁 1 g/d 联合西沙必利 40 mg/d 治疗12 周后,症状的缓解及食管炎的愈合均较单用西咪替丁为佳。长时间的 pH 监测显示联用西沙必利和雷尼替丁能有效地减少反流总数、直立位反流及餐后反流,减少 GERD 的复发。

4.黏膜保护剂

硫糖铝作为一种局部作用制剂,能通过黏附于食管黏膜表面,提供物理屏障抵御反流的胃内容物,对胃酸有温和的缓冲作用,但不影响胃酸或胃蛋白酶的分泌,对 LES 压力没有影响。硫糖铝每次 1 g,4 次/天服用,对胃食管反流病症状的控制和食管炎的愈合与标准剂量的 H_2 受体拮抗剂的疗效相似。但亦有学者认为,硫糖铝对胃食管反流病无效。铝碳酸镁能结合反流的胆酸,减少其对黏膜的损伤,并能作为物理屏障黏附于黏膜表面,现在临床广泛使用。

5.维持治疗

胃食管反流病具有慢性、复发性的特点,故应进行长期维持治疗,以避免反复发作及由此引起的并发症。上述药物均可作为维持治疗长期使用,其中质子泵抑制剂疗效肯定。维持治疗应注重个体化,根据患者的反应,选择适合个体的药物和剂量。质子泵抑制剂长期应用应注意抑酸后对胃动力及胃内细菌增生的影响。

(三)手术治疗

凡长期服药无效或须终身服药者,或不能耐受扩张者,或须反复扩张者都可以考虑行外科手术治疗。

(四)内镜治疗

内镜下治疗主要有内镜下缝合治疗、内镜下射频治疗、内镜下注射治疗。内镜下注射法治疗,是在内镜直视下将一种有机物注射入贲门口四周或下食管括约肌内,该方法 2003 年通过美国 FDA 批准,是目前最简便的介入治疗方法。这些新技术主要特点为经胃镜于食管或胃腔内进行治疗,创伤很小、术程短、方便、安全性好,初步的疗效较高,并且术后易修改,一般不影响再次内镜治疗。但各项技术开展时间均较短,手术方式、长期疗效、随机对照等仍在研究总结之中。

(宫英芳)

第二节　急性胃炎

急性胃炎是由多种不同的病因引起的急性胃黏膜炎症,包括急性单纯性胃炎、急性糜烂出血性胃炎和吞服腐蚀物引起的急性腐蚀性胃炎与胃壁细菌感染所致的急性化脓性胃炎。其中,临床意义最大和发病率最高的是以胃黏膜糜烂、出血为主要表现的急性糜烂出血性胃炎。

一、流行病学

迄今为止,目前国内外尚缺乏有关急性胃炎的流行病学调查。

二、病因

急性胃炎的病因众多,大致有外源和内源两大类,包括急性应激、化学性损伤(如药物、乙醇、胆汁、胰液)和急性细菌感染等。

(一)外源因素

1.药物

各种非甾体抗炎药(NSAID),包括阿司匹林、吲哚美辛、吡罗昔康和多种含有该类成分复方药物。另外,常见的有糖皮质激素和某些抗生素及氯化钾等均可导致胃黏膜损伤。

2.乙醇

主要是大量酗酒可致急性胃黏膜糜烂甚或出血。

3.生物性因素

沙门菌、嗜盐菌和葡萄球菌等细菌或其毒素可使胃黏膜充血水肿和糜烂。Hp 感染可引起急、慢性胃炎,致病机制类似,将在慢性胃炎节中叙述。

4.其他

某些机械性损伤(包括胃内异物或胃柿石等)可损伤胃黏膜。放射疗法可致胃黏膜受损。偶可见因吞服腐蚀性化学物质(强酸或强碱或来苏水及氯化汞、砷、磷等)引起的腐蚀性胃炎。

(二)内源因素

1.应激因素

多种严重疾病如严重创伤、烧伤或大手术及颅脑病变和重要脏器功能衰竭等可导致胃黏膜缺血缺氧而损伤。通常称为应激性胃炎,如果系脑血管病变、头颅部外伤和脑手术后引起的胃十二指肠急性溃疡谓之 Cushing 溃疡,而大面积烧灼伤所致溃疡称为 Curling 溃疡。

2.局部血供缺乏

主要是腹腔动脉栓塞治疗后或少数因动脉粥样硬化致胃动脉的血栓形成或栓塞引起供血不足。另外,还可见于肝硬化门静脉高压并发上消化道出血者。

3.急性蜂窝织炎或化脓性胃炎

甚少见。

三、病理生理学和病理组织学

(一)病理生理学

胃黏膜防御机制包括黏膜屏障、黏液屏障、黏膜上皮修复、黏膜和黏膜下层丰富的血流、前列腺素和肽类物质(表皮生长因子等)和自由基清除系统。上述结果破坏或保护因素减少,使胃腔中的 H^+ 逆弥散至胃壁,肥大细胞释放组胺,则血管充血甚或出血、黏膜水肿及间质液渗出,同时可刺激壁细胞分泌盐酸、主细胞分泌胃蛋白酶原。若致病因子损及腺颈部细胞,则胃黏膜修复延迟、更新受阻而出现糜烂。

严重创伤、大手术、大面积烧伤、脑血管意外和严重脏器功能衰竭及其休克或者败血症等所致的急性应激的发生机制为,急性应激→下丘脑-垂体前叶-肾上腺皮质轴活动亢进、交感-副交感神经系统失衡→机体的代偿功能不足→不能维持胃黏膜微循环的正常运行→黏膜缺血、缺氧→黏液和碳酸氢盐分泌减少以及内源性前列腺素合成不足→黏膜屏障破坏和氢离子反弥散→降低黏膜内 pH→进一步损伤血管与黏膜→糜烂和出血。

NSAID 所引起者则为抑制环氧合酶（COX）致使前列腺素产生减少，黏膜缺血缺氧。氯化钾和某些抗生素或抗肿瘤药等则可直接刺激胃黏膜引起浅表损伤。

乙醇可致上皮细胞损伤和破坏，黏膜水肿、糜烂和出血。另外，幽门关闭不全、胃切除（主要是 Billroth Ⅱ 式）术后可引起十二指肠-胃反流，则此时由胆汁和胰液等组成的碱性肠液中的胆盐、溶血磷脂酰胆碱、磷脂酶 A 和其他胰酶可破坏胃黏膜屏障，引起急性炎症。

门静脉高压可致胃黏膜毛细血管和小静脉扩张及黏膜水肿，组织学表现为只有轻度或无炎症细胞浸润，可有显性或非显性出血。

（二）病理学改变

急性胃炎主要病理和组织学表现以胃黏膜充血水肿，表面有片状渗出物或黏液覆盖为主。黏膜皱襞上可见局限性或弥漫性陈旧性或新鲜出血与糜烂，糜烂加深可累及胃腺体。

显微镜下则可见黏膜固有层多少不等的中性粒细胞、淋巴细胞、浆细胞和少量嗜酸性粒细胞浸润，可有水肿。表面的单层柱状上皮细胞和固有腺体细胞出现变性与坏死。重者黏膜下层亦有水肿和充血。

对于腐蚀性胃炎，若因接触了高浓度的腐蚀物质且长时间，则胃黏膜出现凝固性坏死、糜烂和溃疡，重者穿孔或出血甚至腹膜炎。

另外，少见的化脓性胃炎可表现为整个胃壁（主要是黏膜下层）炎性增厚，大量中性粒细胞浸润，黏膜坏死。可有胃壁脓性蜂窝织炎或胃壁脓肿。

四、临床表现

（一）症状

部分患者可有上腹痛、腹胀、恶心、呕吐和嗳气及食欲缺乏等。如伴胃黏膜糜烂出血，则有呕血和/或黑粪，大量出血可引起出血性休克。有时上腹胀气明显。细菌感染所致者可出现腹泻等，并有疼痛、吞咽困难和呼吸困难（由于喉头水肿）。腐蚀性胃炎可吐出血性黏液，严重者可发生食管或胃穿孔，引起胸膜炎或弥漫性腹膜炎。化脓性胃炎起病常较急，有上腹剧痛、恶心和呕吐、寒战和高热，血压可下降，出现中毒性休克。

（二）体征

上腹部压痛是常见体征，尤其是多见于严重疾病引起的急性胃炎出血者。腐蚀性胃炎因口腔黏膜、食管黏膜和胃黏膜都有损害，口腔、咽喉黏膜充血、水肿和糜烂。化脓性胃炎有时体征酷似急腹症。

五、辅助检查

急性糜烂出血性胃炎的确诊有赖于急诊胃镜检查，一般应在出血后 24～48 h 内进行，可见到以多发性糜烂、浅表溃疡和出血灶为特征的急性胃黏膜病损，可见黏液糊或者可有新鲜或陈旧血液。一般急性应激所致的胃黏膜病损以胃体、胃底部为主，而 NSAID 或乙醇所致的则以胃窦部为主。注意 X 线钡剂检查并无诊断价值。出血者作呕吐物或大便隐血试验，红细胞计数和血红蛋白测定。感染因素引起者，血白细胞计数和分类检查，大便常规和培养。

六、诊断和鉴别诊断

主要由病史和症状做出拟诊，而经胃镜检查得以确诊。但吞服腐蚀物质者禁忌胃镜检查。

有长期服 NSAIDs、酗酒以及临床重危患者,均应想到急性胃炎可能。对于鉴别诊断,腹痛为主者,应通过反复询问病史而与急性胰腺炎、胆囊炎和急性阑尾炎等急腹症甚至急性心肌梗死相鉴别。

七、治疗

(一)基础治疗

其包括给予安静、禁食、补液、解痉、止吐等对症支持治疗。此后给予流质或半流质饮食。

(二)针对病因治疗

其包括根除 Hp、去除 NSAIDs 或乙醇等诱因。

(三)对症处理

表现为反酸、上腹隐痛、烧灼感和嘈杂感者,给予 H_2 受体拮抗剂或质子泵抑制剂。以恶心、呕吐或上腹胀闷为主者可选用甲氧氯普胺、多潘立酮或莫沙必利等促动力药。以痉挛性疼痛为主者,可以莨菪碱等药物进行对症处理。

有胃黏膜糜烂、出血者,可用抑制胃酸分泌的 H_2 受体拮抗药或质子泵抑制剂外,还可同时应用胃黏膜保护药如硫糖铝或铝碳酸镁等。

对于较大量的出血则应采取综合措施进行抢救。当并发大量出血时,可以冰水洗胃或在冰水中加去甲肾上腺素(每 200 mL 冰水中加 8 mL),或同管内滴注碳酸氢钠,浓度为 1 000 mmol/L,24 h 滴 1 L,使胃内 pH 保持在 5 以上。凝血酶是有效的局部止血药,并有促进创面愈合作用,大剂量时止血作用显著。常规的止血药,如卡巴克络酚磺乙胺等可静脉应用,但效果一般。内镜下止血往往可收到较好效果。

八、并发症的诊断、预防和治疗

急性胃炎的并发症包括穿孔、腹膜炎、水电解质紊乱和酸碱失衡等。为预防之,细菌感染者选用抗生素治疗,因过度呕吐致脱水者及时补充水和电解质,并适时检测血气分析,必要时纠正紊乱。对于穿孔或腹膜炎者,则必要时外科治疗。

九、预后

病因去除后,急性胃炎多在短期内恢复正常。相反病因长期持续存在,则可转为慢性胃炎。由于绝大多数慢性胃炎的发生与 Hp 感染有关,而 Hp 自发清除少见,故慢性胃炎可持续存在,但多数患者无症状。流行病学研究显示,部分 Hp 相关性胃窦炎(<20%)可发生十二指肠溃疡。

(宫英芳)

第三节 慢性胃炎

慢性胃炎是由各种病因引起的胃黏膜慢性炎症。根据新悉尼胃炎系统和我国 2006 年颁布的《中国慢性胃炎共识意见》标准,根据内镜及病理组织学变化,将慢性胃炎分为非萎缩性(浅表性)胃炎及萎缩性胃炎两大基本类型和一些特殊类型胃炎。

一、流行病学

幽门螺旋杆菌(Hp)感染为慢性非萎缩性胃炎的主要病因。大致上说来,慢性非萎缩性胃炎发病率与 Hp 感染情况相平行,慢性非萎缩性胃炎流行情况因不同国家、不同地区 Hp 感染情况而异。一般 Hp 感染率发展中国家高于发达国家,感染率随年龄增加而升高。我国属 Hp 高感染率国家,估计人群中 Hp 感染率为 40%～70%。慢性萎缩性胃炎是原因不明的慢性胃炎,在我国是一种常见病、多发病,在慢性胃炎中占 10%～20%。

二、病因

(一)慢性非萎缩性胃炎的常见病因

1.Hp 感染

Hp 感染是慢性非萎缩性胃炎最主要的病因,两者的关系符合 Koch 提出的确定病原体为感染性疾病病因的 4 项基本要求,即该病原体存在于该病的患者中,病原体的分布与体内病变分布一致,清除病原体后疾病可好转,在动物模型中该病原体可诱发与人相似的疾病。

研究表明,80%～95% 的慢性活动性胃炎患者胃黏膜中有 Hp 感染,5%～20% 的 Hp 阴性率反映了慢性胃炎病因的多样性;Hp 相关胃炎者,Hp 胃内分布与炎症分布一致;根除 Hp 可使胃黏膜炎症消退,一般中性粒细胞消退较快,但淋巴细胞、浆细胞消退需要较长时间;志愿者和动物模型中已证实 Hp 感染可引起胃炎。

Hp 感染引起的慢性非萎缩性胃炎中胃窦为主全胃炎患者胃酸分泌可增加,十二指肠溃疡发生的危险度较高;而胃体为主全胃炎患者胃溃疡和胃癌发生的危险性增加。

2.胆汁和其他碱性肠液反流

幽门括约肌功能不全时含胆汁和胰液的十二指肠液反流入胃,可削弱胃黏膜屏障功能,使胃黏膜遭到消化液作用,产生炎症、糜烂、出血和上皮化生等病变。

3.其他外源因素

酗酒、服用 NSAIDs 等药物、某些刺激性食物等均可反复损伤胃黏膜。这类因素均可各自或与 Hp 感染协同作用而引起或加重胃黏膜慢性炎症。

(二)慢性萎缩性胃炎的主要病因

1973 年,Strickland 将慢性萎缩性胃炎分为 A、B 两型,A 型是胃体弥漫萎缩,导致胃酸分泌下降,影响维生素 B_{12} 及内因子的吸收,因此常合并恶性贫血,与自身免疫有关;B 型在胃窦部,少数人可发展成胃癌,与幽门螺杆菌、化学损伤(胆汁反流、非皮质激素消炎药、吸烟、酗酒等)有关,我国 80% 以上的属于第 2 类。

胃内攻击因子与防御修复因子失衡是慢性萎缩性胃炎发生的根本原因。具体病因与慢性非萎缩性胃炎相似。包括 Hp 感染;长期饮浓茶、烈酒、咖啡、过热、过冷、过于粗糙的食物,可导致胃黏膜的反复损伤;长期大量服用非甾体抗炎药如阿司匹林、吲哚美辛等可抑制胃黏膜前列腺素的合成,破坏黏膜屏障;烟草中的尼古丁不仅影响胃黏膜的血液循环,还可导致幽门括约肌功能紊乱,造成胆汁反流;各种原因的胆汁反流均可破坏黏膜屏障造成胃黏膜慢性炎症改变。比较特殊的是壁细胞抗原和抗体结合形成免疫复合体在补体参与下,破坏壁细胞;胃黏膜营养因子(如胃泌素、表皮生长因子等)缺乏;心力衰竭、动脉粥样硬化、肝硬化合并门静脉高压、糖尿病、甲状腺病、慢性肾上腺皮质功能减退、尿毒症、干燥综合征、胃血流量不足以及精神因素等均可导致胃黏膜萎缩。

三、病理生理学和病理学

(一)病理生理学

1.Hp感染

Hp感染途径为粪-口或口-口途径,其外壁靠黏附素而紧贴胃上皮细胞。

Hp感染的持续存在,致使腺体破坏,最终发展成为萎缩性胃炎。而感染Hp后胃炎的严重程度则除了与细菌本身有关外,还决定于患者机体情况和外界环境。如带有空泡毒素(VacA)和细胞毒相关基因(CagA)者,胃黏膜损伤明显较重。患者的免疫应答反应强弱、其胃酸的分泌情况、血型、民族和年龄差异等也影响胃黏膜炎症程度。此外,患者饮食情况也有一定作用。

2.自身免疫机制

研究早已证明,以胃体萎缩为主的A型萎缩性胃炎患者血清中,存在壁细胞抗体(PCA)和内因子抗体(IFA)。前者的抗原是壁细胞分泌小管微绒毛膜上的质子泵H^+、K^+-ATP酶,它破坏壁细胞而使胃酸分泌减少。而IFA则对抗内因子(壁细胞分泌的一种糖蛋白),使食物中的维生素B_{12}无法与后者结合被末端回肠吸收,最后引起维生素B_{12}吸收不良,甚至导致恶性贫血。IFA具有特异性,几乎仅见于胃萎缩伴恶性贫血者。

造成胃酸和内因子分泌减少或丧失,恶性贫血是A型萎缩性胃炎的终末阶段,是自身免疫性胃炎最严重的标志。当泌酸腺完全萎缩时称为胃萎缩。

另外,近年发现Hp感染者中也存在着自身免疫反应,其血清抗体能与宿主胃黏膜上皮以及黏液起交叉反应,如菌体LewisX和LewisY抗原。

3.外源损伤因素破坏胃黏膜屏障

碱性十二指肠液反流等,可减弱胃黏膜屏障功能。致使胃腔内H^+通过损害的屏障,反弥散入胃黏膜内,使炎症不易消散。长期慢性炎症,又加重屏障功能的减退,如此恶性循环使慢性胃炎久治不愈。

4.生理因素和胃黏膜营养因子缺乏

萎缩性变化和肠化生等皆与衰老相关,而炎症细胞浸润程度与年龄关系不大。这主要是老龄者的退行性变-胃黏膜小血管扭曲,小动脉壁玻璃样变性,管腔狭窄导致黏膜营养不良、分泌功能下降。

新近研究证明,某些胃黏膜营养因子(胃泌素、表皮生长因子等)缺乏或胃黏膜感觉神经对这些因子不敏感可引起胃黏膜萎缩。如手术后残胃炎原因之一是G细胞数量减少,而引起胃泌素营养作用减弱。

5.遗传因素

萎缩性胃炎、低酸或无酸、维生素B_{12}吸收不良的患病率和PCA、IFA的阳性率很高,提示可能有遗传因素的影响。

(二)病理学

慢性胃炎病理变化是由胃黏膜损伤和修复过程所引起。病理组织学的描述包括活动性慢性炎症、萎缩和化生及异型增生等。此外,在慢性炎症过程中,胃黏膜也有反应性增生变化,如胃小凹上皮过形成、黏膜肌增厚、淋巴滤泡形成、纤维组织和腺管增生等。

近几年,对于慢性胃炎尤其是慢性萎缩性胃炎的病理组织学,有不少新的进展。以下结合

2006 年9 月中华医学会消化病学分会的《全国第二次慢性胃炎共识会议》中制订的慢性胃炎诊治的共识意见,论述以下关键进展问题。

1.萎缩的定义

1996 年,新悉尼系统把萎缩定义为"腺体的丧失",这是模糊而易歧义的定义,反映了当时肠化是否属于萎缩,病理学家间有不同认识。其后国际上一个病理学家的自由组织——萎缩联谊会(Atrophy Club 2 000)进行了 3 次研讨会,并在 2002 年发表了对萎缩的新分类,12 位学者中有 8 位也曾是悉尼系统的执笔者,故此意见可认为是悉尼系统的补充和发展,有很高权威性。

萎缩联谊会把萎缩新定义为"萎缩是胃固有腺体的丧失",将萎缩分为 3 种情况:无萎缩、未确定萎缩和萎缩,进而将萎缩分两个类型:非化生性萎缩和化生性萎缩。前者特点是腺体丧失伴有黏膜固有层中的纤维化或纤维肌增生;后者是胃黏膜腺体被化生的腺体所替换。这两类萎缩的程度分级仍用最初悉尼系统标准和新悉尼系统的模拟评分图,分为 4 级,即无、轻度、中度和重度萎缩。国际的萎缩新定义对我国来说不是新的,我国学者早年就认为"肠化或假幽门腺化生不是胃固有腺体,因此尽管胃腺体数量未减少,但也属萎缩",并在全国第一届慢性胃炎共识会议做了说明。

对于上述第 2 个问题,答案显然是肯定的。这是因为多灶性萎缩性胃炎的胃黏膜萎缩呈灶状分布,即使活检块数少,只要病理活检发现有萎缩,就可诊断为萎缩性胃炎。在此次全国慢性胃炎共识意见中强调,需注意取材于糜烂或溃疡边缘的组织易存在萎缩,但不能简单地视为萎缩性胃炎。此外,活检组织太浅、组织包埋方向不当等因素均可影响萎缩的判断。

"未确定萎缩"是国际新提出的观点,认为黏膜层炎症很明显时,单核细胞密集浸润造成腺体被取代、移置或隐匿,以致难以判断这些"看来似乎丧失"的腺体是否真正丧失,此时暂先诊断为"未确定萎缩",最后诊断延期到炎症明显消退(大部分在 Hp 根除治疗 3～6 个月后),再取活检时做出。对萎缩的诊断采取了比较谨慎的态度。

目前,我国共识意见并未采用此概念。因为:①炎症明显时腺体被破坏、数量减少,在这个时点上,病理按照萎缩的定义可以诊断为萎缩,非病理不能。②一般临床希望活检后有病理结论,病理如不作诊断,会出现临床难以诊断、对治疗效果无法评价的情况。尤其是在临床研究上,设立此诊断项会使治疗前或后失去相当一部分统计资料。慢性胃炎是个动态过程,炎症可以有两个结局:完全修复和不完全修复(纤维化和肠化),炎症明显期病理无责任预言今后趋向哪个结局。可以预料对萎缩采用的诊断标准不一,治疗有效率也不一,采用"未确定萎缩"的研究课题,因为事先去除了一部分可逆的萎缩,萎缩的可逆性就低。

2.肠化分型的临床意义与价值

用肠腺化生和高铁二胺-爱光蓝黏液染色能区分肠化亚型,然而,肠化分型的意义并未明了。传统观念认为,肠化亚型中的小肠型和完全型肠化无明显癌前病变意义,而大肠型肠化的胃癌发生危险性增高,从而引起临床的重视。支持肠化分型有意义的学者认为化生是细胞表型的一种非肿瘤性改变,通常在长期不利环境作用下出现。这种表型改变可以是干细胞内出现体细胞突变的结果,或是表现遗传修饰的变化导致后代细胞向不同方向分化的结果。胃内肠化生部位发现很多遗传改变,这些改变甚至可出现在异型增生前。他们认为肠化生中不完全型结肠型者,具有大多数遗传学改变,有发生胃癌的危险性。但近年越来越多的临床资料显示其预测胃癌价值有限而更强调重视肠化范围,肠化分布范围越广,其发生胃癌的危险性越高。10 多年来罕有从大肠型肠化随访发展成癌的报道。另一方面,从病理检测的实际情况看,肠化以混合型多见,大肠型肠化的检出率与活检块数有密切关系,即活检块数越多,大肠型肠化检出率越高。客观地讲,该型肠化生的遗传学改变和胃不典型增生(上皮内瘤变)的改变相似。因此,对肠化分型的临床意义和价值的争论仍未有定论。

3.关于异型增生

异型增生(上皮内瘤变)是重要的胃癌癌前病变。分为轻度和重度(或低级别和高级别)两级。异型增生和上皮内瘤变是同义词,后者是 WHO 国际癌症研究协会推荐使用的术语。

4.萎缩和肠化发生过程是否存在不可逆转折点

胃黏膜萎缩的产生主要有两种途径:一是干细胞区室和/或腺体被破坏;二是选择性破坏特定的上皮细胞而保留干细胞。这两种途径在慢性 Hp 感染中均可发生。

萎缩与肠化的逆转报道已经不在少数,但是否所有病患均有逆转可能,是否在萎缩的发生与发展过程中存在某一不可逆转折点。这一转折点是否可能为肠化生,已明确 Hp 感染可诱发慢性胃炎,经历慢性炎症→萎缩→肠化→异型增生等多个步骤最终发展至胃癌(Correa 模式)。可否通过根除 Hp 来降低胃癌发生危险性始终是近年来关注的热点。多数研究表明,根除 Hp 可防止胃黏膜萎缩和肠化的进一步发展,但萎缩、肠化是否能得到逆转尚待更多研究证实。

Mera 和 Correa 等最新报道了一项长达 12 年的大型前瞻性随机对照研究,纳入 795 例具有胃癌前病变的成人患者,随机给予他们抗 Hp 治疗和/或抗氧化治疗。他们观察到萎缩黏膜在 Hp 根除后持续保持阴性 12 年后可以完全消退,而肠化黏膜也有逐渐消退的趋向,但可能需要随访更长时间。他们认为通过抗 Hp 治疗来进行胃癌的化学预防是可行的策略。

但是,部分学者认为在考虑萎缩的可逆性时,需区分缺失腺体的恢复和腺体内特定细胞的再生。在后一种情况下,干细胞区室被保留,去除有害因素可使壁细胞和主细胞再生,并完全恢复腺体功能。当腺体及干细胞被完全破坏后,腺体的恢复只能由周围未被破坏的腺窝单元来完成。

当萎缩伴有肠化生时,逆转机会进一步减小。如果肠化生是对不利因素的适应性反应,而且不利因素可以被确定和去除,此时肠化生有可能逆转。但是,肠化生还有很多其他原因,如胆汁反流、高盐饮食、乙醇。这意味着即使在 Hp 感染个体,感染以外的其他因素亦可以引发或加速化生的发生。如果肠化生是稳定的干细胞内体细胞突变的结果,则改变黏膜的环境也许不能使肠化生逆转。

1992—2002 年文献 34 篇,根治 Hp 后萎缩可逆和无好转的基本各占一半,主要是由于萎缩诊断标准、随访时间和间隔长短、活检取材部位和数量不统一所造成。建议今后制定统一随访方案,联合各医疗单位合作研究,使能得到大宗病例的统计资料。根治 Hp 可以产生某些有益效应,如消除炎症,消除活性氧所致的 DNA 损伤,缩短细胞更新周期,提高低胃酸者的泌酸量,并逐步恢复胃液维生素 C 的分泌。在预防胃癌方面,这些已被证实的结果可能比希望萎缩和肠化生逆转重要得多。

实际上,国际著名学者对有否此不可逆转折点也有争论。如美国的 Correa 教授并不认同它的存在,而英国 Aberdeen 大学的 Emad Munir El-Omar 教授则强烈认为在异型增生发展至胃癌的过程中有某个节点,越过此则基本处于不可逆转阶段,但至今为止尚未明确此点的确切位置。

四、临床表现

流行病学研究表明,多数慢性非萎缩性胃炎患者无任何症状。少数患者可有上腹痛或不适、上腹胀、早饱、嗳气、恶心等非特异性消化不良症状。某些慢性萎缩性胃炎患者可有上腹部灼痛、胀痛、钝痛或胀闷且以餐后为著,食欲缺乏、恶心、嗳气、便秘或腹泻等症状。内镜检查和胃黏膜组织学检查结果与慢性胃炎患者症状的相关分析表明,患者的症状缺乏特异性,且症状之有无及严重程度与内镜所见及组织学分级并无肯定的相关性。

伴有胃黏膜糜烂者,可有少量或大量上消化道出血,长期少量出血可引起缺铁性贫血。胃体萎缩性胃炎可出现恶性贫血,常有全身衰弱、疲软、神情淡漠、隐性黄疸,消化道症状一般较少。

体征多不明显,有时上腹轻压痛,胃体胃炎严重时可有舌炎和贫血。

慢性萎缩性胃炎的临床表现不仅缺乏特异性,而且与病变程度并不完全一致。

五、辅助检查

(一)胃镜及活组织检查

1.胃镜检查

随着内镜器械的长足发展,内镜观察更加清晰。内镜下慢性非萎缩性胃炎可见红斑(点状、片状、条状),黏膜粗糙不平,出血点(斑),黏膜水肿及渗出等基本表现,尚可见糜烂及胆汁反流。萎缩性胃炎则主要表现为黏膜色泽白,不同程度的皱襞变平或消失。在不过度充气状态下,可透见血管纹,轻度萎缩时见到模糊的血管,重度时看到明显血管分支。内镜下肠化黏膜呈灰白色颗粒状小隆起,重者贴近观察有绒毛状变化。肠化也可以呈平坦或凹陷外观。如果喷撒亚甲蓝色素,肠化区可能出现被染上蓝色,非肠化黏膜不着色。

胃黏膜血管脆性增加可致黏膜下出血,称为壁内出血,表现为水肿或充血胃黏膜上见点状、斑状或线状出血,可多发、新鲜和陈旧性出血相混杂。如观察到黑色附着物常提示糜烂等导致的出血。

值得注意的是,少数 Hp 感染性胃炎可有胃体部皱襞肥厚,甚至宽度达到 5 mm 以上,且在适当充气后皱襞不能展平,用活检钳将黏膜提起时,可见帐篷征,这是和恶性浸润性病变鉴别点之一。

2.病理组织学检查

萎缩的确诊依赖于病理组织学检查。萎缩的肉眼与病理之符合率仅为 $38\%\sim78\%$,这与萎缩或肠化甚至 Hp 的分布都是非均匀的,或者说多灶性萎缩性胃炎的胃黏膜萎缩呈灶状分布有关。当然,只要病理活检发现有萎缩,就可诊断为萎缩性胃炎。但如果未能发现萎缩,却不能轻易排除之。如果不取足够多的标本或者内镜医师并未在病变最重部位(这也需要内镜医师的经验)活检,则势必可能遗漏病灶。反之,当在糜烂或溃疡边缘的组织活检时,即使病理发现了萎缩,却不能简单地视为萎缩性胃炎,这是因为活检组织太浅、组织包埋方向不当等因素均可影响萎缩的判断。还有,根除 Hp 可使胃黏膜活动性炎症消退,慢性炎症程度减轻。一些因素可影响结果的判断,如:①活检部位的差异;②Hp 感染时胃黏膜大量炎症细胞浸润,形如萎缩;但根除 Hp 后胃黏膜炎症细胞消退,黏膜萎缩、肠化可望恢复。然而在胃镜活检取材多少问题上,病理学家的要求与内镜医师出现了矛盾。从病理组织学观点来看,5 块或更多则有利于组织学的准确判断;然而,就内镜医师而言,考虑到患者的医疗费用,主张 2～3 块即可。

(二)Hp 检测

活组织病理学检查时可同时检测 Hp,并可在内镜检查时多取 1 块组织做快速尿素酶检查以增加诊断的可靠性。其他检查 Hp 的方法包括:①胃黏膜直接涂片或组织切片,然后以 Gram 或 Giemsa 或 Warthin-Starry 染色(经典方法),甚至 HE 染色;免疫组化染色则有助于检测球形

Hp;②细菌培养,为"金标准",需特殊培养基和微需氧环境,培养时间 $3\sim 7$ d,阳性率可能不高但特异性高,且可做药物敏感试验;③血清 Hp 抗体测定,多在流行病学调查时用;④尿素呼吸试验,是一种非侵入性诊断法,口服 ^{13}C 或 ^{14}C 标记的尿素后,检测患者呼气中的 $^{13}CO_2$ 或 $^{14}CO_2$ 量,结果准确;⑤多聚酶联反应法(PCR 法),能特异地检出不同来源标本中的 Hp。

根除 Hp 治疗后,可在胃镜复查时重复上述检查,亦可采用非侵入性检查手段,如 ^{13}C 或 ^{14}C 尿素呼气试验、粪便 Hp 抗原检测及血清学检查。应注意,近期使用抗生素、质子泵抑制剂、铋剂等药物,因有暂时抑制 Hp 作用,会使上述检查(血清学检查除外)呈假阴性。

(三)X 线钡剂检查

主要是以很好地显示胃黏膜相的气钡双重造影。对于萎缩性胃炎,常常可见胃皱襞相对平坦和减少。但依靠 X 线诊断慢性胃炎价值不如胃镜和病理组织学。

(四)实验室检查

1.胃酸分泌功能测定

非萎缩性胃炎胃酸分泌常正常,有时可以增高。萎缩性胃炎病变局限于胃窦时,胃酸可正常或低酸,低酸是由于泌酸细胞数量减少和 H^+ 向胃壁反弥散所致。测定基础胃液分泌量(BAO)及注射组胺或五肽胃泌素后测定最大泌酸量(MAO)和高峰泌酸量(PAO)以判断促胃液酸功能,有助于萎缩性胃炎的诊断及指导临床治疗。A 型慢性萎缩性胃炎患者多无酸或低酸,B 型慢性萎缩性胃炎患者可正常或低酸,往往在给予酸分泌刺激药后,亦不见胃液和胃酸分泌。

2.胃蛋白酶原(PG)测定

胃体黏膜萎缩时血清 PGI 水平及 PGI/II 比例下降,严重时可伴餐后血清胃泌素(G-17)水平升高;胃窦黏膜萎缩时餐后血清 G-17 水平下降,严重时可伴 PGI 水平及 PGI/II 比例下降。然而,这主要是一种统计学上的差异。

日本学者发现无症状胃癌患者,本法 85% 阳性,PGI 或比值降低者,推荐进一步胃镜检查,以检出伴有萎缩性胃炎的胃癌。该试剂盒用于诊断萎缩性胃炎和判断胃癌倾向在欧洲国家应用要多于我国。

3.血清胃泌素测定

如果以放射免疫法检测血清胃泌素,则正常值应低于 100 pg/mL。慢性萎缩性胃炎胃体为主者,因壁细胞分泌胃酸缺乏、反馈性地 G 细胞分泌胃泌素增多,致胃泌素中度升高。特别是当伴有恶性贫血时,该值可达 1 000 pg/mL 或更高。注意此时要与胃泌素瘤相鉴别,后者是高胃酸分泌。慢性萎缩性胃炎以胃窦为主时,空腹血清胃泌素正常或降低。

4.自身抗体

血清 PCA 和 IFA 阳性对诊断慢性胃体萎缩性胃炎有帮助,尽管血清 IFA 阳性率较低,但胃液中 IFA 的阳性,则十分有助于恶性贫血的诊断。

5.血清维生素 B_{12} 浓度和维生素 B_{12} 吸收试验

慢性胃体萎缩性胃炎时,维生素 B_{12} 缺乏,常低于 200 ng/L。维生素 B_{12} 吸收试验(Schilling试验)能检测维生素 B_{12} 在末端回肠吸收情况且可与回盲部疾病和严重肾功能障碍相鉴别。同时服用 ^{58}Co 和 ^{57}Co(加有内因子)标记的氰钴素胶囊。此后收集 24 h 尿液。如两者排出率均大于 10% 则正常,若尿中 ^{58}Co 排出率低于 10%,而 ^{57}Co 的排出率正常则常提示恶性贫血;而两者均降低的常常是回盲部疾病或者肾衰竭者。

六、诊断和鉴别诊断

(一)诊断

鉴于多数慢性胃炎患者无任何症状,或即使有症状也缺乏特异性,且缺乏特异性体征,因此根据症状和体征难以做出慢性胃炎的正确诊断。慢性胃炎的确诊主要依赖于内镜检查和胃黏膜活检组织学检查,尤其是后者的诊断价值更大。

按照悉尼胃炎标准要求,完整的诊断应包括病因、部位和形态学 3 方面。例如,诊断为"胃窦为主慢性活动性 Hp 胃炎""NSAIDs 相关性胃炎"。当胃窦和胃体炎症程度相差 2 级或以上时,加上"为主"修饰词,如"慢性(活动性)胃炎,胃窦显著"。当然这些诊断结论最好是在病理报告后给出,实际的临床工作中,胃镜医师可根据胃镜下表现给予初步诊断。病理诊断则主要根据新悉尼胃炎系统如下图(图 6-1)。

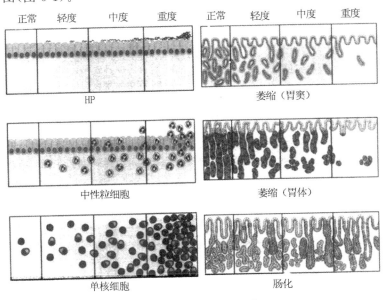

图 6-1 新悉尼胃炎系统

对于自身免疫性胃炎诊断,要予以足够的重视。因为胃体活检者甚少,或者很少开展 PCA 和 IFA 的检测,诊断该病者很少。为此,如果遇到以全身衰弱和贫血为主要表现,而上消化道症状往往不明显者,应做血清胃泌素测定和/或胃液分析,异常者进一步做维生素 B_{12} 吸收试验,血清维生素 B_{12} 浓度测定可获确诊。注意不能仅仅凭活检组织学诊断本病,特别标本数少时,这是因为 Hp 感染性胃炎后期,胃窦肠化,Hp 上移,胃体炎症变得显著,可与自身免疫性胃炎表现相重叠,但后者胃窦黏膜的变化很轻微。另外,淋巴细胞性胃炎也可出现类似情况,而其并无泌酸腺萎缩。

A 型、B 型萎缩性胃炎特点如下表(表 6-1)。

(二)鉴别诊断

1.功能性消化不良

2006 年,《我国慢性胃炎共识意见》将消化不良症状与慢性胃炎作了对比,一方面慢性胃炎患者可有消化不良的各种症状,另一方面,一部分有消化不良症状者如果胃镜和病理检查无明显阳性发现,可能仅仅为功能性消化不良。当然,少数功能性消化不良患者可同时伴有慢性胃炎。这样在慢性胃炎与消化不良症状功能性消化不良之间形成较为错综复杂的关系。但一般说来,消化不良症状的有无和严重程度与慢性胃炎的内镜所见或组织学分级并无明显相关性。

表 6-1 A 型和 B 型慢性萎缩性胃炎的鉴别

项目		A 型慢性萎缩性胃炎	B 型慢性萎缩性胃炎
部位	胃窦	正常	萎缩
	胃体	弥漫性萎缩	多样性
血清胃泌素		明显升高	不定,可以降低或不变
胃酸分泌		降低	降低或正常
自身免疫抗体(内因子抗体和壁细胞抗体)阳性率		90%	10%
恶性贫血发生率		90%	10%
可能的病因		自身免疫,遗传因素	幽门螺杆菌、化学损伤

2.早期胃癌和胃溃疡

几种疾病的症状有重叠或类似,但胃镜及病理检查可鉴别。重要的是,如遇到黏膜糜烂,尤其是隆起性糜烂,要多取活检和及时复查,以排除早期胃癌。这是因为即使是病理组织学诊断,也有一定局限性。原因主要是:①胃黏膜组织学变化易受胃镜检查前夜的食物(如某些刺激性食物加重黏膜充血)性质、被检查者近日是否吸烟、胃镜操作者手法的熟练程度、患者恶心反应等多种因素影响。②活检是点的调查,而慢性胃炎病变程度在整个黏膜面上并非一致,要多点活检才能做出全面估计,判断治疗效果时,尽量在黏膜病变较重的区域或部位活检;如系治疗前后比较,则应在相同或相近部位活检。③病理诊断易受病理医师主观经验的影响。

3.慢性胆囊炎与胆石症

其与慢性胃炎症状十分相似,同时并存者亦较多。对于中年女性诊断慢性胃炎时,要仔细询问病史,必要时行胆囊 B 超检查,以了解胆囊情况。

4.其他

慢性肝炎和慢性胰腺疾病等,也可出现与慢性胃炎类似症状,在详询病史后,行必要的影像学检查和特异的实验室检查。

七、预后

慢性萎缩性胃炎常合并肠上皮化生。慢性萎缩性胃炎绝大多数预后良好,少数可癌变,其癌变率为 1%～3%。目前认为慢性萎缩性胃炎若早期发现,及时积极治疗,病变部位萎缩的腺体是可以恢复的,其可转化为非萎缩性胃炎或被治愈,改变了以往人们对慢性萎缩性胃炎不可逆转的认识。根据萎缩性胃炎每年的癌变率为 0.5%～1%,那么,胃镜和病理检查的随访间期定位多长才既提高早期胃癌的诊断率,又方便患者和符合医药经济学要求。这也一直是不同地区和不同学者分歧较大的问题。在我国,城市和乡村有不同胃癌发生率和医疗条件差异。如果纯粹从疾病进展和预防角度考虑,一般认为,不伴有肠化和异型增生的萎缩性胃炎可 1～2 年做内镜和病理随访 1 次;活检有中重度萎缩伴有肠化的萎缩性胃炎 1 年左右随访 1 次。伴有轻度异型增生并剔除取于癌旁者,根据内镜和临床情况缩短至 6～12 个月随访 1 次;而重度异型增生者需立即复查胃镜和病理,必要时手术治疗或内镜下局部治疗。

八、治疗

慢性非萎缩性胃炎的治疗目的是缓解消化不良症状和改善胃黏膜炎症。治疗应尽可能针对病因,遵循个体化原则。消化不良症状的处理与功能性消化不良相同。无症状、Hp 阴性的非萎缩性胃炎无须特殊治疗。

(一)一般治疗

慢性萎缩性胃炎患者,不论其病因如何,均应戒烟、忌酒,避免使用损害胃黏膜的药物如 NSAIDs 等,以及避免对胃黏膜有刺激性的食物和饮品,如过于酸、甜、咸、辛辣和过热、过冷食物,浓茶、咖啡等,饮食宜规律,少吃油炸、烟熏、腌制食物,不食腐烂变质的食物,多吃新鲜蔬菜和水果,所食食品要新鲜并富于营养,保证有足够的蛋白质、维生素(如维生素 C 和叶酸等)及铁质摄入,精神上乐观,生活要规律。

(二)针对病因或发病机制的治疗

1.根除 Hp

慢性非萎缩性胃炎的主要症状为消化不良,其症状应归属于功能性消化不良范畴。目前国内外均推荐对 Hp 阳性的功能性消化不良行根除治疗。因此,有消化不良症状的 Hp 阳性慢性非萎缩性胃炎患者均应根除 Hp。另外,如果伴有胃黏膜糜烂,也该根除 Hp。大量研究结果表明,根除 Hp 可使胃黏膜组织学得到改善;对预防消化性溃疡和胃癌等有重要意义;对改善或消除消化不良症状具有费用-疗效比优势。

2.保护胃黏膜

关于胃黏膜屏障功能的研究由来已久。1964 年,美国密歇根大学 Horace Willard Davenport 博士首次提出"胃黏膜具有阻止 H^+ 自胃腔向黏膜内扩散的屏障作用"。1975 年,美国密歇根州 Upjohn公司的 A.Robert 博士发现前列腺素可明显防止或减轻 NSAIDs 和应激等对胃黏膜的损伤,其效果呈剂量依赖性。从而提出细胞保护的概念。1996 年,加拿大的 Wallace 教授较全面阐述胃黏膜屏障,根据解剖和功能将胃黏膜的防御修复分为 5 个层次——黏液-HCO_3^- 屏障、单层柱状上皮屏障、胃黏膜血流量、免疫细胞-炎症反应和修复重建因子作用等。至关重要的上皮屏障主要包括胃上皮细胞顶膜能抵御高浓度酸、胃上皮细胞之间紧密连接、胃上皮抗原呈递,免疫探及并限制潜在有害物质,并且它们大约每 72 h 完全更新一次。这说明它起着关键作用。

近年来,有关前列腺素和胃黏膜血流量等成为胃黏膜保护领域的研究热点。这与 NSAIDs 药物的广泛应用带来的不良反应日益引起学者的重视有关。美国加州大学戴维斯分校的 Tarnawski教授的研究显示,前列腺素保护胃黏膜抵抗致溃疡及致坏死因素损害的机制不仅是抑制胃酸分泌。当然表皮生长因子(EGF)、成纤维生长因子(bFGF)和血管内皮生长因子(VEGF)及热休克蛋白等都是重要的黏膜保护因子,在抵御黏膜损害中起重要作用。

然而,当机体遇到有害因素强烈攻击时,仅依靠自身的防御修复能力是不够的,强化黏膜防卫能力,促进黏膜的修复是治疗胃黏膜损伤的重要环节之一。具有保护和增强胃黏膜防御功能或者防止胃黏膜屏障受到损害的一类药物统称为胃黏膜保护药。包括铝碳酸镁、硫糖铝、胶体铋剂、谷氨酰胺类(麦滋林-S)、瑞巴派特(膜固思达)等药物。另外,吉法酯能增加胃黏膜更新,提高细胞再生能力,增强胃黏膜对胃酸的抵抗能力,达到保护胃黏膜作用。

3.抑制胆汁反流

促动力药如多潘立酮可防止或减少胆汁反流;胃黏膜保护药,特别是有结合胆酸作用的铝碳酸镁制剂,可增强胃黏膜屏障、结合胆酸,从而减轻或消除胆汁反流所致的胃黏膜损害。考来烯胺可络合反流至胃内的胆盐,防止胆汁酸破坏胃黏膜屏障,方法为每次 3～4 g,每天3～4 次。

（三）对症处理

消化不良症状的治疗由于临床症状与慢性非萎缩性胃炎之间并不存在明确关系,因此症状治疗事实上属于功能性消化不良的经验性治疗。慢性胃炎伴胆汁反流者可应用促动力药(如多潘立酮)和/或有结合胆酸作用的胃黏膜保护药(如铝碳酸镁制剂)。

（1）有胃黏膜糜烂和/或以反酸、上腹痛等症状为主者,可根据病情或症状严重程度选用抗酸药、H_2 受体拮抗剂或质子泵抑制剂（PPI）。

（2）促动力药如多潘立酮、莫沙必利、盐酸伊托必利主要用于上腹饱胀、恶心或呕吐等为主要症状者。

（3）胃黏膜保护药如硫糖铝、瑞巴派特、替普瑞酮、吉法酯适用于有胆汁反流、胃黏膜损害和/或症状明显者。

（4）抗抑郁药或抗焦虑治疗:可用于有明显精神因素的慢性胃炎伴消化不良症状患者,同时应予耐心解释或心理治疗。

（5）助消化治疗:对于伴有腹胀、食欲缺乏等消化不良症而无明显上述胃灼热、反酸、上腹饥饿痛症状者,可选用含有胃酶、胰酶和肠酶等复合酶制剂治疗。

（6）其他对症治疗:包括解痉止痛、止吐、改善贫血等。

（7）对于贫血,若为缺铁,应补充铁剂。大细胞贫血者根据维生素 B_{12} 或叶酸缺乏分别给予补充。

（宫英芳）

第四节　溃疡性结肠炎

一、病因和发病机制

（一）病因

溃疡性结肠炎(UC)的病因尚不十分明确,可能与基因因素、心理因素、自身免疫因素、感染因素等有关。

（二）发病机制

肠道菌群失调后,一些肠道有害菌或致病菌分泌的毒素、脂多糖等激活了肠黏膜免疫和肠道产酪酸菌减少,引起易感患者肠免疫功能紊乱造成的肠黏膜损伤。

二、临床表现

（一）临床症状

本病多发病缓慢,偶有急性发作者,病程多呈迁延发作与缓解期交替。

1.消化系统表现

腹泻、腹痛和便血为最常见症状。初期症状较轻,粪便表面有黏液,以后大便次数增多,粪中常混有脓血和黏液,可呈糊状软便。重者腹胀、食欲缺乏、恶心、呕吐,体检可发现左下腹压痛,可有腹肌紧张、反跳痛等。

2.全身表现

全身表现可有发热、贫血、消瘦和低蛋白血症、精神焦虑等。急性暴发型重症患者,出现发热,水、电解质失衡,维生素和蛋白质从肠道丢失,贫血,体质量下降等。

3.肠外表现

肠外表现可有关节炎、结节性红斑、口腔黏膜复发性溃疡、巩膜外层炎、前葡萄膜炎等。这些肠外表现在结肠炎控制或结肠切除后可以缓解和恢复;强直性脊柱炎、原发性硬化性胆管炎及少见的淀粉样变性等可与溃疡性结肠炎共存,但与溃疡性结肠炎本身的病情变化无关。

(二)体征

轻型患者除左下腹有轻压痛外,无其他阳性体征。重症和暴发型患者,可有明显鼓肠、腹肌紧张、腹部压痛和反跳痛。有些患者可触及痉挛或肠壁增厚的乙状结肠和降结肠,肠鸣音亢进,肝脏可因脂肪浸润或并发慢性肝炎而肿大。直肠指检常有触痛,肛门括约肌常痉挛,但在急性中毒症状较重的患者可松弛,指套染血。

(三)并发症

并发症主要包括中毒性巨结肠、大出血、穿孔、癌变等。

三、诊断要点

(一)症状

有持续或反复发作的腹痛、腹泻,排黏液血便,伴里急后重,重者伴有恶心、呕吐等症状,病程多在4周以上。可有关节、皮肤、眼、口及肝胆等肠外表现。需再根据全身表现来综合判断。

(二)体征

轻型患者常有左下腹或全腹压痛伴肠鸣音亢进。重型和暴发型患者可有腹肌紧张、反跳痛,或可触及痉挛或肠壁增厚的乙状结肠和降结肠。直肠指检常有压痛。

(三)实验室检查

血常规示小细胞性贫血,中性粒细胞增高。红细胞沉降率增快。血清白蛋白降低,球蛋白升高。严重者可出现电解质紊乱,低血钾。大便外观有黏液脓血,镜下见红细胞、白细胞及脓细胞。

(四)放射学钡剂检查

急性期一般不宜做钡剂检查。特别注意的是重度溃疡性结肠炎在做钡灌肠时,有诱发肠扩张与穿孔的可能性。钡灌肠对本病的诊断和鉴别诊断有重要价值。尤其是对克罗恩病、结肠恶变有意义。临床静止期可做钡灌肠检查,以判断近端结肠病变,排除克罗恩病者宜再做全消化道钡餐检查。钡剂灌肠检查可见黏膜粗糙水肿、多发性细小充盈缺损、肠管短缩、袋囊变浅或消失呈铅管状等。

(五)内镜检查

临床上多数病变在直肠和乙状结肠,采用乙状结肠镜检查很有价值,对于慢性或疑为全结肠患者,宜行纤维结肠镜检查。内镜检查有确诊价值,通过直视下反复观察结肠的肉眼变化及组织学改变,既能了解炎症的性质和动态变化,又可早期发现恶变前病变,能在镜下准确地采集病变组织和分泌物以利排除特异性肠道感染性疾病。检查可见病变,病变多从直肠开始呈连续性、弥漫性分布,黏膜血管纹理模糊、紊乱或消失、充血、水肿、质脆、出血、脓性分泌物附着,亦常见黏膜粗糙,呈细颗粒状等炎症表现。病变明显处可见弥漫性、多发性糜烂或溃疡。重者有多发性糜烂或溃疡,缓解期患者结肠袋囊变浅或消失,可有假息肉或桥形黏膜等。肠镜图片见图 6-2、图 6-3。

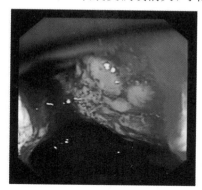

图 6-2　溃疡性结肠炎肠镜所见

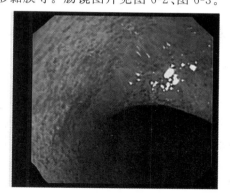

图 6-3　溃疡性结肠炎肠镜所见

(六)黏膜活检和手术取标本

1.黏膜组织学检查

本病活动期和缓解期有不同表现。

(1)活动期表现:①固有膜内有弥漫性慢性炎性细胞、中性粒细胞、嗜酸性粒细胞浸润;②隐窝有急性炎性细胞浸润,尤其是上皮细胞间有中性粒细胞浸润及隐窝炎,甚至形成隐窝脓肿,脓肿可溃入固有膜;③隐窝上皮增生,杯状细胞减少;④可见黏膜表层糜烂、溃疡形成和肉芽组织增生。

(2)缓解期表现:①中性粒细胞消失,慢性炎性细胞减少;②隐窝大小、形态不规则,排列紊乱;③腺上皮与黏膜肌层间隙增宽;④潘氏细胞化生。

2.手术切除标本病理检查

手术切除标本病理检查可根据黏膜组织学特点进行。

(七)诊断方法

在排除细菌性痢疾、阿米巴痢疾、慢性血吸虫病、肠结核等感染性结肠炎及结肠克罗恩病、缺血性结肠炎、放射性结肠炎等疾病基础上,具体诊断方法如下。

(1)具有临床表现、肠镜检查及放射学钡剂检查三者之一者可拟诊。

(2)如果加上黏膜活检或手术取标本做病理者可确诊。

(3)初发病例、临床表现和结肠镜改变均不典型者,暂不诊断为 UC,但须随访 3～6 个月,观察发作情况。

(4)结肠镜检查发现的轻度慢性直、乙状结肠炎不能与 UC 等同,应观察病情变化,认真寻找病因。

四、治疗原则

UC 的治疗应掌握好分级、分期、分段治疗的原则。分级指按疾病的严重度,采用不同药物和不同治疗方法;分期指疾病分为活动期和缓解期,活动期以控制炎症及缓解症状为主要目标,缓解期应继续维持缓解,预防复发;分段治疗指确定病变范围以选择不同给药方法,远段结肠炎可采用局部治疗,广泛性结肠炎或有肠外症状者则以系统性治疗为主。溃疡性直肠炎治疗原则和方法与远段结肠炎相同,局部治疗更为重要,优于口服用药。

(一)一般治疗

休息,进柔软、易消化、富含营养的食物,补充多种维生素。贫血严重者可输血,腹泻严重者应补液,纠正电解质紊乱。

(二)药物治疗

1.活动期的治疗

(1)轻度 UC:可选用柳氮磺吡啶(SASP)制剂,每天 3～4 g,分次口服;或用相当剂量的 5-氨基水杨酸(5-ASA)制剂。病变分布于远端结肠者可酌用 SASP 栓剂 0.5～1.0 g,2 次/天。氢化可的松琥珀酸钠盐100～200 mg保留灌肠,每晚 1 次。亦可用中药保留灌肠治疗。

(2)中度 UC:可用上述剂量水杨酸类制剂治疗,疗效不佳者,适当加量或改口服类固醇皮质激素,常用泼尼松 30～40 mg/d,分次口服。

(3)重度 UC:①如患者尚未用过口服类固醇激素,可用口服泼尼松龙 40～60 mg/d,观察7～10 d,亦可直接静脉给药;已使用者应静脉滴注氢化可的松 300 mg/d 或甲泼尼龙 48 mg/d。②静脉注射广谱抗生素控制肠道继发感染,如氨苄西林、硝基咪唑及喹诺酮类制剂。③应嘱患者卧床休息,适当补液、补充电解质,防止电解质紊乱;便血量大者应考虑输血;营养不良病情较重者进要素饮食,必要时可给予肠外营养。④静脉类固醇激素使用 7～10 d 后无效者可考虑应用环孢素静脉滴注,每天 2～4 mg/kg,应注意监测血药浓度。⑤慎用解痉剂及止泻剂,避免诱发中毒性巨结肠。如上述药物治疗效果不佳时,应及时予内外科会诊,确定结肠切除手术的时机与方式。

综上,对于各类型 UC 的药物治疗方案可以总结见表 6-1。

表 6-1　各类型溃疡性结肠炎药物治疗方案

类型	药物治疗方案
轻度 UC	柳氮磺吡啶片 1.0 g,口服,1 次/天或相当 5-美沙拉泰(5-ASA)
中度 UC	柳氮磺吡啶片 1.0 g,口服,1 次/天或相当 5-ASA 醋酸泼尼松片 10 mg,口服,2 次/天
重度 UC	甲泼尼龙 48 mg/d(或者氢化可的松 300 mg/d)静脉滴注,广谱抗生素(喹诺酮或头孢类＋硝基咪唑类)静脉滴注

2.缓解期的治疗

症状缓解后,维持治疗的时间至少 1 年,一般认为类固醇类无维持治疗效果,在症状缓解后逐渐减量,应尽可能过渡到用 SASP 维持治疗。维持治疗剂量一般为口服每天 1.0～3.0 g,亦可用相当剂量的 5-氨基水杨酸类药物。

3.手术治疗

大出血、穿孔、明确的或高度怀疑癌变者;重度 UC 伴中毒性巨结肠,静脉用药无效者;内科治疗症状顽固、体能下降、对类固醇类药物耐药或依赖者应考虑手术治疗。

(宫英芳)

第五节　消化性溃疡

消化性溃疡主要指发生在胃和十二指肠的慢性溃疡,即胃溃疡(gastric ulcer,GU)和十二指肠溃疡(duodenal ulcer,DU),因溃疡形成与胃酸/胃蛋白酶的消化作用有关而得名。溃疡的黏膜缺损超过黏膜肌层,不同于糜烂。

一、流行病学

消化性溃疡是全球性常见病。西方国家资料显示,自 20 世纪 50 年代以后,消化性溃疡发病率呈下降趋势。我国临床统计资料提示,消化性溃疡患病率在近十多年来亦开始呈下降趋势。本病可发生于任何年龄,但中年最为常见,DU 多见于青壮年,而 GU 多见于中老年,后者发病高峰比前者约迟 10 年。男性患病比女性较多。临床上 DU 比 GU 为多见,两者之比为(2～3):1,但有地区差异,在胃癌高发区 GU 所占的比例有增加。

二、病因和发病机制

在正常生理情况下,胃十二指肠黏膜经常接触有强侵蚀力的胃酸和在酸性环境下被激活、能水解蛋白质的胃蛋白酶,此外,还经常受摄入的各种有害物质的侵袭,但却能抵御这些侵袭因素的损害,维持黏膜的完整性,这是因为胃十二指肠黏膜具有一系列防御和修复机制。目前认为,胃十二指肠黏膜的这一完善而有效的防御和修复机制,足以抵抗胃酸/胃蛋白酶的侵蚀。一般而言,只有当某些因素损害了这一机制才可能发生胃酸/胃蛋白酶侵蚀黏膜而导致溃疡形成。近年的研究已经明确,幽门螺杆菌和非甾体抗炎药是损害胃十二指肠黏膜屏障从而导致消化性溃疡发病的最常见病因。少见的特殊情况,当过度胃酸分泌远远超过黏膜的防御和修复作用也可能导致消化性溃疡发生。现将这些病因及其导致溃疡发生的机制分述如下。

(一)幽门螺杆菌(Helicobacter pylori,H.pylori)

确认幽门螺杆菌为消化性溃疡的重要病因主要基于两方面的证据:①消化性溃疡患者的幽门螺杆菌检出率显著高于对照组的普通人群,在 DU 的检出率约为 90%,GU 为 70%～80%(幽门螺杆菌阴性的消化性溃疡患者往往能找到 NSAIDs 服用史等其他原因)。②大量临床研究肯定,成功根除幽门螺杆菌后溃疡复发率明显下降,用常规抑酸治疗后愈合的溃疡年复发率为50%～70%,而根除幽门螺杆菌可使溃疡复发率降至 5% 以下,这就表明去除病因后消化性溃疡可获治愈。至于何以在感染幽门螺杆菌的人群中仅有少部分人(约 15%)发生消化性溃疡,一般认为,这是幽门螺杆菌、宿主和环境因素三者相互作用的不同结果。

幽门螺杆菌感染导致消化性溃疡发病的确切机制尚未阐明。目前比较普遍接受的一种假说试图将幽门螺杆菌、宿主和环境 3 个因素在 DU 发病中的作用统一起来。该假说认为,胆酸对幽门螺杆菌生长具有强烈的抑制作用,因此正常情况下幽门螺杆菌无法在十二指肠生存,十二指肠球部酸负荷增加是 DU 发病的重要环节,因为酸可使结合胆酸沉淀,从而有利于幽门螺杆菌在十二指肠球部生长。幽门螺杆菌只能在胃上皮组织定植,因此在十二指肠球部存活的幽门螺杆菌只有当十二指肠球部发生胃上皮化生才能定植下来,而据认为十二指肠球部的胃上皮化生是十二指肠对酸负荷的一种代偿反应。十二指肠球部酸负荷增加的原因,一方面与幽门螺杆菌感染引起慢性胃窦炎有关,幽门螺杆菌感染直接或间接作用于胃窦 D、G 细胞,削弱了胃酸分泌的负反馈调节,从而导致餐后胃酸分泌增加;另一方面,吸烟、应激和遗传等因素均与胃酸分泌增加有关(详后述)。定植在十二指肠球部的幽门螺杆菌引起十二指肠炎症,炎症削弱了十二指肠黏膜的防御和修复功能,在胃酸/胃蛋白酶的侵蚀下最终导致 DU 发生。十二指肠炎症同时导致十二指肠黏膜分泌碳酸氢盐减少,间接增加十二指肠的酸负荷,进一步促进 DU 的发生和发展过程。

对幽门螺杆菌引起 GU 的发病机制研究较少,一般认为是幽门螺杆菌感染引起的胃黏膜炎症削弱了胃黏膜的屏障功能,胃溃疡好发于非泌酸区与泌酸区交界处的非泌酸区侧,反映了胃酸对屏障受损的胃黏膜的侵蚀作用。

(二)非甾体抗炎药(non-steroidal anti-inflammatory drugs,**简称 NSAIDs**)

NSAIDs 是引起消化性溃疡的另一个常见病因。大量研究资料显示,服用 NSAIDs 患者发生消化性溃疡及其并发症的危险性显著高于普通人群。临床研究报道,在长期服用 NSAIDs 患者中 10%～25%可发现胃或十二指肠溃疡,有 1%～4%的患者发生出血、穿孔等溃疡并发症。NSAIDs 引起的溃疡以 GU 较 DU 多见。溃疡形成及其并发症发生的危险性除与服用 NSAIDs 种类、剂量、疗程有关外,尚与高龄、同时服用抗凝血药、糖皮质激素等因素有关。

NSAIDs 通过削弱黏膜的防御和修复功能而导致消化性溃疡发病,损害作用包括局部作用和系统作用两方面,系统作用是主要致溃疡机制,主要是通过抑制环氧合酶(COX)而起作用。COX 是花生四烯酸合成前列腺素的关键限速酶,COX 有两种异构体,即结构型 COX-1 和诱生型 COX-2。COX-1 在组织细胞中恒量表达,催化生理性前列腺素合成而参与机体生理功能调节;COX-2 主要在病理情况下由炎症刺激诱导产生,促进炎症部位前列腺素的合成。传统的 NSAIDs 如阿司匹林、吲哚美辛等旨在抑制COX-2而减轻炎症反应,但特异性差,同时抑制了 COX-1,导致胃肠黏膜生理性前列腺素 E 合成不足。后者通过增加黏液和碳酸氢盐分泌、促进黏膜血流增加、细胞保护等作用在维持黏膜防御和修复功能中起重要作用。

NSAIDs 和幽门螺杆菌是引起消化性溃疡发病的两个独立因素,至于两者是否有协同作用则尚无定论。

(三)胃酸和胃蛋白酶

消化性溃疡的最终形成是由于胃酸/胃蛋白酶对黏膜自身消化所致。因胃蛋白酶活性是 pH 依赖性的,在 pH>4 时便失去活性,因此在探讨消化性溃疡发病机制和治疗措施时主要考虑胃酸。无酸情况下罕有溃疡发生及抑制胃酸分泌药物能促进溃疡愈合的事实均确证胃酸在溃疡形成过程中的决定性作用,是溃疡形成的直接原因。胃酸的这一损害作用一般只有在正常黏膜防御和修复功能遭受破坏时才能发生。

DU 患者中约有 1/3 存在五肽胃泌素刺激的最大酸排量(MAO)增高,其余患者 MAO 多在正常高值,DU 患者胃酸分泌增高的可能因素及其在 DU 发病中的间接及直接作用已如前述。GU 患者基础酸排量(BAO)及 MAO 多属正常或偏低,对此,可能解释为 GU 患者多伴多灶萎缩性胃炎,因而胃体壁细胞泌酸功能已受影响,而 DU 患者多为慢性胃窦炎,胃体黏膜未受损或受损轻微因而仍能保持旺盛的泌酸能力。少见的特殊情况如胃泌素瘤患者,极度增加的胃酸分泌的攻击作用远远超过黏膜的防御作用,而成为溃疡形成的起始因素。近年来非幽门螺杆菌、非NSAIDs(也非胃泌素瘤)相关的消化性溃疡报道有所增加,这类患者病因未明,是否与高酸分泌有关尚有待研究。

（四）其他因素

下列因素与消化性溃疡发病有不同程度的关系。①吸烟：吸烟者消化性溃疡发生率比不吸烟者高，吸烟影响溃疡愈合和促进溃疡复发。吸烟影响溃疡形成和愈合的确切机制未明，可能与吸烟增加胃酸分泌、减少十二指肠及胰腺碳酸氢盐分泌、影响胃十二指肠协调运动、黏膜损害性氧自由基增加等因素有关。②遗传：遗传因素曾一度被认为是消化性溃疡发病的重要因素，但随着幽门螺杆菌在消化性溃疡发病中的重要作用得到认识，遗传因素的重要性受到挑战。例如，消化性溃疡的家族史可能是幽门螺杆菌感染的"家庭聚集"现象；O 型血胃上皮细胞表面表达更多黏附受体而有利于幽门螺杆菌定植。因此，遗传因素的作用尚有待进一步研究。③急性应激可引起应激性溃疡已是共识。但在慢性溃疡患者，情绪应激和心理障碍的致病作用却无定论。临床观察发现长期精神紧张、过劳，确实易使溃疡发作或加重，但这多在慢性溃疡已经存在时发生，因此情绪应激可能主要起诱因作用，可能通过神经内分泌途径影响胃十二指肠分泌、运动和黏膜血流的调节。④胃十二指肠运动异常：研究发现部分 DU 患者胃排空增快，这可使十二指肠球部酸负荷增大；部分 GU 患者有胃排空延迟，这可增加十二指肠液反流入胃，加重胃黏膜屏障损害。但目前认为，胃肠运动障碍不大可能是原发病因，但可加重幽门螺杆菌或 NSAIDs 对黏膜的损害。

概言之，消化性溃疡是一种多因素疾病，其中幽门螺杆菌感染和服用 NSAIDs 是已知的主要病因，溃疡发生是黏膜侵袭因素和防御因素失平衡的结果，胃酸在溃疡形成中起关键作用。

三、病理

DU 发生在球部，前壁比较常见；GU 多在胃角和胃窦小弯。组织学上，GU 大多发生在幽门腺区（胃窦）与泌酸腺区（胃体）交界处的幽门腺区一侧。幽门腺区黏膜可随年龄增长而扩大（假幽门腺化生和/或肠化生），使其与泌酸腺区之交界线上移，故老年患者 GU 的部位多较高。溃疡一般为单个，也可多个，呈圆形或椭圆形。DU 直径多小于 10 mm，GU 要比 DU 稍大。亦可见到直径大于 2 cm 的巨大溃疡。溃疡边缘光整、底部洁净，由肉芽组织构成，上面覆盖有灰白色或灰黄色纤维渗出物。活动性溃疡周围黏膜常有炎症水肿。溃疡浅者累及黏膜肌层，深者达肌层甚至浆膜层，溃破血管时引起出血，穿破浆膜层时引起穿孔。溃疡愈合时周围黏膜炎症、水肿消退，边缘上皮细胞增生覆盖溃疡面，其下的肉芽组织纤维转化，变为瘢痕，瘢痕收缩使周围黏膜皱襞向其集中。

四、临床表现

上腹痛是消化性溃疡的主要症状，但部分患者可无症状或症状较轻以至于不为患者所注意，而以出血、穿孔等并发症为首发症状。典型的消化性溃疡有如下临床特点：①慢性过程，病史可达数年至数十年。②周期性发作，发作与自发缓解相交替，发作期可为数周或数月，缓解期亦长短不一，短者数周、长者数年；发作常有季节性，多在秋冬或冬春之交发病，可因精神情绪不良或过劳而诱发。③发作时上腹痛呈节律性，表现为空腹痛即餐后 2～4 h 或（及）午夜痛，腹痛多为进食或服用抗酸药所缓解，典型节律性表现在 DU 多见。

（一）症状

上腹痛为主要症状，性质多为灼痛，亦可为钝痛、胀痛、剧痛或饥饿样不适。多位于中上腹，可偏右或偏左。一般为轻至中度持续性痛。疼痛常有典型的节律性如上述。腹痛多在进食或服用抗酸药后缓解。

部分患者无上述典型表现的疼痛,而仅表现为无规律性的上腹隐痛或不适。具或不具典型疼痛者均可伴有反酸、嗳气、上腹胀等症状。

(二)体征

溃疡活动时上腹部可有局限性轻压痛,缓解期无明显体征。

五、特殊类型的消化性溃疡

(一)复合溃疡

复合溃疡指胃和十二指肠同时发生的溃疡。DU 往往先于 GU 出现。幽门梗阻发生率较高。

(二)幽门管溃疡

幽门管位于胃远端,与十二指肠交界,长约 2 cm。幽门管溃疡与 DU 相似,胃酸分泌一般较高。幽门管溃疡上腹痛的节律性不明显,对药物治疗反应较差,呕吐较多见,较易发生幽门梗阻、出血和穿孔等并发症。

(三)球后溃疡

DU 大多发生在十二指肠球部,发生在球部远段十二指肠的溃疡称球后溃疡。多发生在十二指肠乳头的近端。具 DU 的临床特点,但午夜痛及背部放射痛多见,对药物治疗反应较差,较易并发出血。

(四)巨大溃疡

巨大溃疡指直径大于 2 cm 的溃疡。对药物治疗反应较差、愈合时间较慢,易发生慢性穿透或穿孔。胃的巨大溃疡注意与恶性溃疡鉴别。

(五)老年人消化性溃疡

近年老年人发生消化性溃疡的报道增多。临床表现多不典型,GU 多位于胃体上部甚至胃底部,溃疡常较大,易误诊为胃癌。

(六)无症状性溃疡

约 15% 消化性溃疡患者可无症状,而以出血、穿孔等并发症为首发症状。可见于任何年龄,以老年人较多见;NSAIDs 引起的溃疡近半数无症状。

六、实验室和其他检查

(一)胃镜检查

胃镜检查是确诊消化性溃疡首选的检查方法。胃镜检查不仅可对胃十二指肠黏膜直接观察、摄像,还可在直视下取活组织作病理学检查及幽门螺杆菌检测,因此胃镜检查对消化性溃疡的诊断及胃良、恶性溃疡鉴别诊断的准确性高于 X 线钡餐检查,例如,在溃疡较小或较浅时钡餐检查有可能漏诊;钡餐检查发现十二指肠球部畸形可有多种解释;活动性上消化道出血是钡餐检查的禁忌证;胃的良、恶性溃疡鉴别必须由活组织检查来确定。

内镜下消化性溃疡多呈圆形或椭圆形,也有呈线形,边缘光整,底部覆有灰黄色或灰白色渗出物,周围黏膜可有充血、水肿,可见皱襞向溃疡集中。内镜下溃疡可分为活动期(A)、愈合期(H)和瘢痕期(S)3 个病期,其中每个病期又可分为 1 和 2 两个阶段。

（二）X 线钡餐检查

适用于对胃镜检查有禁忌或不愿接受胃镜检查者。溃疡的 X 线征象有直接和间接两种：龛影是直接征象，对溃疡有确诊价值；局部压痛、十二指肠球部激惹和球部畸形、胃大弯侧痉挛性切迹均为间接征象，仅提示可能有溃疡。

（三）幽门螺杆菌检测

幽门螺杆菌检测应列为消化性溃疡诊断的常规检查项目，因为有无幽门螺杆菌感染决定治疗方案的选择。检测方法分为侵入性和非侵入性两大类。前者需通过胃镜检查取胃黏膜活组织进行检测，主要包括快速尿素酶试验、组织学检查和幽门螺杆菌培养；后者主要有 ^{13}C 或 ^{14}C 尿素呼气试验、粪便幽门螺杆菌抗原检测及血清学检查（定性检测血清抗幽门螺杆菌 IgG 抗体）。

快速尿素酶试验是侵入性检查的首选方法，操作简便、费用低。组织学检查可直接观察幽门螺杆菌，与快速尿素酶试验结合，可提高诊断准确率。幽门螺杆菌培养技术要求高，主要用于科研。^{13}C 或 ^{14}C 尿素呼气试验检测幽门螺杆菌敏感性及特异性高而无须胃镜检查，可作为根除治疗后复查的首选方法。

应注意，近期应用抗生素、质子泵抑制剂、铋剂等药物，因有暂时抑制幽门螺杆菌作用，会使上述检查（血清学检查除外）呈假阴性。

（四）胃液分析和血清胃泌素测定

一般仅在疑有胃泌素瘤时作鉴别诊断之用。

七、诊断和鉴别诊断

慢性病程、周期性发作的节律性上腹疼痛，且上腹痛可为进食或抗酸药所缓解的临床表现是诊断消化性溃疡的重要临床线索。但应注意，一方面有典型溃疡样上腹痛症状者不一定是消化性溃疡，另一方面部分消化性溃疡患者症状可不典型甚至无症状，因此单纯依靠病史难以做出可靠诊断。确诊有赖胃镜检查。X 线钡餐检查发现龛影亦有确诊价值。

鉴别诊断本病主要临床表现为慢性上腹痛，当仅有病史和体检资料时，需与其他有上腹痛症状的疾病如肝、胆、胰、肠疾病和胃的其他疾病相鉴别。功能性消化不良临床常见且临床表现与消化性溃疡相似，应注意鉴别。如作胃镜检查，可确定有无胃十二指肠溃疡存在。

胃镜检查如见胃十二指肠溃疡，应注意与引起胃十二指肠溃疡的少见特殊病因或以溃疡为主要表现的胃十二指肠肿瘤鉴别。其中，与胃癌、胃泌素瘤的鉴别要点如下。

（一）胃癌

内镜或 X 线检查见到胃的溃疡，必须进行良性溃疡（胃溃疡）与恶性溃疡（胃癌）的鉴别。Ⅲ型（溃疡型）早期胃癌单凭内镜所见与良性溃疡鉴别有困难，放大内镜和染色内镜对鉴别有帮助，但最终必须依靠直视下取活组织检查鉴别。恶性溃疡的内镜特点为：①溃疡形状不规则，一般较大；②底凹凸不平、苔污秽；③边缘呈结节状隆起；④周围皱襞中断；⑤胃壁僵硬、蠕动减弱（X 线钡餐检查亦可见上述相应的 X 线征）。活组织检查可以确诊，但必须强调，对于怀疑胃癌而一次活检阴性者，必须在短期内复查胃镜进行再次活检；即使内镜下诊断为良性溃疡且活检阴性，仍有漏诊胃癌的可能，因此对初诊为胃溃疡者，必须在完成正规治疗的疗程后进行胃镜复查，胃镜复查溃疡缩小或愈合不是鉴别良、恶性溃疡的最终依据，必须重复活检加以证实。

（二）胃泌素瘤

亦称 Zollinger-Ellison 综合征，是胰腺非 β 细胞瘤分泌大量胃泌素所致。肿瘤往往很小（直径<1 cm),生长缓慢,半数为恶性。大量胃泌素可刺激壁细胞增生,分泌大量胃酸,使上消化道经常处于高酸环境,导致胃十二指肠球部和不典型部位(十二指肠降段、横段、甚或空肠近端)发生多发性溃疡。胃泌素(胃泌素)瘤与普通消化性溃疡的鉴别要点是该病溃疡发生于不典型部位,具难治性特点,有过高胃酸分泌(BAO 和 MAO 均明显升高,且 BAO/MAO >60%)及高空腹血清胃泌素(>200 pg/mL,常>500 pg/mL)。

八、并发症

(一)出血

溃疡侵蚀周围血管可引起出血。出血是消化性溃疡最常见的并发症,也是上消化道大出血最常见的病因(约占所有病因的 50%)。

(二)穿孔

溃疡病灶向深部发展穿透浆膜层则并发穿孔。溃疡穿孔临床上可分为急性、亚急性和慢性 3 种类型,以第一种常见。急性穿孔的溃疡常位于十二指肠前壁或胃前壁,发生穿孔后胃肠的内容物漏入腹腔而引起急性腹膜炎。十二指肠或胃后壁的溃疡深至浆膜层时已与邻近的组织或器官发生粘连,穿孔时胃肠内容物不流入腹腔,称为慢性穿孔,又称为穿透性溃疡。这种穿透性溃疡改变了腹痛规律,变得顽固而持续,疼痛常放射至背部。邻近后壁的穿孔或游离穿孔较小,只引起局限性腹膜炎时称亚急性穿孔,症状较急性穿孔轻而体征较局限,且易漏诊。

(三)幽门梗阻

幽门梗阻主要是由 DU 或幽门管溃疡引起。溃疡急性发作时可因炎症水肿和幽门部痉挛而引起暂时性梗阻,可随炎症的好转而缓解;慢性梗阻主要由于瘢痕收缩而呈持久性。幽门梗阻临床表现为:餐后上腹饱胀、上腹疼痛加重,伴有恶心、呕吐,大量呕吐后症状可以改善,呕吐物含发酵酸性宿食。严重呕吐可致失水和低氯低钾性碱中毒。可发生营养不良和体质量减轻。体检可见胃型和胃蠕动波,清晨空腹时检查胃内有振水声。进一步做胃镜或 X 线钡剂检查可确诊。

(四)癌变

少数 GU 可发生癌变,DU 则否。GU 癌变发生于溃疡边缘,据报道癌变率在 1% 左右。长期慢性 GU 病史、年龄在 45 岁以上、溃疡顽固不愈者应提高警惕。对可疑癌变者,在胃镜下取多点活检做病理检查;在积极治疗后复查胃镜,直到溃疡完全愈合;必要时定期随访复查。

九、治疗

治疗的目的是消除病因、缓解症状、愈合溃疡、防止复发和防治并发症。针对病因的治疗如根除幽门螺杆菌,有可能彻底治愈溃疡病,是近年消化性溃疡治疗的一大进展。

(一)一般治疗

生活要有规律,避免过度劳累和精神紧张。注意饮食规律,戒烟、酒。服用 NSAIDs 者尽可能停用,即使未用亦要告诫患者今后慎用。

(二)治疗消化性溃疡的药物及其应用

治疗消化性溃疡的药物可分为抑制胃酸分泌的药物和保护胃黏膜的药物两大类,主要起缓解症状和促进溃疡愈合的作用,常与根除幽门螺杆菌治疗配合使用。现就这些药物的作用机制及临床应用分别简述如下。

1.抑制胃酸药物

溃疡的愈合与抑酸治疗的强度和时间成正比。抗酸药具中和胃酸作用,可迅速缓解疼痛症状,但一般剂量难以促进溃疡愈合,故目前多作为加强止痛的辅助治疗。H_2 受体拮抗剂(H_2RA)可抑制基础及刺激的胃酸分泌,以前一作用为主,而后一作用不如 PPI 充分。使用推荐剂量各种 H_2RA 溃疡愈合率相近,不良反应发生率均低。西咪替丁可通过血-脑屏障,偶有精神异常不良反应;与雄性激素受体结合而影响性功能;经肝细胞色素 P450 代谢而延长华法林、苯妥英钠、茶碱等药物的肝内代谢。雷尼替丁、法莫替丁和尼扎替丁上述不良反应较少。已证明 H_2RA 全日剂量于睡前顿服的疗效与每天 2 次分服相仿。由于该类药物价格较 PPI 便宜,临床上特别适用于根除幽门螺杆菌疗程完成后的后续治疗,及某些情况下预防溃疡复发的长程维持治疗。质子泵抑制剂(PPI)作用于壁细胞胃酸分泌终末步骤中的关键酶H^+,K^+-ATP酶,使其不可逆失活,因此抑酸作用比 H_2RA 更强且作用持久。与 H_2RA 相比,PPI 促进溃疡愈合的速度较快、溃疡愈合率较高,因此特别适用于难治性溃疡或 NSAIDs 溃疡患者不能停用 NSAIDs 时的治疗。对根除幽门螺杆菌治疗,PPI 与抗生素的协同作用较 H_2RA 好,因此是根除幽门螺杆菌治疗方案中最常用的基础药物。使用推荐剂量的各种 PPI,对消化性溃疡的疗效相仿,不良反应均少。

2.保护胃黏膜药物

硫糖铝和胶体铋目前已少用作治疗消化性溃疡的一线药物。枸橼酸铋钾(胶体次枸橼酸铋)因兼有较强抑制幽门螺杆菌作用,可作为根除幽门螺杆菌联合治疗方案的组分,但要注意此药不能长期服用,因会过量蓄积而引起神经毒性。米索前列醇具有抑制胃酸分泌、增加胃十二指肠黏膜的黏液及碳酸氢盐分泌和增加黏膜血流等作用,主要用于 NSAIDs 溃疡的预防,腹泻是常见不良反应,因会引起子宫收缩故孕妇忌服。

(三)根除幽门螺杆菌治疗

对幽门螺杆菌感染引起的消化性溃疡,根除幽门螺杆菌不但可促进溃疡愈合,而且可预防溃疡复发,从而彻底治愈溃疡。因此,凡有幽门螺杆菌感染的消化性溃疡,无论初发或复发、活动或静止、有无合并症,均应予以根除幽门螺杆菌治疗。

1.根除幽门螺杆菌的治疗方案

已证明在体内具有杀灭幽门螺杆菌作用的抗生素有克拉霉素、阿莫西林、甲硝唑(或替硝唑)、四环素、呋喃唑酮、某些喹诺酮类如左氧氟沙星等。PPI 及胶体铋体内能抑制幽门螺杆菌,与上述抗生素有协同杀菌作用。目前尚无单一药物可有效根除幽门螺杆菌,因此必须联合用药。应选择幽门螺杆菌根除率高的治疗方案力求一次根除成功。研究证明以 PPI 或胶体铋为基础加上两种抗生素的三联治疗方案有较高根除率。这些方案中,以 PPI 为基础的方案所含 PPI 能通过抑制胃酸分泌提高口服抗生素的抗菌活性从而提高根除率,再者 PPI 本身具有快速缓解症状和促进溃疡愈合作用,因此是临床中最常用的方案。而其中,又以 PPI 加克拉霉素再加阿莫西林或甲硝唑的方案根除率最高。幽门螺杆菌根除失败的主要原因是患者的服药依从性问题和幽门螺杆菌对治疗方案中抗生素的耐药性。因此,在选择治疗方案时要了解所在地区的耐药情况,近年世界不少国家和我国一些地区幽门螺杆菌对甲硝唑和克拉霉素的耐药率在增加,应引起注意。呋喃唑酮(200 mg/d,分 2 次)耐药性少见、价廉,国内报道用呋喃唑酮代替克拉霉素或甲硝唑的三联疗法亦可取得较高的根除率,但要注意呋喃唑酮引起的周围神经炎和溶血性贫血等不良反应。治疗失败后的再治疗比较困难,可换用另外两种抗生素(阿莫西林原发和继发耐药均极少见,可以不换)如 PPI 加左氧氟沙星(500 mg/d,每天 1 次)和阿莫西林,或采用 PPI 和胶体铋合用再加四环素(1 500 mg/d,每天 2 次)和甲硝唑的四联疗法。

2.根除幽门螺杆菌治疗结束后的抗溃疡治疗

在根除幽门螺杆菌疗程结束后,继续给予一个常规疗程的抗溃疡治疗(如 DU 患者予 PPI 常规剂量、每天 1 次、总疗程 2～4 周,或 H_2RA 常规剂量、疗程 4～6 周;GU 患者 PPI 常规剂量、每天 1 次、总疗程4～6 周,或 H_2RA 常规剂量、疗程 6～8 周)是最理想的。这在有并发症或溃疡面积大的患者尤为必要,但对无并发症且根除治疗结束时症状已得到完全缓解者,也可考虑停药以节省药物费用。

3.根除幽门螺杆菌治疗后复查

治疗后应常规复查幽门螺杆菌是否已被根除,复查应在根除幽门螺杆菌治疗结束至少 4 周后进行,且在检查前停用 PPI 或铋剂 2 周,否则会出现假阴性。可采用非侵入性的^{13}C 或^{14}C 尿素呼气试验,也可通过胃镜在检查溃疡是否愈合的同时取活检做尿素酶及(或)组织学检查。对未排除胃恶性溃疡或有并发症的消化性溃疡应常规进行胃镜复查。

(四)NSAIDs 溃疡的治疗、复发预防及初始预防

对服用 NSAIDs 后出现的溃疡,如情况允许应立即停用 NSAIDs,如病情不允许可换用对黏膜损伤少的 NSAIDs 如特异性 COX-2 抑制剂(如塞来昔布)。对停用 NSAIDs 者,可予常规剂量常规疗程的 H_2RA 或 PPI 治疗;对不能停用 NSAIDs 者,应选用 PPI 治疗(H_2RA 疗效差)。因幽门螺杆菌和 NSAIDs 是引起溃疡的两个独立因素,因此应同时检测幽门螺杆菌,如有幽门螺杆菌感染应同时根除幽门螺杆菌。溃疡愈合后,如不能停用 NSAIDs,无论幽门螺杆菌阳性还是阴性都必须继续 PPI 或米索前列醇长程维持治疗以预防溃疡复发。对初始使用 NSAIDs 的患者是否应常规给药预防溃疡的发生仍有争论。已明确的是,对于发生 NSAIDs 溃疡并发症的高危患者,如既往有溃疡病史、高龄、同时应用抗凝血药(包括低剂量的阿司匹林)或糖皮质激素者,应常规予抗溃疡药物预防,目前认为 PPI 或米索前列醇预防效果较好。

(五)溃疡复发的预防

有效根除幽门螺杆菌及彻底停服 NSAIDs,可消除消化性溃疡的两大常见病因,因而能大大减少溃疡复发。对溃疡复发同时伴有幽门螺杆菌感染复发(再感染或复燃)者,可予根除幽门螺杆菌再治疗。下列情况则需用长程维持治疗来预防溃疡复发:①不能停用 NSAIDs 的溃疡患者,无论幽门螺杆菌阳性还是阴性(如前述);②幽门螺杆菌相关溃疡,幽门螺杆菌感染未能被根除;③幽门螺杆菌阴性的溃疡(非幽门螺杆菌、非 NSAIDs 溃疡);④幽门螺杆菌相关溃疡,幽门螺杆菌虽已被根除,但曾有严重并发症的高龄或有严重伴随病患者。长程维持治疗一般以 H_2RA 或 PPI 常规剂量的半量维持,而 NSAIDs 溃疡复发的预防多用 PPI 或米索前列醇,已如前述。

(六)外科手术指证

由于内科治疗的进展,目前外科手术主要限于少数有并发症者,包括:①大量出血经内科治疗无效;②急性穿孔;③瘢痕性幽门梗阻;④胃溃疡癌变;⑤严格内科治疗无效的顽固性溃疡。

十、预后

由于内科有效治疗的发展,预后远较过去为佳,病死率显著下降。死亡主要见于高龄患者,死亡的主要原因是并发症,特别是大出血和急性穿孔。

（宫英芳）

第六节 肝 硬 化

肝硬化是一种常见的由不同病因引起的慢性、进行性、弥漫性肝病,是在肝细胞广泛变性和坏死基础上产生肝纤维组织弥漫性增生,并形成再生结节和假小叶,导致正常肝小叶结构和血管解剖的破坏。病变逐渐进展,晚期出现肝衰竭、门静脉高压和多种并发症,是严重和不可逆的肝疾病。在我国肝硬化是消化系统常见病,并发症的病死率高,主要由感染乙型肝炎病毒引起,近年来酒精性肝病比例有上升趋势。

一、病因和发病机制

引起肝硬化的病因很多,不同地区的主要病因也不相同。欧美以酒精性肝硬化为主,我国以肝炎病毒性肝硬化多见,其次为血吸虫病肝纤维化,酒精性肝硬化亦逐年增加。研究证实,两种病因先后或同时作用于肝脏,更易产生肝硬化。如血吸虫病或长期大量饮酒者合并乙型病毒性肝炎等。

二、临床表现

起病常隐匿,早期可无特异性症状、体征,根据是否出现黄疸、腹水等临床表现和食管静脉出血、肝性脑病等并发症,可将肝硬化分为代偿期和失代偿期。

(一)代偿期肝硬化

代偿期肝硬化患者无特异性症状。常在体检或手术中发现。可有食欲缺乏、乏力、消化不良、腹泻等非特异性症状。临床表现同慢性肝炎,鉴别常需依赖肝病理。

(二)失代偿期肝硬化

1.症状

食欲缺乏,有时伴恶心、呕吐、乏力、腹胀、腹痛,常为肝区隐痛、腹泻、体质量减轻,可出现牙龈、鼻腔出血、皮肤黏膜紫斑或出血点,女性常有月经过多等出血倾向。内分泌系统失调:男性有性功能减退,男性乳房发育,女性常有闭经及不孕;糖尿病发病率增加,表现为高血糖、糖耐量试验异常、高胰岛素血症和外周性胰岛素抵抗。进展性肝硬化伴严重肝细胞功能衰竭患者常发生低血糖。出现昼夜颠倒、嗜睡、兴奋等神经精神症状。

2.体征

常呈慢性病容,面色黝黑,面部有毛细血管扩张、口角炎等。皮肤表现常见血管蜘蛛痣、肝掌,可出现男性乳房发育,胸、腹壁皮下静脉可显露或曲张,甚至脐周静脉突起形成水母头状,可听到静脉杂音。黄疸常提示病程已达到中期,随着病变进展而加重。1/3 患者常有不规则发热,与病情活动及感染有关。腹水、肝性胸腔积液、下肢水肿常发生在晚期患者。肝在早期肿大,晚期坚硬缩小、肋下常不易触及。35%~50%患者有脾大,常为中度,少数重度。

三、辅助检查

(一)血常规检查

代偿期多在正常范围。失代偿期,由于出血、营养不良、脾功能亢进可发生轻重不等的贫血。

有感染时血白细胞可升高,脾功能亢进者血白细胞和血小板计数均减少。

(二)尿常规

一般在正常范围,乙型肝炎肝硬化合并乙肝相关性肾炎时尿蛋白阳性。胆汁淤积引起的黄疸尿胆红素阳性,尿胆原阴性。肝细胞损伤引起的黄疸,尿胆原亦增加。

(三)粪常规

消化道出血时出现肉眼可见的黑粪,门静脉高压性胃病引起的慢性出血,粪潜血试验阳性。

(四)肝功能试验

1.血清胆红素

失代偿期可出现结合胆红素和总胆红素升高,胆红素的持续升高是预后不良的重要指标。

2.蛋白质代谢

在肝功能明显减退时,清蛋白合成减少。肝硬化时常有球蛋白升高,蛋白电泳也可显示清蛋白降低,γ球蛋白显著增高和β球蛋白轻度升高。

3.凝血酶原时间

晚期肝硬化及肝细胞损害时凝血酶原时间明显延长,如用维生素 K 后不能纠正,更说明有功能的肝细胞减少。

4.血清酶学检查

(1)ALT 和 AST:肝细胞受损时,ALT 升高,肝细胞坏死时,AST 升高。肝硬化患者这两种转氨酶不一定升高,但肝硬化活动时可升高。酒精性肝硬化患者 AST/ALT≥2。

(2)γ-GT:90%肝硬化患者可升高,尤其是以原发性胆汁性肝硬化和酒精性肝硬化升高更明显,合并肝癌时明显升高。

(3)AKP(ALP):70%的肝硬化患者可升高,并发肝癌时常明显升高。

5.反映肝纤维化的血清学指标

(1)Ⅲ型前胶原氨基末端肽(PⅢP):测定血清中 PⅢP 可以间接了解肝脏胶原的合成代谢。肝硬化活动时,PⅢP 升高。

(2)Ⅳ型胶原:肝纤维化时Ⅳ型胶原升高,两者相关性优于其他指标。

(3)玻璃酸:肝硬化患者血清玻璃酸升高。

(4)层粘连蛋白:与肝纤维化有良好的相关性。

6.脂肪代谢

代偿期患者,血中胆固醇正常或偏低,失代偿期总胆固醇特别是胆固醇酯明显降低。

7.定量肝功能试验

(1)吲哚菁试验(ICG):检测肝细胞对染料清除情况以反映肝细胞储备功能,是临床初筛肝病患者较有价值和实用的试验。

(2)利多卡因代谢产物生成试验(MEGX):本试验反映肝细胞代谢功能,能预测患者预后。

(五)血清免疫学检查

1.甲胎蛋白(AFP)

肝硬化活动时,AFP 可升高。并发原发性肝癌时明显升高,如转氨酶正常而 AFP 持续升高,须怀疑原发性肝癌。

2.病毒性肝炎标记的测定

疑肝硬化者须测定乙、丙、丁肝炎标记以明确病因。肝硬化有活动时应做甲、乙、丙、丁、戊型标记及 CMV、EB 病毒抗体测定,以明确有无重叠感染。

3.血清抗线粒体抗体、抗平滑肌抗体、抗核抗体

前者在 PBC 患者阳性率 95%,后两者阳性提示自身免疫性肝病。

(六)影像学检查

1.超声检查

B 超检查可发现肝表面不光滑或凹凸不平,肝叶比例失调,多呈右叶萎缩和左叶、尾叶增大,肝实质回声不均匀增强,肝静脉管腔狭窄、粗细不等。门静脉高压症声像图改变,表现为脾大、门静脉扩张和门腔侧支开放,部分患者还可探及腹水。多普勒检查可发现门腔侧支开放、门静脉血流速率降低和门静脉血流逆行等改变。

2.CT 检查

CT 检查表现为肝叶比例失调、肝裂增宽和肝门区扩大,肝脏密度高低不均。还可见脾大、门静脉扩张和腹水等门静脉高压症表现。

3.放射性核素显像

^{99m}Tc-经直肠放射性核素扫描测定的心/肝比值能间接反映门静脉高压和门体分流程度,对诊断有一定意义,正常值为 0.26。肝硬化患者一般在 0.6 以上,伴门静脉高压者常＞1。

4.上消化道钡剂摄片

本检查可发现食管及胃底静脉曲张征象,食管静脉曲张呈虫蚀状或蚯蚓状充盈缺损,胃底静脉曲张呈菊花样缺损。但诊断的敏感性不如胃镜检查。

(七)特殊检查

1.胃镜检查

本检查可直接观察并确定食管及胃底有无静脉曲张,了解其曲张程度和范围,并可确定有无门静脉高压性胃病。

2.腹腔镜检查

本检查可见肝表面高低不平,有大小不等的结节和纤维间隔,边缘锐利不规则,包膜增厚,脾大,肝圆韧带血管充血和腹膜血管曲张。

3.肝活组织检查

本检查对肝硬化,特别是早期肝硬化确定诊断和明确病因有重要价值。

4.门静脉测压

经颈静脉测定肝静脉楔入压以及肝静脉游离压,两者差为肝静脉压力梯度,可代表门静脉压力。正常值 0.7～0.8 kPa(5～6 mmHg),肝硬化门静脉高压患者一般为 2.7 kPa(20 mmHg),食管静脉曲张及出血者均＞1.6 kPa(12 mmHg),腹水者均＞1.1 kPa(8 mmHg)。门静脉压力的测定是评价降门脉压力药物疗效的"金标准"。

5.腹水检查

检查腹水的性质,包括颜色、比重、蛋白含量、细胞分类、腺苷脱氨酶(ADA)、血与腹水 LDH、细菌培养及内毒素测定。还应测定血清-腹水清蛋白梯度(SAAG),如＞11 g/L 提示门静脉高压。

四、诊断和鉴别诊断

(一)诊断

主要依据为：①有病毒性肝炎、长期饮酒等有关病史；②有肝功能减退和门静脉高压的临床表现；③肝质地坚硬有结节感；④肝功能试验常有阳性发现；⑤肝活组织检查见假小节形成。

(二)鉴别诊断

1.肝、脾大与血液病、代谢性疾病的肝脾大鉴别

早期肝硬化与慢性肝炎的鉴别须做肝活检。

2.腹水的鉴别诊断

(1)肝硬化腹水为漏出液。SAAG＞11 g/L，患者常有血管蜘蛛痣、肝掌、腹壁静脉曲张、脾大，合并自发性腹膜炎为渗出液，以中性粒细胞增多为主。

(2)结核性腹膜炎腹水为渗出液。腹水白细胞增多，以淋巴细胞为主，腹水蛋白＞3.5 g/L，伴 ADA 增高。SAAG％11 g/L，抗酸杆菌可阳性，患者常有发热、严重营养不良、CT、B 超检查提示腹膜增厚，腹膜活检可确诊。

(3)肿瘤性腹水比重介于渗出液和漏出液之间。腹水 LDH/血 LDH＞1，可找到肿瘤细胞。腹水可为血性，SAAG％11 g/L，扪及脐部硬结节及左锁骨上淋巴结均提示恶性肿瘤转移。

(4)恶性乳糜性腹水。常常提示转移性癌，特别是淋巴瘤。

(5)缩窄性心包炎。患者常有奇脉、X 线片可见心包钙化、心脏超声可诊断。

(6)肾病综合征。引起腹水者常有全身水肿、蛋白尿。

(7)胰性腹水。量较少、伴急性胰腺炎，腹水淀粉酶＞100 U/L。

(三)并发症的诊断和鉴别诊断

1.胃底食管静脉破裂出血

表现为呕血、黑粪，常为上消化道大出血。在大出血暂停、血压稳定后，急症胃镜检查（一般在入院后 6 h 内）可以明确出血部位和原因，鉴别是胃底食管静脉破裂出血还是门静脉高压性胃病或溃疡病引起。

2.感染

发热的肝硬化患者需要确定有无感染以及感染的部位和病原。应摄 X 线胸片、做痰培养、中段尿培养、血培养，有腹水者进行腹水检查，以明确有无肺部、胆管、泌尿道及腹水感染。患者在短期内腹水迅速增加，伴腹痛、腹胀、发热、腹水检查白细胞＞500×10⁶/L 或中性粒细胞＞250×10⁶/L，就应高度怀疑低血压，腹水和血鲎试验及血细菌培养可阳性，常为革兰阴性菌。少数患者可无腹痛，患者可出现低血压或休克（革兰阴性菌败血症）。

3.肝肾综合征

顽固性腹水患者出现少尿、无尿、氮质血症、低血钠、低尿钠，考虑出现肝肾综合征。应当注意的是应与利尿药、乳果糖过度使用、非甾体抗炎药、环孢素 A 和氨基糖苷类药物的应用引起的医源性肾衰竭区分开来。

4.原发性肝癌

患者出现肝进行性增大、质地坚硬伴结节、肝区疼痛、有或无血性腹水、无法解释的发热要考虑此症，血清甲胎蛋白持续升高或 B 超提示肝占位病变时应高度怀疑，CT 扫描有助确诊。

五、治疗

（一）一般治疗

代偿期患者可参加轻工作，失代偿期尤其是出现并发症患者卧床休息。营养疗法对于肝硬化患者特别是营养不良者降低病残率及病死率有作用。应给予高维生素、易消化的食物，严禁饮酒。可食瘦肉、河鱼、豆制品、牛奶、豆浆、蔬菜和水果。食管静脉曲张者应禁食坚硬粗糙食物。

（二）药物治疗

目前尚无肯定有效的逆转肝硬化的药物。活血化的中药，如丹参、桃仁提取物、虫草菌丝以及丹参、黄芪为主的复方和甘草酸制剂均可用于早期肝硬化的抗纤维化治疗，并已取得一定疗效。

（三）腹水治疗

（1）寻找诱发因素：新近出现腹水或腹水量显著增加时首先要寻找诱发因素，例如过多摄入钠盐、用利尿药依从性不好、重叠感染、肝功能损害加重、门静脉血栓形成、原发性肝癌等，找到诱发因素后，可作相应处理。

（2）控制水和钠盐的摄入：对有轻度钠潴留、尿钠排泄 $>25~\mu mol/d$、肾功能正常、新近出现腹水者，钠的摄入量限制在 800 mg（2 g NaCl）可达到钠的负平衡而使腹水减少。应用利尿药时，可适度放开钠摄入，中-重度钠潴留者理论上应限钠 $<20~mmol/d$。低钠血症（$<125~mmol/L$）患者，应限制水的摄入（$800\sim1~000~mL/d$）。

（3）利尿药的应用：经限钠饮食和卧床休息腹水仍不消退者须应用利尿药，利尿药选用醛固酮拮抗药——螺内酯 100 mg/d 加上襻利尿药呋塞米 40 mg/d 作为起始剂量，服药后 7 d 起调整剂量，体质量减轻 $<1.5~kg/$周应增加利尿药量。直到螺内酯 400 mg/d、呋塞米 160 mg/d。利尿药也不应过量使用，一般而言对于有腹水并有外周水肿者用利尿药后体质量下降不能 $<1~kg/d$，仅有腹水者，体质量下降不能 $>0.5~kg/d$。利尿药的不良反应有水电解质紊乱、肾衰竭、肝性脑病、男性乳房发育等。如出现肝性脑病、低钠血症（血钠 $<120~mmol/L$），肌酐 $>120~\mu mol/L$ 应停用利尿药。

（4）提高血浆胶体渗透压：低蛋白血症患者，每周定期输注清蛋白、血浆可提高血浆胶体渗透压，促进腹水消退。

（5）对于难治性大量腹水患者，如无其他并发症（肝性脑病、上消化道出血、感染）、肝储备功能为 Child A、B 级，无出血倾向（凝血酶原时间 $>40\%$，血小板计数 $>40\times10^9/L$）可于 $1\sim2~h$ 内抽排腹水 $4\sim6~L$，同时补充人血清蛋白 $6\sim8~g/L$ 腹水，以维持有效血容量，防止血液循环紊乱。一次排放后仍有腹水者可重复进行，该方法腹水消除率达 96.5%。排放腹水后用螺内酯维持治疗者腹水再出现率明显低于不用者。

（6）自身腹水浓缩回输：在严格无菌情况下，将腹水尽可能多地抽到无菌输液器，经特殊装置，去除腹水中水分及小分子毒性物质，回收腹水中清蛋白等成分通过外周静脉回输给患者，一般可浓缩 $7\sim10$ 倍。

（四）并发症的治疗

胃底食管静脉破裂出血是肝硬化严重并发症和死亡的主要原因，应予以积极抢救。措施如下：①密切监测生命体征及出血情况，必要时输血。用缩血管药物，降门脉压力，从而达到止血效果。常用药物为神经垂体后叶素(VP)0.4 U/min静脉滴注,有心血管疾病者禁用,合并使用硝酸甘油(舌下含化或静脉滴注)可减少不良反应,增加降门脉压力作用。生长抑素(施他宁)、奥曲肽止血率较高,不良反应较少。②气囊压迫术:使用三腔管对胃底和食管下段作气囊填塞。常用于药物止血失败者。这项暂时止血措施,可为急救治疗赢得时间,应在止血后12 h内转入内镜治疗。③内镜治疗:经过抗休克和药物治疗血流动力学稳定者应立即送去做急症内镜,以明确上消化道出血原因及部位。如果仅有食管静脉曲张,还在活动性出血者,应予以内镜下注射硬化剂止血。止血成功率为90%,明显优于单纯用药治疗者。如果已无活动性出血,可对食管中下段曲张的静脉用皮圈进行套扎。如果是胃底静脉出血,宜注射组织黏合剂。④急症手术:上述急症治疗后仍出血不止,患者肝脏储备功能为Child-pugh A级者可行断流术。⑤介入治疗:上述患者如无手术条件者可行经颈静脉肝内门体分流(TIPS)作为救命的措施。术后门静脉压力下降,止血效果好,但易发生肝性脑病和支架堵塞。

(张观波)

第七节 酒精性肝病

一、概述

正常人24 h内体内可代谢酒精120 g,而酒精性肝病(ALD)是由于长期大量饮酒,超过机体的代谢能力所导致的疾病。临床上分为轻症酒精性肝病(AML)、酒精性脂肪肝(AFL)、酒精性肝炎(AH)、酒精性肝纤维化(AF)和酒精性肝硬化(AC)不同阶段。严重酗酒时可诱发广泛肝细胞坏死甚至急性肝功能衰竭。因饮酒导致的ALD在西方国家已成为常见病、多发病,占中年人死因的第4位。我国由酒精所致肝损害的发病率亦呈逐年上升趋势,酒精已成为继病毒性肝炎后导致肝损害的第二大病因,严重危害人民健康。

ALD的发病机制较为复杂,目前尚不完全清楚。可能与酒精及其代谢产物对肝脏的毒性作用、氧化应激、内毒素、细胞因子(TNF-α、TGF-β等)产生异常、免疫异常、蛋氨酸代谢异常、酒精代谢相关酶类基因多态性、细胞凋亡等多种因素有关。

二、诊断

(一)酒精性肝病临床诊断标准

(1)有长期饮酒史,一般超过5年,折合酒精量男性不低于40 g/d,女性不低于20 g/d,或2周内有大量饮酒史,折合酒精量超过80 g/d。但应注意性别、遗传易感性等因素的影响。酒精量换算公式为:酒精量(g)=饮酒量(mL)×酒精含量(%)×0.8。

(2)临床症状为非特异性,可无症状,或有右上腹胀痛、食欲缺乏、乏力、体质量减轻、黄疸等;随着病情加重,可有神经精神、蜘蛛痣、肝掌等症状和体征。

(3)血清天冬氨酸氨基转移酶(AST)、丙氨酸氨基转移酶(ALT)、γ-谷氨酰转肽酶(GGT)、总胆红素(TBIL)、凝血酶原时间(PT)和平均红细胞容积(MCV)等指标升高,禁酒后这些指标可明显下降,通常4周内基本恢复正常,AST/ALT>2,有助于诊断。

(4)肝脏 B 超或 CT 检查有典型表现。

(5)排除嗜肝病毒的感染、药物和中毒性肝损伤等。

符合第(1)、(2)、(3)项和第(5)项或第(1)、(2)、(4)项和第(5)项可诊断酒精性肝病;仅符合第(1)、(2)项和第(5)项可疑诊酒精性肝病。

(二)临床分型诊断

1.轻症酒精性肝病

肝脏生物化学、影像学和组织病理学检查基本正常或轻微异常。

2.酒精性脂肪肝

影像学诊断符合脂肪肝标准,血清 ALT、AST 可轻微异常。

3.酒精性肝炎

血清 ALT、AST 或 GGT 升高,可有血清 TBIL 增高。重症酒精性肝炎是指酒精性肝炎中,合并肝性脑病、肺炎、急性肾衰竭、上消化道出血,可伴有内毒素血症。

4.酒精性肝纤维化

症状及影像学无特殊。未做病理检查时,应结合饮酒史、血清纤维化标志物(透明质酸、Ⅲ型胶原、Ⅳ型胶原、层粘连蛋白)、GGT、AST/ALT、胆固醇、载脂蛋白-A1、TBIL、α_2 巨球蛋白、铁蛋白、稳态模式胰岛素抵抗等改变,这些指标十分敏感,应联合检测。

5.酒精性肝硬化

有肝硬化的临床表现和血清生物化学指标的改变。

三、鉴别诊断

鉴别诊断见表 6-5。

表 6-5　酒精性肝病的鉴别诊断

疾病	病史	病毒学检查
非酒精性肝病	好发于肥胖、2 型糖尿病患者	肝炎标志物阴性
病毒性肝炎	无长期饮酒史	肝炎标志物阳性
酒精性肝病	有长期饮酒史	肝炎标志物阴性

四、治疗

(一)治疗原则

治疗包括戒酒、改善营养、治疗肝损伤、防治并发存在的其他肝病、阻止或逆转肝纤维化的进展、促进肝再生、减少并发症、提高生活质量、终末期肝病进行肝移植等措施。

1.戒酒

戒酒是 ALD 治疗的最关键措施,戒酒或显著减少酒精摄入可显著改善所有阶段患者的组织学改变和生存率;Child A 级的 ALD 患者戒酒后 5 年生存率可超过 80%;Child B、C 级患者在戒酒后也能使 5 年生存率从 30% 提高至 60%,除戒酒以外尚无 ALD 特异性治疗方法。戒酒过程中应注意戒断综合征(包括酒精依赖者,神经精神症状的出现与戒酒有关,多呈急性发作过程,常有四肢抖动及出汗等症状,严重者有戒酒性抽搐或癫痫样痉挛发作)的发生。

2.营养支持

ALD患者同时也需良好的营养支持,因其通常并发热量、蛋白质缺乏性营养不良,而营养不良又可加剧酒精性肝损伤。因此,宜给予富含优质蛋白和 B 族维生素、高热量的低脂饮食,必要时适当补充支链氨基酸为主的复方氨基酸制剂。酒精性肝病的饮食治疗可参考表 6-6。

表 6-6　ALD 患者的饮食指导原则

1.蛋白质=1.0～1.5 g/kg 体质量

2.总热量=(1.2～1.4)(休息状态下的能量消耗最少)×126 kJ/kg 体质量

3.50%～55% 为糖类,最好是复合型糖类

4.30%～35% 为脂肪,最好不饱和脂肪酸含量高并含有足量的必需脂肪酸

5.营养最好是肠内或口服(或)经小孔径喂食给予;部分肠道外营养为次要选择;全肠外营养为最后的选择

6.水、盐摄入以保持机体水、电解质平衡

7.多种维生素及矿物质

8.支链氨基酸的补充通常并不需要

9.许多患者能耐受标准的氨基酸补充

10.若患者不能耐受标准氨基酸补充仍可补充支链氨基酸

11.避免仅仅补充支链氨基酸,支链氨基酸并不能保持氮的平衡

12.有必要补充必需氨基酸,必需氨基酸指正常时可从前体合成而在肝硬化患者不能合成,包括胆碱、胱氨酸、氨基乙磺酸、酪氨酸

3.维生素及微量元素

慢性饮酒者可能因摄入不足、肠道吸收减少、肝内维生素代谢障碍、疾病后期肠道黏膜屏障衰竭等导致维生素(维生素 B_1、维生素 B_6、维生素 A、维生素 E、叶酸等)、微量元素(锌、硒)的严重缺乏。因此,适量补充上述维生素和微量元素是必需的,尤其是补充维生素 B_1(目前,推荐应用脂溶性维生素 B_1 前体苯磷硫胺)和补锌在预防和治疗 ALD 非常重要。而维生素 E 是临床上使用较早的抗氧化剂,脂溶性的维生素 E 可以在细胞膜上积聚,结合并清除自由基,减轻肝细胞膜及线粒体膜的脂质过氧化。Sokol 等发现维生素 E 能明显减轻胆汁淤积时疏水性胆汁酸所引起的肝细胞膜脂质过氧化,从而减轻肝细胞损伤。

(二)药物治疗

1.非特异性抗感染治疗

(1)糖皮质激素:多项随机对照研究和荟萃分析,使用糖皮质激素治疗 ALD 仍有一些争议,对于严重急性肝炎(AH)患者,糖皮质激素是研究得最多也可能是最有效的药物。然而,接受激素治疗的患者病死率仍较高,特别在伴发肾衰竭的患者。激素是否能延缓肝硬化进展及改善长期生存率尚不明确。并发急性感染、胃肠道出血、胰腺炎、血糖难以控制的糖尿病者为应用皮质激素的禁忌证。

(2)己酮可可碱(PTX):PTX 是一种非选择性磷酸二酯酶抑制剂,具有拮抗炎性细胞因子的作用,可降低 TNF-α 基因下游许多效应细胞因子的表达。研究表明 PTX 可以显著改善重症 AH 患者的短期生存率,但在 PTX 成为 AH 的常规治疗方法之前,还需进行 PTX 与糖皮质激素联合治疗或用于对皮质激素有禁忌证的 AH 患者的临床试验。

2.保肝抗纤维化

（1）还原型谷胱甘肽：还原型谷胱甘肽由谷氨酸、半胱氨酸组成，具有广泛的抗氧化作用，可与酒精的代谢产物乙醛、氧自由基结合，使其失活，并加速自由基的排泄，抑制或减少肝细胞膜及线粒体膜过氧化脂质形成，保护肝细胞。此外，还可以通过 γ-谷氨酸循环，维护肝脏蛋白质合成。目前临床应用比较广泛。

（2）多烯磷脂酰胆碱（易善复）：多烯磷脂酰胆碱是由大豆中提取的磷脂精制而成，其主要活性成分是 1,2-二亚油酰磷脂酰胆碱（DLPC）。DLPC 可将人体内源性磷脂替换，结合并进入膜成分中，增加膜流动性，同时还可以维持或促进不同器官及组织的许多膜功能，包括可调节膜结合酶系统的活性；能抑制细胞色素 $P4502E_1$（$CYP2E_1$）的含量及活性，减少自由基；可增强过氧化氢酶活性、超氧化物歧化酶活性和谷胱甘肽还原酶活性。研究表明，多烯磷脂酰胆碱可提高 ALD 患者治疗的有效率，改善患者的症状和体征，并提高生存质量，但不能改善患者病理组织学，只能防止组织学恶化的趋势。常用多烯磷脂酰胆碱 500 mg 静脉给药。

（3）丙硫氧嘧啶（PTU）：多个长期疗效的观察研究提示 PTU 对重度 ALD 有一定效果，而对于轻、中度 ALD 无效。Rambaldi A 通过随机、多中心、双盲、安慰剂对照的临床研究，发现 PTU 与安慰剂相比，在降低病死率、减少并发症及改善肝脏组织学等方面没有显著差异。由于 PTU 能引起甲状腺功能减退，因此应用 PTU 治疗 ALD 要慎重选择。

（4）腺苷蛋氨酸：酒精通过改变肠道菌群，使肠道对内毒素的通透性增加，同时对内毒素清除能力下降，导致高内毒素血症，激活库弗细胞释放 TNF-α、TGF-β、IL-1、IL-6、IL-8 等炎症细胞因子，使具有保护作用的 IL-10 水平下调。腺苷蛋氨酸能降低 TNF-α 水平，下调 TGF-β 的表达，抑制肝细胞凋亡和肝星状细胞的激活，提高细胞内腺苷蛋氨酸/S-腺苷半胱氨酸比值，并能够去除细胞内增加的 S-腺苷半胱氨酸，提高肝微粒体谷胱甘肽贮量从而阻止酒精性肝损发生，延缓肝纤维化的发生和发展。

（5）硫普罗宁：含有巯基，能与自由基可逆性结合成二硫化合物，作为一种自由基清除剂在体内形成一个再循环的抗氧化系统，可有效清除氧自由基，提高机体的抗氧化能力，调节氧代谢平衡，修复乙醇引起的肝损害，对抗酒精性肝纤维化。临床试验显示，硫普罗宁在降酶、改善肝功能方面疗效显著，对抗酒精性肝纤维化有良好的作用。

（三）肝移植

晚期 ALD 是原位肝移植的最常见指证之一。Child C 级酒精性肝硬化患者的 1 年生存率为 50%～85%，而 Child B 级患者 1 年生存率为 75%～95%。因此，如果不存在其他提示病死率增高的情况如自发性细菌性腹膜炎、反复食管胃底静脉曲张出血或原发性肝细胞癌等，肝移植应限于 Child C 级肝硬化患者。虽然大多数移植中心需要患者在移植前有一定的戒酒期（一般为 6 个月），但移植后患者再饮酒的问题及其对预后的影响仍值得重视。目前，统计的移植后再饮酒的比例高达 35%。大多数移植中心为戒酒后 Child-Pugh 积分仍较高的患者提供肝移植治疗。多项研究显示，接受肝移植的酒精性肝硬化患者的生存率与其他病因引起的肝硬化患者相似，5 年和 10 年生存率介于胆汁淤积性肝病和病毒性肝病之间。移植后生活质量的改善也与其他移植指证相似。

（张观波）

第八节　非酒精性脂肪性肝病

非酒精性脂肪性肝病(NAFLD)是一种无过量饮酒和其他明确的肝损害因素所致,以肝实质细胞脂肪变性为特征的临床病理综合征。组织学上,NAFLD 分为非酒精性脂肪肝(NAFL)和非酒精性脂肪性肝炎(NASH)两种类型。NAFL 指存在大泡为主脂肪变,无肝细胞损伤,多为良性、非进展性。NASH 指肝脏脂肪变性,合并炎症和肝细胞损伤,伴或不伴纤维化,可进展为肝硬化、肝衰竭和肝癌。

一、流行病学

不同种族、不同年龄组男女均可发病。欧美等发达国家普通成人中 NAFLD 患病率高达 20%～40%,亚洲国家为 12%～30%。肥胖症患者 NAFLD 患病率为 60%～90%,NASH 为 20%～25%。2 型糖尿病和高脂血症患者 NAFLD 患病率分别为 28%～55% 和 27%～92%。近年来中国患病率不断上升,呈低龄化趋势,发达城区成人 NAFLD 患病率在 15% 左右。绝大多数 NAFLD 患者与代谢危险因素有关。

二、病因与发病机制

NAFLD 主要分为原发性和继发性两大类,通常所指的 NAFLD 是原发性的,与胰岛素抵抗和遗传易感性相关;而继发性 NAFLD 包括了由药物(胺碘酮、他莫西芬等的使用)、广泛小肠切除、内分泌疾病等病因所致的脂肪肝。此外,NAFLD 与一些少见的脂质代谢病和存在严重胰岛素抵抗的罕见综合征有关。

本病病因复杂。发病机制中,"二次打击"或"多重打击"学说已被广泛接受。初次打击主要指胰岛素抵抗引起的肝细胞内脂质,特别是三酰甘油异常沉积,引起线粒体形态异常和功能障碍。第二次打击主要为反应性氧化代谢产物增多,形成脂质过氧化产物,导致损伤肝细胞内磷脂膜氧化,溶酶体自噬异常,凋亡信号通路活化;内质网应激,炎症因子通路活化,促进脂肪变性。"多重打击"学说即遗传因素(家族聚集、种族等)、环境因素(胰岛素抵抗、肠道菌群紊乱、脂肪细胞因子失调、氧化应激等)共同导致 NAFLD 的发生和进展。

三、病理

推荐 NAFLD 的病理学诊断和临床疗效评估参照美国国立卫生研究院 NASH 临床研究网病理工作组指南,常规进行 NAFLD 活动度积分(NAS)和肝纤维化分期。

(一)NAS 评分

NAS(0～8 分)评分如下。①肝细胞脂肪变:0 分(<5%);1 分(5%～33%);2 分(34%～66%);3 分(>66%)。②小叶内炎症(20 倍镜计数坏死灶):0 分,无;1 分(<2 个);2 分(2～4 个);3 分(>4 个)。③肝细胞气球样变:0 分,无;1 分,少见;2 分,多见。NAS 为半定量评分系统,NAS<3 分可排除 NASH,NAS>4 分则可诊断 NASH,介于两者之间者为 NASH 可能。规定不伴有小叶内炎症、气球样变和纤维化,但肝脂肪变>33% 者为 NAFL,脂变达不到此程度者仅称为肝细胞脂肪变。

（二）肝纤维化分期

肝纤维化分期（0～4 期）如下。①0 期：无纤维化；②1 期：肝腺泡 3 区轻至中度窦周纤维化或仅有门静脉周围纤维化；③2 期：腺泡 3 区窦周纤维化合并门静脉周围纤维化；④3 期：桥接纤维化；⑤4 期：高度可疑或确诊肝硬化，包括 NASH 合并肝硬化、脂肪性肝硬化以及隐源性肝硬化（因为肝脂肪变和炎症随着肝纤维化进展而减轻）。

四、临床表现

非酒精性脂肪性肝病起病隐匿，发病缓慢，常无症状。少数患者可有乏力、肝区隐痛或上腹胀痛等非特异症状。严重脂肪性肝炎可出现黄疸、食欲减退、恶心、呕吐等症状。部分患者可有肝大。失代偿期的肝硬化患者临床表现与其他原因所致的肝硬化相似。

查体可见 30％～100％的患者存在肥胖，50％患者有肝大，表面光滑，边缘圆钝，质地正常，无明显压痛。进展至肝硬化时，患者可出现黄疸、水肿、肝掌、蜘蛛痣等慢性肝病体征及门静脉高压体征。

五、实验室检查

血清转氨酶（ALT/AST）上升 2～5 倍常见于 NASH 患者，但不是反映 NAFLD 严重程度。30％NAFLD 患者碱性磷酸酶（ALP）、γ-谷氨酰转肽酶（GGT）可升高 2～3 倍。肝硬化和肝衰竭时，可出现血清蛋白和凝血酶原时间异常，常早于血清胆红素的升高。30％～50％的 NASH 患者存在血糖增高或糖耐量异常。20％～80％的患者存在高脂血症。近年来，细胞角蛋白片段作为诊断 NASH 的新型标志物被广泛研究。

六、辅助检查

（一）超声检查

当肝脂肪沉积超过 30％时，可检出脂肪肝，肝脂肪含量达 50％以上时，超声诊断敏感性可达 90％。弥漫性脂肪肝表现为肝脏近场回声弥漫性增强，强于肾脏回声，远场回声逐渐衰减，肝内管道结构显示不清。

（二）CT 检查

弥漫性脂肪肝表现为肝的密度（CT 值）普遍降低，严重脂肪肝 CT 值可变为负值。增强后肝内血管显示非常清楚，其形态走向均无异常。0.7＜肝/脾 CT 比值≤1.0 为轻度；肝/脾比值 0.5＜肝/脾 CT 比值≤0.7 为中度；肝/脾 CT 比值≤0.5 者为重度脂肪肝。CT 诊断脂肪肝的特异性优于 B 超。

（三）MRI 检查

MRI 检查主要用于鉴别超声与 CT 上难以区分的局灶性脂肪肝、弥漫性脂肪肝伴正常肝岛与肝脏肿瘤。MRI 波谱分析、二维磁共振成像是目前无创性诊断研究的热点。

（四）肝活组织检查

肝活组织检查指证：①经常规检查和诊断性治疗仍未能确诊的患者；②存在脂肪性肝炎和进展期肝纤维化风险，但临床或影像学缺乏肝硬化证据者；③鉴别局灶性脂肪性肝病与肝肿瘤、某些少见疾病如血色病、胆固醇酯贮积病和糖原贮积病；④血清铁蛋白和铁饱和度持续增高者推荐进行肝活检,尤其是存在血色沉着病 C282Y 基因纯合子或杂合子突变的患者。

七、诊断

明确 NAFLD 的诊断必须符合以下 3 项条件:①无饮酒史或饮酒折合乙醇量每周＜140 g (女性每周＜70 g);②除外病毒性肝炎、药物性肝病、Wilson 病、全胃肠外营养、自身免疫性肝病等可导致脂肪肝的特定疾病;③肝脏组织学表现符合脂肪性肝病的病理学诊断标准。

鉴于肝组织学诊断有时难以获得,NAFLD 工作组定义为:①肝脏影像学表现符合弥漫性脂肪肝的诊断标准并无其他原因可供解释;和/或②有代谢综合征相关组分如肥胖、2 型糖尿病、高脂血症的患者出现不明原因 ALT/AST/GGT 持续增高半年以上,减肥或改善胰岛素抵抗后,异常酶谱和影像学脂肪肝改善甚至恢复正常者可明确 NAFLD 的诊断。

八、鉴别诊断

(一)酒精性肝病

酒精性肝病和 NAFLD 在组织学特征、临床特点和实验室检查存在一定的重叠。故而应重视病史、体检信息的采集。NAFLD 常为肥胖和/或糖尿病、高血脂患者,AST/ALT 比值＜1,而酒精性肝病则一般病情较重,血清胆红素水平较高,AST/ALT 比值＞2;酒精性肝病常见组织学表现如 Mallory 小体、胆管增生、巨大线粒体等在 NAFLD 中常不明显;酒精性肝病一般发生于每天摄入乙醇量超过 40 g(女性 20 g)的长期酗酒者,无饮酒史或每周摄入乙醇量＜140 g 基本可以排除酒精性肝病。但是每周摄入乙醇介于少量(男性每周＜140 g,女性每周＜70 g)和过量(男性每周＞280 g,女性每周＞140 g)之间的患者,其血清酶学异常和脂肪肝原因常难以界定,需考虑酒精滥用和代谢因素共存可能。

(二)NASH

NASH 需与慢性病毒性肝炎(特别是丙型肝炎)、自身免疫性肝炎、早期肝豆状核变性等可导致脂肪肝的肝病相鉴别。NASH 肝细胞损害、炎症和纤维化主要位于肝小叶内,且病变以肝腺泡3 区为重;其他疾病的肝组织学改变主要位于门静脉周围等特征,病史资料、肝炎病毒标志、自身抗体和铜蓝蛋白等检测有助于相关疾病的明确诊断。NASH 如存在血清铁及铁饱和持续性增高,需与血色病相鉴别。

(三)其他原因导致的脂肪肝

还需除外药物、全胃肠外营养、炎症性肠病、甲状腺功能减退、库欣综合征、β 脂蛋白缺乏血症以及一些与胰岛素抵抗有关的综合征导致脂肪肝的特殊情况。

九、治疗

治疗的首要目标是改善胰岛素抵抗,防治代谢综合征和终末期靶器官病变;次要目标是减少肝脏脂肪沉积,避免"多重打击"导致 NASH 和肝功能失代偿。治疗包括病因治疗、饮食控制、运动疗法和药物治疗。

(一)病因治疗

针对原发病和危险因素予以治疗,如减肥、合理控制血糖和血脂、纠正营养失衡等。

(二)控制饮食和适量运动

控制饮食和适量运动是治疗关键。建议低热量低脂平衡饮食,肥胖成人每天热量摄入需减少 2 090～4 180 kJ(500～1 000 kcal)。中等量有氧运动(每周至少 150 min)。体质量至少下降 3％～5％才能改善肝脂肪变,达到 10％可改善肝脏炎症坏死程度。

(三)药物治疗

1.改善胰岛素抵抗,纠正糖脂代谢紊乱

噻唑烷二酮类,可改善胰岛素抵抗,可用来治疗肝活检证实 NASH 的脂肪性肝炎。二甲双胍并不能改善 NAFLD 患者肝组织学损害,不推荐用于 NASH 的治疗。

如无明显肝功能异常、失代偿期肝硬化,NAFLD 患者可安全使用血管紧张素Ⅱ受体阻断药降血压,他汀类、依折麦布调脂治疗。Omega-3 可作为 NAFLD 患者高三酰甘油一线治疗药物。

2.抗氧化剂

维生素 E 800 U/d 可作为无糖尿病的 NASH 成人的一线治疗药物。但尚未推荐用于合并糖尿病和肝硬化的 HASH 患者。

3.护肝抗炎药

无足够证据推荐 NAFLD/NASH 患者常规使用护肝药物。可以根据疾病的活动度、病期、药物的效能选择以下药物:如必需磷脂、还原型谷胱甘肽、水飞蓟宾。

4.中医药治疗

常用中药有丹参、泻泽、决明子、山楂、柴胡等。

(四)外科手术

(1)BMI＞40 kg/m²,或＞35 kg/m²伴有并发症如难以控制的 2 型糖尿病可以考虑减肥手术。

(2)肝衰竭晚期 NASH 患者推荐进行肝移植。然而部分患者肝移植后容易复发,并迅速进展至 NASH 和肝硬化,可能与遗传以及术后持续性高脂血症、糖尿病和皮质激素治疗等有关。BMI＞40 kg/m²不宜做肝移植。

(张观波)

第七章

肾内科疾病诊治

第一节 急性肾小球肾炎

急性肾小球肾炎是一种常见的原发性肾小球疾病。本病大多呈急性起病,临床表现为血尿、蛋白尿、高血压、水肿、少尿及氮质血症。因其表现为一组临床综合征,为此又称为急性肾小球肾炎综合征。急性肾小球肾炎常见于多种致病微生物感染之后发病,尤其是链球菌感染,但也有部分患者由其他微生物感染所致,如葡萄球菌、肺炎链球菌、伤寒杆菌、梅毒、病毒、原虫及真菌等引起。通常临床所指急性肾小球肾炎即指链球菌感染后肾小球肾炎,本节也以此为重点阐述。

一、急性肾小球肾炎发病机制与临床表现

(一)发病因素机制

本病发病与抗原抗体介导的免疫损伤密切相关。当机体被链球菌感染后,其菌体内某些有关抗原与相应的特异性抗体于循环中形成抗原-抗体复合物,随血流抵达肾脏,沉积于肾小球而致病。但也可能是链球菌抗原中某些带有阳电荷的成分通过与肾小球基膜(GBM)上带有阴电荷的硫酸类肝素残基作用,先植于 GBM,然后通过原位复合物方式而致病。当补体被激活后,炎症细胞浸润,导致肾小球免疫病理损伤而致疾病。肾小球毛细血管的免疫性炎症使毛细血管腔变窄,甚至闭塞,并损害肾小球滤过膜。可出现血尿、蛋白尿及管型尿等,并使肾小球滤过率下降。因而对水钠各种溶质(包括含氮代谢产物、无机盐)的排泄减少,而发生水钠潴留,继而引起细胞外液容量增加。因此,临床上有水肿、尿少,全身循环充血状态和呼吸困难、肝大、静脉压增高等表现。本病引发的高血压目前认为是由于血容量增加所致,同时,也可能与肾素-血管紧张素-醛固酮系统活力增强有关。

本病急性期表现为弥漫性毛细血管内增生性肾小球肾炎、肾小球增大,并含有细胞成分,内皮细胞肿胀,系膜细胞浸润。电镜下可见上皮下沉淀物呈驼峰状。免疫荧光检查可见弥漫的呈颗粒状的毛细血管襻或系膜区的 IgG、C_3 和备解素的免疫沉着,偶有少量 IgM 和 C_4。

(二)临床表现

急性肾小球肾炎可发生于各年龄组,但以儿童及青少年多见。本证起病较急,病情轻重不

一,多数病例病前有链球菌感染史。感染灶以上呼吸道及皮肤为主,如扁桃体炎、咽炎、气管炎、鼻窦炎等。在上述前驱感染后,有1～3周无症状的间歇期而发病。间歇期后,即急性起病,首发症状多为水肿和血尿,是典型性急性肾小球肾炎综合征。重症者可发生急性肾衰竭。

1.全身症状

发病时症状轻重不一,患者常有头痛、食欲减退、恶心呕吐、腰困、疲乏无力,部分患者先驱感染没有控制,可有发热、咽喉疼痛、咳嗽、体温一般在38 ℃上下,发热以儿童多见。

2.水肿少尿

水肿少尿常为本病的首发症状,占患者的80%～90%,在发生水肿之前,患者都有少尿水肿。轻者仅晨起眼睑水肿,或伴有双下肢轻度可凹性水肿,面色较苍白。重者可延及全身,体质量增加。水肿出现的部位主要取决于两个因素,即重力作用和局部组织张力。儿童皮肤及皮下组织较紧密,则水肿的凹陷性不十分明显。另外,水肿的程度还与钠盐的食入量有密切关系。钠盐入量多则水肿加重,严重者可有胸腔积液、腹水。

3.血尿

几乎全部患者均有肾小球源性血尿,是本病常见的初起症状。尿是浑浊棕红色,洗肉水样色。一般数天内消失,也可持续1～2周转为镜下血尿。经治疗后一般镜下血尿多在6个月内完全消失。也可因劳累、紧张、感染后反复出现镜下血尿,也有持续1～2年才完全消失。

4.蛋白尿

多数患者有不同程度的蛋白尿,以清蛋白为主。极少数患者表现为肾病综合征。蛋白尿持续存在提示病情迁延或有转为慢性肾小球肾炎的可能。

5.高血压

大部分患者可出现一过性轻、中度高血压。收缩压舒张压均增高,往往与血尿、水肿同时存在。一般持续2～3周,多随水肿消退而降至正常。产生原因主要与水钠潴留、血容量扩张有关。经利尿消肿后血压随之下降,少数患者可出现重度高血压,并可并发高血压脑病,心力衰竭或视网膜病变,出现充血性心力衰竭、肺水肿等。

6.肾功能异常

少数患者可出现少尿(<400 mL/24 h),肾功能一过性受损,表现为轻度氮质血症。于1～2周后尿量增加,肾功能于利尿后数天内可逐渐恢复,仅有极少数患者可表现为急性肾衰竭。

二、急性肾小球肾炎的诊断与鉴别诊断

(一)诊断

1.前驱感染史

一般起病前有呼吸道或皮肤感染,也可能有其他部位感染。

2.尿常规及沉渣检查

(1)血尿:为急性肾小球肾炎重要表现,肉眼血尿或镜下血尿,尿中红细胞多为严重变形红细胞。此系红细胞通过病变毛细血管壁和流经肾小管过程中,因渗透压改变而变形。此外,还可见红细胞管型,表示肾小球有出血渗出性炎症,是急性肾小球肾炎重要特点。

(2)管型尿:尿沉渣中常见有肾小管上皮细胞、白细胞,偶有白细胞管型及大量透明和颗粒管型,一般无蜡样管型及宽大管型,如果出现此类管型,提示原肾炎急性加重,或全身系统性疾病,如红斑狼疮或血管炎。

(3)蛋白尿:通常为(+)～(++),24 h尿蛋白总量<3.0 g,尿蛋白多属非选择性。

(4)少尿与水肿:本病急性发作期 24 h 尿量一般在 1 000 mL 以下,并伴有面部及下肢轻度水肿。

3.血常规检查

白细胞计数可正常或增加,此与原感染是否仍继续存在有关。急性期红细胞沉降率常增快,一般在 30~60 mm/h,常见轻度贫血,此与血容量增大、血液稀释有关,于利尿消肿后即可恢复,但也有少数患者有微血管溶血性贫血。

4.肾功能及血生化检查

急性期肾小球滤过率(GFR)呈不同程度下降,但肾血浆流量常可正常。因此滤过分数常下降。与肾小球功能受累相比,肾小管功能相对良好,肾浓缩功能仍多保持正常。临床常见一过性氮质血症,血中尿素氮、肌酐轻度增高,尿钠和尿钙排出减少,不限进水的患者可有轻度稀释性低钠血症。此外,还可出现高血钾和代谢性酸中毒症。

5.有关链球菌感染的细胞学和血清学检查

链球菌感染后,机体对菌体成分及其产物相应的抗体,如抗链球菌溶血素 O 抗体(ASO),其阳性率可达 50%~80%,常借助检测此抗体以证实前期的链球菌感染。通常在链球菌感染后 2~3 周出现,3~5 周滴度达高峰,半年内可恢复正常,75%患者 1 年内转阴。在判断所测结果时应注意,ASO 滴度升高仅表示近期内曾有链球菌感染,与急性肾小球肾炎发病之可能性及病情严重性不直接相关。经有效抗生素治疗者其阳性率降低,皮肤感染灶患者阳性率也低。另外,部分患者起病早期循环免疫复合物及血清冷球蛋白可呈阳性,但应注意病毒所致急性肾小球肾炎者可能前驱期短,一般为 3~5 d,以血尿为主要表现,C_3 不降低,ASO 不增高,预后好。

血浆补体测定除个别病例外,肾炎病程早期,血总补体及 C_3 均明显下降,6~8 周后可恢复正常,此规律性变化为急性肾小球肾炎的典型表现。血清补体下降程度与急性肾小球肾炎病情轻重无明显相关,但低补体血症持续 8 周以上者,应考虑有其他类型肾炎之可能,如膜增生性肾炎,冷球蛋白血症,或狼疮性肾炎等。

6.血浆蛋白和脂质测定

本证患者有少数清蛋白常轻度降低,此系水钠潴留的血容量增加和血液稀释造成,并不是由尿蛋白丢失而致,经利尿消肿后可恢复正常。有少数患者,伴有 α_2、β 脂蛋白增高。

7.其他检查

如少尿一周以上,或进行性尿量减少伴肾功能恶化者,病程超过两个月而无好转趋势者、急性肾小球肾炎综合征伴肾病综合征者,应考虑进行肾活检以明确诊断,指导治疗。

8.非典型病例的临床诊断

最轻的亚临床病例可全无水肿、高血压和肉眼血尿,仅于链球菌感染后或与急性肾小球肾炎紧密相接触者,行尿常规检查而发现镜下血尿,甚或尿检也正常,仅血中 C_3 呈典型的规律性改变,即急性期明显降低,而 6~8 周恢复正常。此类患者如行肾活检可呈典型的毛细血管内增生及特征性驼峰病变。

(二)鉴别诊断

1.发热性蛋白尿

急性感染发热患者,可出现蛋白尿、管型及镜下血尿,极易与不典型或轻度急性肾小球肾炎患者相混淆,但前者无潜伏期,无水肿和高血压,热退后尿常规迅速恢复正常。

2.急进性肾炎

起病初与急性肾小球肾炎很难鉴别,本病在数天或数周内出现进行性肾功能不全,少尿无尿,可帮助鉴别,必要时需采用肾穿刺病理检查,如表现为新月体肾炎可资鉴别诊断。

3.慢性肾小球肾炎急性发作

大多数慢性肾小球肾炎往往隐匿起病,急性发作常继发感然后,前驱期往往较短,1~2 d即出现水肿、少尿、氮质血症等,严重者伴有贫血、高血压,肾功能持续损害,常常可伴有夜尿增多,尿比重常低。

4.IgA 肾病

主要以反复发作性血尿为主要表现,ASO、C_3 往往正常,肾活检可以明确诊断。

5.膜性肾炎

常以急性肾小球肾炎样起病,但常常蛋白尿明显,血清补体持续下降＞8 周,本病恢复不及急性肾小球肾炎明显,必要时于肾穿活检明确诊断。

6.急性肾盂肾炎或尿路感染

尿常规检查,常有白细胞和脓细胞、红细胞,患者并有明显的尿路刺激症状和畏寒发热,补体正常,中段尿培养可确诊。

7.继发性肾炎

如过敏性紫癜性肾炎,狼疮性肾炎,乙型肝炎病毒相关性肾炎等。本类肾炎原发病症状明显,不难诊断。

8.并发症

(1)循环充血状态:因水钠潴留,血容量扩大,循环负荷过重,乃至表现循环充血性心力衰竭甚至肺水肿,此与病情轻重和治疗情况相关。临床表现为气急,不能平卧,胸闷,咳嗽,肺底湿性啰音,肝大压痛,心率快,奔马律等左右心衰竭症状。系因血容量扩大所致,而与真正心肌泵衰竭不同,且强心剂效果不佳,而利尿剂的应用常助其缓解。

(2)高血压脑病:是指血压急剧增高时(尤其是舒张压)伴发的中枢神经系统症状而言,一般儿童较成年人多见。一般认为,此证是在高血压的基础上,脑部小血管痉挛,导致脑缺氧、脑水肿而致。但也有人认为当血压急剧升高时,脑血管原具备的自动舒缩功能失调或失控,脑血管高度充血、脑水肿而致。此外,急性肾小球肾炎时,水钠潴留也在发病中起一定作用。此并发症多发生在急性肾小球肾炎起病后1~2周内。起病较急,临床表现为剧烈头痛,频繁恶心呕吐,继之视力障碍,眼花,复视,暂时性黑蒙,并有嗜睡或烦躁。如不及时治疗则发生惊厥、昏迷,少数暂时偏瘫失语,严重时发生脑疝。神经系统多无局限性体征,浅反射及腱反射可减弱或消失,眼底检查常见视网膜小动脉痉挛,有时可见视盘水肿,脑脊液清亮,压力和蛋白正常或略高。当高血压伴视力障碍、惊厥、昏迷之一项,即可诊断。

(3)急性肾衰竭:急性肾小球肾炎患者中,有相当一部分病例有程度不一的氮质血症,但真正进展为急性肾衰竭者仅为极少数。由于防治及时,前两类并发症已大为减少,但合并急性肾衰竭尚无有效防止措施,已成为急性肾小球肾炎死亡的主要原因。临床表现为少尿或无尿,血尿素氮、肌酐升高,高血钾,代谢性酸中毒等尿毒症改变。在此情况下应及时血液透析,肾替代疗法(按急性肾衰竭治疗)。如经治疗少尿或无尿3~5 d或1周者,此后尿量逐渐增加,症状消失,肾功能可逐渐恢复。

(三)诊断标准

(1)起病较急,病情轻重不一,青少年儿童发病多见。

(2)前驱有上呼吸道及皮肤等感染史,多在感染后1～4周发病。

(3)多见血尿(肉眼或镜下血尿)、蛋白尿、管型(颗粒管型和细胞管型)。

(4)水肿,轻者晨起双眼睑水肿,重者可有双下肢及全身水肿。

(5)时有短暂氮质血症,轻中度高血压,B超双肾形态大小正常。

三、急性肾小球肾炎的治疗

本病的治疗以休息及对症治疗为主,纠正水钠潴留,纠正血循环容量负荷重,抗高血压,防治急性期并发症,保护肾功能,如急性肾衰竭可行透析治疗。因本病属自限性疾病,一般不适宜应用糖皮质激素及细胞毒类药物。

(一)一般治疗

急性期应卧床休息2～3周,待肉眼血尿消失,水肿消退及血压恢复正常,然后逐渐增加室内活动量,3～6个月内应避免较重的体力活动。如活动后尿改变加重者应再次卧床休息。急性期低钠饮食,每天摄入食盐3 g以下,保证充足热量。肾功能正常者不需限制蛋白质入量,适当补充优质蛋白质饮食,对有氮质血症者,应限制蛋白质入量,以减轻肾脏负担。水肿重尿少者,除限盐外还应限制水的入量。

(二)感染灶的治疗

对有咽部、牙周、鼻窦、气管、皮肤感染灶者应给予青霉素1～2周治疗。对青霉素过敏者可用大环内酯类抗生素。对于反复发作的慢性扁桃体炎,病症迁延2个月以上者,尿中仍有异常且考虑与扁桃体病灶有关时,待病情稳定后(尿蛋白少于＋),尿沉渣计数少于10个/Hp者,可考虑做扁桃体切除术,术前术后需用2～3周青霉素。

(三)抗凝治疗

根据发病机制,且有肾小球内凝血的主要病理改变,主要为纤维素沉积及血小板聚集,因此,在临床治疗时并用抗凝降纤疗法,有助于肾炎的缓解和恢复,具体方法如下。

1.肝素

按成人每天总量5 000～10 000 U加入5％葡萄糖注射液250 mL静脉滴注,每天1次,10～14 d为1个疗程,间隔3～5 d,再行下一个疗程,共用2～3个疗程。

2.丹红注射液

成人用量20～40 mL,加入5％葡萄糖注射液中,用法疗程同肝素,小儿酌减。或选择其他活血化瘀中成药注射剂,如血塞通、舒血通、川芎、丹参注射剂等。

3.尿激酶

成人5万～10万 U/d,加入5％葡萄糖250 mL中,用法疗程如丹红注射液,小儿酌减。注意肝素与尿激酶不要同时应用。

4.双嘧达莫(潘生丁)

成人50～100 mg,每天3次口服,可连服8～12周,小儿酌情服用。

(四)利尿消肿

急性肾小球肾炎的主要生理病理变化为钠潴留,细胞外液量增加导致临床上水肿、高血压、循环负荷过重及致心肾功能不全等并发症。应用利尿药不仅能达到消肿利尿作用,且有助于防治并发症。

1.轻度水肿

颜面部及双下肢轻度水肿(无胸腔积液、腹水者),常用噻嗪类利尿药。如氢氯噻嗪,成人25～50 mg,1～2 次/天,口服,此类利尿药作用于远端肾小管。当 GFR 为 25 mL/min 时,常不能产生利尿效果,此时可用襻利尿剂。

2.中度水肿

伴有肾功能损害及少量胸腔积液或腹水者,先用噻嗪类利尿药,氢氯噻嗪 25～50 mg,1～2 次/天。但当 GFR 为 25 mL/min 时,可加用襻利尿剂,如呋塞米(速尿)每次 20～40 mg,1～3 次/天,如口服效差,可肌内注射或静脉给药,30 min 起效,但作用短暂,仅 4～6 h,可重复应用。此两种药在肾小球滤过功能严重受损,肌酐清除率 5～10 mL/min 时,仍有利尿作用,应注意大剂量时可致听力及肾脏严重损害。急性肾小球肾炎一般不用汞利尿剂、保钾利尿剂及渗透性利尿剂。

3.重度水肿

当每天尿量<400 mL 时,并有大量胸腔积液、腹水,伴肾功能不全,甚至急性肾衰竭、高血压、心力衰竭并发症时,立即应用大剂量强利尿剂,如呋塞米(速尿)60～120 mg,缓慢静脉推注,但剂量不能>1 000 mg/d。因剂量过大,并不能增强利尿效果,反而使不良反应明显增加,导致不可逆性耳聋。应用后如利尿效果仍不理想,则应考虑血液净化疗法,如血液透析,腹膜透析等,而不应冒风险应用过大剂量的利尿药。此外,还可应用血管解痉药,如多巴胺以达利尿目的。

注意:其他利尿药不宜应用,如汞利尿药对肾实质有损害,渗透性利尿药如甘露醇可增加血容量,加重心脑血管负荷而发生意外。还有诱发急性肾衰竭的潜在危险。保钾利尿剂可致血钾升高,尿少时不宜使用。对高尿酸血症患者,应慎用利尿药。

(五)降压治疗

血压不超过 18.7/12.0 kPa(140/90 mmHg)者可暂缓治疗,严密观察。若经休息、限水盐、利尿治疗,血压仍高者,应给予降压药,可根据高血压的程度,起病缓急,首选一个品种和小剂量使用。

1.钙通道阻滞剂

如硝苯地平(硝苯吡啶)、尼群地平类。此类药品可通过阻断钙离子进入细胞内而干扰血管平滑肌的兴奋-收缩偶联,降低外周血管阻力而使血压下降,并能较好地维持心、脑、肾血流量。口服或舌下含服均吸收良好,每次 10 mg,2～3 次/天,用药后 20 min 血压下降,1～2 h 作用达高峰,持续 4～6 h。控释片、缓释片按说明书服用,与 β 受体阻滞剂合用可提高疗效,并可减轻硝苯地平引起的心率加快。

2.血管紧张素转化酶抑制剂

通过抑制血管紧张素转换酶的活性,而抑制血管紧张素扩张小动脉,适用于肾素-血管紧张素-醛固酮介导的高血压,也可应用于合并心力衰竭的患者,常用药物如卡托普利(巯甲丙脯酸)口服 25 mg,15 min 起效,或服用盐酸贝那普利(洛丁新)5～10 mg,每天 1 次服用,对肾素依赖性高血压效果更好。

3.α₁ 受体阻滞剂

如哌唑嗪,具有血管扩张作用,能减轻心脏前后负荷,宜从小剂量开始逐渐加量,不良反应有直立性低血压、眩晕或乏力等。

4.硝普钠

硝普钠用于严重高血压者,用量为 $1\sim3$ $\mu g/(kg\cdot min)$,持续静脉滴注,数秒内即起作用。其常溶于 $200\sim500$ mL 的 5％葡萄糖注射液中静脉滴注,先从小剂量开始,依血压调整滴速。此药物的优点是作用快,疗效高,且毒性小,既作用于小动脉阻力血管,又作用于静脉容量血管,能降低外周阻力,而不引起静脉回流增加,故尤适应于心力衰竭患者。

(六)严重并发症的治疗

1.急性循环充血状态和急性充血性心力衰竭的治疗

当急性肾小球肾炎出现胸闷、心悸、肺底啰音、心界扩大等症状时,心排血量并不降低,射血指数并不减少,与心力衰竭的病理生理基础不同,而是水钠潴留,血容量增加所致淤血状态。此时首先要绝对卧床休息,严格限制钠、水入量,同时应用强利尿药。硝普钠或酚妥拉明药物多能使症状缓解,发生心力衰竭时,可适当应用地高辛或毒毛花苷 K。危重患者可采用轮流束缚上下肢或静脉放血,每次 $150\sim300$ mL,以减轻心脏负荷和肺淤血。当保守治疗无效时,可采用血透脱水治疗。

2.高血压脑病治疗

出现高血压脑病时,应首选硝普钠,剂量为 5 mg 加入 10％葡萄糖注射液 100 mL 中静脉滴注,4 滴/分钟开始。用药时应监测血压,每 $5\sim10$ min 测血压 1 次。根据血压变化情况调节滴数,最大15 滴/分钟,为 $1\sim2$ $\mu g/(kg\cdot min)$,每天总剂量＜100 $\mu g/kg$。用药后如患者高血压脑病缓解,神志好转,停止抽搐,则应改用其他降压药维持血压。因高血压脑病可致生命危险,故应快速降压,争分夺秒。硝普钠起效快,半衰期短,$1\sim2$ min 可显效,停药 $1\sim10$ min 作用可消失,无药物依赖性。但应注意硝普钠可产生硫氰酸盐代谢产物,故静脉用药浓度应低,滴速应慢,应用时间要短(＜48 h),并应严密监测血压,如降压过度,可使有效循环血容量过低,而致肾血流量降低,灌注不足引起肾功能损害。应用硝普钠抢救急性肾小球肾炎高血压危象,疗效可靠安全,而且不良反应小。

当高血压伴有脑水肿时,宜采用强利尿药及脱水药以降低颅脑压力。降颅内压和脱水治疗可应用 20％甘露醇,每次 5 mL/kg,静脉注射或静脉快速滴注,视病情 $4\sim8$ h1 次。呋塞米(速尿)每次 1 mg/kg 静脉滴注,每 $6\sim8$ h1 次。地塞米松 $0.3\sim0.5$ mg/kg(或 $5\sim10$ mg/次,每 $6\sim8$ h1 次)。如有惊厥注意对症止痉。持续抽搐者,成人可用地西泮(安定)每次 0.3 mg/kg,总量不超过 $10\sim15$ mg 静脉给药,并可辅助吸氧等。

3.透析治疗

本病有以下两种情况时可采用透析治疗。

(1)少尿性急性肾衰竭,特别是有高血钾存在时。

(2)严重水钠潴留引起急性左心衰竭者,应及时给予透析治疗,以帮助患者度过急性期。由于本病具有自愈倾向,肾功能多可逐渐恢复,一般不需要长期维持透析。

临床应注意在治疗本病时,不宜应用糖皮质激素及非甾体抗炎药和山莨菪碱类药物治疗。本病大多预后良好,部分病例可在数月内自愈。老年患者有持续性高血压、大量蛋白尿或肾功能损害者预后较差,肾组织增生病变重,伴有较多新月体形成者预后较差。

(林建美)

第二节　慢性肾小球肾炎

慢性肾小球肾炎指蛋白尿、血尿、高血压、水肿为基本临床特点的一组肾小球疾病。起病方式各有不同,病理类型及病程不一,临床表现多样化。大部分患者病情隐匿迁延,病变缓慢进展,可有不同程度的肾功能损害,最终将发展为慢性肾衰竭。部分患者病变可呈急性加重和进展。由于本组疾病的病理类型及病期不同,主要临床表现各不相同,疾病表现呈多样化,治疗较困难,预后也相对较差。

一、慢性肾小球肾炎的病因病机与临床表现

(一)病因病机

1.发病原因

慢性肾小球肾炎是一组多病因的慢性肾小球病变为主的肾小球疾病,大多数患者的病因不十分明确。但经临床免疫病理和实验室的资料说明,慢性肾小球肾炎的发病原因与免疫机制关系密切,与链球菌感染无明确关系,15%~20%是从急性肾小球肾炎转变而来,大部分慢性肾小球肾炎患者无急性肾小球肾炎病史,可能是由于各种细菌、病毒、原虫感染等因素通过诱导自身抗原耐受的丧失,炎症介质因子及非免疫机制等引起本病,而并非直接的免疫反应病因。感染因素以及其后的刺激导致免疫复合物在肾小球内沉积,提示体液免疫反应是慢性肾小球肾炎损伤的主要原因。然而,在肾小球内及肾小球外引起针对靶抗原的、有细胞参与的免疫反应;单核巨噬细胞在诱发疾病中具有重要作用。

2.病理机制

(1)免疫机制的反应:主要发生在肾小球内,有较多的组织损伤介质被激活,有生长因子及补体产生趋化因子,引起白细胞募集。C_{5b-9}对肾小球细胞的攻击,纤维素沉积,甚至形成新月体。炎症介质的刺激使肾炎进入慢性期,随着许多氧化物及蛋白酶的产生,发生细胞增殖,表型转化,细胞外基质积聚,引起肾小球硬化和永久性肾功能损害。

(2)非免疫机制的参与:主要参与肾小球肾炎的慢性进展,如有效过滤面积减少,残余肾小球滤过率升高,肾缺血,各种因子细胞释放,以及肾小管中蛋白质成分增高造成的毒性作用,均可加重肾小球硬化和慢性肾间质纤维化。

(3)慢性肾小球肾炎的病理特点:是由两侧肾脏弥漫性肾小球病变和多种病理类型引起的,因长期的反复发作,呈慢性肾小球肾炎过程,肾小球毛细血管逐渐破坏,纤维组织增生,肾小球纤维化,淋巴细胞浸润,玻璃样变,随之可导致肾小管肾间质继发性病变。后期肾皮质变薄,肾脏体积缩小,形成终末期固缩肾。在肾硬化的肾小球间有时可见肥大的肾小球。病理类型可见几种:系膜增生性肾炎,膜性肾病,系膜毛细血管性肾炎,局灶性节段性肾小球硬化,增生硬化型肾小球肾炎。

(二)临床表现

慢性肾小球肾炎可发生于任何年龄和性别,多数起病缓慢隐匿,临床以蛋白尿、血尿、高血压、水肿为基本特征,常有不同程度的肾功能损害。由于各种因素影响,病情时轻时重,反复发

作,逐渐地发展为慢性肾衰竭。

发病初、早期,患者可表现乏力、劳倦,腰部隐痛、刺痛或困重,食欲减退,水肿可有可无,有水肿也不严重,部分患者可无明显的临床症状。尿检验蛋白尿持续存在,通常在非肾病综合征范围,并有不同程度的肾小球源性血尿及管型,多呈镜下血尿,肉眼血尿少见。血压可正常或轻度升高。肾功能正常或轻度损伤,肌酐清除率下降,或轻度氮质血症表现,可持续数年或数十年。肾功能逐渐恶化并出现相应的临床表现,如贫血、血压升高、酸中毒等,最终进展为尿毒症。

有部分慢性肾小球肾炎患者,可以高血压为突出或首先发现,特别是舒张压持续性中等以上程度上升,可有眼底出血、渗血,甚则视盘水肿。如果未有控制使血压持续稳定,肾功能恶化较快。未经治疗,多数患者肾功能呈慢性渐进性损害,预后较差。当患者因感染,过度疲劳,精神压力过大,或使用肾毒性药物等因素,常可使病情呈急性发作或急骤恶化,经及时治疗或驱除病因后病情可有一定程度的缓解,但也可能因此而进入不可逆的肾衰竭。肾功能损害程度和发展快慢主要与病理类型相关,同时也与合理治疗和认真的调护等因素关系密切。

二、慢性肾小球肾炎的分类与辅助检查

(一)分类

慢性肾小球肾炎临床表现多样,个体差异较大,中青年发病率高,易误诊。蛋白尿(一般在1～3 g/24 h),血尿,管型尿,水肿及高血压;病史1年以上者,无论有无肾损害,均应考虑此病。在除外继发性肾小球肾炎及遗传性肾小球肾病后,临床上可诊断为慢性肾小球肾炎。根据临床表现,分为以下5型。

1.普通型

该类型较为常见,病程迁延,病情相对稳定,多表现为轻度至中度水肿,高血压和肾功能损害。尿蛋白定性(＋)～(＋＋＋),镜下呈肾小球源性血尿和管型尿等。病理改变以IgA肾病、非IgA系膜增生性肾炎即局灶系膜增生性较常见,也可见于局灶性节段性肾小球硬化早期和膜增生性肾炎等。

2.肾病性大量蛋白尿型

除具有普通型的表现外,部分患者可表现肾病性大量蛋白尿,病理分型以微小病变型肾病、膜增生性肾炎、局灶性肾小球硬化等多见。

3.高血压型

除上述表现外,以持续性中度血压增高为主,特别是舒张压持续增高,常伴有眼底视网膜动脉细窄、迂曲和动静脉交叉压迫现象,少数可有絮状物或出血,病理常以局灶节段性肾小球硬化和弥漫性增生为多见,或晚期多有肾小球硬化表现。

4.混合型

临床上既有肾病型表现,同时又有高血压型表现,多伴有不同程度肾功能减退征象,病理改变可为局灶性节段性肾小球硬化和晚期弥漫性增生性肾小球肾炎等。

5.急性发作型

在病情相对稳定或持续进展过程中,由于各种微生物感染,过度疲劳或精神打击等因素较短的潜伏期(一般2～7 d)后,而出现类似急性肾小球肾炎的临床表现,经治疗和休息等调治后,可恢复原先水平,或病情恶化逐渐发展至尿毒症,或者是反复发作多次后,肾功能急剧减退而出现尿毒症一系列临床表现。病理改变为弥漫性增生,肾小球硬化基础上出现新月体和/或明显间质

性肾炎。

(二)辅助检查

1.尿液检查

尿异常是慢性肾小球肾炎的基本特点和标志,蛋白尿是诊断慢性肾小球肾炎的主要依据。尿蛋白一般在 1～3 g/24 h,尿沉渣可见颗粒管型和透明管型,多数可有肾小球源性镜下血尿,少数患者可有间发性肉眼血尿。

2.肾功能检查

多数慢性肾小球肾炎患者可有不同程度的肾小球滤过率(GFR)下降,早期表现为肌酐清除率下降,其后血肌酐、尿素氮升高,可伴不同程度的肾小管功能减退,如近端肾小管尿浓缩功能减退和/或近端小管重吸收功能下降。

3.影像学检查

B超检查早期可显示肾实质回声粗乱,晚期可有肾体积缩小等改变。

4.病理检查

肾活检有助于明确诊断,如无特殊禁忌证和有条件的医院,应强调所有慢性肾小球肾炎患者进行肾活检,肾活检有助于与继发性肾小球疾病的鉴别诊断。另外,可以明确肾小球病变的组织学类型和病理损害程度及活动性,从而指导合理的治疗,延缓慢性肾损害的进展。

三、慢性肾小球肾炎的鉴别诊断与诊断标准

(一)鉴别诊断

1.继发性肾小球疾病

如狼疮性肾炎,过敏性紫癜性肾炎,乙型肝炎相关性肾损害,以上可依据相应的系统表现及特异性实验室检查可资鉴别。

2.遗传性肾病

Alport 综合征常起病于青少年儿童,多在 10 岁之前起病,患者有眼(圆锥形或球形晶状体)、耳(神经性耳聋)、肾形态异常,并有阳性家族史(多为性连锁显性遗传、常染色体显性遗传及常染色体隐性遗传)。

3.其他原发性肾小球疾病

(1)隐匿性肾小球肾炎:主要表现为无症状性血尿和/或蛋白尿,无水肿,高血压和肾功能减退。

(2)感染后急性肾小球肾炎:有前驱感染,并以急性发作起病的慢性肾小球肾炎需与此病鉴别,二者的潜伏期不同,血清 C_3 的动态变化有助于鉴别。另外,疾病的转归不同,慢性肾小球肾炎无自愈倾向,呈慢性进展,可资鉴别。

4.原发性高血压肾损害

先有较长期的高血压,然后出现肾损害,临床上近端肾小管功能损伤较肾小球功能损伤早,尿改变轻微,仅少量蛋白尿,常有高血压的其他靶器官并发症。

(二)诊断标准

参照中华内科杂志编委会肾脏病专业组 1992 年安徽太平会议拟定的标准。

(1)起病缓慢,病情迁延,临床表现可轻可重,或时轻时重,随着病情发展,可有肾功能减退、贫血、电解质紊乱等情况出现。

（2）可有水肿、高血压、蛋白尿、血尿及管型尿等表现中的一种或数种,临床表现多种多样,有时伴有肾病综合征或重度高血压。

（3）病程中可有急性发作,常因呼吸道及其他感染诱发,发作时有时类似急性肾小球肾炎之表现,有些病例可自动缓解,有些病例则出现病情加重。

四、慢性肾小球肾炎的治疗

慢性肾小球肾炎早期应该针对病理类型给予治疗,抑制免疫介导炎症,抑制细胞增生,减轻肾脏硬化;并应以防止或延缓肾功能进行性损害及恶化;改善临床症状及防治合并症为主要目的。强调综合整体调治,可采取下列综合措施。

（一）一般治疗

1.动静结合,以静和休息为主

避免劳累及精神压力过大。因上列因素可加重肾功能负荷,及加重高血压、水肿和尿检异常,这在治疗恢复过程中非常重要。

2.饮食调节

（1）蛋白质的摄入:慢性肾小球肾炎患者应根据肾功能减退程度决定蛋白质的入量。轻度肾功能减退者,蛋白食入量应 0.6 g/(kg·d),以优质蛋白为主,适当辅以 α-酮酸或必需氨基酸,可适当增加碳水化合物的摄入,以满足机体能量需要,防止负氮平衡。如患者肾功能正常,可适当放宽蛋白入量,一般不易超过1.0 g/(kg·d),以免加重肾小球高滤过等所致的肾小球硬化。慢性肾小球肾炎、肾功能损害患者,如长期限制蛋白质入量,势必导致必需氨基酸的缺乏。因此,补充 α-酮酸是必要的。α-酮酸含有多种必需氨基酸,摄入后经过转氨基作用形成相应的氨基酸,可使机体既获取必需氨基酸,又减少了不必要的氨基,还提供了一定量的钙。对肾性高磷酸盐血症和继发性甲状旁腺功能亢进起到良好的作用。

（2）盐的摄入:有高血压和水肿的慢性肾小球肾炎,盐的摄入一般控制在 3 g/d 以下。

（3）脂肪的摄入:高脂血症是促进肾脏病变加重的独立的危险因素,尤其是慢性肾小球肾炎大量蛋白尿的患者脂质代谢紊乱而出现的高脂血症。应限制脂肪摄入,限制含有大量饱和脂肪酸的动物脂肪更为重要。

（二）药物治疗

1.积极控制高血压

高血压是加速肾小球硬化,促进肾功能恶化的重要危险因素,为此积极控制高血压是十分重要的环节。控制高血压可防止肾功能减退,或使已经受损的肾功能有所改善,并可防止心血管的合并症,改善近期预后,具体治疗原则如下。

（1）力争达到目标值,如尿蛋白<1 g/d 的患者,血压控制在 130/80 mmg 左右;如尿蛋白≥1.0 g/d 的患者,血压应控制在 16.7/10.0 kPa(125/75 mmHg)以下水平。

（2）降压速度不能过低过快,使血压平稳下降。

（3）先以一种药物小剂量开始,必要时联合用药,直至血压控制满意。

（4）优选具有肾保护作用、能减缓肾功能恶化的降压药物。

（5）降压药物的选择:首选血管紧张素转换酶抑制剂（ACEI）、血管紧张素Ⅱ受体阻滞剂（ARB）;其次是长效钙通道阻滞剂（CCB）、β受体阻滞剂、血管扩张剂、利尿剂等。由于 ACEI 与 ARB 除具有降压作用外,还有减少尿蛋白和延缓肾功能恶化,保护肾的功能效应,应优先选用。

在肾功能不全患者应用 ACEI 或 ARB 时,应注意防止高血钾和血肌酐升高发生。但血肌酐 $>264\ \mu mol/L$ 时,务必在严密检测下谨慎应用,尤其注意监测肾功能和血钾。

2.严密控制蛋白尿

蛋白尿是慢性肾损害进程中独立危险因素,是肾功能渐进性恶化不利条件,控制蛋白尿可延缓疾病的进展。尿蛋白导致肾损害的机制有以下几点。

(1)导致肾小管上皮细胞重吸收蛋白过多而致细胞溶酶体破裂,释放溶酶体酶和补体引起组织损伤。

(2)肾小管上皮细胞摄取过多的清蛋白和脂肪酸,导致脂质合成和释放,引起细胞浸润,并释放组织因子造成组织损伤。

(3)肾小管本身产生的 Tamm-Horsfall 蛋白与滤液中蛋白相互作用阻塞肾小管。

(4)尿中补体成分增加,特别是 C_{5b-9} 膜攻击复合物激活近曲小管上皮的补体替代途径。

(5)肾小管蛋白质产氨增多,以及活化的氨基化 C_3 的相应产生。

(6)尿中转铁蛋白释放铁离子,产生游离-OH 损伤肾小管。

以上因素导致小管分泌内皮素引起间质缺氧,产生致纤维因子。

控制尿蛋白药物的选择:ACEI 与 ARB 具有降低蛋白尿的作用,这种减少蛋白尿的作用并不依赖其降压的作用。因此,对于非肾病综合征范围内的尿蛋白可使用 ACEI 和/或 ARB 控制尿蛋白治疗。因用这类药物减少尿蛋白与剂量相关,所以其用药剂量,常需要高于降压所需剂量,但应预防低血压的发生。如依那普利 $20\sim30\ mg/d$ 和/或氯沙坦 $100\sim150\ mg/d$,才可发挥较好的降低尿蛋白和肾脏保护作用。

3.糖皮质激素和细胞毒类药物的应用

由于慢性肾小球肾炎是因多种因素引起的综合征表现,其病因、病理类型、病情变化和临床表现、肾功能损害程度等差异很大,故是否应用皮质激素、细胞毒类药物,应根据临床表现和病理类型不同,综合分析,予以确立是否应用。

(1)有大量蛋白尿伴或不伴肾功能轻度损害者,可考虑应用糖皮质激素,一般应用泼尼松 $1\ mg/(kg \cdot d)$,治疗过程中严密观察血压和肾功能,一旦有肾功能损害应酌情撤减。

(2)肾功能进行性减退者,不宜继续使用常规的口服糖皮质激素治疗。

(3)根据病理检查结果应用:如为活动性病变为主,细胞增生、炎症细胞浸润等,伴有大量蛋白尿则应用激素及细胞毒类积极治疗。泼尼松 $1\ mg(/kg \cdot d)$,环磷酰胺 $2\ mg(/kg \cdot d)$。若病理检查结果为慢性病变为主(肾小管萎缩,间质纤维化),则不考虑皮质激素等免疫抑制剂治疗。如果病理检查结果表现为活动性病变和慢性病变并存,肾功能已有轻度损害(肌酐 $<256\ \mu mol/L$),伴有大量蛋白尿,这类患者也可考虑皮质激素与细胞毒类药物的治疗(剂量同上),并可加用雷公藤总苷 $60\ mg/d$,分 3 次服用。需密切观察肾功能的变化。

4.抗凝和血小板解聚药物治疗

抗凝药和血小板解聚药有一定的稳定肾功能和减轻肾脏病理损伤,延缓肾病的进展作用。即使无高凝状态和各种病理类型表现者,也可常规较长时间地配合激素及细胞毒类,或单独应用此类药物。常用药物如下。

(1)低分子量肝素:该药的抗凝活性在于其与凝血酶Ⅲ结合后肝素链上的五聚糖抑制凝血酶和凝血因子Ⅹa,结果抗栓效果优于抗凝作用,生物利用度高,出血倾向少,半衰期比普通肝素长 $2\sim4$ 倍,常用剂量为 5 000 U/d,腹壁皮下注射或静脉滴注,一般 $7\sim10$ d 为 1 个疗程。根据临床表现和检验凝血系列,无出血倾向者,可连续应用2～3个疗程。

(2)双嘧达莫:此为血小板解聚药,用量200～300 mg/d,分3次口服,每月为1个疗程,可连续服用3个月以上。

(3)阿司匹林:50～150 mg/d,每天1次,无出血倾向者可连续服用6个月以上。

(4)盐酸噻氯匹定(抵克立得)250～500 mg/d。西洛他唑50～200 mg/d。

(5)华法林:4～20 mg/d,分2次服用,根据凝血酶原时间以1 mg为阶梯调整剂量。药物使用期间应定期检验凝血酶原时间(至少3～4周1次),防止出血,应严密观察。

以上的抗凝、溶栓、解聚血小板、扩张血管的中药、西药制剂,在应用时可选择1～4种,应注意有出血倾向者,或有过敏等不良反应者忌用或慎用,并要随时观察凝血酶时间。

5.降脂药物治疗

肾病并发脂质代谢紊乱,可加重肾功能的损害,并引起细胞凋亡,导致组织损伤。因此,当肾病并发脂质异常时,特别是低密度脂蛋白异常,应引起重视进而调节。他汀类药物不仅可以降血脂,更重要的是可以与肾脏纤维化有关分子的活性可逆性抑制系膜细胞,平滑肌细胞和小管上皮细胞对胰岛素样生长因子(PDGF)的增生反应。抑制单核细胞化学趋化蛋白和黏附因子的产生,减轻肾组织的损伤和纤维化。

6.避免加重肾损害的因素

在慢性肾小球肾炎的治疗恢复过程中,应积极预防感染、低血容量、腹水、水电解质和酸碱平衡紊乱。避免过度劳累、妊娠和应用肾毒性药物,解除心理压力,如有血尿酸升高应积极治疗等。

(林建美)

第三节　急性肾盂肾炎

急性肾盂肾炎是由各种常见的革兰阴性杆菌或革兰阳性球菌引起的炎症性疾病,它是泌尿系统感染疾病之一。泌尿系统感染性疾病是内科疾病中最常见的感染性疾病之一。根据受侵犯的部位其分为上泌尿系统感染和下泌尿系统感染。前者包括输尿管炎,肾盂肾炎,肾多发性脓肿和肾周围脓肿;后者常包括膀胱炎和尿道炎。有时当泌尿系统感染后较难准确地界定发病部位,为此,总称尿路感染。

一、病因病机

(一)发病原因

1.尿路梗阻性疾病引发

如结石、肿瘤、前列腺肥大、尿道狭窄、术后输尿管狭窄、神经源性膀胱等引发的排尿不畅,细菌不易被冲洗清除,细菌在梗阻部位大量繁殖生长而引起感染。

2.泌尿系统解剖异常

如膀胱、输尿管反流征,输尿管、肾脏、肾盂畸形或结构异常、尿液排泄不畅而致感染。

3.妇女易感因素

如妊娠期、月经期、产褥期等,由于妊娠早期孕酮分泌增加,使肾盂、肾盏、输尿管张力减退,妊娠后期扩大的子宫压迫输尿管,有利于细菌的繁殖。另外,分娩时膀胱受伤更易诱致上行性感染。

4.医源性作用引发

在疾病的诊治过程中,尿路手术器械的应用,膀胱镜检查、逆行肾盂造影,妇科检查,留置导尿等易引起感染。

5.代谢疾病引发

最常见的是糖尿病患者引起的感染。因糖尿病糖代谢紊乱导致血糖浓度升高,白细胞功能缺陷,易于细菌生长繁殖,常易引起感染,肾乳头坏死,肾脓肿,肾盂肾炎。

6.其他因素

尿路感染是老年人的常见病,发病率仅次于呼吸道感染。其原因是老年人的免疫功能低下,抗感染能力下降,特别是伴有全身疾病者,如高血压、糖尿病、长期卧床、营养不良等。更年期女性雌激素分泌降低;老年男性前列腺液分泌减少,因前列腺液有抗菌作用;老年性肾血管硬化;肾及膀胱黏膜相对处于缺血状态,骨盆肌肉松弛,局部黏膜血液循环不良,使尿路黏膜抗病功能下降;老年人生理性口渴感下降,饮水量减少,尿路冲洗作用减弱;老年痴呆者,大小便失常,污染会阴等。

(二)感染途径与发病机制

1.上行性感染

绝大部尿路感染是上行性感染引发的。在正常人中,膀胱以上尿路是无菌的,后尿道也基本上是无菌的,而前尿道是有菌的。尿道黏膜有抵抗细菌侵袭的功能,且有尿液经常冲洗,故在正常情况下一般不会引起感染。当机体抵抗力下降,或外阴不洁、有粪便等感染,致病菌由前尿道通过后尿道、膀胱、输尿管、肾盂至肾髓质而引起急性肾盂肾炎。

2.血行感染

细菌从感染灶,如扁桃体炎、牙龈炎、皮肤等感染性疾病,侵入血液循环到达肾脏,先在肾皮质引起多发性小脓肿,沿肾小管向下扩展,引起肾盂肾炎。但炎症也可从肾乳头部向上、向下扩散。

3.淋巴道感染

下腹部和盆腔的器官与肾,特别是升结肠与右肾的淋巴管是沟通的。当盆腔器官、阑尾和结肠发生感染时,细菌也可通过淋巴道进入肾脏而引发,但临床少见。

4.直接感染

如果邻近肾脏的器官、组织、外伤或有感染时,细菌直接进入肾脏引发感染。

(三)尿路感染的致病菌

1.细菌性病原体

任何细菌侵入尿路均可引起感染,最常见的致病菌是革兰阴性菌。大肠埃希菌是最常见的致病菌,占90%以上;也可见于克雷伯杆菌,产气杆菌等;其次是革兰阳性菌引起,主要是葡萄球菌和链球菌,占5%~10%;金葡萄球菌较少见;腐生性葡萄球菌的尿路感染,常发生于性生活活跃的女性。妊娠期菌尿的菌种,以大肠埃希菌多见,占80%以上。

2.真菌性病原体

近年来真菌性尿路感染呈增多趋势,最常见的真菌感染由念珠菌引起。主要与长期应用糖皮质激素及细胞毒类药物和抗生素有关。糖尿病患者和长期留置导尿者也常见。

3.其他病原体

支原体、衣原体感染,多见于青年女性,一般同时伴有阴道炎。淋菌感染尿道致病也常见。另外,各种病毒也可能损害尿道感染。免疫缺陷患者,除上述病原菌外,尚可能有巨细胞病毒,或疱疹病毒感染。已有证明腺苷病毒是引发学龄期儿童出血性膀胱炎的原因,但对成年人损害较少。

二、临床表现

典型的急性肾盂肾炎起病急骤,临床表现有严重的菌尿、肾系和全身症状。常见寒战、高热、腰痛或肋脊角叩痛、尿频尿急尿痛的一组综合征。通常还伴有腹部绞痛,恶心,呕吐等。急性肾盂肾炎年龄多见于20～40岁的女性,50岁以上的男性,女婴幼儿也常见,男女比约为1:10。任何致病菌皆可引起急性肾盂肾炎,但绝大多数为革兰阴性菌,如大肠埃希菌、副大肠埃希菌等,其中以大肠埃希菌为多见,占60%～70%,球菌主要为葡萄球菌,但较少见。

严重的急性肾盂肾炎可引起革兰阴性杆菌败血症中毒性休克。急性肾乳头坏死和发生急性肾衰竭。或感染性病灶穿破肾包膜引起肾周脓肿,或并发肾盂积液。非复杂急性肾盂肾炎90%以上可以治愈,而复杂性肾盂肾炎很难彻底治愈,需引起重视。

(一)全身表现

(1)寒战高热:体温多在38 ℃～39 ℃,也可高达40 ℃,热型不一,一般为弛张热型,也可为间歇热或稽留热,伴有头痛,全身酸痛,热退时有大汗等。

(2)腰痛,腹痛,恶心,呕吐,食欲缺乏:腰痛为酸胀刺痛,腹痛常表现为绞痛或隐痛,多为输尿管炎症刺激向腹股沟反射而致。

(3)泌尿系统症状:尿频、尿急、尿痛。

(4)体征:肾区叩击痛,肋脊角压痛等。

(5)严重者烦躁不安,意识不清,血压下降,休克表现等。

(二)辅助检查

1.尿常规检测

肉眼观察尿色不清,浑浊,少数患者呈现肉眼血尿,并有腐败气味。40%～60%患者有镜下血尿。多数患者红细胞2～10个/Hp,少数患者镜下大量红细胞,常见白细胞或脓细胞;离心沉渣镜下>5个/Hp。急性期常呈白细胞满视野,若见到白细胞管型则为肾盂肾炎,为诊断提供重要依据。蛋白尿可见,24 h蛋白定量<1.0 g。

2.尿细菌培养

尿培养是确定尿路感染的重要指标。在有条件的情况下均应作尿细菌定量培养和药敏试验,中段尿培养,菌落数均≥10^2/mL即可诊断为尿路感染。

3.血常规检查

急性肾盂肾炎白细胞可轻或中度升高,中性粒细胞可增多,并有核左移,红细胞沉降率可增快。急性膀胱炎时,常无上述表现。

4.肾功能测定

急性肾盂肾炎时,偶有一过性尿浓缩功能障碍,治疗后可恢复。在严重感染时,少数患者可见血肌酐升高,尿素氮升高,应引起重视。尿N-乙酰葡萄糖苷酶和半乳糖苷酶多升高,尿 β_2-微球蛋白多升高,而下尿路感染多正常。

5.影像学检查

B超检查,当急性肾盂肾炎多表现为肾脏不同程度增大或正常,回声粗乱,如有结石、肿瘤、脓肿、畸形、肾盂积脓等均可发现。

静脉肾盂造影、CT等检查均可发现尿路梗阻或其他肾脏疾病。

三、诊断与鉴别诊断

(一)诊断

急性肾盂肾炎各年龄段男女均可发生,但常见于育龄女性。临床表现有两组症状群:①尿路局部表现,如尿频、尿急、尿痛等尿路刺激症状,多伴有腰痛,肾区压痛或叩击痛,或有各输尿管点压痛;如出现严重的腹痛,并向下腹部或腹股沟放射者,常提示有尿路梗阻伴感染。②全身感染表现,起病多急剧,寒战高热,全身酸痛不适,乏力,热退时大汗,约有10%的患者可表现为食欲减退、恶心呕吐,腹痛或腹泻等消化道症状。如高热持续不退者,常提示有肾脓肿和败血症与中毒性休克可能。常伴有血白细胞计数升高和红细胞沉降率增快,一般无高血压表现,少数患者可有肾功能损害而肌酐升高。尿液外观浑浊,可见脓尿和血尿。但需注意部分患者临床表现与急性膀胱炎非常相似,有条件者应做定位确诊。另外,尿路感染也是小儿时期常见病。儿童急性感染多以全身症状为主,尿路刺激征随年龄增长逐渐明显。如反复感染者,多伴有泌尿系统解剖结构异常,应认真查找原因。

在经过对症及抗菌治疗后未见好转的患者,应注意做血尿细菌培养。如患者存在真菌的易感因素,尿中白细胞增多,而尿细菌培养阴性和/或镜检有真菌者,应确诊真菌感染存在。导尿标本培养菌落计数在1 000/mL以上有诊断价值。如导尿标本不离心,每高倍视野找到1~3个真菌,菌落计数多在1.5×10^3/mL以上,其正确性可达到80%。血培养阳性有重要的诊断价值。血清抗念珠菌抗体的测定有助于诊断。

(二)鉴别诊断

有典型的临床表现及尿细菌学检查阳性者诊断不难。但在不典型的患者易误认为其他系统感染,应与以下疾病相鉴别。

1.其他发热性疾病

急性肾盂肾炎以发热等全身症状较突出者,但尿路的刺激症状不明显,常易与其他感染性疾病相混淆而被误诊,如流行性感冒、疟疾、败血症、伤寒等,如能详细询问病史,注意尿路感染的局部症状及肾区叩击痛,并作尿沉渣和细菌学检查,不难鉴别。

2.腹部器官炎症

部分患者急性肾盂肾炎表现为腹痛、恶心、呕吐、白细胞增高等消化道症状,而无尿路感染的局部症状,常易被误诊为急性胃肠炎、急性胆囊炎、阑尾炎、附件炎,但注意询问病史及尿沉渣镜检尿细菌培养不难鉴别。

3.肾结核

以血尿为主而伴有白细胞尿及尿路刺激征,易被误诊为肾结核,应予以排除。肾结核的主要表现,尿路刺激征更为明显,晨尿结核菌培养可阳性,而普通细菌培养阴性;尿沉渣可找到抗酸杆菌;尿结核杆菌DNA可阳性,部分患者可有肺、附睾等肾外和低热等表现。但需注意肾结核常与普通菌感染并存,如普通感染经抗生素治疗后,仍残留有尿路感染症状和尿沉渣异常者,应高度注意肾结核的可能性。

4.非细菌性尿道综合征

尿路刺激症状明显,但反复多次尿检及清洁中段尿培养均为阴性,多数患者不发热,体温正常。尿道刺激综合征的病因尚不明确。

四、诊断标准

诊断标准《参照 1985 年第二届肾脏病学术会议讨论通过的标准》。

(一)尿路感染的诊断标准

(1)正规清洁中段尿(要求尿液停留在膀胱中 4 h 以上)细菌定量培养,菌落数≥10^5/mL,2 d内应重复培养 1 次。

(2)参考清洁离心中段尿沉渣检查,白细胞>10 个/Hp,或有尿路感染症状者。

(3)或做膀胱穿刺尿培养,如细菌阳性(不论菌落数多少)也可确诊。

(4)做尿培养计算有困难者,可用治疗前清晨清洁尿(中段)(尿停留在膀胱 4～6 h)正规方法的离心尿沉渣革兰染色找细菌,如细菌>1/油镜视野,结合临床泌尿系统感染症状也可确诊。

(5)尿细菌数在 10^4～10^5/mL 者应复查。如仍为 10^4～10^5/mL,需结合临床表现来诊断或做膀胱穿刺尿培养来确诊。

(二)急性肾盂肾炎的诊断标准

结合尿路感染,尿检查阳性者,符合上述尿路感染标准者并有下列情况。

(1)尿抗体包裹细菌检查阳性者多为肾盂肾炎,阴性者多为膀胱炎。

(2)膀胱灭菌后的尿标本细菌培养结果阳性者为肾盂肾炎,阴性者多为膀胱炎。

(3)参考临床症状:有寒战、发热、体温>38 ℃,或伴有腰痛、腹痛、肾区叩击痛或压痛,尿中有白细胞和管型者多为肾盂肾炎。

(4)经治疗后症状已消失,但又复发者多为肾盂肾炎(多在停药后 6 周内);用单剂量抗生素治疗无效,或复发者多为肾盂肾炎。

(三)与慢性肾盂肾炎鉴别诊断

(1)尿路感染病史在 1 年以上,经抗菌治疗效果不佳,多次尿细菌定量培养均阳性或频频发作者,多为慢性肾盂肾炎。

(2)经治疗症状消失后,仍有肾小管功能(尿浓缩功能)减退,能排除其他原因所致的慢性肾盂肾炎。

(3)X 线造影证实有肾盂肾盏变形,肾影不规则,甚至缩小者,或 B 超检查肾、肾盏回声粗糙不均,或肾略有缩小者为慢性肾盂肾炎的表现。

五、治疗

因急性肾盂肾炎未能得到彻底痊愈时,或反复发作时,可终致慢性炎症,致肾衰竭日趋严重。为此,对于初发的急性肾盂肾炎或慢性尿路感染急性发作表现为急性肾盂肾炎患者,尽力找出基础原因,如结石、肿瘤、畸形等梗阻病因及感染致病菌,力求彻底治疗。

(一)一般治疗

1.感染急性期

临床症状明显时,以卧床休息为主,尤其在急性肾盂肾炎发热时,更需卧床休息。

2.祛除病因

如结石、输尿管狭窄、前列腺肥大、尿反流、畸形等。

3.补充水分

摄入充足的水分,给予易消化又富含维生素的食品。

4.排空尿液

定时排空尿液,减轻膀胱内压力及减少残余尿,减轻膀胱输尿管反流。

5.讲卫生

注意会阴部清洁卫生,定期清洁坐浴,避免上行性感染。

(二)抗生素的应用

由于新的更为有效的抗生素不断问世,治疗尿路感染的效果不断提高。在临床中应合理选择使用以达到疗效最好、不良反应较小目的,需注意以下原则。

仅治疗有症状的细菌尿,使用抗生素最好行清洁中段尿培养,根据药敏结果选用抗生素。若发病严重,在来不及做尿培养时应选用对革兰阴性杆菌有效的抗菌药物,氨苄西林加氨基糖苷类加他唑巴坦。轻者可用复方磺胺甲噁唑、喹诺酮类、氨曲南等。在治疗 72 h 无效者,应按药敏结果用药。由于第一代头孢菌素类如氨苄西林耐药菌明显增加,故不宜作为治疗尿路感染的一线药物。复方磺胺甲噁唑和喹诺酮类对大多数尿感细菌敏感,可作为首选药物治疗。第三代头菌素孢类如亚胺培南和氨基糖苷类抗生素可作为复杂性尿感的经验用药。氨基糖苷类抗生素有肾、耳毒性,一般采取单剂注射后,改为其他抗生素口服,可达到保持其疗效而减少不良反应目的。

联合用药:在病情较轻时,可选用一种药物。因病情危重,或治疗无明显好转(通常 24～36 h 可好转),若 48 h 无效,病情难于控制,或有渐进加重时,采用药物或应用两种以上药物联合治疗。在联合用药时应严密检测观察肾功能的变化,年龄、体质和药物的相互作用,严重者取静脉给药和肌内注射为主,轻症者多采用内服给药。抗菌药物的应用通常为 2～3 周。若尿菌仍为阳性,应 4～6 周疗程。若积极的治疗后仍持续发热者,应注意肾盂积脓或肾周脓肿的可能。

（于治民）

第四节　慢性肾盂肾炎

慢性肾盂肾炎是指肾脏肾盂由细菌感染而引发的肾脏损害和由此产生的疾病。病程常超过6 个月,具有独特的肾脏、肾盂病理改变。表现复杂,症状多端。若尿路感染持续反复发作半年以上,呈持续性或间断性菌尿,同时伴有肾小管间质持续性功能和结构的改变,即可诊断为慢性肾盂肾炎。慢性肾盂肾炎如不彻底祛除病因和积极治疗,可进一步发展而损伤肾实质,出现肾小球、肾小管间质功能障碍,而致肾衰竭。其所致的肾衰竭占慢性肾衰病例总数的 2%。

一、病因病机

(一)病因病机

尿路具有抵抗微生物感染的能力,其中最重要的作用是尿液冲刷的作用。如果这种作用受到影响而减弱,而容易引发细菌感染难于控制而迁延不愈,反复发作,最终导致肾脏永久性损害。

影响或减弱尿路抵抗力的因素多为复杂因素。而在尿路无复杂情况下则极少发生慢性肾盂肾炎。

慢性肾盂肾炎多发生于尿路解剖结构异常,和异物长期阻塞。功能发生改变情况下,微生物尿路感染者,其细菌性尿感是在尿路解剖异常、异物长期阻塞、功能改变基础上发生的。引发慢性肾盂肾炎的因素有3种:①伴有慢性反流性肾盂肾炎(即反流性肾病);②伴有尿路梗阻的慢性肾盂肾炎(慢性梗阻性肾盂肾炎,如结石、肿瘤、前列腺肥大、膀胱源性、输尿管狭窄、尿道狭窄等);③为数极少的特发性慢性肾盂肾炎(即发病原因不明确者)。

(二)病理改变

慢性肾盂肾炎的病理改变除慢性间质性肾炎改变外,同时还有肾盏肾盂的炎症纤维化及变形。主要有肾盏肾盂的炎症表现,肾盂扩大、畸形,肾皮质及乳头部有瘢痕形成,肾脏较正常缩小;双侧肾的病变常不对称,肾髓质变形,肾盂肾盏黏膜及输尿管增厚,严重者肾实质广泛萎缩;光镜下肾小管萎缩及瘢痕形成,间质可有淋巴、单核细胞浸润,急性发作时可有中性粒细胞浸润;肾小球可正常或轻度小球周围纤维化,如有长期高血压,则可见肾小球毛细血管硬化,肾小囊内胶原沉着;其中肾盂、肾盏扩张或变形是慢性肾盂肾炎的特征性表现。

二、临床表现

慢性肾盂肾炎临床表现多隐匿,病程较长,缠绵不愈,反复发作。根据临床表现可分为两种类型。

(一)尿路感染表现

多数感染的症状不太明显,但有轻度尿频,排尿不适,腰部轻度隐痛或困重,下腹隐痛不适感,但更为常见的为间歇性、无症状性细菌尿和/或间歇性低热。

(二)慢性间质性肾炎损害的表现较突出

如尿浓缩功能减弱出现多尿,夜尿增多,尿比重或渗透压下降,脱水等。由于肾小管重吸收钠的能力下降而致低钠;并发生肾小管酸中毒和高钾血症;并可有肾性糖尿(血糖不高)和氨基酸尿;当炎症渐进侵犯肾实质时,可出现高血压、水肿、肾功能障碍。各种肾脏疾病的晚期,均可有上述表现。但在慢性肾盂肾炎或反流性肾脏病时,这些表现出现得早,通常在血肌酐$200\sim300~\mu mol/L$时已出现。

(三)实验室检查

1.尿检验

与一般间质性肾炎相同,但可间歇出现真性细菌尿;白细胞尿,或偶见白细胞管型,这是与一般间质性肾炎相鉴别所在。尿细菌培养可能阴性;在急性发作时,与急性肾盂肾炎表现相同,但尿培养多有真性细菌尿。慢性肾盂肾炎尿β_2-微球蛋白常增高;蛋白尿通常不超过$1.0~g/24~h$,少数患者尿蛋白量24 h超过3.0 g以上者,常提示预后不佳,或提示非本病的可能。

2.血生化检查

通常肾小管尿浓缩功能减低,可有尿钠、尿钾排出增多,代谢性酸中毒。尿少时血钾常增高,晚期出现肾小球功能障碍,血尿素氮、肌酐增高,肾小球滤过率下降,并导致尿毒症。

(四)影像学检查

1.X线及CT检查

两项检查,同时做肾盂静脉造影,诊断价值颇高。可以发现显示局灶的粗糙的皮质瘢痕,伴有邻近的肾盏变钝,或呈鼓槌状变形;肾盂扩大,积水等变形现象;发现瘢痕具有特征性意义。双肾病理变化多不对称。

2.B超

有一定的诊断价值,无创伤而操作简便,表现肾皮质变薄,回声粗乱,肾盂肾盏扩张、积水等。彩超检查多表现血流不畅,肾内血管粗细不等,双侧肾大小不等,表面不平。

三、诊断与鉴别诊断

本病常隐匿发病。少数有急性肾盂肾炎既往史,尿路感染的反复发作史,多在1年以上。一般多在泌尿系统解剖异常或功能异常基础上发病。各种原因的尿路梗阻,或膀胱输尿管反流。如结石、肿瘤、输尿管狭窄、前列腺肥大增生;或放射治疗等因素引发的尿道狭窄。也可仅有尿路感染的病史,而无细菌学检查的证据。持续性肾小管功能损害,对诊断有参考价值。而影像学的改变是诊断的关键,如肾盂静脉造影、B超检查,显示局灶粗糙的肾皮质瘢痕,伴有相关肾乳头收缩,肾盏扩张变短。瘢痕常见于上下极,当久治不愈时,可出现夜尿增多、水肿、贫血、高血压及肾功能不全,主要体征有肋脊角压痛或双肾叩击痛等。

(一)诊断

1.反复发作型

该类型为典型的慢性肾盂肾炎,患者经常反复发生尿路刺激症状,伴有菌尿,白细胞尿,常有间歇性低热和中等热,肾区钝痛,诊断多不困难。

2.长期低热型

患者无尿路刺激症状,仅有较长时间低热,头晕,疲乏无力,体质量减轻,食欲减退等一般症状,易误诊为神经性低热、结核病或其他慢性感染性疾病。

3.血尿型

少数患者以反复发作性血尿为特征,尿色略红而浑浊,多伴有腰脊酸痛,有轻度的尿路刺激症状,血尿可自行缓解。

4.无症状性菌尿(也称隐匿型菌尿)

患者既无全身症状,又无尿路刺激症状,而尿中常有多量的细菌,少量白细胞,偶见白细胞管型,此型多见于妊娠妇女及女孩。

5.高血压型

患者既往可有尿路刺激感染的病史。但临床表现是以头昏、头痛及疲乏为特征的高血压症状;或偶尔检查发现有高血压;而无尿路刺激症状,可间歇性菌尿。因此极易误诊为特发性高血压病。

本病是急进型高血压的基础病之一,当遇有青壮年妇女患高血压者,应考虑到慢性肾盂肾炎的可能,患者可伴有蛋白尿和贫血,肾小球滤过率降低。

(二)鉴别诊断

有典型的临床表现及尿细菌学检查阳性者,诊断不难。但在不典型的病例中,易误诊为其他疾病。诊断和漏诊的原因主要是对本病的临床表现多样化认识不够,对本病的流行病学及易感因素注意不够,以及未及时的做影像学检查及实验室检查有关。主要应与以下疾病相鉴别。

1.非细菌性尿道综合征

患者有尿频、尿急、尿痛等排尿困难的症状,少数伴有下腹隐痛不适,但尿常规检验多无明显变化。尿培养多阳性,或菌落计数多<10^4/mL,又称尿频-排尿困难综合征;也称症状性无菌尿;急性尿道综合征。

2.肾结核

如尿道刺激症状逐渐加重时,伴有低热、盗汗,应考虑肾结核。同时肾结核多伴有生殖器结核,如附睾和睾丸,或有其他系统结核病史者。而且血尿多与尿路刺激同时出现。而膀胱炎时,血尿为"终末血尿"。尿结核菌阳性,影像学检查多有帮助。

3.慢性肾小球肾炎

本病无尿路刺激症状,无白细胞管型,或白细胞、尿菌阴性,尿蛋白含量多,常>1.0 g/24 h,肾小球功能损害较明显。

4.慢性肾盂肾炎的急性发作与急性肾盂肾炎

慢性肾盂肾炎急性发作,常有慢性肾盂肾炎的病史。而急性肾盂肾炎无慢性病史,而急骤发作,不难鉴别。

四、诊断标准

(1)尿路感染病史1年以上,而且经常反复发作。

(2)持续性细菌尿,尿白细胞或白细胞管型。

(3)X线造影或B超证实,有肾盂变形,肾影不规则,瘢痕形成,回声粗糙不均,双肾形态不一致。

(4)经治疗症状消失后,仍有肾小管浓缩功能减退者,夜尿多,尿比重下降,肾小球滤过率下降。

五、治疗

对本病的治疗目的:纠正尿路异常或反流和控制感染,防止肾功能进一步恶化。选择对细菌敏感、毒性较小的抗生素,疗程要长,避免使用具有肾毒性药物。

(一)一般治疗

注意个人卫生,保持会阴清洁;摄入充足的水分,避免便秘;定期排空膀胱尿液,睡前排空膀胱以减轻膀胱内压及减少残余尿。注意休息,防止过度疲劳;适当参加劳作和运动。

(二)祛除诱因

因本病迁延不愈,是有复杂因素的;因此要注意复杂因素的存在,如结石、输尿管反流、输尿管狭窄,尿道狭窄,前列腺增大,和耐药细菌的存在等。此类因素应寻求外科治疗,只有祛除了复杂因素,尿路感染才易控制、痊愈。

(三)抗生素治疗

选择抗生素时,最好清洁中段尿细菌培养后做药敏试验,选择对细菌敏感的抗生素。如果需在培养结果前应用抗生素,需选择广谱抗生素和耐敏的抗生素,如氨苄西林、氨基糖苷类、复方磺胺甲噁唑等,疗程4～6周,以免复发。

（四）控制高血压

应引起重视的是慢性肾盂肾炎患者常引起高血压。而高血压又可进一步加重肾损害，因此，应严密控制高血压，尽量把血压控制在 17.3/10.7 kPa（130/80 mmHg），可有效保护靶器官。

（五）对症治疗

控制及清除体内感染病灶，如前列腺炎、慢性妇科炎症，对肾功能不全者，按肾功能不全治疗。注意维持体内水、电解质和酸碱平衡。

（于治民）

第八章

内分泌科疾病诊治

第一节 甲状腺功能亢进症

　　甲状腺功能亢进症(简称甲亢)是指由于甲状腺本身或甲状腺以外的多种原因引起的甲状腺激素增多,进入循环血中,作用于全身的组织和器官,造成机体的神经、循环、消化等各系统的兴奋性增高和代谢亢进为主要表现的疾病的总称。甲亢是内分泌系统的常见病和多发病。本病可发生于任何年龄,从新生儿到老年人均可能患甲亢,但最多见于中青年女性。

　　甲亢的病因较复杂,其中以 Graves 病(GD)最多见,又称毒性弥漫性甲状腺肿,是一种伴甲状腺激素分泌增多的器官特异性自身免疫性疾病,约占所有甲亢患者的 85%;其次为亚急性甲状腺炎伴甲亢和结节性甲状腺肿伴甲亢;其他少见的病因有垂体性甲亢、碘甲亢等。本节主要讨论 Graves 病。

一、病因及发病机制

　　GD 的发病机制和病因未明,一般认为它是以遗传易患性为背景,在精神创伤、感染等应激因素作用下,诱发体内的免疫系统功能紊乱,"禁忌株"细胞失控,Ts 细胞减弱了对 Th 细胞的抑制,特异 B 细胞在特异 Th 细胞辅助下产生异质性免疫球蛋白(自身抗体)而致病。可作为这些自身抗体的组织抗原或抗原成分很多,主要有 TSH、TSH 受体、Tg、甲状腺 TPO 等。

二、病理

(一)甲状腺

　　甲状腺多呈不同程度的弥漫性、对称性肿大,或伴峡部肿大。质软至韧,包膜表面光滑、透亮,也可不平或呈分叶状。甲状腺内血管增生、充血,使其外观呈鲜牛肉色或猪肝色。滤泡增生明显,呈立方形或高柱状,并可形成乳头状皱褶突入滤泡腔内,腔内胶质常减少或消失。细胞核位于底部,可有分裂象。高尔基器肥大,内质网发育良好,有较多核糖体,线粒体常增多。凡此均提示滤泡上皮功能活跃,处于 TH 合成和分泌功能亢进状态。

（二）眼

浸润性突眼者的球后组织中常有脂肪浸润,纤维组织增生,黏多糖和糖胺聚糖沉积,透明质酸增多,淋巴细胞及浆细胞浸润。眼肌纤维增粗、纹理模糊,肌纤维透明变性、断裂及破坏,肌细胞内黏多糖亦增多。

（三）双下肢对称性胫前黏液性水肿

双下肢对称性胫前黏液性水肿少见。病变皮肤切片在光镜下可见黏蛋白样透明质酸沉积,伴多数带颗粒的肥大细胞、吞噬细胞和内质网粗大的成纤维细胞浸润;电镜下可见大量微纤维伴糖蛋白及酸性糖胺聚糖沉积。

（四）其他

骨骼肌、心肌有类似上述眼肌的改变,但较轻。久病者或重度甲亢患者肝内可有脂肪浸润、灶状或弥漫性坏死、萎缩,门静脉周围纤维化乃至肝硬化。颈部、支气管及纵隔淋巴结增大较常见,脾亦可增大。少数病例可有骨质疏松。

三、临床表现

女性多见,男女之比为 1：(4～6),各年龄组均可发病,以 20～40 岁为多。临床表现不一,老年和儿童患者的临床表现常不典型,典型病例表现三联症。

（一）甲状腺激素分泌过多综合征

1.高代谢综合征

由于 T_3、T_4 分泌过多和交感神经兴奋性增高,促进物质代谢,氧化加速使产热、散热明显增多,患者常有疲乏无力、怕热多汗,皮肤温暖潮湿、体质量锐减、低热(危象时可有高热)等。

2.心血管系统

患者可有心悸、胸闷、气短、心动过速,严重者可导致甲亢性心脏病。查体时见:①心动过速,常为窦性,休息及熟睡时心率仍快;②心尖区第一心音亢进,常有收缩期杂音,偶在心尖部可听到舒张期杂音;③心律失常以期前收缩、房颤多见,房扑及房室传导阻滞少见;④可有心脏肥大、扩大及心力衰竭;⑤由于收缩压上升、舒张压下降,脉压增大,有时出现水冲脉、毛细血管搏动等周围血管征。

3.精神、神经系统

患者易激动、烦躁、失眠、多言多动、记忆力减退。有时出现幻觉,甚而表现为亚躁狂症或精神分裂症。偶尔表现为寡言、抑郁者,以老年人多见。可有双手及舌平伸细震颤,腱反射亢进。

4.消化系统

患者常有食欲亢进、多食消瘦、大便频繁。老年患者可有食欲缺乏、厌食。重者可有肝大及肝功能异常,偶有黄疸。

5.肌肉骨骼系统

部分患者可有甲亢性肌病、肌无力及肌萎缩,多见于肩胛与骨盆带肌群。周期性瘫痪多见于青年男性患者,原因不明。

6.内分泌系统

早期血 ACTH、皮质醇及 24 h 尿 17-羟皮质类固醇(17-羟)升高,继而受过多 T_3、T_4 抑制而下降,皮质醇半衰期缩短。

7.生殖系统

女性常有月经减少或闭经,男性有阳痿,偶有乳腺发育。

8.血液和造血系统

周围血液中,淋巴细胞绝对值和百分比及单核细胞增多,但白细胞总数偏低。血小板寿命缩短。有时可出现皮肤紫癜或贫血。

(二)甲状腺肿

绝大多数患者有程度不等的弥漫性、对称性甲状腺肿大,随吞咽动作上下运动;质软、无压痛、久病者较韧;肿大程度与甲亢轻重无明显关系;左、右叶上下极可扪及细震颤,可闻及收缩期吹风样或连续性收缩期增强的血管杂音,为诊断本病的重要体征。极少数无甲状腺肿大或甲状腺位于胸骨后纵隔内。甲状腺肿大压迫气管、食管及喉返神经时,出现气短、进食哽噎及声音嘶哑。

(三)眼征

GD患者中,有25%～50%伴有眼征,其中突眼为重要而较特异的体征之一。突眼多与甲亢同时发生,但亦可在甲亢症状出现前或甲亢经药物治疗后出现,少数仅有突眼而缺少其他临床表现。按病变程度可分为单纯性(干性、良性、非浸润性)和浸润性(水肿性、恶性)突眼两类。

1.非浸润性突眼

非浸润性突眼占大多数,无症状,主要因交感神经兴奋和TH的β肾上腺素能样作用致眼外肌群和提上睑肌张力增高有关,球后及眶内软组织改变不大,突眼度<18 mm,经治疗常可恢复,预后良好。眼征有以下几种。①Dalrymple征:眼裂增大。②Stellwag征:瞬目减少。③Mobius征:双眼聚合能力欠佳。④Von Graefe征:眼向下看时巩膜外露。⑤Joffroy征:眼向上看时前额皮肤不能皱起。

2.浸润性突眼

浸润性突眼较少见,症状明显,多发生于成年患者,由于眼球后软组织水肿和浸润所致,预后较差。除上述眼征更明显外,往往伴有眼睑肿胀肥厚,结膜充血水肿。患者畏光、复视、视力减退、阅读时易疲劳、异物感、眼胀痛或刺痛、流泪、眼球肌麻痹而视野缩小、斜视,眼球活动度减少甚至固定。突眼度一般>19 mm,左右突眼度常不等。由于突眼明显,不能闭合,结膜及角膜经常暴露,尤其是睡眠时易受外界刺激而引起充血、水肿,继而感染。

四、实验室检查

(一)血清甲状腺激素测定

1.血清总三碘甲状腺原氨酸(TT_3)

TT_3浓度常与TT_4的改变平行,但在甲亢初期与复发早期,TT_3上升往往很快,约4倍于正常;而TT_4上升较缓,仅为正常的2.5倍,故测定TT_3为早期GD、治疗中疗效观察及停药后复发的敏感指标,亦是诊断T_3型甲亢的特异指标。但应注意老年淡漠型甲亢或久病者TT_3可不高。

2.血总甲状腺素(TT_4)

TT_4是判定甲状腺功能最基本的筛选指标,在估计患者甲状腺激素结合球蛋白(TBG)正常情况下,TT_4的增高提示甲亢。甲亢患者TT_4升高受TBG影响,而TBG又受雌激素、妊娠、病毒性肝炎等影响而升高,受雄激素、低蛋白血症(严重肝病、肾病综合征)、泼尼松等的影响而下降,分析时必须注意。

3.血清游离甲状腺素(FT_4)及游离 T_3(FT_3)

不受血 TBG 影响,能直接反映甲状腺功能。其敏感性和特异性均明显高于 TT_4 和 TT_3,含量极微,正常值因检查机构而有不同。

4.血清反 T_3(rT_3)

rT_3 无生物活性,是 T_4 在外周组织的降解产物,其血浓度的变化与 T_3、T_4 维持一定比例,尤其是与 T_4 的变化一致,可作为了解甲状腺功能的指标。

(二)促甲状腺激素(TSH)

甲状腺功能改变时,TSH 的波动较 T_3、T_4 更迅速而显著,故血中 TSH 是反映下丘脑-垂体-甲状腺轴功能的敏感指标。尤其是对亚临床型甲亢和亚临床型甲减的诊断有重要意义。垂体性甲亢升高,甲状腺性甲亢正常或降低。

(三)甲状腺摄 ^{131}I率

本法诊断甲亢的符合率达 90%。正常值:3 h,5%~25%;24 h,20%~45%,高峰出现在 24 h。甲亢患者摄 ^{131}I率增强,3 h>25%,24 h>45%,且高峰前移。缺碘性甲状腺肿摄 ^{131}I率也可增高,但一般无高峰前移,可做 T_3 抑制试验鉴别。影响摄 ^{131}I率的因素如下。①使摄 ^{131}I率升高的因素:长期服用女性避孕药。②使摄 ^{131}I率降低的因素:多种食物及含碘药物(包括中药)、抗甲状腺药物、溴剂、利舍平(利血平)、保泰松、对氨基水杨酸、甲苯磺丁脲等。做本测定前应停用上述药物、食物 1~2 个月以上。孕妇和哺乳期妇女禁用。

(四)促甲状腺激素释放激素(TRH)兴奋试验

GD 时血 T_3、T_4 增高,反馈抑制 TSH,故 TSH 细胞不被 TRH 兴奋。如静脉注射 TRH 200 μg 后 TSH 有升高反应,可排除甲亢;如 TSH 不增高(无反应)则支持甲亢的诊断。本试验因在体外进行测定 TSH,无须将核素引入人体,故不良反应少,对年老有冠心病或甲亢性心脏病者较 T_3 抑制试验安全。

(五)T_3 抑制试验

T_3 抑制试验主要用于鉴别甲状腺肿伴摄 ^{131}I率增高系由甲亢或是单纯性甲状腺肿所致;也曾用于长期抗甲状腺药物治疗后,预测停药后复发可能性的参考。方法:先测定基础摄 ^{131}I率后,口服 $T_3$20 μg,每天 3 次,连续6 d(或甲状腺片 60 mg,每天 3 次,连服 8 d),然后再测摄 ^{131}I率。对比两次结果,正常人及单纯性甲状腺肿患者摄 ^{131}I率下降 50%以上;甲亢患者不被抑制,故摄 ^{131}I的下降<50%。伴有冠心病、甲亢性心脏病或严重甲亢者禁用本项试验,以免诱发心律失常、心绞痛或甲状腺危象。

(六)甲状腺自身抗体测定

未经治疗的 GD 患者血 TSAb 阳性检出率可达80%~100%,有早期诊断意义,对判断病情活动、是否复发也有价值;还可以作为治疗后停药的重要指标。50%~90%的 GD 患者血中可检出 TGAb 和/或 TPOAb,但滴度较低。如长期持续阳性且滴度较高,提示患者有进展为自身免疫性甲减的可能。

(七)影像学检查

超声、放射性核素扫描、CT、MRI 等可根据需要选用。

五、诊断及鉴别诊断

(一)诊断

根据临床表现三联征及实验室检查,诊断并不困难。但早期轻型、老年人、小儿表现不典型,尤其是淡漠型甲亢应特别注意。

(二)鉴别诊断

1.单纯性甲状腺肿

无甲亢症状。摄^{131}I率虽也增高但高峰不前移。T_3抑制试验可被抑制。T_3正常或偏高，T_4正常或偏低，TSH正常或偏高。TRH兴奋试验正常。血TSAb、TGAb和TPOAb阴性。

2.神经症

神经、精神症状相似，但无高代谢症状群、突眼及甲状腺肿，甲状腺功能正常。

3.其他疾病

以消瘦、低热为主要表现者，应与结核、恶性肿瘤鉴别；腹泻者应与慢性结肠炎鉴别；心律失常应与冠心病、风湿性心脏病鉴别；淡漠型甲亢应与恶性肿瘤、消耗性疾病鉴别；突眼应与眶内肿瘤、慢性肺心病等相鉴别。

六、治疗

一般治疗是解除精神紧张和负担、避免情绪波动。确诊后应适当卧床休息并给予对症、支持疗法。忌碘饮食，补充足够热量和营养如蛋白、糖类及各种维生素。有交感神经兴奋、心动过速者可用普萘洛尔(心得安)、利舍平等；如失眠可给地西泮(安定)、氯氮䓬(利眠宁)。

甲亢的治疗，常用方法如下。

(一)控制甲亢的基本方法

(1)抗甲状腺药物治疗。

(2)放射性碘治疗。

(3)手术治疗。

(二)抗甲状腺药物治疗

疗效较肯定；一般不引起永久性甲减；方便、安全、应用最广。

1.常用药物

(1)硫脲类：甲硫氧嘧啶和丙硫氧嘧啶(PTU)。

(2)咪唑类：甲巯咪唑(他巴唑，MMI)和卡比马唑(甲亢平)。

2.作用机制

通过抑制过氧化物酶活性，使无机碘氧化为活性碘而作用于碘化酪氨酸减少，阻止甲状腺激素合成；丙硫氧嘧啶还可以抑制T_4在周围组织中转化为T_3，故首选用于严重病例或甲状腺危象。

3.适应证

病情轻、甲状腺呈轻至中度肿大者；年龄在20岁以下，或孕妇、年迈体弱或合并严重心、肝、肾疾病等而不宜手术者；术前准备；作为放射性^{131}I治疗前后的辅助治疗；甲状腺次全切除后复发而不宜用^{131}I治疗者。

4.剂量用法与疗程

长程治疗分为初治期、减量期及维持期，按病情轻重决定剂量。

(1)初治期：丙硫氧嘧啶或甲硫氧嘧啶300～450 mg/d，甲巯咪唑或卡比马唑30～40 mg/d，分2～3次口服。至症状缓解或T_3、T_4恢复正常时即可减量。

(2)减量期：每2～4周减量1次，丙硫氧嘧啶或甲硫氧嘧啶每次减50～100 mg/d，甲巯咪唑或卡比马唑每次减 5～10 mg/d,待症状完全消除,体征明显好转后再减至最小维持量。

（3）维持期:丙硫氧嘧啶或甲硫氧嘧啶 50～100 mg/d,甲巯咪唑或卡比马唑 5～10 mg/d,维持1.5～2 年,必要时还可以在停药前将维持量减半。疗程中除非有较严重的反应,一般不宜中断,并定期随访疗效。

5.治疗中注意事项

（1）如经治疗症状缓解但甲状腺肿大及突眼却加重时,抗甲状腺药物应酌情减量,并加用甲状腺片,每天 30～60 mg。可能由于抗甲状腺药物过量,T_3、T_4 减少后对 TSH 反馈抑制减弱,故 TSH 分泌增多促使甲状腺增生、肥大。

（2）注意抗甲状腺药物不良反应:粒细胞减少与药疹甲巯咪唑较丙硫氧嘧啶常见,初治时每周化验血白细胞总数、白细胞分类,以后每 2～4 周 1 次。常见于开始服药 2～3 个月。当白细胞低于 $4×10^9$/L 时应注意观察,试用升白细胞药物如利血生、鲨肝醇、脱氧核糖核酸,必要时可采用泼尼松。如出现突发的粒细胞缺乏症(对药物的变态反应),常表现咽痛、发热、乏力、关节酸痛等时,应紧急处理并停药。有些患者用抗甲状腺药物后单有药疹,一般不必停药,可给抗组胺药物,必要时可更换抗甲状腺药物种类,目前临床用药中丙硫氧嘧啶出现药疹者较少,但应该特别警惕出现剥脱性皮炎、中毒性肝炎等,一旦出现应停药抢救。

（3）停药问题:近年认为完成疗程后尚须观察,促甲状腺受体抗体或甲状腺刺激性抗体免疫抗体明显下降者方可停药以免复发。

（三）放射性碘治疗

1.放射性碘治疗甲亢作用机制

利用甲状腺高度摄取和浓集碘的能力及 ^{131}I 释放出 β 射线对甲状腺的毁损效应(β 射线在组织内的射程约 2 mm,电离辐射仅限于甲状腺局部而不累及毗邻组织),破坏滤泡上皮而减少 TH 分泌。另外,也抑制甲状腺内淋巴细胞的抗体生成,加强了治疗效果。

2.适应证

（1）中度甲亢、年龄在 25 岁以上者。

（2）对抗甲状腺药有过敏等反应而不能继用,或长期治疗无效,或治疗后复发者。

（3）合并心、肝、肾等疾病不宜手术,或术后复发,或不愿手术者。

（4）非自身免疫性家族性毒性甲状腺肿者。

（5）某些高功能结节者。

3.禁忌证

（1）妊娠、哺乳期妇女(^{131}I 可透过胎盘和进入乳汁)。

（2）年龄在 25 岁以下者。

（3）严重心、肝、肾衰竭或活动性肺结核者。

（4）外周血白细胞在 $3×10^9$/L 以下或中性粒细胞低于 $1.5×10^9$/L 者。

（5）重症浸润性突眼症。

（6）甲状腺不能摄碘者。

（7）甲状腺危象。

4.方法与剂量

根据甲状腺估计质量和最高摄 ^{131}I 率推算剂量。一般主张每克甲状腺组织一次给予 ^{131}I 70～100 μCi(1 Ci＝$3.7×10^{10}$Bq)放射量。甲状腺重量的估计有 3 种方法:①触诊法;②X 线检查;③甲状腺显像。

5.治疗前注意事项

不能机械采用公式计算剂量,应根据病情轻重、过去治疗情况、年龄、甲状腺有无结节、^{131}I在甲状腺的有效半衰期长短等全面考虑;服^{131}I前2～4周应避免用碘剂及其他含碘食物或药物;服^{131}I前如病情严重,心率超过120次/分钟,血清T_3、T_4明显升高者宜先用抗甲状腺药物及普萘洛尔治疗,待症状减轻方可用放射性^{131}I治疗。最好服抗甲状腺药物直到服^{131}I前2～3 d再停,然后做摄^{131}I率测定,接着采用^{131}I治疗。

6.疗效

一般治疗后2～4周症状减轻,甲状腺缩小,体质量增加,3～4个月有60%以上的患者可治愈。如半年后仍未缓解,可进行第二次治疗,且于治前先用抗甲状腺药物控制甲亢症状。

7.并发症

(1)甲状腺功能减退。分暂时性和永久性甲减两种。早期由于腺体破坏,后期由于自身免疫反应所致。一旦发生均需用TH替代治疗。

(2)突眼的变化不一。多数患者的突眼有改善,部分患者无明显变化,极少数患者的突眼恶化。

(3)放射性甲状腺炎。见于治疗后7～10 d,个别可诱发危象。故必须在^{131}I治疗前先用抗甲状腺药物治疗。

(4)致癌问题。^{131}I治疗后癌发生率并不高于一般居民的自然发生率。但由于年轻患者对电离辐射敏感,有报道婴儿和儿童时期颈部接受过X线治疗者甲状腺癌的发生率高,故年龄在25岁以下者应选择其他治疗方法。

(5)遗传效应。经^{131}I治疗后有报道可引起染色体变异,但仍在探讨中,并需长期随访观察方能得出结论。为保证下一代及隔代子女的健康,将妊娠期列为^{131}I治疗的禁忌证是合理的。

(四)手术治疗

甲状腺次全切除术的治愈率可达70%以上,但可引起多种并发症,有的病例于术后多年仍可复发,或出现甲状腺功能减退症。

1.适应证

(1)中、重度甲亢,长期服药无效,停药后复发,或不愿长期服药者。

(2)甲状腺巨大,有压迫症状者。

(3)胸骨后甲状腺肿伴甲亢者

(4)结节性甲状腺肿伴甲亢者。

2.禁忌证

(1)较重或发展较快的浸润性突眼者。

(2)合并较重的心、肝、肾、肺疾病,不能耐受手术者。

(3)妊娠早期(第3个月前)及晚期(第6个月后)。

(4)轻症可用药物治疗者。

3.术前准备

先抗甲状腺药物治疗达下列指标者方可进行术前服药:①症状减轻或消失;②心率恢复到80～90次/分钟以下;③T_3、T_4恢复正常;④BMR<+20%。达到上述指标者开始进行术前服用复方碘溶液。服法:3～5滴/次,每天服3次,逐日增加1滴直至10滴/次,维持2周。作用:减

轻甲状腺充血、水肿,使甲状腺质地变韧,方便手术并减少出血。近年来,使用普萘洛尔或普萘洛尔与碘化物联合使用作术前准备,疗效迅速,一般于术前及术后各服 1 周。

4.手术并发症

(1)出血。须警惕引起窒息,严重时须气管切开。

(2)局部伤口感染。

(3)喉上与喉返神经损伤,引起声音嘶哑。

(4)甲状旁腺损伤或切除,引起暂时性或永久性手足抽搐。

(5)突眼加重。

(6)甲状腺功能减退症。

(7)甲状腺危象。

(五)高压氧治疗

1.治疗机制

(1)高压氧治疗可以迅速增加各组织供氧,甲亢患者因甲状腺素增多,机体各组织代谢旺盛、耗氧量增加,要求心脏收缩力增强、心率加快、增加心排血量为组织运送更多氧气和营养物质。心率加快、血压升高结果增加心肌的耗氧量。患者进行高压氧治疗可以迅速增加各组织的氧气供应,减轻心脏负担;高压氧治疗可以减慢心率,降低心肌耗氧量。

(2)高压氧治疗可以减低机体的免疫能力,减少抗体的产生、减少淋巴细胞的数量。

(3)高压氧治疗可以改善大脑皮质的神经活动,改善自主神经功能,稳定患者情绪。调整机体免疫功能。

(4)有实验证明,高压氧治疗可以调整甲状腺素水平,不论甲状腺素水平高或低,经高压氧治疗均有恢复正常水平的趋势。

2.治疗方法

(1)治疗压力不宜过高 1.8～2 kgf/cm²、每次吸氧 60 min、每天 1 次、连续 1～2 疗程。

(2)配合药物治疗。

(3)甲状腺危象患者可在舱内进行高压氧治疗同时配合药物治疗。

(4)甲状腺手术前准备,行高压氧治疗可减少甲状腺血流量。

七、应急措施

(1)当患者出现明显呼吸困难、发绀、抽搐、昏迷、血压下降、心律失常等情况时,提示有急性呼吸衰竭的可能,立即建立人工气道,行气管插管或气管切开,保持呼吸道通畅,加压给氧,监测生命体征的变化,同时保持静脉液路通畅。

(2)一旦呼吸停止应立即行人工呼吸、气管插管,调用呼吸机进行合理的机械通气。

八、健康教育

(1)给患者讲述疾病的有关知识,如药物、输血治疗的目的、氧气吸入的重要性,使患者主动配合治疗。

(2)保持良好的情绪,保证充足的休息和睡眠,以促进身体恢复。

(3)康复期注意营养,适当户外活动,提高机体抵抗力。

(4)对恶性肿瘤坚持化疗者和病理产科患者再次怀孕者,应特别注意监测DIC常规,血小板计数,注意出血倾向,及时就诊。

(李秀真)

第二节　甲状腺功能减退症

甲状腺功能减退症简称甲减,是组织的甲状腺激素作用不足或缺如的一种病理状态,即甲状腺激素合成、分泌或生物效应不足所致的一组内分泌疾病。甲减的发病率有地区及种族的差异。碘缺乏地区的发病率明显较碘供给充分地区高。女性甲减较男性多见,且随年龄增加,其患病率上升。新生儿甲减发生率约为1/4 000,青春期甲减发病率降低,其患病率随着年龄上升,在年龄>65岁的人群中,显性甲减的患病率为2%～5%。甲减为较常见的内分泌疾病,且常首先求治于非专科医师。

一、病因

99%以上的甲减为原发性甲减,仅不足1%的病例为TSH缺乏引起。原发性甲减绝大多数是由自身免疫性(桥本)甲状腺炎、甲状腺放射性碘治疗或甲状腺手术导致。

二、分类

临床上,按甲减起病时年龄分类可分下列三型。

(1)功能减退始于胎儿期或出生不久的新生儿者,称呆小病(又称克汀病)。

(2)功能减退始于发育前儿童期者,称幼年甲状腺功能减退症,严重时称幼年黏液性水肿。

(3)功能减退始于成人期者,称甲状腺功能减退症,严重者称黏液性水肿。

三、发病机制

(一)呆小病(克汀病)

呆小病有地方性及散发性两种。

1.地方性呆小病

地方性呆小病多见于地方性甲状腺肿流行区,因母体缺碘,供应胎儿的碘不足,以致甲状腺发育不全和激素合成不足。此型甲减对迅速生长中胎儿的神经系统特别是大脑发育危害极大,造成不可逆性的神经系统损害。

2.散发性呆小病

散发性呆小病见于各地,病因不明。母亲既无缺碘又无甲状腺肿等异常,推测其原因有以下几方面。

(1)甲状腺发育不全或缺如:①患儿甲状腺本身生长发育缺陷;②母体在妊娠期患某种自身免疫性甲状腺病,血清中存在抗甲状腺抗体,经血行通过胎盘而入胎儿破坏胎儿部分或全部甲状腺;③母体妊娠期服用抗甲状腺药物或其他致甲状腺肿物质,阻碍了胎儿甲状腺发育和激素合成。

(2)甲状腺激素合成障碍:常有家族史,激素合成障碍主要有五型。①甲状腺摄碘功能障碍:可能由于参与碘进入细胞的"碘泵"发生障碍影响碘的浓集。②碘的有机化过程障碍,又可包括过氧化物酶缺陷,此型甲状腺摄碘力强,但碘化物不能被氧化为活性碘,致不能碘化酪氨酸和碘化酶缺陷。③碘化的酪氨酸不能形成单碘及双碘酪氨酸。碘化酪氨酸耦联缺陷:甲状腺已生成的单碘及双碘酪氨酸发生耦联障碍,以致甲状腺素(T_4)及三碘甲状腺原氨酸(T_3)合成减少。④碘化酪氨酸脱碘缺陷:由于脱碘酶缺乏,游离的单碘及双碘酪氨酸不能脱碘而大量存在于血中不能再被腺体利用,并从尿中大量排出,间接引起碘的丢失过多。甲状腺球蛋白合成与分解异常:酪氨酸残基的碘化及由碘化酪氨酸残基形成 T_3、T_4 的过程,都是在完整的甲状腺球蛋白分子中进行。⑤甲状腺球蛋白异常,可致 T_3、T_4 合成减少。并可产生不溶于丁醇的球蛋白,影响 T_3、T_4 的生物效能。甲状腺球蛋白的分解异常可使周围血液中无活性的碘蛋白含量增高。

未经治疗的呆小病造成儿童期和青春期的生长迟滞、智力受损和代谢异常,显然,早期诊断和治疗是极为重要的。

(二)幼年甲状腺功能减退症

病因与成人患者相同。

(三)成年甲状腺功能减退症

病因可分为甲状腺激素缺乏、促甲状腺激素缺乏和末梢组织对甲状腺激素不应症三大类。

1.由于甲状腺本身病变致甲状腺激素缺乏

由于甲状腺本身病变致甲状腺激素缺乏即原发性甲减。其中部分病例病因不明,又称"特发性",较多发生甲状腺萎缩,约为甲减发病率的 5%。大部分病例有以下比较明确的原因:①甲状腺的手术切除,或放射性碘或放射线治疗后。②甲状腺炎:与自身免疫有关的慢性淋巴细胞性甲状腺炎后期为多,亚急性甲状腺炎引起者罕见。③伴甲状腺肿或结节的功能减退:慢性淋巴细胞性甲状腺炎多见,偶见于侵袭性纤维性甲状腺炎,可伴有缺碘所致的结节性地方性甲状腺肿和散在性甲状腺肿。④腺内广泛病变:多见于晚期甲状腺癌和转移性肿瘤,较少见于甲状腺结核、淀粉样变、甲状腺淋巴瘤等。⑤药物:抗甲状腺药物治疗过量;摄入碘化物(有机碘或无机碘)过多;使用阻碍碘化物进入甲状腺的药物如过氯酸钾、硫氰酸盐、对氨基保泰松、碘胺类药物、硝酸钴、碳酸锂等,甲亢患者经外科手术或^{131}I治疗后对碘化物的抑制甲状腺激素合成及释放作用常较敏感,故再服用含碘药物则易发生甲减。

2.由于促甲状腺激素不足

由于促甲状腺激素不足可分为垂体性与下丘脑性两种。

(1)由于腺垂体功能减退使促甲状腺激素(TSH)分泌不足所致。又称为垂体性(或继发性)甲减。

(2)由于下丘脑疾病使促甲状腺激素释放激素(TRH)分泌不足所致。又称为下丘脑性(或三发性)甲减。

3.末梢性(周围性)甲减

末梢性甲减是指末梢组织甲状腺激素不应症,即甲状腺激素抵抗。临床上常可见一些有明显的甲减的症状,但甲状腺功能检查结果则与之相矛盾。病因有二:①由于血中存在甲状腺激素结合抗体,从而导致甲状腺激素不能发挥正常的生物效应。②由于周围组织中的甲状腺激素受体数目减少、受体对甲状腺激素的敏感性减退导致周围组织对甲状腺激素的效应减少。

甲状腺激素抵抗的主要原因是外周组织对甲状腺激素的敏感性降低。正常情况下,T_3 和

T_4 可抑制性地反馈作用于垂体,具有活性的 T_3 抵达外周组织与甲状腺激素受体结合产生生物效应。甲状腺激素抵抗时由于垂体对甲状腺激素的敏感性降低,其负反馈受抑,导致 TSH 升高,结果甲状腺激素分泌增加,作用于外周不敏感的组织出现甲减症状,而抵抗不明显的组织则出现甲亢表现。

四、病理

(一)呆小病

散发性者除激素合成障碍一类甲状腺呈增生肿大外,多数在甲状腺部位或舌根仅有少许滤泡组织,甚至完全缺如。地方性甲状腺肿呈萎缩或肿大,腺体内呈局限性上皮增生及退行性变。腺垂体常较大,部分病例示蝶鞍扩大,切片中 TSH 细胞肥大。此外,可有大脑发育不全,脑萎缩,骨成熟障碍等。

(二)黏液性水肿

原发性者甲状腺呈显著萎缩,腺泡大部分被纤维组织所替代,兼有淋巴细胞浸润,残余腺泡上皮细胞矮小,泡内胶质含量极少。放射线治疗后甲状腺的改变与原发性者相似。慢性甲状腺炎者腺体大多有淋巴细胞、浆细胞浸润且增大,后期可纤维化而萎缩,服硫脲类药物者腺体增生肥大,胶质减少而充血。继发于垂体功能减退者垂体有囊性变或纤维化,甲状腺腺体缩小,腺泡上皮扁平,腔内充满胶质。

甲状腺外组织的病理变化包括皮肤角化,真皮层有黏液性水肿,细胞间液中积聚多量透明质酸、黏多糖、硫酸软骨素和水分,引起非凹陷性水肿。内脏细胞间液中有相似情况,称内脏黏液性水肿。浆膜腔内有黏液性积液。全身肌肉不论骨骼肌、平滑肌或心肌都可有肌细胞肿大、苍白,肌浆纤维断裂且有空泡变性和退行性病灶,心脏常扩大,间质水泡伴心包积液。肾脏可有基膜增厚从而出现蛋白尿。

五、临床表现

甲减可影响全身各系统,其临床表现并不取决于甲减的病因而是与甲状腺激素缺乏的程度有关。

(一)呆小病

病因繁多,于出生时常无特异表现,出生后数周内出现症状。共同的表现有皮肤苍白、增厚,多皱褶,多鳞屑。口唇厚,舌大且常外伸,口常张开多流涎,外貌丑陋,面色苍白或呈蜡黄,鼻短且上翘,鼻梁塌陷,前额多皱纹,身材矮小,四肢粗短,手常呈铲形,脐疝多见,心率缓慢,体温偏低,其生长发育均低于同年龄者,当成年后常身材矮小。各型呆小病可有的特殊表现如下。

1.先天性甲状腺发育不全

腺体发育异常的程度决定其症状出现的早晚及轻重。腺体完全缺失者,症状可出现于出生后 1~3 个月且较重,无甲状腺肿。如尚有残留或异位腺体时,多数在 6 个月~2 岁内出现典型症状,且可伴代偿性甲状腺肿大。

2.先天性甲状腺激素合成障碍

病情因各种酶缺乏的程度而异。一般在新生儿期症状不显,后逐渐出现代偿性甲状腺肿,且多为显著肿大。典型的甲状腺功能低下可出现较晚,可称为甲状腺肿性呆小病,可能为常染色体隐性遗传。在碘有机化障碍过程中除有甲状腺肿和甲状腺功能低下症状外,常伴有先天性神经性聋哑,称 Pendred 综合征。这两型多见于散发性呆小病者,其母体不缺碘且甲状腺功能正常,胎儿自身虽不能合成甲状腺激素但能从母体得到补偿。故不致造成神经系统严重损害,出生后3 个月以上,母体赋予的甲状腺激素已耗竭殆尽,由于本身甲状腺发育不全或缺如或由于激素合成障碍,使体内甲状腺激素缺乏处于很低水平,出现显著的甲状腺功能低下症状,但智力影响却较轻。

3.先天性缺碘

先天性缺碘多见于地方性呆小病。因母体患地方性甲状腺肿,造成胎儿期缺碘,在胎儿及母体的甲状腺激素合成均不足的情况下,胎儿神经系统发育所必需的酶[如尿嘧啶核苷二磷酸(UDP)等]生成受阻或活性降低,造成胎儿神经系统严重且不可逆的损害和出生后永久性的智力缺陷和听力、语言障碍,但出生后患者的甲状腺在供碘好转的情况下,能加强甲状腺激素合成,故甲状腺功能低下症状不明显,这种类型又称为"神经型"呆小病。

4.母体怀孕期服用致甲状腺肿制剂或食物

母体怀孕期服用致甲状腺肿制剂或食物如卷心菜、大豆、对氨基水杨酸、硫脲类、间苯二酚、保泰松及碘等,这些食物中致甲状腺肿物质或药物能通过胎盘,影响甲状腺功能,出生后引起一过性甲状腺肿大,甚至伴有甲状腺功能低下,此型临床表现轻微、短暂,常不被发现,如妊娠期口服大量碘剂且历时较长,碘化物通过胎盘可导致新生儿甲状腺肿,巨大者可产生初生儿窒息死亡,故妊娠妇女不可用大剂量碘化物。哺乳期中碘亦可通过乳汁进入婴儿体内引起甲状腺肿伴甲减。

(二)幼年黏液性水肿

临床表现随起病年龄而异,幼儿发病者除体格发育迟缓和面容改变不如呆小病显著外,余均和呆小病相似。较大儿童及青春期发病者,大多似成人黏液性水肿,但伴有不同程度的生长阻滞,青春期延迟。

(三)成人甲状腺功能减退及黏液性水肿

临床表现取决于起病的缓急、激素缺乏的速度及程度,且与个体对甲状腺激素减少的反应差异性有一定关系,故严重的甲状腺激素缺乏有时临床症状也可轻微。轻型者症状较轻或不典型;重型者累及的系统广泛,称黏液性水肿。现今严重甲减患者较以往少见,该术语常用以描述甲减表现的皮肤和皮下组织黏液性水肿这一体征。临床型甲减的诊断标准应具备不同程度的临床表现及血清 T_3、T_4 的降低,尤其是血清 T_4 和 FT_4 的降低为临床型甲减的一项客观实验室指标。临床上无或仅有少许甲减症状,血清 FT_3 及 FT_4 正常而 TSH 水平升高,此种情况称为"亚临床甲减",需根据 TSH 测定和/或 TRH 试验确诊,可进展至临床型甲减,伴有甲状腺抗体阳性和/或甲状腺肿者进展机会较大。

成人甲状腺功能减退最早症状是出汗减少、怕冷、动作缓慢、精神萎靡、疲乏、嗜睡、智力减退、胃口欠佳、体质量增加、大便秘结等。当典型症状出现时有下列表现。

1.低基础代谢率症状群

疲乏、行动迟缓、嗜睡、记忆力明显减退且注意力不集中,因周围血液循环差和能量产生降低以致异常怕冷、无汗及体温低于正常。

2.黏液性水肿面容

面部表情可描写为"淡漠""愚蠢""假面具样""呆板",甚至"白痴"。面颊及眼睑虚肿,垂体性黏液性水肿有时颜面胖圆,犹如满月。面色苍白,贫血或带黄色或陈旧性象牙色。有时可有颜面皮肤发绀。由于交感神经张力下降对 Müller 肌的作用减弱,故眼睑常下垂形成眼裂狭窄。部分患者有轻度突眼,可能和眼眶内球后组织有黏液性水肿有关,但对视力无威胁。鼻、唇增厚,舌大而发声不清,言语缓慢,音调低沉,头发干燥、稀疏、脆弱,睫毛和眉毛脱落(尤以眉梢为甚),男性胡须生长缓慢。

3.皮肤

苍白或因轻度贫血及甲状腺激素缺乏使皮下胡萝卜素变为维生素 A 及维生素 A 生成视黄醛的功能减弱,以致高胡萝卜素血症,加以贫血肤色苍白,因而常使皮肤呈现特殊的蜡黄色,且粗糙少光泽,干而厚、冷、多鳞屑和角化,尤以手、臂、大腿为明显,且可有角化过度的皮肤表现。有非凹陷性黏液性水肿,有时下肢可出现凹陷性水肿。皮下脂肪因水分的积聚而增厚,致体质量增加,指甲生长缓慢、厚脆,表面常有裂纹。腋毛和阴毛脱落。

4.精神神经系统

精神迟钝,嗜睡,理解力和记忆力减退。目力、听觉、触觉、嗅觉均迟钝,伴有耳鸣、头晕。有时可呈神经质或可发生妄想、幻觉、抑郁或偏狂。严重者可有精神失常,呈木僵、痴呆、昏睡状。偶有小脑性共济失调。还可有手足麻木,痛觉异常,腱反射异常。脑电图可异常。脑脊液中蛋白质可增加。

5.肌肉和骨骼

肌肉松弛无力,主要累及肩、背部肌肉,也可有肌肉暂时性强直、痉挛、疼痛或出现齿轮样动作,腹背肌及腓肠肌可因痉挛而疼痛,关节也常疼痛,骨质密度可增高。少数病例可有肌肉肥大。发育期间骨龄常延迟。

6.心血管系统

心率降低,心音低弱,心排血量减低,由于组织耗氧量和心排血量的减低相平行,故心肌耗氧量减少,很少发生心绞痛和心力衰竭。一旦发生心力衰竭,因洋地黄在体内的半衰期延长,且由于心肌纤维延长伴有黏液性水肿故疗效常不佳且易中毒。心电图可见 ST-T 改变等表现。严重甲减者全心扩大,常伴有心包积液。久病者易并发动脉粥样硬化及冠心病,发生心绞痛和心律不齐。如没有合并器质性心脏病,甲减本身的心脏表现可以在甲状腺激素治疗后得到纠正。

7.消化系统

胃纳不振、厌食、腹胀、便秘、鼓肠,甚至发生巨结肠症及麻痹性肠梗阻。因有抗胃泌素抗体存在,患者可伴胃酸缺乏。

8.呼吸系统

由于肥胖、黏液性水肿、胸腔积液、贫血及循环系统功能差等综合因素可导致肺泡通气量不足及二氧化碳麻醉现象。阻塞性睡眠呼吸暂停常见,可以在甲状腺激素治疗后得到纠正。

9.内分泌系统

血皮质醇常正常,尿皮质醇可降低,ACTH 分泌正常或降低,ACTH 兴奋反应延迟,但无肾上腺皮质功能减退的临床表现。长期患本病且病情严重者,可能发生垂体和肾上腺功能降低,在应激或快速甲状腺激素替代治疗时加速产生。长期患原发性甲减者垂体常常增大,可同时出现催乳素增高及溢乳。交感神经的活性降低,可能与血浆环腺苷酸对肾上腺素反应降低有关,肾上腺素的分泌率及血浆浓度正常,而去甲肾上腺素的相应功能增加,β-肾上腺素能的受体在甲减时可能会减少。胰岛素降解率下降且患者对胰岛素敏感性增强。LH 分泌量及频率峰值均可下降,血浆睾酮和雌二醇水平下降。严重时可致性欲减退和无排卵。

10.泌尿系统及水电解质代谢

肾血流量降低,肾小球基膜增厚可出现少量蛋白尿,水利尿试验差,水利尿作用不能被可的松而能被甲状腺激素所纠正。由于肾脏排水功能受损,导致组织水潴留。Na^+交换增加,可出现低血钠,但 K^+ 的交换常属正常。血清 Mg^{2+} 可增高,但交换的 Mg^{2+} 和尿 Mg^{2+} 的排出率降低。血清钙、磷正常,尿钙排泄下降,粪钙排泄正常,粪、尿磷排泄正常。

11.血液系统

甲状腺激素缺乏使造血功能遭到抑制,红细胞生成素减少,胃酸缺乏使铁及维生素 B_{12} 吸收障碍,加之月经过多以致患者中 2/3 可有轻、中度正常色素或低色素小红细胞型贫血,少数有恶性贫血(大红细胞型)。红细胞沉降率可增快。Ⅷ和Ⅸ因子的缺乏导致机体凝血机制减弱,故易有出血倾向。

12.昏迷

昏迷为黏液性水肿最严重的表现,多见于年老长期未获治疗者。大多在冬季寒冷时发病,受寒及感染是最常见的诱因,其他如创伤、手术、麻醉、使用镇静剂等均可促发。昏迷前常有嗜睡病史,昏迷时四肢松弛,反射消失,体温很低(可在 33 ℃以下),呼吸浅慢,心动过缓,心音微弱,血压降低,休克,并可伴发心、肾衰竭,常威胁生命。

六、辅助检查

(一)间接依据

1.基础代谢率降低

基础代谢率常在 $45\%\sim35\%$,有时可达 70%。

2.血脂

常伴高胆固醇血症和高 LDL 血症。三酰甘油也可增高。

3.心电图检查

心电图检查示低电压、窦性心动过缓、T 波低平或倒置,偶有 PR 间期延长及 QRS 波时限增加。

4.X 线检查

骨龄的检查有助于呆小病的早期诊断。X 线片上骨骼的特征有:成骨中心出现和成长迟缓(骨龄延迟);骨骺与骨干的愈合延迟;成骨中心骨化不均匀呈斑点状(多发性骨化灶)。95%呆小病患者蝶鞍的形态异常。7 岁以上患儿蝶鞍常呈圆形增大,经治疗后蝶鞍可缩小;7 岁以下患儿蝶鞍表现为成熟延迟,呈半圆形,后床突变尖,鞍结节扁平。心影于胸片上常弥漫性为双侧增大,超声检查示心包积液,治后可完全恢复。

5.脑电图检查

某些呆小病者脑电图有弥漫性异常,频率偏低,节律不齐,有阵发性双侧 Q 波,无 α 波,表现为脑中枢功能障碍。

(二)直接依据

1.血清 TSH 和 T_3、T_4

血清 TSH 和 T_3、T_4 是最有用的检测项目,测定 TSH 对甲减有极重要意义,较 T_4、T_3 为大。甲状腺性甲减,TSH 可升高;而垂体性或下丘脑性甲减常偏低,也可在正常范围或轻度升高,可伴有其他腺垂体激素分泌低下。除消耗性甲减及甲状腺激素抵抗外,不管何种类型甲减,

血清总 T_4 和 FT_4 均低下。轻症患者血清 T_3 可在正常范围,重症患者可以降低。部分患者血清 T_3 正常而 T_4 降低,这可能是甲状腺在 TSH 刺激下或碘不足情况下合成生物活性较强的 T_3 相对增多,或周围组织中的 T_4 较多地转化为 T_3 的缘故。因此 T_4 降低而 T_3 正常可视为较早期诊断甲减的指标之一。亚临床型甲减患者血清 T_3、T_4 可均正常。此外,在患严重疾病且甲状腺功能正常的患者及老年正常人中,血清 T_3 可降低故 T_4 浓度在诊断上比 T_3 浓度更为重要。由于总 T_3、T_4 可受 TBG 的影响,故可测定 FT_3、FT_4 协助诊断。

2.甲状腺吸^{131}碘率

甲状腺吸^{131}碘率明显低于正常,常为低平曲线,而尿中^{131}I排泄量增加。

3.反 $T_3(rT_3)$

在甲状腺性及中枢性甲减中降低,在周围性甲减中可能增高。

4.促甲状腺激素(TSH)兴奋试验

进行 TSH 兴奋试验以了解甲状腺对 TSH 刺激的反应。如用 TSH 后摄碘率不升高,提示病变原发于甲状腺,故对 TSH 刺激不发生反应。

5.促甲状腺激素释放激素试验(TRH 兴奋试验)

如 TSH 原来正常或偏低者,在 TRH 刺激后引起升高,并呈延迟反应,表明病变在下丘脑。如 TSH 为正常低值至降低,正常或略高而 TRH 刺激后血中 TSH 不升高或呈低(弱)反应,表明病变在垂体或为垂体 TSH 贮备功能降低。如 TSH 原属偏高,TRH 刺激后更明显,表示病变在甲状腺。

6.抗体测定

怀疑甲减由自身免疫性甲状腺炎所引起时,可测定甲状腺球蛋白抗体(TGA)、甲状腺微粒体抗体(MCA)和甲状腺过氧化酶抗体(TPOAb),其中,以 TPOAb 的敏感性和特异性较高。

七、诊断

甲减的诊断包括确定功能减退、病变定位及查明病因 3 个步骤。

呆小病的早期诊断和治疗可避免或尽可能减轻永久性智力发育缺陷。婴儿期诊断本病较困难,应细微观察其生长、发育、面貌、皮肤、饮食、睡眠、大便等各方面情况,及时作有关实验室检查。尽可能行新生儿甲状腺功能筛查。黏液性水肿典型病例诊断不难,但早期轻症及不典型者常与贫血、肥胖、水肿、肾病综合征、月经紊乱等混淆,需作测定甲状腺功能以鉴别。一般来说,TSH 增高伴 FT_4 低于正常即可诊断原发性甲减,T_3 价值不大。下丘脑性和垂体性甲减则靠 FT_4 降低诊断。TRH 兴奋试验有助于定位病变在下丘脑还是垂体。中枢性甲减的患者常可合并垂体其他激素分泌缺乏,如促性腺激素及促肾上腺皮质激素缺乏。明确 ACTH 缺乏继发的肾上腺皮质功能低下症尤其重要,甲状腺激素替代治疗不可先于可的松替代治疗。

对于末梢性甲减的诊断有时不易,患者有临床甲减征象而血清 T_4 浓度增高为主要实验室特点,甲状腺摄^{131}I率可增高,用 T_4、T_3 治疗疗效不显著,提示受体不敏感。部分患者可伴有特征性面容、聋哑、点彩样骨骺,不伴有甲状腺肿大。

八、治疗

(一)呆小病

及时诊断,治疗愈早,疗效愈好。初生期呆小病最初口服三碘甲状腺原氨酸 5 μg 每 8 h 1 次及左甲状腺素钠(LT$_4$)25 μg/d,3 d 后,LT$_4$增加至37.5 μg/d,6 d 后 T$_3$改至2.5 μg,每8 h 1 次。在治疗进程中 LT$_4$逐渐增至每天50 μg,而 T$_3$逐渐减量至停用。或单用 LT$_4$治疗,首量25 μg/d以后每周增加25 μg/d,3～4周后至100 μg/d,以后进增缓慢,使血清 T$_4$保持9～12 μg/dL,如临床疗效不满意,可剂量略加大。年龄为9月至2岁的婴幼儿每天需要50～150 μg LT$_4$,如果其骨骼生长和成熟没有加快,甲状腺激素应增加。TSH 值有助于了解治疗是否适当,从临床症状改善来了解甲减治疗的情况比测定血清 T$_4$更为有效。治疗应持续终身。儿童甲减完全替代 LT$_4$剂量可达 4 μg/(kg・d)。

(二)幼年黏液性水肿

幼年黏液性水肿治疗与较大的呆小病患儿相同。

(三)成人黏液性水肿

成人黏液性水肿用甲状腺激素替代治疗效果显著,并需终身服用。使用的药物制剂有合成甲状腺激素及从动物甲状腺中获得的含甲状腺激素的粗制剂。

1.左甲状腺素钠(LT$_4$)

LT$_4$替代治疗的起始剂量及随访间期可因患者的年龄、体质量、心脏情况以及甲减的病程及程度而不同。一般应从小剂量开始,常用的起始剂量为 LT$_4$每天1～2次,每次口服25 μg,之后逐步增加,每次剂量调整后一般应在6～8周后检查甲状腺功能以评价剂量是否适当,原发性甲减患者在 TSH 降至正常范围后6个月复查一次,之后随访间期可延长至每年一次。一般每天维持量为100～150 μg LT$_4$,成人甲减完全替代 LT$_4$剂量为1.6～1.8 μg/(kg・d)。甲状腺激素替补尽可能应用 LT$_4$,LT$_4$在外周脱碘持续产生 T$_3$,更接近生理状态。

2.干甲状腺片

从每天20～40 mg开始,根据症状缓解情况和甲状腺功能检查结果逐渐增加。因其起效较LT$_4$快,调整剂量的间隔时间可为数天。已用至240 mg而不见效者,应考虑诊断是否正确或为周围型甲减。干甲状腺片由于含量不甚稳定,故一般不首先推荐。

3.三碘甲状腺原氨酸(T$_3$)

T$_3$ 20～25 μg相当于干甲状腺片60 mg。T$_3$每天剂量为60～100 μg。T$_3$的作用比 LT$_4$和甲状腺片制剂快而强,但作用时间较短。不宜作为甲减的长期治疗,且易发生医源性甲亢,老年患者对 T$_3$的有害作用较为敏感。

4.T$_4$和 T$_3$的混合制剂

T$_4$和 T$_3$按4:1的比例配成合剂或片剂,其优点是有近似内生性甲状腺激素的作用。年龄较轻不伴有心脏疾病者,初次剂量可略偏大,剂量递增也可较快。

由于血清 T$_3$、T$_4$浓度的正常范围较大,甲减患者病情轻重不一,对甲状腺激素的需求及敏感性也不一致,故治疗应个体化。甲状腺激素替补疗法的原则要强调"早""适量起始""正确维持""注意调整"等。

甲减应早期使用甲状腺激素治疗,包括绝大多数的亚临床期患者。甲状腺功能的纠正有助于改善血脂。对甲减伴有甲状腺肿大者还有助于抑制其肿大。甲状腺激素替补要力求做到"正确"维持剂量。轻度不足不利于症状完全消除和生化指标的改善;轻度过量可致心、肝、肾、骨骼等靶器官的功能改变。随着甲减病程的延长,甲状腺激素的替补量会有所变化,应及时评估,酌情调整剂量。

腺垂体功能减退且病情较重者,为防止发生肾上腺皮质功能不全,甲状腺激素的治疗应在皮质激素替代治疗后开始。

老年患者剂量应酌情减少。伴有冠心病或其他心脏病史以及有精神症状者,甲状腺激素更应从小剂量开始,并应更缓慢递增。如导致心绞痛发作,心律不齐或精神症状,应及时减量。周围型甲减治疗较困难可试用较大剂量 T_3。

甲减导致心脏症状者除非有充血性心力衰竭一般不必使用洋地黄,在应用甲状腺制剂后心脏体征及心电图改变等均可逐渐消失。

黏液性水肿患者对胰岛素、镇静剂、麻醉剂甚敏感,可诱发昏迷,故使用宜慎。

对于治疗效果不佳的患者以及 18 岁以下、妊娠、伴其他内分泌疾病、伴心血管疾病、伴甲状腺肿大或结节等情况的患者建议转至内分泌专科治疗。

(四)黏液性水肿昏迷的治疗

(1)甲状腺制剂:由于甲状腺片及 T_4 作用太慢,故必须选用快速作用的三碘甲状腺原氨酸(T_3)。开始阶段,最好用静脉注射制剂(D,L-三碘甲状腺原氨酸),首次 $40\sim120\ \mu g$,以 T_3 每 6 h 静脉注射 $5\sim15\ \mu g$,直至患者清醒改为口服。如无此剂型,可将三碘甲状腺原氨酸片剂研细加水鼻饲,每 $4\sim6$ h 1 次,每次 $20\sim30\ \mu g$。无快作用制剂时可采用 T_4,首次剂量 $200\sim500\ \mu g$ 静脉注射,以后静脉注射 $25\ \mu g$,每 6 h 1 次或每天口服 $100\ \mu g$。也有人主张首次剂量 T_4 $200\ \mu g$ 及 T_3 $50\ \mu g$ 静脉注射,以后每天静脉注射 T_4 $100\ \mu g$ 及 T_3 $25\ \mu g$。也可采用干甲状腺片,每 $4\sim6$ h 1 次,每次 $40\sim60$ mg,初生儿剂量可稍大,以后视病情好转递减,有心脏病者,起始宜用较小量,为一般用量的 $1/5\sim1/4$。

(2)给氧保持气道通畅:必要时可气管切开或插管,保证充分的气体交换。

(3)保暖:用增加被褥及提高室温等办法保暖,室内气温调节要逐渐递增,以免耗氧骤增对患者不利。

(4)肾上腺皮质激素:每 $4\sim6$ h 给氢化可的松 $50\sim100$ mg,清醒后递减或撤去。

(5)积极控制感染。

(6)升压药:经上述处理血压不升者,可用少量升压药,但升压药和甲状腺激素合用易发生心律失常。

(7)补给葡萄糖液及复合维生素 B,但补液量不能过多,以免诱发心力衰竭。

经以上治疗,24 h 左右病情有好转,则 1 周后可逐渐恢复。如 24 h 后不能逆转,多数不能挽救。

(五)特殊情况处理

1.老年患者

老年甲减患者可无特异性的症状和体征,且症状极轻微或不典型,包括声音嘶哑、耳聋、精神错乱、痴呆、运动失调、抑郁、皮肤干燥或脱发等。60 岁以上女性甲减发生率甚高,建议对可疑者常规测定 TSH。

2.妊娠

多数甲减患者在妊娠期需增加 LT_4 剂量。孕期应密切监测以确保 TSH 浓度适当,并根据 TSH 浓度调整 LT_4 用量。分娩后 LT_4 即应恢复妊娠前水平,并应对其血清 TSH 浓度进行随访。

3.亚临床甲减

对于 TSH>10 $\mu IU/mL$ 的患者宜使用小剂量 LT_4 使 TSH 控制在 $0.3\sim3.0$ $\mu IU/mL$,TSH

升高但不超过 10 μIU/mL 患者的替代治疗尚存在不同意见,但一般认为对甲状腺自身抗体阳性和/或甲状腺肿大者也应当治疗。若不应用 LT$_4$,则应定期随访。

九、预防

预防极其重要。地方性甲状腺肿流行区,孕妇应供应足够碘化物。妊娠合并 Graves 病用硫脲类药物治疗者,应尽量避免剂量过大。妊娠合并甲亢禁用放射性^{131}I 治疗,诊断用的示踪剂避免口服,但可作体外试验。目前在国内地方性甲状腺肿流行区,由于大力开展了碘化食盐及碘油等防治工作,呆小病已非常少见。

(李秀真)

第三节 原发性醛固酮增多症

一、概述

原发性醛固酮增多症是指肾上腺皮质发生病变(大多为腺瘤,少数为增生)使醛固酮分泌增多,导致水钠潴留,血容量扩张,从而抑制了肾素-血管紧张素系统,以高血压、低血钾、肌无力、夜尿多为主要临床表现的一种综合征。

原发性醛固酮增多症的主要病理生理变化为醛固酮分泌增多,肾素活性被抑制,引起高血压、低血钾、肌无力、周期性瘫痪,血钠浓度升高,细胞外液增多,尿钾排出相对地过多,二氧化碳结合力升高,尿 pH 为中性或碱性。原发性醛固酮增多症患者之所以醛固酮分泌增多,肾上腺皮质腺瘤是一个主要原因,而且占原发性醛固酮增多症病因的大多数,其次是增生,再其次是癌。Conn 氏为 95 例原发性醛固酮增多症患者做手术探查,发现 82 例(86%)为腺瘤和 13 例(14%)为双侧肾上腺皮质增生。

二、诊断要点

(一)临床表现

1.高血压

高血压为最早出现的症状,一般不呈恶性演变,但随病情进展血压渐高,大多数在22.7/13.3 kPa(170/100 mmHg)左右,高时可达 28.0/17.3 kPa(210/130 mmHg)。

2.神经肌肉功能障碍

(1)肌无力及周期性瘫痪较为常见,一般说来,血钾越低,肌肉受累越重,常见诱因为劳累,或服用氯噻嗪、呋塞米等促进排钾的利尿药。瘫痪多累及下肢,严重时累及四肢,也可发生呼吸、吞咽困难。瘫痪时间短者数小时,长者数天或更久;补钾后瘫痪即暂时缓解,但常复发。

(2)肢端麻木、手足抽搐。在低钾严重时,由于神经肌肉应激性降低,手足抽搐可较轻或不出现,而在补钾后,手足抽搐往往明显。

3.肾脏表现

(1)因大量失钾,肾小管上皮细胞空泡变性,浓缩功能减退,伴多尿,尤其是夜尿多,继发口渴、多饮。

(2)常易并发尿路感染。

4.心脏表现

(1)心电图呈低血钾图形:R-T 间期延长,T 波增宽、降低或倒置,U 波明显,T、U 波相连或成驼峰状。

(2)心律失常:较常见者为期前收缩或阵发性室上性心动过速,严重时可发生心颤。

(二)实验室检查

1.血、尿生化检查

(1)低血钾:大多数患者血钾低于正常,一般在 2～3 mmol/L,严重者更低。低血钾往往呈持续性,也可为波动性,少数患者血钾正常。

(2)高血钠:血钠一般在正常高限或略高于正常。

(3)碱血症:血 pH 和 CO_2 结合力为正常高限或略高于正常。

(4)尿钾高:在低血钾条件下(低于 3.5 mmol/L),每天尿钾仍在 25 mmol 以上。

(5)尿钠排出量较摄入量为少或接近平衡。

2.尿液检查

(1)尿 pH 为中性或偏碱性。

(2)尿常规检查可有少量蛋白质。

(3)尿比密较为固定而减低,往往在 1.010～1.018,少数患者呈低渗尿。

3.醛固酮测定

(1)尿醛固酮排出量:正常人在普食条件下,均值为 21.4 nmol/24 h,范围 9.4～35.2 nmol/L(放免法),本症中高于正常。

(2)血浆醛固酮:正常人在普食条件下(含 Na 160 mmol/d,K 60 mmol/d)平衡 7 d 后,上午 8 时卧位血浆醛固酮为(413.3±180.3)pmol/L,患者明显升高。

醛固酮分泌的多少与低血钾程度有关,血钾甚低时,醛固酮增高常不明显,此因低血钾对醛固酮的分泌有抑制作用。另一特征是血浆肾素-血管紧张素活性降低,而且在用利尿剂和直立体位兴奋后也不能显著升高。若为继发性醛固酮增多症,则以肾素-血管紧张素活性高于正常为特征。

4.肾素、血管紧张素Ⅱ测定

患者血肾素、血管紧张素Ⅱ基础值降低,有时在可测范围下。正常参考值前者为(0.55±0.09)pg/mL,后者为(26.0±1.9)pg/mL。经肌内注射呋塞米(0.7 mg/kg 体质量)并在取立位 2 h 后,正常人血肾素、血管紧张素Ⅱ较基础值增加数倍,兴奋参考值分别为(3.48±0.52)pg/(mL·h)及(45.0±6.2)pg/mL。原发性醛固酮增多症患者兴奋值较基础值只有轻微增加或无反应。醛固酮瘤中肾素、血管紧张素受抑制程度较特发性、原发性醛固酮增多症更显著。

5.24 h 尿 17-酮类固醇及 17-羟皮质类固醇

24 h 尿 17-酮类固醇及 17-羟皮质类固醇一般正常。

6.螺内酯试验

螺内酯可拮抗醛固酮对肾小管的作用,每天 320～400 mg(微粒型),分 3～4 次口服,历时 1～2 周,可使本症患者的电解质紊乱得到纠正,血压往往有不同程度的下降。如低血钾和高血压是由肾脏疾病所引起者,则螺内酯往往不起作用。此试验有助于证实高血压、低血钾是由于醛固酮过多所致,但不能据之鉴别为原发性或继发性。

7.低钠、高钠试验

(1)对疑有肾脏病的患者,可作低钠试验(每天钠摄入限制在 20 mmol),本症患者在数天内尿钠下降到接近摄入量,同时低血钾、高血压减轻,而肾脏患者因不能有效地潴钠,可出现失钠、脱水。低血钾、高血压则不易纠正。

(2)对病情轻、血钾降低不明显的疑似本症患者,可作高钠试验,每天摄入钠 240 mmol。如为轻型原发性醛固酮增多症,则低血钾变得更明显。对血钾已明显降低的本症患者,不宜行此试验。

三、诊断标准

(一)临床症状

(1)高血压。

(2)低钾血症。

(3)四肢麻痹、手足抽搐、多饮多尿。

(二)检查所见

(1)血浆肾素活性(PRA)受抑制及下述 a、b 任何一项刺激试验无反应。a:呋塞米 40～60 mg静脉注射,立位 30～120 min。b:减盐食(钠 10 mmol/d)4 d,再保持立位 4 h。

(2)血浆醛固酮浓度(PAC)或尿醛固酮排泄量增多。

(3)尿 17-羟皮质类固醇及 17-酮类固醇排泄量正常。

(4)肾上腺肿瘤定位诊断:a.腹膜后充气造影;b.肾上腺静脉造影;c.肾上腺扫描(^{131}I-胆固醇、CT);d.肾上腺或肾静脉血中醛固酮含量测定。

四、鉴别诊断

对于有高血压、低血钾的患者,除本症外,还要考虑以下一些疾病。

(1)原发性高血压患者因其他原因如服用氯噻嗪、呋塞米或慢性腹泻等而导致低血钾者。

(2)肾缺血而引起的高血压,如急进性原发性高血压、肾动脉狭窄性高血压,患这些疾病的一部分患者可因继发性醛固酮增多而合并低血钾,但患者的血压一般较本症患者更高,进展更快,可伴有明显的视网膜损害。此外,此组高血压患者往往有急进性肾衰竭的临床表现,伴氮质血症、酸中毒等。肾动脉狭窄患者中部分可听到肾区血管杂音,放射性肾图、静脉肾盂造影、分测肾功能显示一侧肾功能减退。这类患者血浆肾素活性高,对鉴别诊断甚重要。

(3)失盐性肾病(失钾性肾病):通常由于慢性肾盂肾炎所致,往往有高血压、低血钾,患者肾功能损害较明显,尿钠排出量较高,常伴有脱水。血钠不高反而偏低,无碱中毒,往往呈酸中毒。低钠试验显示肾不能保留钠。

(4)分泌肾素的肾小球旁细胞的肿瘤(肾素瘤):分泌大量肾素,可引起高血压、低血钾。但患者的年龄较轻,而高血压严重,血浆肾素活性甚高,血管造影可显示肿瘤。

(5)肾上腺其他疾病:皮质醇增多症,尤以腺癌和异位 ACTH 综合征所致者,可伴明显低血钾,临床症状可助鉴别诊断。

(6)先天性 11-β 羟类固醇脱氢酶缺陷为近年确认的一种新病种。临床表现近似原发性醛固酮增多症,包括严重高血压、明显的低血钾性碱中毒,多见于儿童和青年人。可发生抗维生素 D

的佝偻病,此由于盐皮质激素所致高尿钙。此病用螺内酯治疗有效,用地塞米松治疗也可奏效。发病机制为先天性 11-β 羟类固醇脱氢酶缺陷。患者 17-羟及游离皮质醇排量远较正常为低,但血浆皮质醇正常。此外,尿中可的松(皮质素)代谢物/氢化可的松(皮质醇)代谢物比值降低。

五、诊断提示

(1)因早期症状常表现为单一血压升高而易误诊,此病所致高血压占所有高血压症的 0.4%~2%,多为轻-中度高血压。它可早于低血钾症状 2~4 年出现。作出原发性高血压诊断应慎重,凡是小于 40 岁的高血压患者或用一般降压药物治疗效果不佳,或伴有肌无力时应警惕本病的可能性。应常规检查血钾、24 h 尿钾排泄量、肾上腺 B 超检查。

(2)低钾所致发作性肌无力、肌麻痹易与周期性瘫痪混淆,对于低血钾者,应仔细寻找低钾原因,在确立周期性瘫痪诊断时应慎重。尤其是在补钾过程中出现抗拒现象者应警惕此病。

(3)原发性醛固酮增多症的定位诊断 CT 准确性更高;B 超强调采用多个切面探查,CT 扫描时则强调薄层增强扫描(3~5 mm),范围应包括整个肾上腺。

六、治疗

原发性醛固酮增多症的治疗分手术治疗及药物治疗两方面。

(一)手术治疗

如为醛固酮瘤,单侧腺瘤者术后可使 65% 患者完全治愈,其余患者也可获好转。如系双侧肾上腺皮质增生患者,螺内酯(安体舒通)治疗效果不佳,则肾上腺全切除或次全切除也不能使血压下降。临床上诊断为特醛症的,经肾上腺手术后其醛固酮分泌过多可能得到纠正,低肾素活性仍存在,血压可能有所下降,但达不到正常水平。有时高血压仍持续不降。因此不少人主张,这一类型的醛固酮增多症不适合肾上腺外科手术。

(二)药物治疗

对肾上腺皮质增生所致的原发性醛固酮增多症,近年来趋向于用药物治疗。

(1)螺内酯可能是治疗醛固酮分泌增多症患者最有效的药,它作为竞争抑制剂,竞争与醛固酮有关的细胞溶质受体,因此,在靶组织上有对抗盐皮质激素的作用。螺内酯也是一种抗雄激素和孕激素的药物,这可以解释它的许多不良反应,性欲减退、乳房痛和男子女性型乳房可发生在 50% 或更多的男性。而月经过多和乳房痛可发生于服药妇女。这样,不良反应将有碍于螺内酯的长期使用,特别是年轻的男女,螺内酯的剂量范围从每天 50 mg 1 次到每天 100 mg 2 次。

(2)药物如咪吡嗪或氨苯蝶啶也可以对抗醛固酮对肾小管的作用,这些制剂是通过抑制钠的重吸收和钾的排泄,通过对肾小管细胞的直接作用,而不是竞争醛固酮的受体。这可以解释为什么氨苯蝶啶和咪吡嗪比螺内酯的抗高血压作用要小。

(3)钙通道阻滞剂,如硝基础啶也是醛固酮增多症患者有效的药物,它除了抗高血压作用外,还可减少醛固酮的生成。

(4)氨鲁米特也可抑制醛固酮的合成,治疗原发性醛固酮增多症有一定疗效。

(李秀真)

第四节　继发性醛固酮增多症

继发性醛固酮增多症是由于肾上腺外的原因引起肾素-血管紧张素系统兴奋,肾素分泌增加,导致醛固酮继发性的分泌增多,并引起相应的临床症状,如高血压、低血钾和水肿等。

一、病因

(一)有效循环血量下降所致肾素活性增多的继发性醛固酮增多症

(1)各种失盐性肾病:如多种肾小球肾炎、肾小管酸中毒等。

(2)肾病综合征。

(3)肾动脉狭窄性高血压和恶性高血压。

(4)肝硬化合并腹水以及其他肝脏疾病。

(5)充血性心力衰竭。

(6)特发性水肿。

(二)肾素原发性分泌增多所致继发性醛固酮增多症

(1)肾小球旁细胞增生致家族性低钾镁血症。

(2)肾素瘤(球旁细胞瘤)。

(3)血管周围细胞瘤。

(4)肾母细胞瘤。

二、病理生理特点

(一)肾病综合征、失盐性肾脏疾病

由于缺钠和低蛋白血症,有效循环血量减少,球旁细胞压力下降,使肾素-血管紧张素系统激活,导致肾上腺皮质球状带分泌醛固酮增加。

(二)肾动脉狭窄

肾动脉狭窄时,入球小动脉压力下降,刺激球旁细胞分泌肾素。

(三)醛固酮

85%在肝脏代谢分解,当患有肝硬化时,对醛固酮的清除能力下降,血浆醛固酮半衰期延长,有30 min延长至60~90 min。同时由于腹水的存在,刺激球旁细胞肾素分泌增多,两者均可导致患者醛固酮水平明显增高。

(四)特发性水肿

特发性水肿是由于不明原因的水盐代谢紊乱所致,水肿所产生的有效循环血量下降刺激肾素分泌增多,导致醛固酮水平增高。

(五)心力衰竭

心力衰竭可以使醛固酮的清除能力下降,且有效循环血量不足,均可兴奋肾素-血管紧张素系统,使醛固酮的分泌增加。

（六）Batter 综合征（BS）

BS 为常染色体显性遗传疾病，是 Batter 于 1969 年首次报道的一组综合征，主要表现为高血浆肾素活性，高血浆醛固酮水平，低血钾，低血压或正常血压，水肿，碱中毒等。病理显示患者的肾小球旁细胞明显增多，主要是肾近曲小管或髓襻升支对氯离子的吸收发生障碍，并伴有镁、钙的吸收障碍，使钠、钾离子重吸收被抑制，引起体液和钾离子丢失，导致肾素分泌增加和继发性醛固酮增多；前列腺素产生过盛；血管壁对血管紧张素Ⅱ反应缺陷；肾源性失钠、失钾；血管活性激素失调。目前临床上将 BS 分为 3 型，具体如下。

1.经典型

幼年或儿童期发病，有多尿、烦渴、乏力、遗尿（夜尿增多），有呕吐、脱水、肌无力，肌肉痉挛，手足搐搦，生长发育障碍。不治疗者可出现身材矮小。尿钙正常或增高，肾脏无钙质沉着。

2.新生儿型

新生儿型指多发病于新生儿，也可在出生前被诊断。胎儿羊水过多，胎儿生长受限，大多婴儿为早产。出生后几周可有发热、脱水，严重时可危及生命。部分患儿伴有面部畸形，生长发育障碍，肌无力，癫痫，低血压、多饮、多尿。儿童早期被诊断前通常有严重的电解质紊乱和相应的症状。常因高尿钙，早期即有肾脏钙质沉着。

3.变异型

变异型即 Gitelman 综合征（GS）。发病年龄较晚，多在青春期后或成年起病，症状轻。有肌无力，肌肉麻木，心悸，手足搐搦。生长发育不受影响。部分患者无症状，可有多饮、多尿症状，但不明显。部分患者有软骨钙质沉积，表现为受累关节肿胀疼痛。是 BS 的一个亚型，但目前也有人认为 GS 是一个独立的疾病。

（七）Gitelman 综合征（GS）

1966 年，Gitelman 等报道了 3 例不同于 BS 的生化特点的一种疾病，除了有低血钾性代谢性碱中毒等外，还伴有低血镁、低尿钙、高尿镁。血总钙和游离钙正常。尿钙肌酐比（尿钙/尿肌酐）≤0.12，而 BS 患者尿钙肌酐比大于 0.12。GS 患者 100% 有低血镁，尿镁增多，绝大多数 PGE_2 为正常。

（八）肾素瘤

肿瘤起源于肾小球旁细胞，也称血管周细胞瘤。肿瘤分泌大量肾素，可引起高血压和低血钾。本病的特点：①患者年龄轻，但高血压严重；②有醛固酮增多症的表现，有低血钾；③肾素活性明显增加，尤其是肿瘤一侧肾静脉血中；④血管造影可显示肿瘤。

（九）药源性醛固酮增多症

甘草内含有甘草次酸，具有潴钠排钾作用。服用大量甘草者，可并发高血压、低血钾，血浆肾素低，醛固酮的分泌受抑制。

三、临床表现

继发性醛固酮症由多种疾病引起，各有其本身疾病的临床表现，下述为本症相关的表现。

（一）水肿

原有疾病无水肿，出现继发性醛固酮增多症时一般不引起水肿，因为有钠代谢"脱逸"现象。原有疾病有水肿（如肝硬化），发生继发性醛固酮增多症可使水肿和钠潴留加重，因为这些患者钠代谢不出现"脱逸"现象。

(二)高血压

因各种原因引起肾缺血,导致肾素-血管紧张素-醛固酮增加,高血压发生。分泌肾素的肿瘤患者,血压高为主要的临床表现。而肾小球旁细胞增生的患者,血压不高为其特征。其他继发性醛固酮增多症患者血压变化不恒定。

(三)低血钾

继发性醛固酮增多症的患者往往都有低血钾。

四、实验室检查与特殊检查

(1)血清钾为 $1.0\sim3.0$ mmol/L,血浆肾素活性多数明显增高,在 $27.4\sim45.0$ ng/(dL·h) 〔正常值$1.02\sim1.75$ ng/(dL·h)〕;血浆醛固酮明显增高。

(2)24 h 尿醛固酮增高。

(3)肾上腺动脉造影,目的是了解有否肿瘤压迫情况。

(4)B超探查对肾上腺增生或肿瘤有价值。

(5)肾上腺CT扫描,磁共振检查是目前较先进的方法,以了解肿瘤的部位及大小。

(6)肾穿刺,了解细胞形态,能确定诊断。

五、治疗

(一)手术治疗

手术切除肾素瘤后,可使血浆高肾素活性、高醛固酮症、高血压和低血钾性碱中毒所致的临床症状恢复正常。

(二)药物治疗

1.维持电解质的稳定

低钾的患者补充钾盐是简单易行的方法,口服或静脉输注或肛内注入。手足搐搦或肌肉痉挛者可给予补钙、补镁。

2.抗醛固酮药物

螺内酯剂量根据病情调整,一般每天用量 $60\sim200$ mg。螺内酯可以拮抗醛固酮作用,在远曲小管和集合管竞争抑制醛固酮受体,增加水和 Na^+、Cl^- 的排泄,从而减少 K^+、H^+ 的排出。

3.血管紧张素转换酶抑制药

ACEI 应用较广,它可有效抑制肾素-血管紧张素-醛固酮系统,阻断 AT Ⅰ 向 AT Ⅱ 转化,有效抑制血管收缩,减少醛固酮分泌,帮助预防 K^+ 丢失。同时还可降低尿蛋白,降高血压等作用。

4.非甾体抗炎药

吲哚美辛应用较广,它可抑制 PG 的排泌,并有效抑制 PG 刺激的肾素增高,保持血压对血管紧张素的反应性。另外,还有改善患儿生长发育的作用。GS 患者因 PGE_2 为正常,故吲哚美辛对 GS 无效。

六、预后

BS 和 GS 两者均不可治愈,多数患者预后较好,可正常生活,但需长期服药。

(李秀真)

第五节 高催乳素血症

高催乳素血症是各种原因引起的垂体催乳素细胞分泌过多,导致血液循环中催乳素(PRL)升高为主要特点,表现为非妊娠期或非哺乳期溢乳,月经紊乱或闭经。高催乳素血症在生殖功能失调中占 9%～17%。

一、PRL 生理功能

催乳素(PRL)是垂体前叶分泌的一种多肽激素,由于人催乳素单体的糖基化及单体的聚合呈多样性,所以人催乳素在体内以多种形式存在,包括小分子催乳素、糖基化催乳素、大分子催乳素、大大分子催乳素,其生物活性与免疫反应性由高至低以此类推。由于催乳素在体内呈多样性,因此出现血催乳素水平与临床表现不一致的现象。有些女性尽管体内血催乳素水平升高,但却无溢乳、月经失调等症状;而部分女性尽管血催乳素不升高,但出现溢乳、月经失调等症状。前者可能是大分子或大大分子催乳素增加所致,后者可能是小分子催乳素的分泌相对增加,而大分子或大大分子催乳素分泌相对减少所致。

催乳素的生理作用极为广泛复杂。在人类,主要是促进乳腺组织的发育和生长,启动和维持泌乳、使乳腺细胞合成蛋白增多。催乳素能影响下丘脑-垂体-卵巢轴,正常水平的 PRL 对卵泡发育非常重要,然而过高水平 PRL 血症不仅对下丘脑 GnRH 及垂体 FSH、LH 的脉冲式分泌有抑制作用,而且还可直接抑制卵泡发育,导致排卵障碍,影响卵巢合成雌激素及孕激素,临床上表现为月经稀发或闭经。另外,PRL 和自身免疫相关。人类 B、T 细胞、脾细胞和 NK 细胞均有 PRL 受体,PRL 与受体结合调节细胞功能。PRL 在渗透压调节上也有重要作用。

二、PRL 生理变化

(一)昼夜变化

PRL 的分泌有昼夜节律,睡眠后逐渐升高,直到睡眠结束,因此,早晨睡醒前 PRL 可达到一天 24 h 峰值,醒后迅速下降,上午 10 点至下午 2 点降至一天中谷值。

(二)年龄和性别的变化

由于母体雌激素的影响,刚出生 1 周的婴儿血清 PRL 水平高达 100 μg/L 左右,4 周之后逐渐下降,3～12 个月时 PRL 降至正常水平。青春期 PRL 水平轻度上升至成人水平,可能与雌激素分泌相关。成年女性的血 PRL 水平始终比同龄男性高。妇女绝经后的 18 个月内,体内的 PRL 水平逐渐下降 50%,但接受雌激素补充治疗的妇女下降较缓慢。在高 PRL 血症的妇女中,应用雌激素替代疗法不引起 PRL 水平的改变。

(三)月经周期中的变化

在月经周期中 PRL 水平有昼夜波动,但周期性变化不明显,卵泡期与黄体期相仿,没有明显排卵前高峰,正常 PRL 值<25 μg/L。

(四)妊娠期的变化

孕 8 周血中 PRL 值仍为 20 μg/L,随着孕周的增加,雌激素水平升高刺激垂体 PRL 细胞增殖和肥大,导致垂体增大及 PRL 分泌增多。在妊娠末期血清 PRL 水平可上升 10 倍,超过 200 μg/L。正常生理情况下,PRL 分泌细胞占腺垂体细胞的 15%～20%,妊娠末期可增加到 70%。

(五)产后泌乳过程中的变化

分娩后血 PRL 仍维持在较高水平,无哺乳女性产后 2 周增大的垂体恢复正常大小,血清 PRL 水平下降,产后 4 周血清 PRL 水平降至正常。哺乳者由于经常乳头吸吮刺激,触发垂体 PRL 快速释放,产后4～6周内哺乳妇女基础血清 PRL 水平持续升高。6～12 周基础 PRL 水平逐渐降至正常,随着每次哺乳发生的 PRL 升高幅度逐渐减小。产后 3～6 个月基础和哺乳刺激情况下 PRL 水平的下降主要是由于添加辅食导致的哺乳减少。如果坚持哺乳,基础 PRL 水平会持续升高,并有产后闭经。

(六)应激导致 PRL 的变化

PRL 的分泌还与精神状态有关,激动或紧张时催乳素明显增加。许多生理行为可影响体内催乳素的水平。高蛋白饮食、性交、哺乳及应激等均可使催乳素水平升高。情绪紧张、寒冷、运动时垂体释放的应激激素包括 PRL、促肾上腺皮质激素(ACTH)和生长激素(GH)。应激可以使得 PRL 水平升高数倍,通常持续时间不到 1 h。

三、病因

(一)下丘脑疾病

下丘脑分泌的催乳素抑制因子(PIF)对催乳素分泌有抑制作用,PIF 主要是多巴胺。颅咽管瘤压迫第三脑室底部,影响 PIF 输送,导致催乳素过度分泌。其他肿瘤如胶质细胞瘤、脑膜炎症、颅外伤引起垂体柄被切断、脑部放疗治疗破坏、下丘脑功能失调性假孕等影响 PIF 的分泌和传递都可引起催乳素的增高。

(二)垂体疾病

垂体疾病是高催乳素血症最常见的原因。垂体泌乳细胞肿瘤最多见,空蝶鞍综合征、肢端肥大症、垂体腺细胞增生都可致催乳素水平的异常增高。按肿瘤直径大小分微腺瘤(肿瘤直径 <1 cm)和大腺瘤(肿瘤直径≥1 cm)。

(三)其他内分泌、全身疾病

原发性和/或继发性甲状腺功能减退症,如假性甲状旁腺功能减退、桥本甲状腺炎、多囊卵巢综合征、肾上腺瘤、GH 腺瘤、ACTH 腺瘤等,以及异位 PRL 分泌增加如未分化支气管肺癌、胚胎癌、子宫内膜异位症、肾癌可能有 PRL 升高。肾功能不全、肝硬化影响到全身内分泌稳定时也会出现 PRL 升高。乳腺手术、乳腺假体手术后、长期乳头刺激、妇产科手术如人工流产、引产、死胎、子宫切除术、输卵管结扎术、卵巢切除术等 PRL 也可异常增高。

(四)药物影响

长期服用多巴胺受体拮抗剂如酚噻嗪类镇静药(氯丙嗪、奋乃静)、儿茶酚胺耗竭剂抗高血压药(利舍平、甲基多巴)、甾体激素类(口服避孕药、雌激素)、鸦片类药物(吗啡)、抗胃酸药[H_2-R 拮抗剂—西咪替丁(甲氰咪胍)、多潘立酮(吗丁啉)],均可抑制多巴胺转换,促进 PRL 释放。药物引起的高 PRL 血症多数血清 PRL 水平在 100 μg/L 以下,但也有报道长期服用一些药物使血清 PRL 水平升高达 500 μg/L,而引起大量泌乳、闭经。

（五）胸部疾病

如胸壁的外伤、手术、烧伤、带状疱疹等也可能通过反射引起 PRL 升高。

（六）特发性高催乳激素血症

催乳素多为 $60\sim100~\mu g/L$，无明确原因。此类患者与妊娠、服药、垂体肿瘤或其他器质性病变无关，多因患者的下丘脑-垂体功能紊乱，从而导致 PRL 分泌增加。其中大多数 PRL 轻度升高，长期观察可恢复正常。血清 PRL 水平明显升高而无症状的特发性高 PRL 血症患者中，部分患者可能是巨分子 PRL 血症，这种巨分子 PRL 有免疫活性而无生物活性。临床上当无病因可循时，包括 MRI 或 CT 等各种检查后未能明确催乳素异常增高原因的患者可诊断为特发性高催乳素血症，但应注意对其长期随访，对部分伴月经紊乱而 PRL 高于 $100~\mu g/L$ 者，需警惕潜隐性垂体微腺瘤的可能，应密切随访，脑部 CT 检查发现许多此类疾病患者数年后常发展为垂体微腺瘤。

四、临床表现

（一）溢乳

患者在非妊娠和非哺乳期出现溢乳或挤出乳汁，或断奶数月仍有乳汁分泌，轻者挤压乳房才有乳液溢出，重者自觉内衣有乳渍。分泌的乳汁通常是乳白、微黄色或透明液体，非血性。仅出现溢乳的占 27.9%，同时出现闭经及溢乳者占 75.4%。这些患者血清 PRL 水平一般都显著升高。部分患者催乳素水平较高但无溢乳表现，可能与其分子结构有关。

（二）闭经或月经紊乱

高水平的催乳素可影响下丘脑-垂体-卵巢轴的功能，导致黄体期缩短或无排卵性月经失调、月经稀发甚至闭经，后者与溢乳表现合称为闭经-溢乳综合征。

（三）不育或流产

卵巢功能异常、排卵障碍或黄体不健可导致不育或流产。

（四）头痛及视觉障碍

微腺瘤一般无明显症状；大腺瘤可压迫蝶鞍隔出现头痛、头胀等；当腺瘤向前侵犯或压迫视交叉或影响脑脊液回流时，也可出现头痛、呕吐和眼花，甚至视野缺损和动眼神经麻痹。肿瘤压迫下丘脑可以表现为肥胖、嗜睡、食欲异常等。

（五）性功能改变

部分患者因卵巢功能障碍，表现低雌激素状态，阴道壁变薄或萎缩，分泌物减少，性欲减低。

五、辅助检查

（一）血清学检查

血清 PRL 水平持续异常升高，$>1.14~nmol/L（25~\mu g/L）$，需除外由于应激引起的 PRL 升高。FSH 及 LH 水平通常偏低。必要时测定 TSH、FT_3、FT_4、肝、肾功能。

（二）影像学检查

当血清 PRL 水平高于 $4.55~nmol/L（100~\mu g/L）$时，应注意是否存在垂体腺瘤，CT 和 MRI 可明确下丘脑、垂体及蝶鞍情况，是有效的诊断方法。其中 MRI 对软组织的显影较 CT 清晰，因此对诊断空蝶鞍症最为有效，也可使视神经、海绵窦及颈动脉清楚显影。

（三）眼底、视野检查

垂体肿瘤增大可侵犯和/或压迫视交叉，引起视盘水肿；也可因肿瘤损伤视交叉不同部位而有不同类型视野缺损，因而眼底、视野检查有助于确定垂体腺瘤的部位和大小。

六、诊断

根据血清学检查 PRL 持续异常升高，同时出现溢乳、闭经及月经紊乱、不育、头痛、眼花、视觉障碍及性功能改变等临床表现，可诊断为高催乳素血症。诊断时应注意某些生理状态如妊娠、哺乳、夜间睡眠、长期刺激乳头、性交、过饱或饥饿、运动和精神应激等，PRL 会有轻度升高。因此，临床测定 PRL 时应避免生理性影响，在 10～11 时取血测定较为合理。PRL 水平显著高于正常者一次检查即可确定，当 PRL 测定结果在正常上限 3 倍以下时至少检测 2 次，以确定有无高 PRL 血症。诊断高泌乳激素血症后必须根据需要做必要的辅助检查，以进一步明确发病原因及病变程度，便于治疗。

七、治疗

应该遵循对因治疗原则。控制高 PRL 血症、恢复女性正常月经和排卵功能、减少乳汁分泌及改善其他症状（如头痛和视功能障碍等）。

（一）随访

对特发性高催乳素血症、催乳素轻微升高、月经规律、卵巢功能未受影响、无溢乳且未影响正常生活时，可不必治疗，应定期复查，观察临床表现和 PRL 的变化。

（二）药物治疗

垂体 PRL 大腺瘤及伴有闭经、泌乳、不孕不育、头痛、骨质疏松等表现的微腺瘤都需要治疗，首选多巴胺激动剂治疗。

1.溴隐亭

溴隐亭为麦角类衍生物，为非特异性多巴胺受体激动剂，可直接作用于垂体催乳素细胞，与多巴胺受体结合，抑制肿瘤增生，从而抑制 PRL 的合成分泌，是治疗高催乳素血症最常用的药物。为了减少药物不良反应，溴隐亭治疗从小剂量开始渐次增加，即从睡前 1.25 mg 开始，递增到需要的治疗剂量。如果反应不大，可在几天内增加到治疗量。常用剂量为每天 2.5～10 mg，分 2～3 次服用，大多数病例每天 5～7.5 mg 已显效。剂量的调整依据是血 PRL 水平。达到疗效后可分次减量到维持量，通常每天 1.25～2.50 mg。溴隐亭治疗可以使 70%～90% 的患者获得较好疗效，表现为血 PRL 降至正常、泌乳消失或减少、垂体腺瘤缩小、恢复规则月经和生育。若 PRL 大腺瘤在多巴胺激动剂治疗后血 PRL 正常而垂体大腺瘤不缩小，应重新审视诊断是否为非 PRL 腺瘤或混合性垂体腺瘤、是否需改用其他治疗（如手术治疗）。溴隐亭治疗高 PRL 血症、垂体 PRL 腺瘤不论降低血 PRL 水平还是肿瘤体积缩小，都是可逆性的，只是使垂体 PRL 腺瘤可逆性缩小，长期治疗后肿瘤出现纤维化，但停止治疗后垂体 PRL 腺瘤会恢复生长，导致高 PRL 血症再现，因此需长期用药维持治疗。

溴隐亭不良反应主要有恶心、呕吐、眩晕、疲劳和直立性低血压等，故治疗应从小剂量开始，逐渐增加至有效维持剂量，如患者仍无法耐受其胃肠道反应，可改为阴道给药，经期则经肛门用药。阴道、直肠黏膜吸收可达到口服用药同样的治疗效果。约 10% 的患者对溴隐亭不敏感、疗效不满意，对于药物疗效欠佳，不能耐受药物不良反应及拒绝接受药物治疗的患者可以更换其他药物或手术治疗。

新型溴隐亭长效注射剂(ParlodelLAR)克服了因口服造成的胃肠道功能紊乱,用法是50～100 mg,每28 d一次,是治疗催乳素大腺瘤安全有效的方法,可长期控制肿瘤的生长并使瘤体缩小,不良反应较少,用药方便。

2.卡麦角林和喹高利特

若溴隐亭不良反应无法耐受或无效时可改用具有高度选择性的多巴胺 D_2 受体激动剂卡麦角林和喹高利特,它们抑制 PRL 的作用更强大而不良反应相对减少,作用时间更长。对溴隐亭抵抗(每天 15 mg 溴隐亭效果不满意)或不耐受溴隐亭治疗的 PRL 腺瘤患者改用这些新型多巴胺激动剂仍有 50% 以上有效。喹高利特每天服用一次 75～300 μg;卡麦角林每周只需服用 1～2 次,常用剂量 0.5～2.0 mg,患者顺应性较溴隐亭更好。

3.维生素 B_6

作为辅酶在下丘脑中多巴向多巴胺转化时加强脱羟及氨基转移作用,与多巴胺受体激动剂起协同作用。临床用量可达 60～100 mg,每天 2～3 次。

(三)手术治疗

若溴隐亭等药物治疗效果欠佳者,有观点认为由于多巴胺激动剂能使肿瘤纤维化形成粘连,可能增加手术的困难和风险,一般建议用药 3 个月内实施手术治疗。经蝶窦手术是最为常用的方法,开颅手术少用。手术适应证包括以下几点。

(1)药物治疗无效或效果欠佳者。

(2)药物治疗反应较大不能耐受者。

(3)巨大垂体腺瘤伴有明显视力视野障碍,药物治疗一段时间后无明显改善者。

(4)侵袭性垂体腺瘤伴有脑脊液鼻漏者。

(5)拒绝长期服用药物治疗者。

(6)复发的垂体腺瘤也可以手术治疗。

手术后,需要进行全面的垂体功能评估,存在垂体功能低下的患者需要给予相应的内分泌激素替代治疗。

(四)放射治疗

放射治疗分为传统放射治疗和立体定向放射外科治疗。传统放射治疗因照射野相对较大,易出现迟发性垂体功能低下等并发症,目前仅用于有广泛侵袭的肿瘤术后的治疗。立体定向放射外科治疗适用于边界清晰的中小型肿瘤。放射治疗主要适用于大的侵袭性肿瘤、术后残留或复发的肿瘤;药物治疗无效或不能坚持和耐受药物治疗不良反应的患者;有手术禁忌或拒绝手术的患者以及部分不愿长期服药的患者。放射治疗疗效评价应包括肿瘤局部控制以及异常增高的PRL下降的情况。通常肿瘤局部控制率较高,而 PRL 恢复至正常则较为缓慢。即使采用立体定向放射外科治疗后,2 年内也仅有 25%～29% 的患者 PRL 恢复正常,其余患者可能需要更长时间随访或需加用药物治疗。传统放射治疗后 2～10 年,有 12%～100% 的患者出现垂体功能低下;1%～2% 的患者可能出现视力障碍或放射性颞叶坏死。部分可能会影响瘤体周围的组织而影响垂体的其他功能,甚至诱发其他肿瘤,损伤周围神经等,因此,放射治疗一般不单独使用。

(五)其他治疗

由于甲状腺功能减退、肾衰竭、手术、外伤、药物等因素引起的高催乳素血症,则对因进行治疗。

八、高催乳素血症患者的妊娠相关处理

(一)基本的原则

基本的原则是将胎儿对药物的暴露限制在尽可能少的时间内。

(二)妊娠期间垂体肿瘤生长特点

妊娠期间95%微腺肿瘤患者、70%～80%大腺瘤患者瘤体并不增大,虽然妊娠期催乳素腺瘤增大情况少见,但仍应该加强监测,垂体腺瘤患者怀孕后未用药物治疗者,约5%的微腺瘤患者会发生视交叉压迫,而大腺瘤出现这种危险的可能性达25%以上,因此,于妊娠20、28、38周定期复查视野,若有异常,应该及时行MRI检查。

(三)垂体肿瘤妊娠后处理

在妊娠前有微腺瘤的患者应在明确妊娠后停用溴隐亭,因为肿瘤增大的风险较小。停药后应定期测定血PRL水平和视野检查。正常人怀孕后PRL水平可以升高10倍左右,患者血PRL水平显著超过治疗前的PRL水平时要密切监测血PRL及增加视野检查频度;对于有生育要求的大腺瘤妇女,需在溴隐亭治疗腺瘤缩小后再妊娠较为安全。目前认为溴隐亭对妊娠是安全的,但仍主张一旦妊娠,应考虑停药。所有患垂体PRL腺瘤的妊娠患者,在妊娠期需要每2个月评估一次。妊娠期间肿瘤再次增大者给予溴隐亭仍能抑制肿瘤生长,一旦发现视野缺损或海绵窦综合征,立即加用溴隐亭可望在1周内改善缓解,但整个孕期须持续用药直至分娩。对于药物不能控制者及视力视野进行性恶化时,应该经蝶鞍手术治疗,需要并根据产科原则选择分娩方式。高PRL血症、垂体PRL腺瘤妇女应用溴隐亭治疗,怀孕后自发流产、胎死宫内、胎儿畸形等发生率在14%左右,与正常妇女妊娠情况相似。

(四)垂体肿瘤哺乳期处理

没有证据支持哺乳会刺激肿瘤生长。对于有哺乳意愿的妇女,除非妊娠诱导的肿瘤生长需要治疗,一般要到患者想结束哺乳时再使用DA激动剂。

临床特殊情况的思考和建议如下。

1.溴隐亭用药问题

在初始治疗时,血PRL水平正常、月经恢复后原剂量可维持不变3～6个月。微腺瘤患者即可开始减量;大腺瘤患者此时复查MRI,确认PRL肿瘤已明显缩小(通常肿瘤越大,缩小越明显),PRL正常后也可开始减量。减量应缓慢分次(2个月左右一次)进行,通常每次1.25 mg,用保持血PRL水平正常的最小剂量为维持量。每年至少2次血PRL随诊,以确认其正常。在维持治疗期间,一旦再次出现月经紊乱或PRL不能被控制,应查找原因,如药物的影响、怀孕等,必要时复查MRI,决定是否调整用药剂量。对小剂量溴隐亭维持治疗PRL水平保持正常、肿瘤基本消失的病例5年后可试行停药,若停药后血PRL水平又升高者,仍需长期用药,只有少数病例在长期治疗后达到临床治愈。

2.视野异常治疗问题

治疗前有视野缺损的患者,治疗初期即复查视野,视野缺损严重的在初始治疗时可每周查2次视野(已有视神经萎缩的相应区域的视野会永久性缺损)。药物治疗满意,通常在2周内可改善视野;但是对药物反应的时间,存在个体差异,视力视野进行性恶化时应该经蝶鞍手术治疗。

3.手术治疗后随访问题

手术后3个月应行影像学检查,结合内分泌学变化,了解肿瘤切除程度。视情况每半年或一

年再复查一次。手术成功的关键取决于手术者的经验和肿瘤的大小,微腺瘤的手术效果较大腺瘤好,60%～90%的微腺瘤患者术后 PRL 水平可达到正常,而大腺瘤患者达到正常的比例则较低。手术后仍有肿瘤残余的患者,手术后 PRL 水平正常的患者中,长期观察有 20%患者会出现复发,需要进一步采用药物或放射治疗。

(李秀真)

第六节 肥 胖 症

肥胖症是指身体脂肪的过度堆积及体质量的超质量。在健康的个体中,女性身体脂肪约为体质量量 25%,男性约为 18%。体质量指数(BMI)即体质量(kg)/身高(m)²,与身体脂肪高度相关,因此目前国际上常常使用 BMI 来作为评估肥胖症水平的指标,一般认为 BMI 为 20～25 kg/m² 代表健康体质量,轻度超重的定义是 BMI 为 25～30 kg/m²,或者体质量在正常体质量的上限与高于正常体质量上限(根据标准身高－体质量表)的 20%之间;而 BMI 高于 30 kg/m²,或者体质量高于正常体质量上限的 20%,被定义为肥胖症。BMI 高于 30 kg/m² 意味着患病风险极大地增高。肥胖症与神经性厌食和神经性贪食相比较不属于精神类疾病,但是属于医学类疾病。

在美国大约 35%的女性和 31%的男性显著超质量(BMI≥27 kg/m²);如果以 BMI 超过 25 kg/m² 来定义肥胖症,可能现在肥胖的美国人多于不肥胖的;如果以 BMI 超过 30 kg/m² 来定义肥胖症,则有 11%的女性和 8%的男性有肥胖症。目前在美国,肥胖症的患病率至少是 20 世纪早期的 3 倍。

社会经济地位与肥胖症密切相关,在美国,社会经济地位低的女性肥胖症的患病率是社会经济地位高的女性的 6 倍。无论男性还是女性,体质量在 25～44 岁增加是最明显的。怀孕可能导致女性体质量大大地增加,如果一个女性接连怀孕,她们的体质量平均会比上一次怀孕约有 2.5 kg 的增长。在 50 岁以后,男性的体质量趋于稳定,在 60～74 岁,甚至会出现轻微下降;女性则相反,体质量的持续增长会持续到 60 岁,在 60 岁以后才会开始下降。

一、病因学

肥胖症是一个复杂的多因素疾病,涉及生物、社会、心理等多方面因素。在今天,大多数研究者认为肥胖者是能量平衡障碍,即能量摄入与消耗的障碍;肥胖症也是与某个基因结构有关的疾病,而这个基因结构是通过文化和环境的影响来被调整的。

(一)生物学因素

1.遗传因素

遗传因素在肥胖症中起着重要作用。双生子研究和寄养子研究均显示遗传因素对患肥胖症有重要影响。大约 80%的肥胖患者都有肥胖症家族史;80%的肥胖父母的下一代都是肥胖子女,父母其中之一是肥胖者,他们中 40%的下一代有肥胖,而父母都很苗条的,只有 10%的下一代是肥胖者。这些均提示了遗传的作用。虽然有研究发现肥胖基因能调节体质量和身体脂肪的储存,但迄今为止,还未发现肥胖症特异的遗传标志物。

2.神经生物学

中枢神经系统,特别是外侧下丘脑存在"摄食中枢"或者"饥饿中枢",可以根据能量需求的改变来调节食物摄取的量,并以此来维持体内脂肪的基线储存量。动物试验发现,用电刺激动物的外侧下丘脑,已经吃饱了的动物又重新开始吃食物;损毁了大白鼠两侧的外侧下丘脑,结果发现动物拒绝吃东西。

饱足感与饥饿感对食物摄取起着调控作用,参与肥胖症的发病。饱足感是一种当饥饿被满足后的感觉。人会在就餐结束时停止进食是因为他们已经补充了那些耗尽的营养,来自已经被吸收的食物的新陈代谢的信号通过血液被携带到大脑,大脑信号激活了可能位于下丘脑的受体细胞,从而产生了饱足感。5-羟色胺、多巴胺和去甲肾上腺素的功能紊乱通过下丘脑参与调节进食行为,其他涉及的激素因子可能包括促肾上腺皮质激素释放因子(CRF)、神经肽Y、促性腺激素释放激素和促甲状腺激素。当重要营养物质耗尽,新陈代谢信号强度下降,便产生饥饿感。嗅觉系统对饱足感可能起着重要作用,实验显示通过使用一个充满特殊气味的吸入器使鼻子里的嗅球受到食物气味的强烈刺激,从而产生出对食物的饱足感。

有一种脂肪细胞产生的激素称为瘦素,是脂肪的自动调节器。当血液瘦素浓度低时,更多的脂肪被消耗,而当瘦素浓度高时,脂肪消耗较少。

(二)心理社会因素

尽管心理、社会因素是肥胖症发展的重要因素,但是这些因素如何导致肥胖症至今尚不清楚。饮食调节机制易受环境影响,文化、家庭和个体心理活动因素都影响着肥胖症的发展。

肥胖症与文化有着密切的关系,随着全球化的进展和经济飞速发展导致生活节奏加快、人们压力增大、活动锻炼时间明显减少,而快餐文化的迅速发展及餐馆餐饮消费的增多,使得当今社会肥胖症日益增多。躯体活动明显减少是作为公共卫生问题的肥胖症日趋增多的一个主要因素,原因是躯体活动不足限制了能量的消耗、而摄食却不一定会相应减少。

特殊的家族史、生活事件、人格结构或是潜意识冲突都可能导致肥胖症。有很多肥胖的患者因为在他们的成长环境里可以看到很多的过量进食例子,所以他们学会了用过量摄食作为应对情绪紊乱及各种心理问题的一种方式。

(三)其他因素

有很多临床疾病会导致肥胖症。肾上腺皮质功能亢进与特征性的脂肪分配有关(水牛型肥胖症);黏液水肿与体质量增加有关,尽管并非恒定;其他神经内分泌障碍,包括脑性肥胖症(Frohlich's综合征),是以肥胖症以及性与骨骼的异常为特征。

不少精神药物会导致体质量增加。在非典型抗精神药物中,奥氮平、氯氮平、利培酮和喹硫平常见的不良反应即为体质量增加;在心境稳定剂中,锂盐、丙戊酸盐和卡马西平也会引起体质量增加;长期使用选择性5-羟色胺再摄取抑制剂也能导致体质量增加。

二、临床特征

(一)心理和行为障碍

肥胖症的心理和行为障碍分成两类:进食行为紊乱和情绪紊乱。肥胖症患者的进食模式存在很大的差异,最常见的是,肥胖者经常抱怨他们不能限制自己进食,并且很难获得饱足感。一些肥胖者甚至不能区分饥饿和其他烦躁不安的状态,并且当他们心情不好时就会吃东西。

肥胖症患者不会出现明显的或者过度的病理心理。通过对那些已经做过胃旁路术的严重肥胖患者的研究,发现对他们最多见的精神科诊断是重性抑郁障碍。但是,在肥胖症患者中重性抑郁障碍的患病率并不高于普通人群。自我贬低自己的体像尤其是见于那些从童年期就开始肥胖的人,这可能是由于对肥胖人群长期的社会偏见所致。有些研究反应肥胖者因病感觉羞耻和社会偏见在教育和就业问题上遭遇到不公正待遇。很多肥胖者在试图节食的过程中会出现焦虑和抑郁。

(二)生理障碍

肥胖会对生理功能产生很大的影响,产生一系列的医学并发症。

当体质量增加时血液循环会负担过重,严重肥胖者可能会发生充血性心力衰竭;高血压和肥胖症高度关联;肥胖症患者的低密度脂蛋白水平升高,而高密度脂蛋白水平下降,低水平高密度脂蛋白可能是增加肥胖症心血管疾病风险的机制之一。如果一个人是上半身体脂肪增加、而非下半身,很可能与糖尿病的发生相关联。严重肥胖症患者肺功能受损非常严重,包括肺换气不足、高碳酸血症、缺氧症和嗜睡(即肥胖肺心综合征),且肥胖肺心综合征的病死率很高。肥胖症可能会恶化骨关节炎及因皮肤伸张、擦烂和棘皮症而引起皮肤病问题。肥胖妇女存在产科风险,易患毒血症和高血压。

肥胖症还与一些癌症有关联。肥胖男性患前列腺癌和结肠直肠癌的比率更高,肥胖女性患胆囊癌、乳腺癌、宫颈癌、子宫癌和卵巢癌的比率更高。研究发现肥胖症通过影响雌激素分泌而导致子宫内膜癌和乳腺癌的产生和恶化。

三、诊断与鉴别诊断

(一)诊断

肥胖症的诊断主要根据 BMI 或体质量:BMI 高于 $30~kg/m^2$,或者体质量高于正常体质量上限的 20%,被诊断为肥胖症。

(二)鉴别诊断

1.其他综合征

夜间进食综合征的患者会在晚餐后过度进食,他们是被充满压力的生活环境而促发的,一旦得了往往就会每天反复发生,直到压力缓解。

暴食综合征(贪食症)被定义为在短时间里突然强迫性地摄取大量食物,通常随后伴有严重的不安和自责。暴食也可以表现为是一种应激反应。与夜间进食综合征比起来,暴食综合征的暴食发作并不是定时的,而且常常与特定的促发环境紧密相连。

肥胖肺心综合征(匹克威克综合征)是当一个人的体质量超过理想体质量的 100%,并伴有呼吸和心血管疾病时才被认为患有肥胖肺心综合征。

2.躯体变形障碍(畸形恐惧症)

一些肥胖者感觉他们的身体畸形、令人厌恶,并且感觉他人对他们带有敌意和厌恶。这种感觉是与他们的自我意识以及社会功能受损紧密相连。情绪健康的肥胖者没有体像障碍,只有少数神经质的肥胖者才有体像障碍。该躯体变形障碍主要局限于从儿童期就已经肥胖的人,而在这些儿童期就肥胖的人中间,也仅有少于一半的人患躯体变形障碍。

四、病程和预后

肥胖症的病程是进展性的。减轻体质量的预后很差,那些体质量明显减轻的患者,90%最终体质量再增加；儿童期就开始肥胖的患者预后特别差；青少年发病的肥胖症患者，往往更严重，更难治，与情绪紊乱的联系也比成人肥胖症更紧密。肥胖症的预后取决于肥胖产生的医学并发症。

肥胖症对患者健康有着不良影响，与心血管疾病、高血压［血压高于 21.3/12.7 kPa（160/95 mmHg）］、高胆固醇血症（血胆固醇高于 6.5 mmol/L）、由遗传决定的糖尿病特别是 2 型糖尿病（成年起病或 2 型糖尿病）等一系列疾病有关。根据美国健康协会的资料，肥胖的男性无论抽不抽烟，都会由于结肠、直肠和前列腺癌症而比正常体质量的男性有更高的病死率。肥胖的女性会由于胆囊、胆管、乳腺、子宫（包括子宫颈和子宫内膜）和卵巢的癌症而比正常女性有更高的病死率。研究指出一个超重的人其体质量越重，死亡的概率就越大。对那些极端肥胖的人，即体质量为理想体质量的 2 倍，减轻体质量可能是挽救他们生命的方法，这些患者可能会出现心肺衰竭，特别是在睡觉的时候（睡眠呼吸暂停综合征）。

五、治疗

存在广泛的精神病理学如焦虑障碍、抑郁障碍的肥胖者，在节食过程中有过情绪紊乱病史的以及正处于中年危机的肥胖者，应该尝试减肥，并最好在专业人员严格的督导下进行。

（一）节食

减肥的基础很简单——通过摄入低于消耗减少热量摄入。减少热量摄入的最简单方式就是建立一个低热量的饮食方式，包含那些易获得食物的均衡节食计划可获得最佳长期效果。对大多数人来说，最满意的节食计划通常的食物数量参照标准的节食书上可获得的食物营养价值表，这样节食可以最大机会地长期保持体质量的持续减少。

禁食计划一般用于短期减肥，但经常会引发一些疾病，包括直立性低血压、钠利尿和氮平衡的破坏。酮体生成节食是高蛋白、高脂肪的节食方式，用于促进减肥，但这种节食会增高胆固醇浓度并且会导致酮症，产生恶心、高血压和嗜睡等反应。无论各种节食方式多么有效，他们大多数都很乏味，所以当一个节食者停止节食并回到以前的饮食习惯，会刺激他们加倍地过度进食。

一般而言，减肥的最好方式就是有一个含有 4 602～5 021 kJ 的均衡饮食方案。这种节食方案可以长期执行，但必须另外补充维生素，特别是铁、叶酸、锌和维生素 B_6。

（二）锻炼

增加躯体活动常常被推荐为一种减肥养生法。因为多数形式的躯体活动所消耗的热量直接与体质量成一定比例，所以做同样多的运动肥胖的人比正常体质量的人消耗更多的热量。而且，以前不活动的人增加躯体活动事实上可能还会减少食物摄入。锻炼也有助于维持体质量的减低。

（三）药物疗法

各种用于治疗肥胖症的药物中，有些药物效果较好，如安非他明、右旋安非他明、苄非他明、苯二甲吗啡、苯丁胺、马吲哚等。药物治疗有效是因为它会抑制食欲，但是在使用几周后可能会产生对该作用的耐受。

奥利司他是一个选择性胃和胰腺脂肪酶抑制剂减肥药，这种抑制剂用于减少饮食中脂肪（这种脂肪会通过粪便排泄出来）的吸收。它通过外围机制起作用，所以一般不影响中枢神经系统（即心跳加快、口干、失眠等），而大多数减肥药都会影响中枢神经系统。奥斯利特主要的不良反应是肠胃道不良反应。该药可以长期使用。

西布曲明是一种 β 苯乙胺，它抑制 5-羟色胺和去甲肾上腺素的再摄取（在一定范围内还抑制多巴胺),用于减肥,长期使用可以维持体质量减轻。

（四）外科手术

那些可引发食物吸收不良或者减少胃容量的外科手术方法已经用于显著肥胖者。胃旁路术是一个通过横切或者固定胃大弯或胃小弯而使胃变小的手术。胃成形术使胃的入口变小从而使食物通过变慢。尽管会出现呕吐、电解质紊乱和梗阻,但是手术的结果还是成功的。抽脂术(脂肪切除术)一般是为了美容,而对长期的减肥并没有用。

（五）心理治疗

精神动力性心理治疗以内省为取向,可能对一些患者有效,但没有证据表明揭示过度进食的无意识原因可以改变肥胖者以过度进食来应对压力的症状。在成功的心理治疗和成功的减肥后的几年里,多数患者在遇到压力时还会继续过度进食,而且,许多肥胖者似乎特别容易过度依赖一个治疗师,在心理治疗结束过程中可能会发生紊乱的退行。

行为矫正已经是最成功的心理治疗法,并被认为是治疗肥胖症的选择。患者通过指导会认识到与吃有关的外界线索,并且在特定环境中保持每天的进食量,比如在看电影、看电视或处于焦虑、抑郁等某种情绪状态之下时。患者也会通过教导发展出新的进食模式,比如慢吃,细嚼慢咽,吃饭时不看书,两餐间不吃东西或不坐下就不吃东西。操作性条件治疗通过奖励比如表扬或新衣服来强化减肥,也已经使减肥获得成功。

团体治疗有助于保持减肥动机,有助于提高对已经减肥成功的成员的认同,并且可以提供有关营养方面的教育。

（六）综合治疗

一个管理肥胖症患者的真正全面的方法是以设备(如新陈代谢测量室)和人(如营养学家和锻炼生理学家)为核心;但是这些都很难获得。设计高质量的项目时,要有容易获得的资源(如治疗手册),以及合理运用锻炼、心理治疗和药物治疗相结合的综合方法。决定使用哪种心理治疗或体质量管理方法是一项重要环节,并且与患者一起来决定哪些资源的结合可以控制体质量将是最合适的方式。

（王佳佳）

第七节　糖　尿　病

糖尿病(CDM)是一组由遗传和环境因素相互作用而引起的临床综合征。因胰岛素分泌绝对或相对不足以及靶组织细胞对胰岛素敏感性降低,引起糖、蛋白质、脂肪、水和电解质等一系列代谢紊乱。临床以高血糖为主要表现,多数情况下会同时合并脂代谢异常和高血压等,久病可引起多个系统损害。病情严重或应激时可发生急性代谢紊乱如酮症酸中毒等。

糖尿病患者的心血管危险是普通人群的 4 倍,超过 75% 的糖尿病患者最终死于心血管疾病。NCEP ATPⅢ认为,糖尿病是冠心病的等危症;有学者甚至认为糖尿病是"代谢性血管病"。

一、分类

（一）1 型糖尿病

该型多发生于青幼年。临床症状较明显,有发生酮症酸中毒的倾向,胰岛素分泌缺乏,需终身用胰岛素治疗。

（二）2 型糖尿病

2 型糖尿病多发生于 40 岁以后的中、老年人。临床症状较轻,无酮症酸中毒倾向,胰岛素水平可正常、轻度降低或高于正常,分泌高峰延迟。部分肥胖患者可出现高胰岛素血症,非肥胖者有的胰岛素分泌水平低,需用胰岛素治疗。

（三）其他特殊类型的糖尿病

其他特殊类型的糖尿病包括以下 3 种。

（1）B 细胞遗传性缺陷:①家族有 3 代或更多代的成员在 25 岁以前发病,呈常染色体显性遗传,临床症状较轻,无酮症酸中毒倾向,称青年人中成年发病型糖尿病(简称 MODY);②线粒体基因突变糖尿病。

（2）内分泌病。

（3）胰腺外分泌疾病等。

（四）妊娠糖尿病

妊娠糖尿病指在妊娠期发生的糖尿病。

二、临床表现

（一）代谢紊乱综合征

多尿、多饮、多食、体质量减轻(三多一少),部分患者外阴瘙痒、视物模糊。1 型糖尿病起病急,病情较重,症状明显;2 型糖尿病起病缓慢,病情相对较轻或出现餐后反应性低血糖。反应性低血糖是由于糖尿病患者进食后胰岛素分泌高峰延迟,餐后 3～5 h 血浆胰岛素水平不适当地升高,其所引起的反应性低血糖可成为这些患者的首发表现。患者首先出现多尿,继而出现口渴、多饮,食欲亢进,但体质量减轻,形成典型的"三多一少"表现。患者可有皮肤瘙痒,尤其是外阴瘙痒。高血糖可使眼房水、晶状体渗透压改变而引起屈光改变致视物模糊。患者可出现诸多并发症和伴发病、反应性低血糖等。

（二）糖尿病自然病程

1.1 型糖尿病

1 型糖尿病多于 30 岁以前的青少年期起病,起病急,症状明显,有酮症倾向,患者对胰岛素敏感。在患病初期经胰岛素治疗后,部分患者胰岛功能有不同程度的改善,胰岛素用量可减少甚至停用,称蜜月期。蜜月期一般不超过 1 年。10～15 年以上长期高血糖患者,可出现慢性并发症。强化治疗可减低或延缓并发症的发生。

2.2 型糖尿病

2 型糖尿病多发生于 40 岁以上中、老年人,患者多肥胖,起病缓慢,病情轻,口服降糖药物有效,对胰岛素不敏感;但在长期的病程中,胰岛 β 细胞功能逐渐减退,以致需要胰岛素治疗。

（三）并发症

1.急性并发症

（1）糖尿病酮症酸中毒(DKA)是糖尿病的急性并发症。多发生于 1 型糖尿病患者,也可发生在 2 型糖尿病血糖长期控制不好者。其病因有感染,饮食不当,胰岛素治疗中断或不足,应激情况如创伤、手术、脑血管意外、麻醉、妊娠和分娩等。有时可无明显的诱因,多见于胰岛素的作用下降。患者表现为原有的糖尿病症状加重,尤其是口渴和多尿明显,胃肠道症状、乏力、头痛、萎靡、酸中毒深大呼吸,严重脱水、血压下降、心率加快、嗜睡、昏迷。少数患者既往无糖尿病史,还有少数患者有剧烈腹痛、消化道出血等表现。

(2)高渗性非酮症糖尿病昏迷(HNDC):简称高渗性昏迷,是糖尿病急性代谢紊乱的表现之一,多发生在老年人。可因各种原因导致大量失水,发生高渗状态,病情危重。患者易并发脑血管意外、心肌梗死、心律失常等并发症,病死率高达 40%～70%。有些患者发病前无糖尿病史。常见的诱因有感染、急性胃肠炎、胰腺炎、血液或腹膜透析、不合理限制水分、脑血管意外,某些药物如糖皮质激素、利尿、输入大量葡萄糖液或饮用大量含糖饮料等。患者的早期表现为原有糖尿病症状逐渐加重,可有呕吐、腹泻、轻度腹痛、食欲缺乏,恶心,尿量减少、无尿,呼吸加速,表情迟钝、神志淡漠,不同程度的意识障碍;随后可出现嗜睡、木僵、幻觉、定向障碍、昏睡以致昏迷。患者体质量明显下降,皮肤黏膜干燥,皮肤弹性差、眼压低、眼球软,血压正常或下降,脉搏细速,腱反射可减弱。并发脑卒中时,有不同程度的偏瘫,失语,眼球震颤,斜视,癫痫样发作,反射常消失,前庭功能障碍,有时有幻觉。

(3)感染:糖尿病患者常发生疖、痈等皮肤化脓性感染,可反复发生,有时可引起败血症或脓毒血症;尿路感染中以肾盂肾炎和膀胱炎最常见,尤其是多见于女性患者,反复发作可转为慢性;皮肤真菌感染,如足癣也常见;真菌性阴道炎和巴氏腺炎是女性糖尿病患者常见并发症,多为白念珠菌感染所致;糖尿病合并肺结核的发生率较高,易扩展播散形成空洞,下叶病灶较多见。

2.慢性并发症

(1)大血管病变:大、中动脉粥样硬化主要侵犯主动脉、冠状动脉、大脑动脉、肾动脉和肢体外周动脉等,临床上引起冠心病、缺血性或出血性脑血管病、高血压,肢体外周动脉粥样硬化常以下肢动脉病变为主,表现为下肢疼痛、感觉异常和间歇性跛行,严重者可导致肢体坏疽。

(2)糖尿病视网膜病变:是常见的并发症,其发病率随年龄和糖尿病的病程增长而增加,病史超过10年者,半数以上有视网膜病变,是成年人失明的主要原因。此外,糖尿病还可引起白内障、屈光不正、虹膜睫状体炎。

(3)糖尿病肾病:又称肾小球硬化症,病史常超过 10 年以上。1 型糖尿病患者30%～40%发生肾病,是主要死因;2 型糖尿病患者约 20%发生肾病,在死因中列在心、脑血管病变之后。

(4)糖尿病神经病变:糖尿病神经病变常见于 40 岁以上血糖未能很好控制和病程较长的糖尿病患者。但有时糖尿病性神经病变也可以是糖尿病的首发症状,也可在糖尿病初期或经治疗后血糖控制比较满意的情况下发生。

(5)糖尿病足(肢端坏疽):在血管、神经病变的基础上,肢端缺血,在外伤、感染后可发生肢端坏疽。糖尿病患者的截肢率是非糖尿病者的 25 倍。

三、诊断

(一)辅助检查

1.尿糖测定

尿糖阳性是诊断线索,肾糖阈升高时(并发肾小球硬化症)尿糖可阴性。肾糖阈降低时(妊娠),尿糖可阳性。尿糖定性检查和 24 h 尿糖定量可判断疗效,指导调整降糖药物。

2.血葡萄糖(血糖)测定

血糖测定常用葡萄糖氧化酶法测定。空腹静脉正常血糖 3.3～5.6 mmol/L(全血)或 3.9～6.4 mmol/L(血浆、血清)。血浆、血清血糖比全血血糖高 1.1 mmol/L。

3.葡萄糖耐量试验

葡萄糖耐量试验有口服和静脉注射 2 种。当血糖高于正常值但未达到诊断糖尿病标准者,须进行口服葡萄糖耐量试验(OGTT)。成人口服葡萄糖 75 g,溶于 250～300 mL 水中,5 min 内饮完,2 h 后再测静脉血血糖含量。儿童按 1.75 g/kg 计算。

4.糖化血红蛋白 A1(GHbA1)

其量与血糖浓度呈正相关,且为不可逆反应,正常人糖化血红蛋白在3％～6％。病情控制不良的 DM 患者 GHbA1c 较高。因红细胞在血液循环中的寿命约为 120 d,因此 GHbA1 测定反映取血前 8～12 周的血糖状况,是糖尿病患者病情监测的指标。

5.血浆胰岛素和 C-肽测定

血浆胰岛素和 C-肽测定有助于了解胰岛 B 细胞功能和指导治疗。①血胰岛素水平测定:正常人口服葡萄糖后,血浆胰岛素在 30～60 min 达高峰,为基础值的 5～10 倍,3～4 h 恢复基础水平。②C-肽:正常人基础血浆 C-肽水平约为 0.4 nmol/L。C-肽水平在刺激后则升高5～6 倍。

6.尿酮体测定

尿酮体测定对新发病者尿酮体阳性 1 型糖尿病的可能性大。

7.其他

血脂、肾功能、电解质及渗透压、尿微量清蛋白测定等应列入常规检查。

(二)诊断要点

1.糖尿病的诊断标准

首先确定是否患糖尿病,然后对被做出糖尿病诊断者在排除继发性等特殊性糖尿病后,做出 1 型糖尿病或 2 型糖尿病的分型,并对有无并发症及伴发病做出判定。1999 年10月我国糖尿病学会采纳的诊断标准如下。①空腹血浆葡萄糖(FBG):低于6.0 mmol/L 为正常,FBG 不低于 6.1 mmol/L 且低于 7.0 mmol/L(126 mg/dL)为空腹葡萄糖异常(IFG),FBG 不低于 7.0 mmol/L 暂时诊断为糖尿病。②服糖后 2 h 血浆葡萄糖水平(P2hBG):低于 7.8 mmol/L 为正常,P2hBG 不低于7.8 mmol/L 且低于 11.1 mmol/L 为糖耐量减低(IGT),P2hBG 不低于11.1 mmol/L 暂时诊断为糖尿病;③ 糖尿病的诊断:标准症状＋随机血糖不低于 11.1 mmol/L,或 FPG 不低于 7.0 mmol/L,或 OGTT 中 P2hBG 不低于11.1 mmol/L;症状不典型者,需另一天再次证实。

作为糖尿病和正常血糖之间的中间状态,糖尿病前期(中间高血糖)人群本身即是糖尿病的高危人群。及早发现和处置糖尿病和糖尿病前期高危人群的心血管危险,对预防糖尿病和心血管疾病具有双重价值。因此,OGTT 应是具有心血管危险因素和已患心血管病个体的必查项目,以便早期发现糖尿病前期和糖尿病,早期进行干预治疗,以减少心血管事件发生。

2.糖尿病酮症酸中毒的诊断条件

(1)尿糖、尿酮体强阳性。

(2)血糖明显升高,多数在 27.8 mmol/L(500 mg/dL)左右,有的高达33.3～55.6 mmol/L (600～1 000 mg/dL)。

(3)血酮体升高,多大于50 mg/dL(4.8 mmol/L),有时高达 300 mg/dL。

(4)CO_2 结合力降低,pH 小于 7.35,碳酸氢盐降低,阴离子间隙增大,碱剩余负值增大。

(5)血钾正常或偏低,血钠、氯偏低,血尿素氮和肌酐常偏高。血浆渗透压正常或偏高。

(6)血白细胞计数升高,如合并感染时则更高。

3.鉴别诊断

(1)其他原因所致的尿糖阳性:肾性糖尿由肾糖阈降低致尿糖阳性,血糖及 OGTT 正常。甲亢、胃空肠吻合术后,因碳水化合物在肠道吸收快,餐后 0.5～1 h 血糖过高,出现糖尿,但 FBG 和 P2hBG 正常;弥漫性肝病,肝糖原合成、储存减少,进食后 0.5～1 h 血糖高出现糖尿,但 FBG 偏低,餐后2～3 h血糖正常或低于正常;急性应激状态时胰岛素对抗激素分泌增加,糖耐量降低,出现一过性血糖升高,尿糖阳性,应激过后可恢复正常;非葡萄糖的糖尿如果糖、乳糖、半乳糖可与本尼迪特试剂中的硫酸铜呈阳性反应,但葡萄糖氧化酶试剂特异性较高,可加以区别;大量维生素 C、水杨酸盐、青霉素、丙磺舒也可引起尿糖假阳性反应。

(2)药物对糖耐量的影响:噻嗪类利尿药、呋塞米、糖皮质激素、口服避孕药、阿司匹林、吲哚美辛、三环类抗抑郁药等可抑制胰岛素释放或对抗胰岛素的作用,引起糖耐量降低,血糖升高,尿糖阳性。

(3)继发性糖尿病:肢端肥大症或巨人症、皮质醇增多症、嗜铬细胞瘤分别因生长激素、皮质醇、儿茶酚胺分泌过多,对抗胰岛素而引起继发性糖尿病。久用大量糖皮质激素可引起类固醇糖尿病。通过病史、体检、实验室检查,不难鉴别。

(4)除外其他原因所致的酸中毒或昏迷,才能诊断糖尿病酮症酸中毒或高渗性非酮症糖尿病昏迷。

四、治疗

治疗原则为早期、长期、综合、个体化。基本措施为糖尿病教育,饮食治疗,体育锻炼,降糖药物治疗和病情监测。

(一)饮食治疗

饮食治疗是糖尿病治疗的基础疗法,也是糖尿病治疗成功与否的关键。目前主张平衡膳食,掌握好每天进食的总热量、食物成分、规律的餐次安排等,应严格控制和长期执行。饮食治疗的目标是维持标准体质量,纠正已发生的代谢紊乱,减轻胰腺负担。饮食控制的方法如下。

1.制订总热量

理想体质量(kg)=身高(cm)-105。计算每天所需总热量(成年人),根据休息、轻度、中度、重度体力活动分别给予 104.6～125.52 kJ/kg,125.52～146.44 kJ/kg,146.44～167.36 kJ/kg,不低于 167.36 kJ/kg(40 kcal/kg)的热量。儿童、孕妇、乳母、营养不良和消瘦及伴消耗性疾病者应酌情增加,肥胖者酌减,使患者体质量恢复至理想体质量的±5%。

2.按食品成分转为食谱三餐分配

根据生活习惯、病情和药物治疗的需要安排。可按每天分配为1/5、2/5、2/5 或 1/3、1/3、1/3;也可按 4 餐分为 1/7、2/7、2/7、2/7。在使用降糖药过程中,按血糖变化再作调整,但不能因降糖药物剂量过大,为防止发生低血糖而增加饮食的总热量。

3.注意事项

(1)糖尿病患者食物选择原则:少食甜食、油腻食品,多食含纤维多的蔬菜、粗粮,在血糖控制好的前提下可适当进食一些新鲜水果,以补充维生素,但应将热量计算在内。

(2)糖尿病与饮酒:非糖尿病患者长期饮酒易发生神经病变,糖尿病患者长期饮酒可加重神经病变,并可引起肝硬化、胰腺炎及多脏器损坏。对戒酒困难者在血糖控制好和无肝肾病变的前提下可少量饮酒,一般白酒低于 100 g(2 两),啤酒低于 200 mL。

(二)体育锻炼

运动能促进血液循环,降低 2 型糖尿病患者的体质量,提高胰岛素敏感性,改善胰岛素抵抗,改善糖代谢,降低血脂,减少血栓形成,改善心肺功能,促进全身代谢。运动形式有行走、慢跑、爬楼梯、游泳、骑自行车、跳舞、打太极拳等有氧运动,每周至少 3～5 次,每次 30 min 以上。1 型糖尿病患者接受胰岛素治疗时,常波动于相对胰岛素不足和胰岛素过多之间。在胰岛素相对不足时进行运动可使肝葡萄糖输出增多,血糖升高,游离脂肪酸(FFA)和酮体生成增加;在胰岛素相对过多时,运动使肌肉摄取和利用葡萄糖增加,肝葡萄糖生成降低,甚至诱发低血糖。因此对 1 型糖尿病患者运动宜在餐后进行,运动量不宜过大。总之,体育锻炼应个体化。

(三)药物治疗

目前临床应用的药物有六大类,即磺酰脲类(SU)、双胍类、α-葡萄糖苷酶抑制药、噻唑烷二酮类(TZD)、苯甲酸衍生物类、胰岛素。

1.治疗原则

1 型糖尿病一经诊断,则需用胰岛素治疗。2 型糖尿病患者经饮食控制后如血糖仍高,则需用药物治疗。出现急性并发症者则需急症处理;出现慢性并发症者在控制血糖的情况下对症处理。

2.磺酰脲类

目前因第一代药物不良反应较大,低血糖发生率高,已较少使用,主要选用第二代药物。

(1)用药方法:一般先从小剂量开始,1～2 片/天,根据病情可逐渐增量,最大剂量为 6～8 片/天。宜在餐前半小时服用。格列本脲作用较强,发生低血糖反应较重,老年人、肾功不全者慎用。格列齐特和格列吡嗪有增强血纤维蛋白溶解活性、降低血液黏稠度等作用,有利于延缓糖尿病血管并发症的发生。格列喹酮的代谢产物由胆汁排入肠道,很少经过肾排泄,适用于糖尿病肾病患者。格列苯脲是新一代磺酰脲类药物,作用可持续 1 d,服用方便,1 次/天;它不产生低血糖,对心血管系统的影响较小。格列吡嗪控释片(瑞易宁)1 次/天口服,该药可促进胰岛素按需分泌,提高外周组织对胰岛素的敏感性,显著抑制肝糖的生成,有效降低全天血糖,不增加低血糖的发生率,不增加体质量,不干扰脂代谢,不影响脂肪分布;与二甲双胍合用疗效增强。

(2)药物剂量:格列本脲,每片 2.5 mg,2.5～15 mg/d,分 2～3 次服;格列吡嗪,每片 5 mg,5～30 mg/d,分 2～3 次服;格列吡嗪控释片(瑞易宁),每片 5 mg,5～20 mg/d,1 次/天;格列齐特,每片 80 mg,80～240 mg/d,分 2～3 次服;格列喹酮,每片 30 mg,30～180 mg/d,分 2～3 次服;格列苯脲,每片 1 mg,1～4 mg/d,1 次/天。

3.双胍类

(1)常用的药物剂量:肠溶二甲双胍,每片 0.25 g,0.5～1.5 g/d,分 2～3 次口服;二甲双胍,每片 0.5 g,0.85～2.55 g/d,分 1～2 次口服,剂量超过 2.55 g/d 时,最好随三餐分次口服。

(2)用药方法:二甲双胍开始时用小剂量,餐中服,告知患者有可能出现消化道反应,经一段时间有可能减轻、消失;按需逐渐调整剂量,以不超过 2 g/d 肠溶二甲双胍或 2.55 g/d 二甲双胍(格华止)为度;老年人减量。

4.α-葡萄糖苷酶抑制药

用药方法:常用药物如阿卡波糖(拜糖平),开始剂量 50 mg,3 次/天,75～300 mg/d;倍欣

0.2 mg,3 次/天,与餐同服。合用助消化药、制酸药、胆盐等可削弱效果。

5.胰岛素增敏(效)药

胰岛素增敏(效)药包括罗格列酮、吡格列酮等,属于噻唑烷二酮类口服降糖药。

(1)吡格列酮。①用药方法:口服 1 次/天,初始剂量为 15 mg,可根据病情加量直至 45 mg/d。肾功能不全者不必调整剂量。②本品不适于 1 型糖尿病、糖尿病酮症酸中毒的患者,禁用于对本品过敏者。活动性肝病者不应使用本品。水肿和心功能分级 NYHA Ⅲ～Ⅳ 患者不宜使用本品。本品不宜用于儿童。用药过程中若 ALT 水平持续超过 3 倍正常上限或出现黄疸,应停药。联合使用其他降糖药有发生低血糖的危险。③常见不良反应有头痛、背痛、头晕、乏力、恶心、腹泻等,偶有增加体质量和肌酸激酶升高的报道。

(2)罗格列酮。①用药方法:起始剂量为 4 mg/d,单次服用;经 12 周治疗后,如需要可加量至 8 mg/d,1 次/天或 2 次/天服用。②临床适应证及注意事项同吡格列酮,但本品的肝不良反应少。

6.胰岛素

(1)适应证包括以下几方面:1 型糖尿病;糖尿病酮症酸中毒、高渗性昏迷和乳酸性酸中毒伴高血糖时;合并重症感染、消耗性疾病、视网膜病变、肾病变、神经病变、急性心肌梗死、脑血管意外;因伴发病需外科治疗的围术期;妊娠和分娩;2 型糖尿病患者经饮食及口服降糖药治疗未获得良好控制;全胰腺切除引起的继发性糖尿病。

(2)临床常用胰岛素制剂包括超短效胰岛素、人胰岛素类似物,无免疫原性,低血糖发生率低;短效胰岛素(R);中效胰岛素(中性鱼精蛋白锌胰岛素 NPH);预混胰岛素(30R,50R);长效胰岛素(鱼精蛋白锌胰岛素 PZI)。

(宫英芳)

第九章

风湿免疫科疾病诊治

第一节 强直性脊柱炎

一、概述

强直性脊柱炎是一种病因不明的与 HLA-B27 相关的慢性炎症性疾病,主要侵犯骶髂关节、脊柱骨突、脊柱旁软组织以及外周关节,并可伴见关节外表现,如急性前葡萄膜炎、主动脉瓣关闭不全、心脏传导障碍、肺上叶纤维化、神经系统受累及继发性肾脏淀粉样变,严重者可发生脊柱畸形或强直。

(一)强直性脊柱炎的发展简史

强直性脊柱炎是一个古老的疾病,Brodie 于 1850 年首先描述了一位 31 岁男性患者,临床表现为脊柱强直、偶尔伴发严重眼部炎症;直到 1930 年人们才充分认识到骶髂关节病变是强直性脊柱炎放射学上的特点。由于以前对该病认识不充分,曾经有过许多命名,如类风湿关节炎中枢型、类风湿脊柱炎。

1963 年国际抗风湿病联盟会议命名为"强直性脊柱炎",以代替类风湿脊柱炎,随着医学的发展以及发现该病与 HLA-B27 强相关以来,对该病的认识逐渐深入。

(二)强直性脊柱炎在全球和全国的总体流行及分布情况

强直性脊柱炎发病存在明显的种族和地区差异。欧洲白人的患病率大约为 0.3%,在亚洲,中国的患病率与欧洲相仿,患病率初步调查为 0.3% 左右,日本本土人为 0.05%~0.2%。在非洲黑人中,强直性脊柱炎非常罕见,仅在中非和南非有过个别的病例报道。

二、发病机制与病理

(一)发病机制

虽然强直性脊柱炎的病因及发病机制至今仍不明,但其发病可能涉及遗传、感染、免疫、环境、创伤、内分泌等方面因素。

1.遗传因素

强直性脊柱炎具有遗传倾向,遗传基因在其发病中起了主导作用,所涉及的遗传因素除 HLA-B27 及其亚型之外,尚有 HLA-B27 区域内及区域外的其他基因参与,同时也体现了家族聚集性。

2.免疫因素

(1)细胞免疫和体液免疫应答:强直性脊柱炎患者存在多种抗体和细胞免疫改变,具有自身免疫性特征。活动期强直性脊柱炎患者血清 IgG、IgM,尤其是 IgA 水平经常增高,提示该病涉及体液免疫;在强直性脊柱炎患者体内存在严重的 Th1/Th2 失衡,且随炎症的活动,Th1 细胞的分化能力较 Th2 下降更明显。

(2)细胞因子网络调节:强直性脊柱炎患者体内存在多种细胞因子的改变,血清中肿瘤坏死因子、白细胞介素-17 水平明显升高,且与疾病活动指数具有相关性。

3.其他因素

外源性因素可能诱发强直性脊柱炎,包括细菌感染、寒冷潮湿、外伤等因素。

(二)病理

强直性脊柱炎的原发病理部位在附着点或肌腱、韧带囊嵌入骨质处,附着点炎导致强直性脊柱炎典型病变的发生,如韧带骨赘形成、椎体方形变、椎体终板破坏及足跟腱炎。

T 细胞在强直性脊柱炎发病中的作用,CT 引导骶髂关节活检组织的免疫组织化学研究发现,炎性骶髂关节处存在 CD4$^+$ T 细胞、CD8$^+$ T 细胞、巨噬细胞。在特征性的黏液样浸润物附近富含肿瘤坏死因子的 mRNA,而在新骨形成区发现转化生长因子-β 的 mRNA。

三、临床表现

(一)临床症状

1.一般症状

起病缓慢而隐匿,早期可有低热、厌食、乏力、消瘦等症状。

2.中轴关节表现

隐匿起病的腰背部或骶髂部疼痛和/或发僵,半夜痛醒,翻身困难,晨起或久坐后起立时腰部发僵明显,但活动后减轻。可有臀部钝痛或骶髂关节剧痛,偶向周边放射。疾病早期疼痛多在一侧呈间断性,数月后疼痛多在双侧呈持续性。随病情进展由腰椎向胸颈部脊椎发展,则出现相应部位疼痛、活动受限或脊柱畸形。

3.外周关节表现

外周关节表现以膝、髋、踝和肩关节居多,肘及手和足小关节偶有受累。以非对称性、少数关节或单关节及下肢大关节的关节炎为特征。我国约 45% 的患者从外周关节炎开始发病。24%～75% 的患者在病初或病程中出现外周关节病变。髋关节受累者达 38%～66%,表现为局部疼痛,活动受限,屈曲挛缩及关节强直,其中大多数为双侧受累。膝关节和其他关节的关节炎或关节痛多为暂时性,极少或几乎不引起关节破坏和残疾。

4.关节外表现

眼部受累多见,甚至是本病的首发症状,可出现虹膜炎或葡萄膜炎,发生率达 25%～30%。心血管系统受累少见,病变主要包括升主动脉炎、主动脉关闭不全和传导障碍。肺实变是少见的晚期关节外表现,以缓慢进展的肺上段纤维化为特点。肾脏受累较少,以淀粉样变及 IgA 肾病为主。

(二)体征

骶髂关节和椎旁肌肉压痛为本病早期的阳性体征。随病情进展可见腰椎前凸变平,脊柱各个方向活动受限,胸廓扩展范围缩小及颈椎后突。以下几种方法可用于检查骶髂关节压痛或脊柱病变进展情况。

1.枕墙距

令患者靠墙直立,双足跟贴墙,双腿伸直,背贴墙,收颌,眼平视,测量枕骨结节与墙之间的水平距离。正常为 0,大于 0 即枕部触不到墙为异常。

2.屏墙距

测量方式同上,为测量耳屏距墙的距离。

3.颈椎旋转度

患者坐位,挺直上身,收颌,双手平放于膝,用一量角器向患者鼻尖方向置于患者头顶,令患者向左右旋转颈部,分别测量两侧旋转角度,计算平均值。

4.颌柄距

令患者下颌贴向胸骨柄,测量两者间的距离。正常为 0,>0 即下颌触不到胸骨柄为异常。

5.指地距

患者直立,弯腰、伸臂,测量指尖与地面的距离。

6.Schober 试验

令患者直立,在背部正中线髂嵴水平做一标记为零,向下 5 cm 做标记,向上 10 cm 再做标记,然后令患者弯腰(注意保持双膝直立),测量两个标记间的距离,此增加值(cm)即为 Schober 值。<4 cm 提示腰椎活动度降低。改良的 Schober 试验:令患者直立,在腰部两侧髂后上棘连线中点水平做一标记为零,向上 10 cm 再做标记,然后令患者弯腰(注意保持双膝直立),测量两个标记间的距离,此增加值(cm)即为改良 Schober 值。应测量两次取平均值。

7.踝间距

患者平卧,双膝伸直,两踝尽量向外伸开,测量两踝间最大距离。然后让患者直立,双膝伸直,两踝尽量向两侧伸开,测量两踝间最大距离。计算两次测量的平均值为最后测量值,单位 cm。

8.胸廓活动度

患者直立,用刻度软尺测量其第 4 肋间隙水平(妇女为乳房下缘)深呼气和深吸气之胸围差。<5 cm 者为异常。

9.侧位腰椎活动度

患者直立,双臂贴紧体侧自然下垂,双手指伸直,测量中指距地的距离,然后令患者向左侧、右侧弯腰(保持双膝直立),分别测量计算左右两侧中指距地的距离差,左右两侧的平均值为最后值,单位 cm。

10.骨盆按压

患者侧卧,从另一侧按压骨盆可引起骶髂关节疼痛。

11."4"字试验

患者仰卧,一侧下肢伸直,另侧下肢以"4"字形状放在伸直下肢近膝关节处,并一手按住膝关节,另一手按压对侧髂嵴上,两手同时下压。下压时,骶髂关节出现痛者,和/或者曲侧膝关节不能触及床面为阳性。

四、辅助检查

(一)实验室检查

活动期患者可见红细胞沉降率增快,C 反应蛋白增高及轻度贫血。类风湿因子阴性和免疫球蛋白轻度升高。强直性脊柱炎有遗传倾向,但不一定会遗传。目前已证实,强直性脊柱炎的发病和 HLA-B27 密切相关,并有明显家族遗传倾向。强直性脊柱炎患者 HLA-B27 阳性率达90%左右,但是大约 90% 的 HLA-B27 阳性者并不发生强直性脊柱炎,以及大约 10% 的强直性脊柱炎患者为 HLA-B27 阴性。近年的研究提示,其他新的致病基因如白细胞介素-23R、白细胞介素-1 和 *ARTS*1 基因也与强直性脊柱炎致病相关。

(二)影像学检查

1.X 线检查

(1)骶髂关节 X 线片:强直性脊柱炎最早的变化发生在骶髂关节。该处的 X 线片显示软骨下骨缘模糊,骨质糜烂,关节间隙模糊,骨密度增高及关节融合。骶髂关节炎 X 线片的病变程度分为 5 级:0 级为正常;1 级为可疑;2 级有轻度骶髂关节炎;3 级有中度骶髂关节炎;4 级为关节融合强直。

(2)脊柱 X 线片:脊柱的 X 线片表现有椎体骨质疏松和方形变,椎小关节模糊,椎旁韧带钙化以及骨桥形成。晚期可有严重的骨化性骨桥表现,而呈"竹节样变"。

(3)髋关节 X 线:髋关节受累者可表现为双侧对称性关节间隙狭窄、软骨下骨不规则硬化,髋骨和股骨头关节面外缘的骨赘形成,还可引起骨性强直。

(4)其他部位 X 线片:骨盆、足跟等部位 X 线片可见耻骨联合、坐骨结节和肌腱附着点(如跟骨)的骨质糜烂,伴邻近骨质的反应性硬化及绒毛状改变,可出现新骨形成。

2.CT 检查

骶髂关节及髋关节 CT:典型的患者 X 线检查可有明显改变,但对于病变处于早期的患者 X 线表现为正常或可疑,CT 检查可以增加敏感性且特异性不减。

3.MRI 检查

在强直性脊柱炎早期 X 线片不易发现骶髂关节的改变,MRI 对异常信号的高敏感性,以及断层的高分辨率避免了影像结构重叠,可以清晰地显示滑膜部及韧带部,结构清楚,尤其 MRI 对早期轻微的关节面骨质信号异常的显示,敏感性明显高于 X 线片。此外,最近研究表明脊柱、骶髂关节 MRI 不但可以更清晰地显示强直性脊柱炎患者慢性炎症病变如硬化、侵蚀、脂肪沉积、骨桥强直等,还可以显示强直性脊柱炎急性炎症病变如骨髓水肿、滑囊炎、滑膜炎、附着点炎等的程度,对评价疾病的急性炎症活动度和慢性炎症病变的程度有较高的价值。

五、诊断与鉴别诊断

(一)诊断

1.纽约标准

目前较为广泛通用的标准是 1984 年修订的纽约标准。

(1)临床标准:①腰痛、僵 3 个月以上,活动改善,休息无改善;②腰椎额状面和矢状面活动受限;③胸廓活动度低于相应年龄、性别的正常人(<5 cm)。

（2）放射学标准：双侧骶髂关节炎≥2级或单侧骶髂关节炎3～4级。

（3）分级。①肯定强直性脊柱炎：符合放射学标准和至少1项临床标准。②可能强直性脊柱炎：符合3项临床标准，或符合放射学标准而不具备任何临床标准（应除外其他原因所致骶髂关节炎）。

2.ASAS脊柱关节病诊断标准

（1）2009年国际评估强直性脊柱炎工作组（ASAS）提出的中轴型脊柱关节病分类标准：2009年ASAS提出的中轴型脊柱关节病分类标准适用于腰背痛≥3个月且发病年龄＜45岁的患者，具有影像学显示骶髂关节炎加上1个以上脊柱关节病特征，或者HLA-B27阳性加上2个以上其他脊柱关节病特征，可诊断为中轴型脊柱关节病。

脊柱关节病特征包括炎性腰背痛、关节炎、附着点炎（足跟）、葡萄膜炎、指或趾炎、银屑病、克罗恩病/结肠炎、非甾体抗炎药治疗效果好、脊柱关节病家族史、HLA-B27、C反应蛋白升高。

影像学显示骶髂关节炎的定义为：MRI显示活动性（急性）炎症，高度提示与脊柱关节炎相关的骶髂关节炎，或根据修订的纽约标准有明确放射学骶髂关节炎。

（2）2010年ASAS提出的外周型脊柱关节病分类标准：关节炎、附着点炎或趾炎，加上≥1个脊柱关节病特征，或加上≥2个其他脊柱关节病特征。脊柱关节病特征为：葡萄膜炎、银屑病、炎性肠病、前期感染史、HLA-B27阳性、影像学骶髂关节炎（X线或MRI）；其他脊柱关节病特征为：关节炎、附着点炎、趾炎、炎性下腰痛史、脊柱关节炎家族史。

3.ASAS炎性腰背痛诊断标准

慢性背痛＞3个月，且满足以下5条至少4条，可诊断为炎性腰背痛，分别为：年龄＜40岁，隐匿发病，活动后改善，休息后无改善，夜间痛（起床时改善）。

（二）鉴别诊断

强直性脊柱炎的常见症状，如腰痛、僵硬或不适等在很多临床疾病中普遍存在，需注意和以下疾病相鉴别。

1.类风湿关节炎

本病多见于女性。由于类风湿关节炎的基本病理改变为滑膜血管翳及血管炎，故常以掌指关节及近端指间关节为主，为对称性多关节炎，多不累及骶髂关节，如脊柱受累也常只侵犯颈椎。患者的关节区常可见类风湿皮下结节。类风湿因子阳性，其阳性率在类风湿关节炎患者可达60％～95％。

2.骨关节炎

骨关节炎又称骨关节病。本病多见于50岁以上中老年人群，其病理表现以关节软骨损伤、关节边缘和软骨下骨反应性增生为特点。缓慢起病，关节肿痛、发僵，常在活动后加重，休息后可缓解，关节活动时可有骨摩擦音。关节以手远端指间关节、膝关节、髋关节、第一跖趾关节、颈椎、腰椎易受累。位于远端指间关节的结节称为赫伯登结节，位于近端指间关节的结节称为骨性关节炎。实验室检查红细胞沉降率、血常规、C反应蛋白等指标往往正常，类风湿因子阴性。关节X线片检查见关节间隙变窄、骨赘、骨硬化、关节无强直。患者无全身系统性病变。另有一种特殊的骨关节炎即弥漫性特发性骨质增生症需与强直性脊柱炎相鉴别。该病为至少在连续四节椎体的前面或前外侧面有骨化或钙化；椎间盘相对完好；无椎弓关节骨性僵直，无骶髂关节侵蚀、硬化或骨性融合；可合并颈椎后纵韧带骨化症或椎体后缘变白、硬化。而强直性脊柱炎病变多自双侧骶髂关节开始向上蔓延，椎弓关节常有破坏。椎体呈方形。骨化薄而平。强直性脊柱炎多发于 20～30 岁青中年,而弥漫性特发性骨质增生症多见于老年人,骨化厚而浓密,外缘呈水波样,椎弓关节、骶髂关节正常,椎体一般无方形改变。

3.肠病后类风湿、眼尿道关节炎综合征

本病和强直性脊柱炎同属于血清阴性脊柱关节病,多见于成年男性,不洁性交或腹泻常为诱因。临床表现以关节炎、尿道炎和结膜炎三联症为特征。关节炎为多发性、不对称性,以下肢关节,如膝关节、踝关节、跖趾关节、趾间关节易受累。肌腱端病为本病较特异改变,发生在背部、足底、足跟、胸壁和下肢软组织出现刺击样疼痛。关节炎反复发作后常伴有骶髂关节和脊柱病变。本病 90％的患者可出现尿道炎。约 2/3 患者出现双侧性结膜炎,少数患者可出现角膜炎、巩膜炎、前眼色素层炎、虹膜睫状体炎、视网膜炎等。皮肤黏膜损害也常见,约占 25％,典型改变的有环状龟头炎。

4.银屑病关节炎

本病是与银屑病相关的炎性关节病,也是血清阴性脊柱关节病中的一种。它有典型的皮肤鳞屑性皮疹,皮疹为圆形或不规则形,表面覆以银白色鳞屑,去除鳞屑后显露出薄膜,刮除薄膜可见点性出血,此为银屑病的典型表现,具有诊断意义。17％患者具有类似强直性脊柱炎的骶髂关节炎改变,但常为单侧受累。远端指(趾)关节受累时有可见"笔帽征"的 X 线特征。90％患者有指甲损害,表现为小坑、纵崤和甲碎裂。实验室无特异指标,有红细胞沉降率增快、贫血、类风湿因子阴性;有典型银屑病皮损,再出现关节炎时较好诊断。若关节炎症状先出现,则应注意鉴别。

5.肠病性关节炎

本病也是血清阴性脊柱关节病的一种,指炎性肠病导致的关节炎,即溃疡性结肠炎与克罗恩病性肠病关节炎等。关节炎以膝关节、踝关节等单关节炎为主,关节肿胀疼痛,呈游走性、非对称性,少数患者出现关节腔积液。临床症状还可见发热、腹痛、腹泻。实验室检查滑液细菌培养阴性,类风湿因子阴性,HLA-B27 阳性率为 50％～70％,低于强直性脊柱炎,反复发作的患者关节 X 线片可有骨质疏松表现。

6.髂骨致密性骨炎

本病多发于 20～25 岁女性,多见于妊娠或产后妇女,肥胖女性更易罹患,它是以骨质硬化为特点的非特异性炎症,慢性发病,病程较长,临床症状一般较轻,可出现轻度的下背部、腰骶部位疼痛、酸沉感,疼痛呈间歇性,骶髂关节 X 线片或 CT 显示病变累及双侧骶髂关节中下 2/3 髂骨耳状面或全部耳状面,病变致密,均匀一致,略呈三角形,未见有骨质破坏及透亮区。病变内缘为髂骨关节面,外缘亦整齐。骶髂关节面光整,关节间隙无明显改变,骶骨未见异常。病变进展缓慢,邻近骨质疏松改变不明显。实验室检查 HLA-B27 阳性率如正常人群。

7.腰肌劳损

本病多由于腰背肌纤维、筋膜等软组织的慢性损伤而产生腰痛,起病缓慢,症状时轻时重,多在休息后减轻,劳累后加重。一般无外周关节肿痛,无晨僵现象。X 线改变可有腰椎轻度骨质增生、骨质疏松等。实验室检查红细胞沉降率、C 反应蛋白正常,HLA-B27 阴性。

8.机械性腰痛

本病可发生于任何年龄,无家族史,起病突然,一般持续时间小于 4 周,活动后症状加重,无夜间痛重,疼痛范围局限,活动后疼痛加剧,即红细胞沉降率、C 反应蛋白等多正常。而强直性脊柱炎好发于 40 岁以下男性,可有家族史,发病隐匿,疼痛持续时间大于 3 个月,夜间痛重,疼痛范围弥散,活动后疼痛可减轻,红细胞沉降率、C 反应蛋白可升高。

六、治疗

（一）药物治疗

1.非甾体抗炎药

该类药物作用机制主要是通过抑制环氧合酶的活性,使花生四烯酸不能被环氧合酶氧化成前列腺素,从而起到抗炎、解热、镇痛的作用。近年来应用于临床的选择性环氧合酶-2抑制剂,如尼美舒利、美洛昔康、塞来昔布等因其对正常表达在胃黏膜、血小板及肾脏的环氧合酶-1抑制较轻而不良反应较少,而且抗炎、镇痛作用与其他非甾体抗炎药无明显差别,从而进一步提高了强直性脊柱炎患者长期服药的安全性。

2.改善病情药物

（1）柳氮磺吡啶:该药可改善强直性脊柱炎的关节疼痛、肿胀和发僵,并可降低血清IgA水平及其他实验室活动性指标,适用于改善强直性脊柱炎患者的外周关节炎,并对本病并发的前葡萄膜炎有预防复发和减轻病变的作用。但该药对强直性脊柱炎的中轴关节病变的治疗作用缺乏证据。通常推荐用量为每天2.0 g,分2~3次口服。剂量增至3.0 g/d,疗效虽可增加,但不良反应也明显增多。本品起效较慢,通常在用药后4~6周。为了增加患者的耐受性,一般以0.25 g每天3次开始,以后每周递增0.25 g,直至1.0 g,每天2次,或根据病情,或根据患者对治疗的反应调整剂量和疗程,维持1~3年。为了弥补柳氮磺吡啶起效较慢及抗炎作用欠强的缺点,通常选用一种起效快的抗炎药与其并用。本品的不良反应包括消化系统症状、皮疹、血细胞减少、头痛、头晕以及男性精子减少及形态异常（停药可恢复）。磺胺过敏者禁用。

（2）沙利度胺:该药有特异性免疫调节作用,能选择性地抑制正常单核细胞产生肿瘤坏死因子,也能协同刺激人T细胞、辅助T细胞应答,还能抑制血管形成和黏附因子活性。

（3）其他改善病情药物:其他改善病情药物如甲氨蝶呤、来氟米特、雷公藤片等对外周关节病变为主的强直性脊柱炎患者具有一定疗效,但对于中轴脊柱关节为主的强直性脊柱炎目前研究尚未发现对于强直性脊柱炎有确切疗效。

3.糖皮质激素

强直性脊柱炎患者出现虹膜睫状体炎可选择局部使用,合并外周关节炎可关节腔内注射,不推荐全身用药。

4.生物制剂

肿瘤坏死因子抑制剂,用于治疗活动性或对抗炎药治疗无效的强直性脊柱炎,治疗后患者的外周关节炎、肌腱末端炎及脊柱症状,以及C反应蛋白均可得到明显改善。但其长期疗效及对中轴关节X线病变的影响如何,尚待继续研究。本品常见的不良反应是注射部位局部反应,包括轻度至中度红斑、瘙痒、疼痛和肿胀等,注射部位反应通常发生在开始治疗的第1个月内,在随后的治疗中发生频率降低。注射部位反应平均持续3~5 d。其他不良反应包括头痛、眩晕、皮疹、失眠、咳嗽、腹痛、上呼吸道感染、血压升高、外周血淋巴细胞比例增多、鼻炎、发热、关节酸痛、肌肉酸痛、困倦、面部肿胀、转氨酶升高等,大部分不需要处理。此外,严重不良反应有感染、严重变态反应及狼疮样病变、诱发肿瘤等。

（1）英利昔:其特点是与肿瘤坏死因子结合率高,可清除循环和细胞上的肿瘤坏死因子,但对肿瘤坏死因子-β无作用。使用方法:每次3~10 mg/kg静脉滴注,每4~8周1次,也有人推荐初始剂量为3 mg/kg,然后第2和6周给相同剂量,以后每8周给药1次,如疗效不理想,可增量至 10 mg/kg 或间隔缩短到每 4 周 1 次。

（2）依那西普：其特点是与肿瘤坏死因子结合率较低，作用比较温和，同时中和循环中可溶的肿瘤坏死因子和肿瘤坏死因子-β，有更好的耐受性和非免疫原性。推荐方法是 25 mg，每周 2 次，皮下注射。

（二）外科治疗

强直性脊柱炎是主要累及青少年男性的自身免疫性疾病，也是一种自限性疾病，多数强直性脊柱炎患者经非手术治疗会停止发展，症状缓解或消失，但仍有一部分强直性脊柱炎患者会发展到严重的畸形，而影响脊柱和关节功能，最终需要手术矫形，以最大限度地恢复功能。

强直性脊柱炎主要累及脊柱和髋膝关节，肩关节和踝关节有时也会受累，但比例很低。现分别叙述。

1.强直性脊柱炎累及脊柱

典型的强直性脊柱炎从骶髂关节开始发病，然后向上发展累及腰段、胸段甚至颈段脊柱的关节突关节，使其强直，韧带骨化。当然并非所有累及脊柱的强直性脊柱炎患者均发展到颈椎告终。相当一部分患者局限到胸腰椎，产生后凸畸形，少数患者可发展到颈椎，产生颈椎后凸，严重者引起上颈椎及颈枕关节强直，最严重者可累及下颌关节，使患者张口功能受限。

（1）外科治疗目的：医师在为患者制订治疗计划及与患者交代病情时应明确，强直性脊柱炎累及脊柱是脊柱的关节韧带均已骨化融合，手术治疗后的脊柱绝不能变成活动的节段，只能将处于非功能位的畸形脊柱通过手术变成近似功能位的脊柱，然后再融合。因此矫正畸形后的脊柱仍然没有活动节段。但经过手术矫正畸形后，使头部抬高，两眼可平视或向上看，躯干直立可改善步态及站立姿势，也可改善生活质量和劳动能力，同时也可增加患者的心肺功能，减轻或消除神经根刺激症状。

（2）外科手术适应证：①寰枢椎不稳，伴有疼痛及中度神经功能障碍。②颈椎后凸畸形，出现下颌顶住胸部，头部不能抬高，双眼不可平视。此在临床较少。③腰椎后凸，出现头不能抬起，眼不能平视，上半躯干前弯，形成严重驼背。④脊柱骨折伴假关节形成。截骨技术：虽然有胸椎后凸，但由于胸椎椎管小，且为胸髓，容易损伤，且损伤后后果严重，故一般选择腰段做截骨，多在腰1～2腰2～3节段截骨。最早截骨是经腰1～2节段做椎板"V"形截骨，但是由于早期技术存在缺陷，死亡率和截瘫发生率较高。近 10 年来，采用术中皮层诱发电位，监视术中神经功能，采用多节段截骨，椎板根钉固定技术，使手术矫正效果明显提高，截骨完成后椎体张口不大，术后神经功能并发症降至 1% 以下。对强直性脊柱炎并发应力骨折假关节形成的患者，应切除假关节，采用椎弓根钉及钩固定技术，同时植骨修复假关节。对合并严重后凸畸形者，同期行后凸畸形矫正术。对颈椎严重后凸，做颈 7 后方截骨术，使头部抬起，采用椎弓根钉或侧块接骨板固定。但此手术有相当的难度和较高的神经系统的并发症。

2.强直性脊柱炎累及关节

累及髋关节最为常见，据报道占 42%，而累及膝关节均为 10%，踝关节更少，累及其他关节罕见，本文叙述累及髋关节、膝关节、踝关节的外科治疗。

（1）累及髋关节：强直性脊柱炎初期改变为关节边缘的骨炎，其特点是存在慢性炎症细胞和肉芽组织。由于破骨细胞活性增加而出现骨质疏松，随后软骨下骨和纤维软骨被纤维组织替代，关节表面出现侵蚀和退行性改变。有的迅速发展成骨性强直，关节间隙消失，骨小梁通过髋臼与股骨头之间间隙而融合成片，股骨头突入髋臼也较多见，而有的则仅有轻、中度关节活动障碍，关节间隙虽变窄,但仍保留。双髋多同时受累,但双侧严重程度可不同步。对强直性脊柱炎累及髋关节做滑膜切除有害无益。有学者曾诊疗多例患者,患者术前原有部分关节活动,但行滑膜切除后迅速强直。人工关节置换术是治疗晚期强直性脊柱炎累及髋关节的唯一手段,其手术适应证包括严重的关节疼痛及关节功能障碍,特别是双侧累及者。对于合并关节强直者更应考虑人工关节置换。

（2）累及膝关节:多数情况,累及膝关节必然累及髋关节。累及膝关节者常发生膝关节强直,而在临床工作中,常见的足膝关节屈曲位强直,使手术面临极大困难和严重并发症。对强直性脊柱炎累及膝关节,采用全膝关节置换术是最好的选择,全膝关节置换术后患者可获得一个稳定的有一定活动度的无痛关节。同时,根据目前文献和有学者的经验,一次手术同侧髋关节、膝关节置换,先髋后膝,但髋关节切口可暂不闭合,待完成膝关节置换术后确保髋关节人工关节位置正确时再闭合切口。

（3）累及踝关节:此为少见情况。累及踝关节者,一定会累及同侧髋关节、膝关节。踝关节强直是否要手术取决于踝关节的位置,如强直在功能位,则在髋关节、膝关节置换后,踝关节可不手术。如踝关节强直在非功能位,尽管做了髋关节、膝关节置换术,但由于踝关节位置不良,则也很难恢复正常行走功能,则踝关节可做人工关节置换或踝关节截骨术。踝关节人工关节置换术的疗效仍存在许多问题,需要慎重选择。

（王佳佳）

第二节　类风湿关节炎

一、概述

类风湿关节炎是以侵蚀性关节炎为主要表现的全身性自身免疫性疾病。常以对称性小关节肿痛为特征。由于其致残率较高,近些年来相关研究不断深入,其早期诊断及干预手段有了明显的提升。

（一）类风湿关节炎发展简史

1854 年英国医师 Garrod 提出了"类风湿关节炎"这个名称。1896 年 Schaefer 和 Raymon 将该病定为独立的疾病,同年 Still 亦对儿童型的类风湿关节炎作了详细的描述。1940 年 Waller 发现类风湿因子。直到 1941 年美国正式采用"类风湿关节炎"的病名,并首先确定为侵犯结缔组织的全身性疾病。而后 Cawelti、Sloven 分别提出类风湿关节炎发病机制的自身变态反应理论,并得到确定。近年来大量的流行病学资料以及相关诊疗手段的不断完善,对该病的早期诊断及干预明显降低了其致残率,有效地改善了类风湿关节炎的预后。

（二）类风湿关节炎在全球和全国的总体流行及分布情况

有研究显示,类风湿关节炎患者的全球发生率在 1% 左右,我国类风湿关节炎的患病率为 0.42%,与国外报道的发展中国家类风湿关节炎 0.35% 的患病率很接近。疾病的发生率与性别有关,临床显示女性类风湿关节炎患病率显著高于男性,为(2~3)∶1。无证据表明与人种及地域有明显关联。

二、发病机制与病理

(一)发病机制

类风湿关节炎的发病机制不明确,可能的发病机制如下。

1.免疫因素

疾病早期天然免疫激活成纤维细胞样滑膜细胞、树突状细胞和巨噬细胞。树突状细胞行至中枢淋巴器官呈递抗原并激活 T 细胞,后者激活 B 细胞。反复激活天然免疫系统可直接发生炎症,并可能使抗原呈递在滑膜中进行。在疾病的后续阶段,多种细胞通过核因子 kβ 受体激活蛋白/蛋白配体系统激活了破骨细胞(OC)。

2.环境因素

流行病学研究显示,病毒、反转录病毒以及支原体通过其直接感染、天然免疫反应机制或通过分子模拟机制诱导全身适应性免疫反应启动了类风湿关节炎的发生。

3.遗传易感性

同卵双生子的共同患病率为 12%～15%,远高于一般人群中 1% 的患病率。类风湿关节炎患者的异卵双生同胞患病的危险性增加(2%～5%),但并不比类风湿关节炎患者一级亲属的患病率高。

(二)病理

类风湿关节炎其主要病理表现为滑膜细胞增生、血管翳形成,侵蚀关节软骨,损害骨质。其中滑膜组织中单核细胞,尤其是 T 细胞和巨噬细胞的浸润,以及滑膜衬里层细胞的增生是该病的特征表现。在类风湿关节炎中,T 细胞能够促进滑膜中血管内皮生长因子,肿瘤坏死因子和趋化因子的产生。活化的 T 细胞能够促进血管新生。活化的巨噬细胞能够产生白细胞介素-1、白细胞介素-6、肿瘤坏死因子、转化生长因子-β 和基质金属蛋白酶等多种分子。白细胞介素-17 可诱导滑膜成纤维细胞产生其他促炎因子和趋化因子,包括白细胞介素-6、白细胞介素-8 等,还能够活化巨噬细胞促使其表达白细胞介素-1、肿瘤坏死因子、环氧合酶-2,前列腺素 E_2 和基质金属蛋白酶-9。有数据表明,白细胞介素-17 可通过促进血管内皮生长因子、碱性成纤维细胞生长因子和肝细胞生长因子有丝分裂活性介导人微血管内皮细胞生长。

三、临床表现及体征

类风湿关节炎可发生于任何年龄,但发病以中青年为主,女性多于男性,病变常与季节气候变化有明显的关联。患者早期可仅见关节受累,也可见全身不适。而后迅速累及其他关节,在病变早期多为关节受累的不对称表现,疾病后期多见关节的对称发展。

(一)关节表现

1.晨僵

类风湿关节炎特征性表现,一般持续 1 h 以上,表现为每天晨起的关节"胶着现象"。

2.关节肿痛

早期最常见的受累关节为近端指间关节、掌指关节、腕关节;肘关节在疾病早期即可发生关节受累,随着病情进展,可出现严重畸形。膝关节常发生于小关节受累后,致残率较高。

3.关节畸形

病变晚期手关节的常见改变有:①腕关节桡侧偏斜手指尺侧偏斜,呈现特征性的"Z"字形畸形；②近端指间关节过伸，远端指间关节屈曲，呈天鹅颈畸形；③近端指间关节屈曲挛缩和远端指间关节伸展形成纽扣花样畸形。

4.特殊关节

常可累及颞下颌关节，可见该关节的疼痛。颈椎的椎间关节常有骨、软骨的破坏，有明显的疼痛症状。肩部病变可累及肩关节滑膜，还可影响到局部关节肌肉，出现肩袖受累。

(二)关节外表现

1.皮肤黏膜

类风湿结节为特征性皮肤表现。常见于关节的伸侧面或受压部位的皮下，如鹰嘴窝及尺骨远端。类风湿关节炎可并发血管炎表现，可见指甲下及指端暗红，也可出现四肢网状青斑、暗红色紫癜的血管炎改变。

2.眼

常伴发巩膜炎及表层巩膜炎，巩膜炎可出现严重的眼痛及深红色变，无渗出；表层巩膜炎表现为眼睛发红，无渗出，但有砂石摩擦感导致的流泪。

3.心脏

有证据表明类风湿关节炎冠状动脉粥样硬化的发生率高于同龄人。

4.肺部

肺部受累常见，有时可为首发表现。疾病进展或在治疗过程中使用甲氨蝶呤，都可发生肺间质病变；影像学见双肺网状改变，病理见单核细胞浸润中出现弥漫性纤维化。肺功能检查见气体弥散功能下降。

5.消化系统

由于治疗过程中需服用非甾体抗炎药物，故而可见上腹痛、恶心、反酸、胃灼热、食欲低下的症状。

6.血液系统

类风湿关节炎可导致大部分患者出现正细胞正色素性贫血，与病情活动相关。常可见血小板增多症，与关节外症状和疾病活动明显相关。

四、辅助检查

(一)一般项目

血常规可见轻、中度正色素正细胞或小细胞性贫血，常见血小板数增高；红细胞沉降率、C反应蛋白常升高，且与疾病活动呈正相关。

(二)血清学检查项目

类风湿因子可分为IgA、IgG、IgM型，临床主要检测IgM型类风湿因子。其滴度一般与病变活动度与严重程度相关；5％正常人可出现低滴度类风湿因子阳性。

抗核抗体一般无异常；抗核周因子、抗角蛋白抗体、抗环瓜氨酸肽抗体特异性及敏感性较类风湿因子高。这些抗体常见于类风湿关节炎早期，尤其是血清类风湿因子阴性、临床症状不典型的患者。

(三)影像学检查

1.X线

双手、腕关节以及其他受累关节的X线片对本病的诊断有重要意义。早期X线表现为关节周围软组织肿胀及关节附近骨质疏松；随病情进展可出现关节面破坏、关节间隙狭窄、关节融合或脱位。根据关节破坏程度可将 X 线改变分为 4 期（表 9-1）。

表 9-1　类风湿关节炎的 X 线分期

Ⅰ期（早期）	X 线检查无骨质破坏性改变，可见骨质疏松
Ⅱ期（中期）	X 线显示骨质疏松，可有轻度的软骨破坏，伴或不伴有轻度的软骨下骨质破坏；可有关节活动受限，但无关节畸形；关节邻近肌肉萎缩；有关节外软组织病变，如结节或腱鞘炎
Ⅲ期（严重期）	X 线显示有骨质疏松伴软骨或骨质破坏；关节畸形，如半脱位、尺侧偏斜或过伸，无纤维性或骨性强直；广泛的肌萎缩；有关节外软组织病变，如结节或腱鞘炎
Ⅳ期（终末期）	纤维性或骨性强直；Ⅲ期标准内各条

2.CT

CT 可较早地发现 X 线未显示的骨破坏。

3.MRI

MRI 在显示关节病变方面优于 X 线，可显示关节炎性反应初期出现的滑膜增厚、骨髓水肿和轻度关节面侵蚀，有益于类风湿关节炎的早期诊断。

4.超声

关节超声分级标准见表 9-2。

表 9-2　滑膜炎彩色多普勒分级标准（2001 年 Stone 及 Sukudlarek 标准）

	Stone 标准	Sukudlarek 标准
0 级	正常	正常
1 级	＜1/3	单一血管信号
2 级	1/3～2/3	融合的血管信号＜1/2 区域
3 级	≥2/3	融合的血管信号＞1/2 区域

五、诊断与鉴别诊断

（一）诊断

类风湿关节炎临床上常用诊断标准有 1984 年美国风湿病学会（表 9-3）和 2009 年 ACR 的分类标准。

表 9-3　1987 年美国风湿病学会（ACR）分类标准

	条件	定义
1	晨僵	关节及其周围僵硬感至少持续 1 h
2	≥3 个以上关节区的关节炎	医师观察到下列 14 个关节区（两侧的近端指间关节、掌指关节，腕、肘、膝、踝及跖趾关节）中至少 3 个有软组织肿胀或积液（不是单纯骨隆起）
3	手关节炎	腕、掌指或近端指间关节区中，至少有一个关节区肿胀
4	对称性关节炎	左右两侧关节同时受累（两侧近端指间关节、掌指关节及跖趾关节受累时，不一定绝对对称）
5	类风湿结节	医师观察到在骨突部位、伸肌表面或关节周围有皮下结节

条件	定义
6	类风湿因子阳性	任何检测方法证明血清中类风湿因子含量升高(该方法在健康人群中的阳性率<5%)
7	影像学改变	在手和腕的后前位相上有典型的类风湿关节炎影像学改变:必须包括骨质侵蚀或受累关节及其邻近部位有明确的骨质脱钙

注:以上7条满足4条或4条以上并排除其他关节炎可诊断类风湿关节炎,条件1~4必须持续至少6周

类风湿关节炎的诊断主要依靠临床表现、实验室检查及影像学检查。典型病例按1987年美国风湿病学会(ACR)的分类标准诊断并不困难,但对于不典型及早期类风湿关节炎易出现误诊或漏诊。对这些患者,除类风湿因子和抗环瓜氨酸肽抗体等检查外,还可考虑MRI及超声检查,以利于早期诊断。对可疑类风湿关节炎的患者要定期复查和随访。

2009年ACR和欧洲抗风湿病联盟(EULAR)提出了新的类风湿关节炎分类标准和评分系统(表9-4),即至少1个关节肿痛,并有滑膜炎的证据(临床或超声或MRI);同时排除了其他疾病引起的关节炎,并有典型的常规放射学类风湿关节炎骨破坏的改变,可诊断为类风湿关节炎。另外,该标准对关节受累情况、血清学指标、滑膜炎持续也可诊断为类风湿关节炎。

表9-4 ACR/EULAR 2009年类风湿关节炎分类标准和评分系统

关节受累情况		
受累关节情况	受累关节数	得分(0~5分)
中大关节	1	0
	2~10	1
小关节	1~3	2
	4~10	3
至少1个为小关节	>10	5
血清学		得分(0~3)
类风湿因子或抗环瓜氨酸肽抗体均阴性		0
类风湿因子或抗环瓜氨酸肽抗体至少1项低滴度阳性		2
类风湿因子或抗环瓜氨酸肽抗体至少1项高滴度(>正常上限3倍)阳性		3
滑膜炎持续时间		得分(0~1分)
<6周		0
>6周		1
急性时相反应物		得分(0~1分)
C反应蛋白或红细胞沉降率均正常		0
C反应蛋白或红细胞沉降率增高		1

(二)特殊类型

1.幼年型类风湿关节炎

16岁以前起病,持续6周或6周以上的单关节炎或多关节炎,并除外其他已知原因。该病更易累及大关节,如膝关节,小关节较少。目前病因不明,一般认为与遗传及环境因素有关。病

变特征为滑膜炎症。

2.血清阴性滑膜炎伴凹陷性水肿(RS3PE)综合征

RS3PE综合征主要累及老年人,平均发病年龄70岁左右,男多于女,常起病突然,对称分布,累及腕关节、屈肌腱鞘和手的小关节,伴随手背明显可凹性水肿。疾病在3~6个月内完全缓解。但受累腕、肘和手运动受限可持续存在。该病无骨侵蚀,持续类风湿因子阴性,通常有轻度贫血,红细胞沉降率增快和血清蛋白降低。

3.Felty综合征

Felty综合征为血清阳性类风湿关节炎的系统并发症之一。常以慢性关节炎、脾大及粒细胞减少的三联症为表现。其发病率大约为类风湿患者的3%,且女性比例高于男性;常表现为严重的关节病变、脾大、粒细胞减少,且发病前可见难以解释的体质量下降。血常规提示白细胞及粒细胞绝对值减少,多数患者可见轻、中度贫血。血清学检查提示98%患者可见高滴度类风湿因子阳性。

4.回纹性风湿症

回纹性风湿症多发生于30~60岁,以关节红肿热痛间歇性发作为特征,起病急骤,疼痛持续几小时或几天,很少超过3 d,疼痛程度不一,常伴有肿痛,但晨僵少见,受累关节皮温增高,颜色变红;膝关节最常受累,其次为腕关节,手背、掌指关节和近端指间关节、肩关节、肘关节。1/3患者出现关节周围组织受累,有压痛,无可凹水肿。每次只有一个或有限几个关节受累。实验室检查无异常。X线检查发作期可见软组织肿胀。预后较好,约1/3发展为类风湿关节炎。

(三)鉴别诊断

1.骨关节炎

该病多发于中老年人,主要累及膝、髋等负重大关节。活动时关节痛加重。部分患者的远端指间关节出现特征性Heberden结节,而在近端指关节可出现Bouchard结节。骨关节炎患者很少出现对称性近端指间关节、腕关节受累,无类风湿结节,晨僵时间短或无晨僵。此外,骨关节炎患者的红细胞沉降率多为正常或轻度增快,而类风湿因子阴性。X线显示关节边缘增生或骨赘形成,晚期可由于软骨破坏出现关节间隙狭窄。

2.脊柱关节炎

该类关节病包含强直性脊柱炎、反应性关节炎、银屑病性关节炎、炎性肠病性关节炎。多见于青年发病,常有明显家族倾向性。HLA-B27阳性率较高,但类风湿因子阴性。该类疾病可见到外周非对称少关节炎,大关节多于小关节,且常有附着点炎表现。典型表现为骶髂关节破坏性病变。

3.痛风

以尿酸盐沉积导致的关节红肿热痛为典型表现,常见有前驱诱因,如进食高嘌呤饮食。夜间疼痛明显,主要表现在双足跖趾关节、双膝关节、双肘关节、耳轮红肿疼痛,病程日久可见痛风石形成。

六、治疗

(一)药物治疗

1.非甾体抗炎药

该类药物主要通过抑制环氧合酶活性,减少前列腺素合成而起到抗炎、镇痛、退热及减轻关节肿胀的作用,是临床最常用的类风湿关节炎治疗药物。可较迅速缓解患者的关节肿痛。其主要不良反应包括胃肠道症状、肝肾功能损害以及可能增加的心血管不良事件。

2.改善病情抗风湿药

该类药物较非甾体抗炎药起效慢,大约需 2 个月,故又称慢作用抗风湿药,这些药物不具备明显的镇痛和抗炎作用,但可延缓或控制病情的进展。

3.糖皮质激素类药物(简称激素)

能迅速减轻和改善临床不适症状。在重症类风湿关节炎伴有心、肺或神经系统等受累的患者,可给予短效激素,其剂量依病情严重程度而定。

4.生物制剂

生物制剂主要包括肿瘤坏死因子拮抗剂、白细胞介素-1 和白细胞介素-6 拮抗剂、抗 CD20 单抗以及 T 细胞共刺激信号抑制剂等。

5.植物药制剂

传统中药材某一有效成分的提取物,已被证实对缓解关节肿痛有效。目前临床常用药物有雷公藤片(多苷片)、白芍总苷胶囊。

(二)外科治疗

类风湿关节炎患者经积极内科正规治疗,病情仍不能控制,为纠正畸形,改善生活质量可考虑手术治疗。但手术并不能根治类风湿关节炎,故术后仍需药物治疗。常用的手术主要有滑膜切除术、人工关节置换术、关节融合术以及软组织修复术。

1.滑膜切除术

对于经积极正规的内科治疗仍有明显关节肿胀及滑膜增厚,X 线显示关节间隙未消失或无明显狭窄者,为防止关节软骨进一步破坏可考虑滑膜切除术,但术后仍需正规的内科治疗。

2.人工关节置换术

对于关节畸形明显影响功能,经内科治疗无效,X 线显示关节间隙消失或明显狭窄者,可考虑人工关节置换术。该手术可改善患者的日常生活能力,但术前、术后均应有规范的药物治疗以避免复发。

3.关节融合术

随着人工关节置换术的成功应用,近年来,关节融合术已很少使用,但对于晚期关节炎患者、关节破坏严重、关节不稳者可行关节融合术。此外,关节融合术还可作为关节置换术失败的挽救手术。

4.软组织手术

类风湿关节炎患者除关节畸形外,关节囊和周围的肌肉、肌腱的萎缩也是造成关节畸形的原因。因此,可通过关节囊剥离术、关节囊切开术、肌腱松解或延长术等改善关节功能。

(王佳佳)

第三节　干燥综合征

一、概述

干燥综合征(Sjogren syndrome,SS)是一种慢性炎症性自身免疫性疾病,发病率较高,其主要累及人体外分泌腺,临床除有因唾液腺和泪腺受损功能下降而出现口干、眼干等症状体征外,尚有呼吸系统、泌尿系统、神经系统、血液系统、内分泌系统、消化系统等多系统损害表现,是一种存在多系统损害的自身免疫性疾病。

(一)干燥综合征的历史演变

1882 年 Leber 报道过丝状角膜炎的病例,1888 年 Mikulicz 对一名双侧泪腺和腮腺肿大的患者进行活检,发现其肿大的腺体内存在大量的圆形细胞,推测可能为一尚未发现的疾病,故初步命名为 Mikulicz 综合征。1893 年 Henrik Sjögren 首先报道了丝状角膜炎与关节炎之间的关联,并将其命名为 Sjögren's syndrome,但未受到重视。1953 年 Morgan 和 Castleman 注意到腮腺肿大和角膜炎之间存在一定的共性,且与 Sjögren's syndrome 的组织病理学改变是一致的。此后 Sjögren's syndrome 这一病名才逐渐被广泛采用。

(二)干燥综合征在全球和全国的总体流行及分布情况

干燥综合征患病率不同地区的报道各不相同,在不同的研究中估计其患病率从 0.5%～5.5%。美国明尼苏达州的 Olmstead 地区干燥综合征患病率约为 3.9%。国内张乃峥教授 1993 年曾对北京郊区 2 060 人的调查发现本病患病率为 0.77%(参照哥本哈根标准)或 0.33%(参照 FOX 标准)。除此之外,干燥综合征患病率还与性别、年龄等因素有关。本病好发于中年女性,尤其是绝经后女性,国外有研究表明本病患者男女比例约为 1∶9,但也有学者认为这一比例可达到 1∶11.2。关于本病的好发年龄,除大多学者认为多发于女性绝经后,还有的学者认为本病亦好发于女性月经初潮期。一般来说发病年龄多在 40～50 岁,但也可见于老人和儿童。

二、发病机制与病理

(一)病因与发病机制

虽然世界各国学者对干燥综合征的病因及发病机制均提出了不少学说,但其本质仍未完全阐明,目前认为遗传、基因多态性、易感性与干燥综合征发病有关,即具有基因易感性个体体内的免疫系统在病毒感染或其他致病因素诱导下,引发自身免疫反应,导致外分泌腺体上皮细胞发生免疫活化或凋亡,使自身抗原暴露于外,导致细胞免疫被激活。

1.遗传因素

家族聚集倾向是干燥综合征发病的一大特征。研究发现干燥综合征患者其家族成员罹患干燥综合征的比例要远远高于正常对照组。已有研究证明 HLA-DR 基因位点与人类的免疫反应有关。不同种族、不同地区人群中与干燥综合征发病相关的 HLA-DR 位点也不尽相同。

2.感染因素

目前已有越来越多的证据证明病毒感染与自身免疫性疾病的发病有关,epstein-barr 病毒(EB 病毒)、人类免疫缺陷病毒、巨细胞病毒、反转录病毒等与干燥综合征的发病有关已被证实。

3.细胞因子

干燥综合征的发病与 Th1 和 Th2 均相关,即通过 CD4$^+$T 细胞、B 细胞及树突状细胞的上皮细胞增殖与凋亡,引起免疫介导的外分泌腺组织损伤。越来越多的研究表明细胞因子是调节干燥综合征患者外分泌腺慢性自身免疫性炎症的关键分子。目前研究发现多种细胞因子均可参与干燥综合征发病,如 IFN-γ、肿瘤坏死因子、白细胞介素-12、白细胞介素-18、白细胞介素-4、白细胞介素-6、白细胞介素-13、白细胞介素-1、白细胞介素-14、淋巴毒素、B 细胞激活因子(BAFF)等。

4.水通道蛋白 5（AQP-5）

AQP-5 属于细胞跨膜转运蛋白，具有高通透性的特点，人体内水分子可以通过其由质膜向高渗方向移动。目前研究证实 AQP-5 与干燥综合征患者唾液分泌有关。有学者通过动物实验已经证实了 AQP-5 在唾液分泌中起着重要的作用。

5.毒蕈碱型乙酰胆碱受体亚型 3（CHRM3）

CHRM3 为 M 型受体多种亚型之一，主要分布在外分泌腺上，具有促进唾液腺、泪腺以及消化道、气管和支气管腺体分泌的作用。已有国外学者等通过实验研究发现 CHRM3 数目在原发性干燥综合征患者唇腺组织石蜡切片标本中显著增加，从而推测这种抑制作用可能与原发性干燥综合征患者血清中存在的特殊抗体对 CHRM3 的拮抗有关。

6.性激素

近年来性激素在干燥综合征发病中的作用越来越受到各国学者们的重视，鉴于干燥综合征患者中女性占据绝大多数，尤其是绝经后女性多发，有学者提出雌激素不足可能是促使干燥综合征发病的高危因素。有国外学者发现切除小鼠卵巢后淋巴细胞浸润泪腺先于泪腺细胞的正常凋亡。

（二）病理

淋巴细胞和浆细胞浸润是干燥综合征所导致的系统性损伤的共同病理变化，以唾液腺和泪腺病变为代表，常见的病理改变为大量淋巴细胞、浆细胞以及单核细胞浸润在外分泌腺柱状上皮细胞之间，随着浸润程度的逐渐加重，可进一步形成淋巴滤泡样结构，同时浸润的范围也可扩展至腺体小叶，导致腺体增生，最终形成外肌上皮岛。

此外，中小血管受损也是干燥综合征的一个基本病变，主要表现为血管炎。血管病变的病理主要表现为小血管壁或血管周炎症细胞浸润，可导致急性坏死性血管炎、闭塞性血管炎等。而微循环障碍也可在干燥综合征患者中表现出来，主要与干燥综合征患者血清内存在多种且大量的自身抗体、高丙种球蛋白等其他大分子物质有关。

三、临床表现及体征

（一）外分泌腺表现

1.口腔表现

口干常常是本病的首发症状，本病患者几乎均有不同程度的口干表现。患者常因唾液减少而诉口干，虽频繁饮水，但不解渴。口干严重时影响咀嚼，进干食时需用水送下。由于唾液分泌量减少，唾液抗菌的特性减弱，因此约一半的患者牙齿易损坏，表现为牙齿逐渐变黑，继而出现粉末状及小片状脱落，最终只留残根，被称为"猖獗龋"，此为本病的特征性表现之一。

2.眼部表现

眼干也是本病的突出表现之一，多由于泪腺病变和泪液分泌过少所产生的干燥性角膜炎所致。患者常诉眼部有摩擦、砂粒等异物感，同时可伴有畏光、眼痛、视疲劳或视力下降、泪少等，严重者甚至在伤心时或眼部受到刺激时流不出眼泪。

（二）腺体外病变表现

1.关节肌肉病变

干燥综合征患者的关节病变主要表现为单侧非对称性关节疼痛和一过性滑膜炎，肌肉疼痛、无力、僵硬等症状在原发性干燥综合征患者中较为常见，但极少见到肌酶持续或显著升高。

2.皮肤病变

原发性干燥综合征的皮肤病变表现主要为血管炎,其中紫癜样皮疹好发于下肢皮肤,多为米粒样大小,周边界限较清楚,可散在,或为瘀斑,亦可见片状,可自行消退而遗留有褐色色素沉着。

3.呼吸系统病变

鼻黏膜及咽部腺体受损可见鼻腔干燥、鼻痂、嗅觉异常、声音嘶哑等表现。另外,还可并发气管炎、纤维性肺泡炎、间质性肺炎、胸膜炎和胸腔积液等。原发性干燥综合征患者的肺部改变以间质性病变为主,为干燥综合征患者死亡的主要原因之一。

4.消化系统病变

本病患者消化系统病变以慢性萎缩性胃炎为常见,约占干燥综合征消化系统病变的77.8%,其次为慢性浅表性胃炎。原发性干燥综合征肝损害多表现为肝大、原发性胆汁性肝硬化。此外,干燥综合征消化系统病变还可表现为慢性腹泻、假性肠麻痹等。

5.肾脏病变

原发性干燥综合征肾损害可引起Ⅰ型肾小管酸中毒,表现为周期性低钾麻痹、肾性软骨病、肾结石、肾性尿崩症等。

6.神经系统病变

干燥综合征神经系统病变多起病隐匿,少数患者呈急性或亚急性起病,部分患者为首发表现。本病10%患者可因不同部位的血管炎致中枢神经系统和周围神经系统的病变,其中周围神经损害多见,中枢神经则较少受累。

7.血液系统病变

干燥综合征血液系统变化多影响血细胞3系中的1系,很少有2系或3系统均受侵犯。其中贫血最常见,多为正细胞、正色素性贫血,少数为缺铁性贫血,还可有白细胞减少、血小板减少,或贫血合并白细胞减少、血小板减少及全血细胞减少。

8.淋巴瘤

原发性干燥综合征可表现为T细胞和B细胞在多种组织中的浸润。这些浸润在组织中的淋巴细胞可伴有持续性的增殖失调,部分患者可从这种持续性的增殖失调状态发展为淋巴瘤。其中已有证据证明与原发性干燥综合征相关的恶性肿瘤为非霍奇金淋巴瘤。而与健康成人相比,原发性干燥综合征患者患有非霍奇金淋巴瘤的风险高出44倍,非霍奇金淋巴瘤也是导致干燥综合征患者死亡的原因之一。

四、辅助检查

(一)一般检查

1.血常规及红细胞沉降率

可有红细胞、白细胞或血小板计数减少,90%患者的红细胞沉降率增快。

2.血清生化检查

血清电泳主要以γ球蛋白增高为主,亦可有α₂和β球蛋白增高;伴胆汁性肝硬化者可出现血清胆红素、转氨酶、碱性磷酸酶及谷氨酰转肽酶增高;当存在远端肾小管酸中毒时可出现低钾血症。

(二)血流动力学检查

干燥综合征患者由于高球蛋白血症、血清免疫球蛋白升高及血液中抗原抗体复合物等大分子物质覆盖红细胞表面的原因,可出现红细胞聚集增加、血黏度升高、黏滞性增强等表现,而血细胞比容变化不明显。

(三)免疫检查

1.免疫球蛋白

高球蛋白血症是本病的特点之一。3 种主要免疫球蛋白皆可增高,以 IgG 最明显,亦可有 IgA 和 IgM 增高,但较少见,程度也较轻。

2.抗核抗体

本病患者可出现抗核抗体,以抗干燥综合征 a 抗体和抗干燥综合征 a 抗体的阳性率最高,分别为 57% 和 38%,其中抗干燥综合征 a 抗体的特异性最高,仅出现于干燥综合征和系统性红斑狼疮患者中。

3.类风湿因子

0～90% 类风湿因子阳性,阳性率仅次于类风湿关节炎。

(四)泪腺检查

1.泪液分泌试验(Schirmer 试验)

Schirmer 试验以 5 min 内泪液流量来评价泪液分泌情况,若试验结果显示 <5 mL/5 min,则提示泪液分泌不足。

2.角膜染色试验

角膜染色试验主要用于检查是否存在角膜上皮损害,有助于评价眼表面的暴露范围和种类。

3.泪膜破碎时间测定(BUT 试验)

采用荧光素钠试纸条为检测工具,以结膜囊为检测部位,通过裂隙灯记录末次瞬目后至第 1 个黑斑出现在角膜上的时间间隔,一般 <10 s 为异常。

4.虎红染色

将虎红试纸条轻放入下眼睑结膜囊,在裂隙灯下观察,是评估泪膜中黏蛋白较敏感的指标。

(五)唾液腺检查

1.唾液流量测定

受检者晨起后空腹,固定时间平静状态下给予清水漱口,吐净后使唾液在口底聚集,每隔 1 min 受试者将唾液吐入试管内,持续 15 min,记录唾液总量。静态唾液流量 ≤1.5 mL/15 min 为唾液分泌不足。

2.腮腺造影

表现可分为点状像、空洞像、破坏像及球状像四型表现。

3.唇腺活检

下唇活检的组织中有 ≥1 个灶性淋巴细胞浸润为异常(≥50 个淋巴细胞/4 mm² 聚集为一灶)。

4.超声检查

干燥综合征的腮腺病变超声检查可表现为轻度不均匀、多发结节和纤维化萎缩三类,其中多发结节和纤维化萎缩多提示干燥综合征的诊断。

5.腮腺放射性核素检查

常用 ^{99m} 锝作为放射性核素,通过其在腺体的显影程度,观察腺体的排泌或浓集功能。

6.MRI 检查

目前认为 MRI 在干燥综合征方面是一种有价值的、无创、无辐射的检查方法。通过 MRI 检查干燥综合征患者的腮腺病变可表现为显像信号不均匀,可点状、结节状,其中部分干燥综合征患者腮腺呈现出明显脂肪化病变。

五、诊断与鉴别诊断

(一)诊断标准

如何诊断干燥综合征,世界各国先后制定了多个标准用于临床诊断,其中较为重要的有哥本哈根标准、圣地亚哥标准、Fox 标准以及欧洲标准等。欧洲标准因其敏感性较好而被广泛地引用,但由于特异性低于美国的 Fox 标准,故 2002 年欧美风湿学者协助组总结原有标准中口眼干的定义不明确且缺乏无量化的不足,对原有诊断标准进行了修订,以较高的敏感度和特异度在世界范围内得到广泛的认可。

1.诊断标准

2002 年 5 月第八届干燥综合征国际专题会议推荐的干燥综合征诊断标准如下。

(1)口腔症状。3 项中有 1 项或 1 项以上:①每天感到口干持续 3 个月以上;②成人腮腺反复或持续肿大;③吞咽干性食物时需用水帮助。

(2)眼部症状。3 项中有 1 项或 1 项以上:①每天感到不能忍受的眼干持续 3 个月以上;②感到反复的沙子进眼或砂磨感;③每天需用人工泪液 3 次或 3 次以上。

(3)眼部体征。下述检查任何 1 项或 1 项以上阳性:①施墨 I 试验(+)(≤5 mm/5 min);②角膜染色(+)(≥4 van Bijsterveld 计分法)。

(4)组织学检查:小唇腺淋巴细胞灶≥1。

(5)唾液腺受损。下述检查任何 1 项或 1 项以上阳性:①唾液流率(+)(≤1.5 mL/15 min);②腮腺造影(+);③唾液腺核素检查(+)。

(6)自身抗体:抗干燥综合征 a 抗体或抗干燥综合征 b 抗体(+)(双扩散法)。

2.诊断具体条例

(1)原发性干燥综合征:无任何潜在疾病情况下,按下述 2 条诊断:①符合上述标准中 4 条或 4 条以上,但条目 5(组织学检查)和条目 6(自身抗体)至少有 1 条阳性;②标准中(3)、(4)、(5)、(6)四条中任何 3 条阳性。

(2)继发性干燥综合征:患者有潜在的疾病(如任何一种结缔组织病),符合条目中任何 1 条,同时符合条目(3)、(4)、(5)中任何 2 条。

(3)诊断(1)或(2)者必须除外颈头面部放疗史、丙型肝炎病毒感染、艾滋病、淋巴瘤、结节病、移植物抗宿主病、抗乙酰胆碱药的应用(如阿托品、莨菪碱、溴丙胺太林、颠茄等)。

(二)鉴别诊断

干燥综合征的主要临床表现为口眼干燥,因此干燥综合征主要与能导致口干、眼干的疾病进行鉴别。临床上表现为口干眼干的疾病较多,如糖尿病、干眼症、淋巴瘤、人类免疫缺陷病毒及 HCV 感染、头面部肿瘤放疗后口干等,此外还需与老年人口生理性腺体功能减退进行鉴别。其中鉴别要点为干燥综合征所表现出的口干眼干持续时间长,一般进展缓慢,且逐渐加重,同时还可伴有其他多系统损害表现,血清中除可见特异性抗体外,还可表现为高免疫球蛋白血症。而其余导致口干眼干的疾病多有明确的原发性疾病,一般血清无特异性抗体。

六、治疗

（一）眼部症状的治疗

目前人工泪液点眼仍为缓解干燥综合征眼干的主要治疗方法，但由于这些药物添加有防腐剂，对眼睛刺激作用较大，且长期治疗效果不确定，因而在一定程度上限制了药物在临床上的应用。

（二）口部症状的治疗

目前已经研究出了较长期缓解和增加口腔表面湿润和润滑的唾液替代品，特别是以羧乙基纤维素或黏液素在世界上已被广泛应用。鉴于胆碱能受体的激活作用可刺激腺体分泌，目前国外有选用胆碱受体激动剂，如毛果芸香碱、西维美林等。

（三）关节肌肉病变的治疗

多采用非甾体抗炎药缓解疼痛，一般不使用改善病情抗风湿药。糖皮质激素用在出现重度关节及肌肉疼痛时，但多为小剂量短时间使用。

（四）皮肤干燥的治疗

针对干燥综合征导致的皮肤干燥症尚无特效治疗药物，多建议患者平素生活注意保持一定的皮肤湿度。

（五）呼吸系统病变的治疗

干燥综合征肺部病变主要表现为间质性肺病，糖皮质激素和免疫抑制剂在原发性干燥综合征合并间质性肺病的治疗中起到很重要的作用。早期肺纤维化对糖皮质激素和/或免疫抑制剂治疗反应较好，能促使炎症吸收，延缓病情进展。

（六）消化系统病变的治疗

目前激素对干燥综合征并发的肝脏损伤治疗效果确切，对顽固性肝功异常，加用免疫抑制剂有一定的治疗意义。

（七）泌尿系统病变的治疗

干燥综合征合并肾小管酸中毒及骨骼损害时，除应用糖皮质激素和免疫抑制剂治疗干燥综合征外，同时还需积极纠正由于酸中毒所带来的生化异常，减少肾脏的损害。

（八）神经系统并发症的治疗

对于干燥综合征神经系统并发症的治疗很大程度上还是经验性的，虽有一些研究结果表明，在应用激素的基础上加用免疫抑制剂，大部分患者病情可以得到稳定和缓解，但仍缺乏大规模的临床试验加以证实。国外学者建议针对不同的临床特征使用不同的治疗方案。当病情活动和进展时，可以予激素治疗，对于激素不敏感者，可加用免疫抑制剂。

（九）血液系统并发症的治疗

目前对干燥综合征合并血液学异常的临床治疗，主要采用肾上腺皮质激素治疗。对其中严重病例可采用血浆置换的治疗方法。

（十）生物制剂疗法

目前已用于治疗自身免疫性疾病的生物制剂主要包括针对促炎细胞因子生物制剂，如肿瘤坏死因子抑制剂、白细胞介素-1 受体拮抗剂；针对抗 B 细胞的特异性抑制剂，如利妥昔单抗、抗 CD40 配体的单克隆抗体等。其中用于干燥综合征临床研究的生物制剂主要有肿瘤坏死因子抑制剂、抗 CD20 和抗 CD22 抗体等。目前获得美国食品药品管理局（FDA）批准的肿瘤坏死因子拮抗剂有三种：英利昔单抗、依那西普和阿达木单抗。它们特异地针对肿瘤坏死因子，降低肿瘤坏死因子的水平和/或抑制肿瘤坏死因子与滑膜内的靶细胞结合。

（十一）性激素疗法

目前雌激素和干燥综合征发病关联尚不清楚，但有研究表明雌激素对干燥综合征具有促进其发病和抑制其发病两种不同作用，考虑可能和雌激素促进 B 细胞高反应性、影响细胞凋亡、影响自身抗原的形成等因素有关。但雌激素对干燥综合征发病的双重作用受何因素的影响，仍有待进一步研究。

（王佳佳）

第四节　系统性红斑狼疮

一、概述

系统性红斑狼疮是常见的、复杂的自身免疫性疾病。是一种自身免疫介导的，以血清中出现多种自身抗体和多器官、多系统受累为主要临床特征的弥漫性结缔组织病。

（一）系统性红斑狼疮的发展简史

人类认识系统性红斑狼疮的历史溯源久远。霍本内斯首次使用"狼疮"（lupus）一词，在拉丁语中意为"狼咬"，描述了皮肤溃疡仿佛"被狼咬伤"。19 世纪中叶（1851 年）首次出现了"红斑狼疮"这一医学术语。1942 年，莱姆普尔把具此病理变化的疾病（包括系统性红斑狼疮、系统性硬化症、类风湿关节炎、风湿热、皮肌炎等）统称为"弥漫性胶原病"。近年来，医学免疫学迅猛发展，提出了自身免疫性疾病的概念，医学界认为红斑狼疮是自身免疫性疾病。风湿病包括了多种侵犯肌肉关节、韧带、滑膜、内脏及其他结缔组织的疾病，因此红斑狼疮应归属于风湿病学科的范畴。

（二）系统性红斑狼疮的流行病学调查

系统性红斑狼疮是一种很严重的自身免疫性疾病，容易并发多器官损害，被誉为"沉默的杀手"。系统性红斑狼疮好发于育龄期女性，多见于 15～45 岁年龄段，女∶男为（7～9）∶1。种族差异为非洲裔 197/10 万人（500 人中 1 人），亚裔 97/10 万人（1 000 人中 1 人），白种人 36/10 万人（2 500 人中 1 人）。女性发病率为 6.8/10 万人，男性 0.5/10 万人。我国的大样本调查（＞3 万人）显示系统性红斑狼疮的患病率为 70/10 万人。本病的临床表现和病程在不同种族的患者也有所不同。非洲裔美洲人和东方人的系统性红斑狼疮患者病情较白人重。

二、发病机制与病理

（一）发病机制

1.性别和性激素对系统性红斑狼疮的影响

女性比男性患自身免疫性疾病的易感性高。除了在性染色体上的基因不同外，性激素的影响起着重要作用。系统性红斑狼疮的发病均以月经初期至绝经女性绝对居多。性激素如雌激素、黄体酮、雄激素和催乳素等均对免疫系统中多种细胞的功能产生影响。

2.凋亡缺陷与系统性红斑狼疮

凋亡即程序性细胞死亡,系统性红斑狼疮发病之初存在凋亡异常。除细胞凋亡增加外,在系统性红斑狼疮患者还发现巨噬细胞对凋亡小体清除的障碍。

3.系统性红斑狼疮中细胞因子的异常

细胞因子是由多种细胞产生的低分子量蛋白质,系统性红斑狼疮患者的外周血单个核细胞在不同抗原和有丝分裂原刺激下的增殖较正常弱。系统性红斑狼疮患者 T 细胞对白细胞介素-2 刺激的增殖反应低于正常 T 细胞。另外,系统性红斑狼疮患者血清中白细胞介素-15、白细胞介素-16 和白细胞介素-18 的水平也有升高。

肾脏是系统性红斑狼疮最常受累的器官。巨噬细胞在启动和促进肾损伤中起重要作用。巨细胞集落刺激因子和粒细胞巨噬细胞集落刺激因子可促进狼疮肾炎症区的巨噬细胞生长和分化。

4.系统性红斑狼疮的免疫细胞异常

活动性系统性红斑狼疮患者 CD8＋T 细胞的抑制功能受损。系统性红斑狼疮各受累器官的主要病理特征是炎症,在光镜和免疫荧光镜检下,肾组织活检见系膜细胞增殖、炎症、基底膜异常和由多种 Ig 和补体成分组成的免疫复合物沉积。通常认为肾炎与 DNA、抗 DNA 抗体及补体在肾小球中形成的免疫复合物沉积相关。

5.环境因素

阳光:紫外线使皮肤上皮细胞出现凋亡,新抗原暴露而成为自身抗原。药物、化学试剂、微生物病原体等也可诱发疾病。

(二)病理

系统性红斑狼疮的发病是一个极其复杂的过程,在病原因子和机体免疫功能反应的相互作用下,患病机体有关器官的形态结构、代谢和功能都会发生变化。由于涉及面广,可侵犯到全身各脏器组织,所以病理千变万化,但基本的病理变化为纤维蛋白样变性、坏死性血管炎和黏液样水肿,免疫复合物沉积所引起的组织反应是造成病变的主要原因,沉积的部位决定了该器官的病理改变。临床上发现某些器官如肾、皮肤、滑膜、关节、脑、血管更易受损。

世界卫生组织(WHO)将狼疮性肾炎病理分为 6 型:①Ⅰ型为正常或微小病变;②Ⅱ型为系膜增殖性;③Ⅲ型为局灶节段增殖性;④Ⅳ型为弥漫增殖性;⑤Ⅴ型为膜性;⑥Ⅵ型为肾小球硬化性。病理分型对于估计预后和指导治疗有积极的意义,通常Ⅰ型和Ⅱ型预后较好,Ⅳ型和Ⅵ型预后较差。

三、临床表现

(一)早期表现

两性均发病,男女之比为 1：(7～9),发病年龄为 2～80 岁,以 20～40 岁多见。多数患者最后都有多脏器损害,但在早期可仅有 1 个脏器受累的表现,同时伴有自身抗体(尤其是抗核抗体)阳性的实验室发现,这可对本病的诊断提供可靠的线索。因本病的临床表现变化无常,起病方式多变,可几个脏器同时起病,也可相继出现几个脏器受损的表现。多数都有一定的起病诱因(感染、日晒、情绪受刺激)。最常见的早期症状为发热、疲劳、体质量减轻、关节炎(痛)。较常见的早期表现为皮损、多发性浆膜炎、肾脏病变、中枢神经系统损害、血液异常及消化道症状等。

（二）系统性表现

1.发热

系统性红斑狼疮的全身表现缺乏特异性,包括发热、乏力、体质量减轻等。在病程中约有80%的患者出现发热,其中多数为高热,体温可持续在 39 ℃,也可为间歇性发热,少数患者出现低热。发热多见于急性起病者,部分患者高热与继发感染有关,尤其多见于长期接受大剂量激素治疗的患者,但多数患者发热为本病的固有特征。糖皮质激素可迅速退热,但系统性红斑狼疮患者容易合并感染,出现发热时应常规检查有无感染。当诊断不明确时,应慎用激素,以免加重原有的感染。

2.关节肌肉症状

有关节痛者占 90% 以上,常为先发症状,且常与皮损、发热和其他内脏损害同时发生。典型的特征为发作性对称性关节痛、肿胀,常累及手指的远端小关节、指间关节、掌指关节、腕关节和膝关节,也可累及其他关节。与类风湿关节炎相比,本病关节炎发作仅持续数天,可自行消退,间隔数天到数月后又可再度复发。发作消退后,不伴有骨质侵蚀、软骨破坏及关节畸形。

3.皮肤损害

80%的病例可出现皮肤损害,以皮疹为最常见,亦是本病的特征性表现。皮疹表现多种多样,有红斑、丘疹、毛囊丘疹、水疱、血疱、大疱、结节、毛细血管扩张、紫癜、瘀血斑、溃疡等,可为其中之一种或几种同时或先后发生,全身任何部位均可发生。典型皮损为发生在面部的蝶形红斑,对称性分布于双侧面颊和鼻梁,边缘清楚,为略微隆起的浸润性红斑。系统性红斑狼疮常见的皮肤损害有红斑、光过敏、脱发、雷诺现象、口腔溃疡、荨麻疹、皮肤血管炎等。

4.血液系统

几乎所有患者在病程中都可出现血液系统改变,其中以贫血为最常见,约10%患者可出现自身免疫性溶血性贫血,常伴有脾大,以致被误诊为脾功能亢进。

5.肾脏病变

肾脏病变最为常见。对本病进行常规肾活检显示,几乎都有肾损害,仅半数病例有临床症状。狼疮肾脏病变主要为肾炎和肾病综合征。狼疮性肾炎患者的尿中可出现红细胞、白细胞、蛋白和管型。肾功能早期正常,随着病程延长,肾功能亦逐渐恶化;晚期可出现尿毒症。高血压是狼疮肾炎的特征表现。

6.心血管系统症状

心血管系统症状是疾病本身及长期接受激素治疗所致。包括心包炎、心肌炎和心内膜炎等,其中以心包炎为最常见。

7.呼吸系统

胸膜、肺实质和肺血管均可受累,其中以胸膜炎为最常见,表现为发作性胸痛,持续数小时至数天不等,有时伴有不同程度的胸腔积液,可为单侧也可为双侧,还可累及纵隔胸膜。

8.消化系统

可发生于半数以上的病例,表现为腹痛,尤以狼疮危象为明显,常误诊为急腹症。可伴有腹水,且常反复发作。胃肠道血管炎是本病非特异症状,多为一过性。肝大者常伴有脾大。少数患者可出现腮腺肿大,易误诊为腮腺炎。

9.神经系统

常累及中枢神经系统,可出现各种形式的神经病和精神病,如神经症、癫痫、脑器质性病变,脊髓和周围神经病变等。精神、神经系统症状可以是首发症状，但更常见于病程中或晚期，有人称此为狼疮脑病或神经精神型红斑狼疮。

10.五官症状

多表现有眼部症状，以眼底改变为主，其特征为视网膜有白色渗出、出血、水肿，视盘水肿，小动脉变细，边界有清楚的棉花状渗出物，内含细胞样体。

11.淋巴结

本病常有不同程度的淋巴结肿大，以腋窝处淋巴结肿大为明显，其次为颈部，偶尔可发生全身淋巴结肿大。

12.狼疮危象

狼疮危象是本病的一种恶化表现。其表现为高热，全身极度衰竭和疲乏，严重头痛和腹痛，常有胸痛。还可有各系统的严重损害如心肌炎、心力衰竭和中枢神经系统症状，表现为癫痫发作、精神病和昏迷，伴发局部感染或败血症等。如肾脏受累，肾衰竭可导致死亡。

四、辅助检查

系统性红斑狼疮病情活动时红细胞沉降率常增快，白细胞或血小板减少、贫血。肾脏受累时常有蛋白尿、血尿、管型尿等。中枢神经受累时常有脑脊液压力增高、蛋白和白细胞计数增多。

免疫学检查方面，血清补体（CH50、C_3、C_4）含量降低，与病情活动有关。常有免疫球蛋白增高，提示存在慢性炎症。

自身抗体检查内容丰富。抗核抗体阳性（高滴度）标志了自身免疫性疾病的可能性，抗核抗体检测对风湿性疾病的诊断和鉴别有重要意义。抗单链 DNA（ss-DNA）抗体通常无特异性，在多种疾病及正常老年人中可出现，临床诊断价值不大，抗双链 DNA（ds-DNA）抗体对诊断系统性红斑狼疮有较高的特异性，且与系统性红斑狼疮的活动性，特别是狼疮肾炎的活动密切相关。抗组蛋白抗体可在多种结缔组织病中出现，并无特异性。55％～64％的系统性红斑狼疮患者抗组蛋白抗体阳性，在活动期的患者阳性率可高达 80％，药物引起的狼疮抗组蛋白抗体阳性率则达95％以上。抗 Sm 抗体主要在系统性红斑狼疮中出现，至今仍被视为系统性红斑狼疮的标记抗体，抗 Sm 抗体对早期、不典型的系统性红斑狼疮或经治疗后系统性红斑狼疮的回顾性诊断有很大帮助。核糖核蛋白（ribosome，RNP）主要是胞质中的一种磷酸蛋白，主要在系统性红斑狼疮患者中出现，且与系统性红斑狼疮的精神症状有关。在系统性红斑狼疮中，抗 SSA 和抗 SSB 抗体阳性的患者常有血管炎、光过敏、皮损、紫癜、淋巴结肿大、白细胞减少等临床表现。抗 PCNA 抗体为抗增殖细胞的核抗原抗体，与 DNA 的复制有关。免疫双扩散法测得其阳性率在系统性红斑狼疮患者中仅为 3％～5％，但特异性很高，可以作为系统性红斑狼疮的标记性抗体。抗PCNA 抗体不能用于监测系统性红斑狼疮活动性。抗磷脂抗体（aPL）在系统性红斑狼疮发病、临床表现、治疗等方面的影响越来越受到人们的重视。系统性红斑狼疮继发的抗磷脂综合征（antiphospholipid syndrome，APS）是抗磷脂综合征中最主要的病因。

五、诊断与鉴别诊断

（一）诊断

系统性红斑狼疮的诊断标准对流行病学研究来说是一个特殊的挑战，因为该病的临床表现多种多样，变化很大。目前应用最广泛的是 1982 年美国风湿性疾病学会（ARA）修订的系统性红斑狼疮分类标准,其诊断的敏感性在 96.4% 和特异性在 93.1% 左右,包括 11 项症状、体征及实验室检查,符合其中 4 项或以上者即可诊断为系统性红斑狼疮。1997 年,美国风湿病学学会(ACR)修订了其中第 10 条标准,去除了第 1 项 LE 细胞阳性,并加入抗磷脂抗体阳性 1 项(表 9-5)。

表 9-5　1997 年美国风湿病学学会修订的系统性红斑狼疮分类标准

标准	定义
1.颊部红斑	遍及颊部的扁平或高出皮肤表面的固定性红斑,常不累及鼻唇沟附近皮肤
2.盘状红斑	隆起的红斑上覆有角质性鳞屑和毛囊栓塞,旧病灶可有萎缩性瘢痕
3.光过敏	患者自述或医师观察到日光照射引起皮肤过敏
4.口腔溃疡	医师检查到口腔或鼻咽部溃疡,通常为无痛性
5.关节炎	非侵蚀性关节炎,常累及 2 个或 2 个以上的周围关节,以关节肿痛和渗液为特点
6.浆膜炎	1)胸膜炎:胸痛、胸膜摩擦音或胸膜渗液
	2)心包炎:心电图异常,心包摩擦音或心包渗液
7.肾脏病变	1)持续性蛋白尿:>0.5 g/d 或>+++
	2)管型:可为红细胞、血红蛋白、颗粒管型或混合性管型
8.神经系统异常	1)抽搐:非药物或代谢紊乱,如尿毒症、酮症酸中毒或电解质紊乱所致
	2)精神病:非药物或代谢紊乱,如尿毒症、酮症酸中毒或电解质紊乱所致
9.血液系统异常	1)溶血性贫血伴网织红细胞增多
	2)白细胞减少:至少 2 次测定少于 4×10^9/L
	3)淋巴细胞减少:至少 2 次测定少于 1.5×10^9/L
	4)血小板减少:少于 100×10^9/L(除外药物影响)
10.免疫学异常	1)抗 ds-DNA 抗体阳性
	2)抗 Sm 抗体阳性
	3)抗磷脂抗体阳性:①抗心磷脂抗体 IgC 或 IgM 水平异常;
	②标准方法测定狼疮抗凝物阳性;③梅毒血清试验假阳性至少 6 个月,并经梅毒螺旋体固定试验或梅毒抗体吸收试验证实
11.抗核抗体	免疫荧光抗核抗体滴度异常相当于该法的其他试验滴度异常,排除了药物诱导的"狼疮综合征"

但是,这个诊断标准对流行病学研究仍有不足之处。一个明显的例子,病变局限在肾脏的系统性红斑狼疮患者很容易被误诊,而一些早期轻微病变的患者也容易被漏诊。

(二)鉴别诊断

1.类风湿关节炎

系统性红斑狼疮较类风湿关节炎发病年龄为早,多为青年女性,关节病变的表现如疼痛、肿胀、晨僵等均较类风湿关节炎患者轻且持续时间短;系统性红斑狼疮患者的关节病变一般为非侵蚀性,不遗留关节畸形。免疫学检查可发现抗环瓜氨酸肽抗体、类风湿因子高提示类风湿关节炎。

2.多发性肌炎或皮肌炎

一些系统性红斑狼疮患者可出现类似多发性肌炎或皮肌炎的症状,易与之相混淆,但系统性红斑狼疮患者的肌痛多较轻,肌酶谱多为正常,肌电图也无特异性的改变。另一方面,多发性肌炎或皮肌炎患者肾脏病变和神经系统表现较少见,抗 ds-DNA 抗体和抗 Sm 抗体均为阴性,可将二者区别开来。有些患者可同时发生多发性肌炎/皮肌炎和系统性红斑狼疮,称为重叠综合征。

3.结节性多动脉炎

结节性多动脉炎患者有皮肤、关节病变,中枢神经系统和消化系统也常被累及,需与系统性红斑狼疮相鉴别。结节性多动脉炎的病理表现多见于中等大小的动脉,小动脉少见,而系统性红斑狼疮引起的血管炎则以小血管为主。结节性多动脉炎患者的皮肤改变多为皮下结节,关节病变多表现为大关节肿痛,外周血白细胞计数常升高,抗核抗体与类风湿因子阳性者极罕见,也与系统性红斑狼疮不同。

4.混合性结缔组织病

系统性红斑狼疮应与混合性结缔组织病相鉴别。混合性结缔组织病表现有雷诺现象、关节痛或关节炎、肌痛,肾、心、肺、神经系统均可受累,抗核抗体呈现高滴度斑点型,但与系统性红斑狼疮相比,混合性结缔组织病双手肿胀、肌炎、食管运动障碍和肺受累更为多见,抗 U1 核糖核蛋白抗体呈高滴度,而严重的肾脏和中枢神经系统受累较系统性红斑狼疮少见,抗 ds-DNA 抗体、抗 Sm 抗体和 LE 细胞通常阴性,血清补体水平不低。

5.系统性硬化

系统性硬化可累及全身多个系统,尤以雷诺现象、皮肤、肺部、消化道和肾脏表现突出,抗核抗体阳性率很高,但其皮肤表现特异,肺部受累多见,可有抗 Scl-70 抗体阳性,而血液系统受累极少见,中枢神经系统表现较少,一般无抗 Sm 抗体阳性,可与系统性红斑狼疮鉴别。此外,皮肤活检对二者的鉴别有很大帮助。

六、治疗

系统性红斑狼疮目前还没有根治的方法,加之病情复杂,故应终生严密跟踪观察,根据病情变化随时调整治疗方案。大多数患者需长期用药维持。对于任何应激事件,如妊娠、流产、手术、意外的精神及机体创伤,均应加强预防措施或及时进行紧急治疗。

(一)一般治疗

1.饮食

饮食对系统性红斑狼疮患者的影响是值得研究的一个环节,一般认为应是碳水化合物、蛋白质、脂肪在内的均衡饮食。应根据疾病活动性及治疗反应来调整,有狼疮肾炎的患者,由于有蛋白尿和低蛋白血症,因此要及时补足够的蛋白质,但要注意适量,以免加重肾脏负担,一般应以优质蛋白质(如牛奶、鸡蛋、瘦肉等)为主,糖皮质激素能分解蛋白质并引起高脂血症,糖尿病和骨质疏松,因此长期较大剂量维持的患者应注意纠正蛋白质的负平衡,避免高脂高糖饮食,并适当补充维生素 D 及钙剂。

2.锻炼

休息和锻炼在疾病的开始治疗阶段休息十分重要,但当药物已充分控制症状后,应根据患者的具体情况制订合理的运动计划,可参加适当的日常工作、学习,劳逸结合,动静结合。

3.婚育

一般而论,狼疮患者的性功能是正常的,因此缓解期患者如无显著内脏损害可以结婚,但一定要在泼尼松剂量 10 mg/d 以下,疾病缓解 1 年以上才可以考虑妊娠。狼疮患者不宜服用雌激素,以免引起疾病活动。

4.其他

去除日常生活中能够诱发或加重系统性红斑狼疮的各种因素,如避免日光曝晒,避免接触致敏的药物(染发剂和杀虫剂)和食物,减少刺激性食物的摄入,尽量避免手术和美容,不宜口服避孕药等。

(二)主要药物和疗法

1.非甾体抗炎药

非甾体抗炎药主要作用为抗炎、镇痛和退热,为对症治疗,无免疫抑制作用,不能控制自身免疫反应的进展。主要用于治疗系统性红斑狼疮的发热和关节炎。

2.糖皮质激素

糖皮质激素是治疗急性、活动性系统性红斑狼疮最重要的药物,小剂量起抗炎作用,大剂量起免疫抑制作用。对于严重、暴发性系统性红斑狼疮,有时激素可以挽救患者的生命。糖皮质激素是目前所知最强力的抗炎药,迄今仍是治疗系统性红斑狼疮的主药。

泼尼松是常用的口服激素;甲泼尼龙不需肝脏代谢而具活性作用,在肝病或急用时常被采用。激素用量:小剂量泼尼松,一般指≤10 mg/d,适用于有关节炎、皮疹及对其他药物无效的轻症系统性红斑狼疮患者;中剂量泼尼松,用量20～40 mg/d,适用于系统性红斑狼疮患者存在高热、胸膜炎、心包炎,以及轻、中度活动性间质性肺炎、系膜增生性肾炎等临床表现;大剂量泼尼松,用量1 mg/(kg·d),适用于系统性红斑狼疮患者有重要脏器受累及有弥漫性血管炎、弥漫增殖性肾炎、重症血小板减少性紫癜等。必要时可应用大剂量甲泼尼龙冲击治疗。如狼疮危象时通常需要大剂量甲泼尼龙冲击治疗,针对受累脏器的对症治疗和支持治疗,以帮助患者度过危象。后继的治疗可按照重型系统性红斑狼疮的原则,继续诱导缓解和维持巩固治疗。大剂量甲泼尼龙冲击治疗通常是指甲泼尼龙50～100 mg,每天1次,加入5%葡萄糖250 mL,缓慢静脉滴注1～2 h,连续3 d为1个疗程,疗程间隔期5～30 d,间隔期和冲击后需给予泼尼松0.5～1 mg/(kg·d)。疗程和间隔期长短视具体病情而定。甲泼尼龙冲击疗法对狼疮危象常具有立竿见影的效果,疗程多少和间隔期长短应视病情而异。综上所述,合理适量应用激素是十分重要的,应综合考虑患者病情的严重程度及对治疗的耐受性,在追求疗效的同时兼顾短期和长期不良反应的观察和预防。

3.抗疟药

抗疟药可作为治疗系统性红斑狼疮的基本用药,是较安全的药物。对于系统性红斑狼疮患者的各种皮损(特别是盘状红斑)、关节痛、关节炎、口腔溃疡和乏力有效。在系统性红斑狼疮病情得到控制,且激素减至维持量或停用时,仍可用抗疟药作为维持用药。临床观察,有些患者停用羟氯喹后病情出现复发。目前最常用的抗疟药有氯喹和羟氯喹。常规剂量:羟氯喹,治疗剂量400～600 mg/d,分2次,维持剂量100～400 mg/d;氯喹,250 mg/d。一般在常规剂量下极少出现不良反应,但加大剂量或长期使用时应注意有无视网膜损害,可3个月左右复查眼底一次。

4.免疫抑制剂

(1)环磷酰胺:环磷酰胺是治疗系统性红斑狼疮最常用的免疫抑制剂,一般用于有脏器或组织损害者,如狼疮肾炎、神经精神狼疮、血管炎、血小板减少和肺间质病变等。另外,虽无重要脏器受累,但如果出现激素依赖或效果不佳者也可使用。每个月一次大剂量环磷酰胺静脉冲击已经成为弥漫增殖性狼疮肾炎(Ⅳ型)的标准治疗方案。主要不良反应为胃肠道反应(恶心、呕吐等)、骨髓抑制、脱发、肝功能异常等。环磷酰胺最严重的不良反应是感染、性腺抑制、膀胱并发症和致癌性。

（2）硫唑嘌呤：硫唑嘌呤为嘌呤类拮抗剂，具有嘌呤拮抗作用。口服硫唑嘌呤加小剂量泼尼松被用来治疗狼疮肾炎。静注环磷酰胺治疗狼疮肾炎临床缓解后可用口服硫唑嘌呤维持，既能充分防止肾炎复发，又能减少环磷酰胺不良反应。硫唑嘌呤的主要不良反应为骨髓抑制与肝脏毒性。尤其前者，发生率大于环磷酰胺，定期外周血常规及肝功能检查十分必要。

（3）环孢素：环孢素常与泼尼松结合用于治疗难治性或经各种常规免疫抑制剂治疗无效的狼疮肾炎，剂量为 3～5 mg/(kg・d)，有报道其对 Ⅴ 型狼疮肾炎疗效较显著。环孢素对胎儿无毒性，因此妊娠妇女在妊娠期间服药是安全的。环孢素的主要不良反应为血肌酐升高，肝脏毒性，血压升高，牙龈肿胀，毛发增生等。定期监测肝肾功能和血压水平是必要的。

（4）甲氨蝶呤：甲氨蝶呤是叶酸的拮抗剂，每周 1 次 7.5～15 mg 口服。对系统性红斑狼疮的关节炎、皮疹、浆膜炎和发热有效。甲氨蝶呤对肾脏有毒性，因此狼疮肾炎患者不宜应用。甲氨蝶呤的主要不良反应为肝脏毒性、肺纤维化和骨髓抑制。

（5）吗替麦考酚酯：吗替麦考酚酯主要用于治疗传统免疫抑制剂无效或因不良反应大不能耐受传统免疫抑制剂的患者，在治疗系统性红斑狼疮肾炎方面已取得一定经验。初始用量 1.5～2.0 g/d，分 2～3 次口服，3 月后改维持治疗，维持剂量为 1.0 g/d，分 2 次口服，时间 6～9 个月，但停药后病情也可能复发。吗替麦考酚酯的优点是不良反应较其他免疫抑制剂小，骨髓抑制较少见，无明显肝毒性和肾毒性。

5.免疫调节剂

沙利度胺主要用于治疗慢性皮肤型狼疮和顽固性盘状狼疮。不良反应为胃肠不适、腹泻、腹痛、恶心、消化不良、皮疹、脱发、口腔溃疡、肝酶一过性升高等。

6.免疫球蛋白

静脉注射用丙种球蛋白对活动性系统性红斑狼疮可能有较好的疗效，但持续时间较短。对于狼疮引起的血小板减少疗效较好。

7.血浆置换

血浆置换系将患者血液引入血浆交换装置，将分离出的血浆弃除，并补充一定血浆或代用液，以清除体内可溶性免疫复合物、抗基底膜抗体及其他免疫活性物质。对于常规治疗不能控制的危及生命的系统性红斑狼疮危象及急性弥漫增殖型肾炎患者可能有一定的帮助。血浆置换是短期的辅助治疗，不宜长期应用，主要并发症为感染（特别是肝炎病毒和人类免疫缺陷病毒传染的危险性），凝血障碍和水、电解质失衡。

8.干细胞移植

对于严重的顽固性系统性红斑狼疮可以进行造血细胞和免疫系统的深层清除，随后进行造血干细胞移植，有可能缓解系统性红斑狼疮。如何选择干细胞供体方案，以及干细胞移植对于系统性红斑狼疮的确切疗效，有待于进一步试验研究和大量临床实践来回答。

（王佳佳）

第十章

医院健康教育

第一节　健康教育基本理论与方法

　　日常生活中,行为习惯影响着自身的健康,而大部分行为习惯都很难在短时间内做出彻底的改变。行动是取决于人类自身的认知、态度和信念。不同的行动会产生不同的结果,不同的结果对于健康来说意味着健康行为和危害健康的行为。健康教育和健康促进的核心就是研究人们的行为,摸索出相关的规律性,利用各种健康传播的理论和工具,希望能够有效地实施行为干预,帮助改变个体或群体的健康相关行为。

一、健康相关行为

(一)行为

1.行为的概念

　　行为是指人类一切有目的的活动,它是由一系列简单动作构成的,在日常生活中所表现出来的一切动作的统称;是有机体在外界环境刺激下引起的反应,包括内在的生理和心理变化。根据此定义,美国心理学家武德沃斯(Woodworth)提出了著名的 S-O-R 行为表示式(图 10-1)。

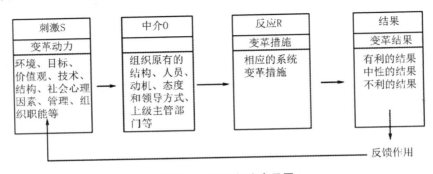

图 10-1　SOR 行为表示图

　　行为实质上是指人受到思想活动的支配从而表现出来的行为举止。通常我们认为有五个因素影响人类的行为,分别是行为主体——人;行为客体——目标;行为环境——客观环境;行为手段——应用工具;行为结果。在图中 S(stimulus)表示刺激,刺激来自个体身体内部的生理、心理因素和外部的各种环境,人在各种因素的刺激下,产生动机,在动机的驱使下,做出相应的决策,最后实施行为;O(organism)代表有机体本身及其能量和经验等,相当于中介的功能,是人的反应的承载;R(reaction)代表反应,人在受到刺激后通过各种有机体的承载从而做出的行为,这样的行为有可能是好的或者坏的结果,也可能产生的结果对事物的原貌并不产生影响。

后来武德沃斯又把上述公式扩展为 W-S-OW-R-W。其中 W 代表周围世界,S 代表刺激,O 代表有机体,附于 O 下的小 W 代表有机体对环境的调整及它对情境和目标的定势,R 代表反应。整个公式可以解释为:周围世界—刺激—有对一定情境和目标定势的有机体—反应—改变了的世界。这样,武德沃斯将心理活动与行为纳入同一系统来看待,这与现代的健康定义中不仅仅是身体的健康还包括心理健康的观点不谋而合。

2.人类行为的发展过程

奥地利习性学家劳伦兹提出了关键期理论,即人的发展也有关键期,个体的发展是有阶段性的,有些行为是在发展的某一时期在适当的环境刺激下才会出现,若此阶段缺少恰当的刺激,那么这种行为便永不产生。美国心理学家埃里克森提出了人类发展的八阶段理论,指出在人根据身体和心理的发育和发展情况下,可以将行为的形成和发展分为婴儿期、婴儿后期、幼儿期、儿童期、青年期、成人前期、成人中期、成人后期 8 个阶段。

而根据生命周期理论,人的行为发展又可以分为以下 4 个阶段。

(1)被动发展阶段:被动发展阶段在 0~3 岁内,此阶段的行为主要靠遗传和本能的力量发展而成,如婴儿的吸吮、抓握、啼哭等行为。

(2)主动发展阶段:主动发展阶段在 3~12 岁内,此阶段的行为有明显的主动性,其主要表现为爱探究、好攻击、易激惹、喜欢自我表现等。

(3)自主发展阶段:自主发展阶段自 12~13 岁起延续至成年,此阶段人们开始通过对自己、他人、环境、社会的综合认识,调整自己的行为。

(4)巩固发展阶段:巩固发展阶段在成年后,持续终生,此阶段的行为已基本定型,但由于环境、社会及个人状况均在不断变化,人们必须对自己的行为加以不断的调整、完善、充实和提高。个人行为发展最重要的是行为发展的连续性和阶段性的统一,而在所有的周期中早期阶段最为重要,并且不同的个体会展示出不同的特点。不同的阶段人们所采取的行动会有很大的差异,因此不同的阶段健康教育工作者应采用不同的方式来应对。

3.影响人类行为的因素

影响人类行为的因素是多种多样的,概括起来可以分为两个方面:即外在因素和内在因素。外在因素主要是指客观存在的社会环境和自然环境的影响,内在因素主要是指人的各种心理因素和生理因素的影响,在这里主要是指各种心理因素,诸如人们的认识、情感、兴趣、愿望、需要、动机、理想、信念和价值观等。而对人类行为具有直接支配意义的,则是人的需要和动机。管理心理学所要研究的人类行为,就是这种在心理活动影响下,由人的内在动机所支配的行为。人的行为不仅与个体的身心状态有关,而且与个体所处的周围环境有着密切的联系。德国心理学家勒温认为,人的行为取决于内在需要和周围环境的相互作用。当人的需要尚未得到满足时,个体就会产生一种内部力场的张力,而周围环境的外在因素则起到导火线的作用。按照勒温的观点,内在因素是根本,外在因素是条件,二者相互作用的结果产生了行为。根据这一观点,他提出了著名的行为公式：

$$B＝F(P・E)$$

公式中，B代表行为，P代表个人的需要（内在心理因素），E代表环境（外在因素的影响）。

这一公式说明，人的行为是人的内在因素和外在环境相互作用的结果。所谓"近朱者赤，近墨者黑"，说的是人的行为容易受环境的影响；所谓"身居闹市，点尘不染"，则是说人的行为由于受到内在因素的支配，可以不受外在环境的影响。既然人的行为是个体与环境相互作用的结果，那么在分析一个人的行为时，就要同时看到两个方面的因素，即不仅要深入地了解个体自身的情况，还要全面地分析他所处的特定环境。只有这样，才能弄清内外因素对个体行为的影响。

4.人类行为的分类

根据广义的人类行为可以将行为分为：外显行为、内隐行为；人类的行为因其生物性和社会性所决定可分为本能行为和社会行为两大类；也可以将行为分为正常行为与异常行为。划分正常行为与异常行为的标准包括：统计规律、社会规范与价值、行为适应性标准、个体主观体验；根据行为的后果划分：攻击性行为、反社会行为、利他主义行为、亲社会行为等。人的行为受到性格和知识两大要素的影响。性格是先天赋予的行为本能，包括欲望、情感、智力和体能等方面；知识是后天通过学习所获得的行为依据，包括习俗、技艺、科学文化知识和思想意识理念等方面。每个人先天赋予的性格和后天学习所获得的知识都不会完全一样，每一个人都有自己行为的特征，也就是每个人所特有的个性。而人的行为表现主要分为三类。

（1）在特定的环境之中，具有特定个性的人，有特定的行为表现。

（2）在相似的环境之中，具有相似个性的人或相似共性的群体，有相似的行为表现。

（3）任何一种行为，都会相应产生一种以上的后果。任何一种控制行为的行为，也都会相应产生一种以上的后果。而任何一种行为的后果，都有其自身固有的演化规律，与行为者和实施控制行为者的主观愿望无关。

在本书中，我们研究的内容是健康教育范畴，也就是将行为分为先天的性格特征和通过后天学习后改变的行为。人类的本能行为由人的生物性所决定，是人类的最基本行为，如摄食行为、性行为、躲避行为、睡眠等。人类的社会行为由人的社会性所决定，其造就机构来自社会环境。人们通过不断的学习、模仿、受教育、与人交往的过程，逐步懂得如何使自己的行为得到社会的承认、符合道德规范、具有社会价值，从而与周围环境相适应。

5.行为的改变

人类为了适应工作和环境的需要，必须经常改变自己的行为。人类行为的改变对个体来说，既具有生理的意义，也具有社会的意义。行为的改变主要包括以下几方面内容。

（1）行为改变的层次：①个人知识结构的改变，可使人认识到改变行为的必要性。②态度是人们对事物的评价倾向，与人们的认识密不可分；态度往往带有强烈的情感成分，并非理智所能随意驾驭。③人的行为不仅是由人的动机决定的，同时还包含着态度的意向成分。态度的意向成分决定着个人对态度对象的行为倾向，对行为起着准备作用。态度对行为的影响有不可忽视的作用。④群体本身就是一个强化单位，群体的意识、规范、道德、传统、风俗、习惯等，制约着每个群体成员的行为。群体行为的改变，必须首先针对整个群体，而不是针对个人，这样，才能使每个群体成员在心理上减轻压力，使得群体行为的改变变得容易接受。

（2）行为改变的环节：行为改变的环节，也称行为改变的步骤，它是由心理学家勒温与他的同事们经过大量的研究首先提出的。勒温认为人们行为的改变大致可以分为3个环节：①解冻期就是破坏一个人原有的行为标准、习惯、传统或旧的行为方式、处事方式,使之接受新的行为准则。当一个人觉得再也不能按"老样子"下去了,不改变过去的行为已经不行的时候,便开始进入"解冻期"。促使解冻的办法,通常是通过增加改变的驱动力和减少反抗改变的遏制力。这时,常常把愿意接受改变和拒绝接受改变与相应的奖励和惩罚联系起来,从而促进解冻的过程。②在改变期,一个人由于受到已经改变的行为的激励,逐渐期望新的行为方式越来越多,旧的行为方式越来越少。一般认为,这一过程中"认同"和"内在化"两种动机起到激发的作用。认同,主要是指个体对环境中存在的某种行为模式的认可,进而学习和模仿这种新的行为方式。内在化就是某种行为模式完全为一个人所接受,并将其转化为自己的行为准则。③当旧的行为方式越来越少,而新的行为方式越来越占到主导地位的时候,就开始进入冻结期。冻结期就是指对新的行为方式趋于巩固、再冻结的阶段。再冻结就是使新的行为成为模式行为,并使之持续、持久的巩固过程。新行为的巩固主要有两种强化方式:一是连续的强化方式,二是断续的强化方式。连续的强化方式容易使一个人较快学会某种新的行为。断续强化不是对每一次从事新的行为方式都予以强化,而是按照预定的反应次数或时间间隔实施强化。这种方式虽然见效慢,但一旦起效就不容易消退。

(3)行为改变的方式。①参与性改变:所谓参与性改变,就是让群体中每个成员都了解组织变革的意图,并使之亲身参与群体目标的制定和变革计划的讨论,使新的认识产生新的行为。这种改变由于权力主要来自下面,群体成员并不感到勉强,同时,群体成员通过参与制定目标、讨论计划,获得了新的知识和信息,并做好了积极的态度准备。因而这种在新的认识基础上产生的新行为,比较自然和积极,也比较持久和有效。②强迫性改变:这种改变与参与性改变相反,它在一开始便把改变行为的要求强加于整个组织之上,使新的认识在新的行为过程中逐渐形成。这种改变由于权力主要来自上面,群体成员是在压力下改变行为,因此,带有很大的被动性。

这种方式虽然也能造成参与性改变的效果,但是比较生硬。它的优点是行为改变速度快,但需要以必要的权力为基础,它比较适合成熟水平比较低的群体。

6.行为的矫正

人的行为习惯是个体在生活经历中通过学习而固定下来的,环境因素和外界刺激对行为的形成起着重要的作用。行为矫正技术的基本原理是,通过针对性开展和实施某些干预程序和方法,来帮助人们消除或改变那些不良的行为习惯,建立起新的行为方法来代替。行为矫正技术作为现代心理治疗的一种重要技术,是取得健康教育干预良好效果的一种有效手段。

(1)行为矫正的一些基本方法。①系统脱敏法:系统脱敏法是一种逐步去除异常行为的技术。本方法的原理是让异常行为与肌肉松弛之间相互抑制或排斥,以逐步肌肉松弛作为阳性刺激,用以对抗异常行为,在临床上多用于矫正恐惧、焦虑等不良情绪以及厌食等适应不良性行为。实施这种技术时,首先深入了解患者的异常行为表现是由什么样的原因引起的,把所有异常行为表现由弱到强按次序排列成一个可供想象的"行为阶层";然后进行肌肉松弛训练,使患者感到轻松,进而把松弛反应技术逐步地、有系统地和那些由弱到强的"行为阶层"相结合,形成交互抑制情境,即逐步地使松弛反应去抑制那些较弱的异常行为,然后再去抑制那些较强的异常行为,循序渐进地将异常行为由弱到强一个个地予以消除,最后把最强烈的异常行为(即我们所要矫正的靶行为)予以消除(即脱敏)。②厌恶法:厌恶法的原理是将所要戒除的异常行为同某种使人厌恶的刺激结合起来,利用痛苦的条件刺激来替代异常行为的快感,从而减少或消除异常行为,在临床上多用于戒除吸烟、酗酒、贪食等不良行为。厌恶刺激可以是疼痛刺激(如橡皮圈弹痛刺激)、催吐剂和令人难以忍受的气味等;例如戒烟,可以采用"戒烟糖"、"戒烟漱口水"等,使吸烟者在吸烟时感觉到一种难受的气味,从而对吸烟产生厌恶感,从而最终戒烟。刺激也可以通过想象使人在头脑中出现极端憎厌或无法接受的想象场面,从而达到厌恶刺激强化的目的;如以酗酒为例,当患者出现酗酒的欲望时,令其立即闭目想象或回忆,因酗酒闹事被怒斥或酒后造成严重事故的场面,以达到减少与控制酗酒行为的效果。③强化法:强化法分为两类,分别为正强化法和负强化法。正强化法的原理是,每当患者出现一种符合要求的良好行为后,采取奖励的办法加以强化,以增强此种行为出现的频率。而负强化法的原理为,将行为与摆脱厌恶刺激相结合,即当患者出现某项良好行为时,立即减少或撤除其原来经受的厌恶刺激或情景(相当于给予他"负性奖励"),并使其日后在同样情况下,获得相同的"释放",从而增强其良好行为的出现率。

(2)行为矫正的实施步骤:①限定一个可控制或可改变的行为,如吸烟。②建立准确的基线资料,即测量在干预实施前该行为发生的频率,如吸烟者每天吸烟的量。③确定实施行为矫正的方法。若是要增加目标行为的频度,要施加连续的正向刺激,如用正强化法培养锻炼身体的习惯;反之,则给予连续的合理的抑制性刺激,如用厌恶法矫正吸烟行为。④当达到预期要求时,要逐步减少各类刺激,直至目标行为已经成为患者的自觉的生活方式。

(二)健康相关行为的概念

1.健康相关行为的概念

健康相关行为是指人类个体与群体的与健康和疾病有关的行为。个体为了预防疾病、保持自身健康所采取的行为,包括改变健康危险行为(如吸烟、酗酒、不良饮食以及无保护性行为等)、采取积极健康行为(如经常锻炼、定期体检等)以及遵医行为。

健康教育的主要目的就是改变人们不利于健康的行为,培养、建立和巩固有利于健康的行为和生活方式。

2.健康相关行为的分类

健康相关行为是行为学科的一个分支,指个体或团体与健康和疾病有关的行为。健康相关行为涉及人们生活、工作的各个方面,内容众多,也有不同的分类方法便于对其进行研究。按照行为对行为者自身和他人健康状况的影响,健康相关行为可分为促进健康行为和危害健康行为两大类。健康行为学是研究健康相关行为发生、发展规律的科学。它运用行为科学的理论和方法研究人类个体和群体与健康和疾病有关的行为,探索其动因和影响因素及其内在机制,为健康教育策略和方法提供科学依据,从而服务于人们维护和促进健康的需要。

(三)促进健康行为

促进健康行为是指个体或群体客观上有利于自身和他人健康的行为,是一种积极应对健康问题的行为。

1.促进健康行为的特点

结合健康对人体身心的重要性,在行为研究的基础之上得出促进健康行为具有以下5个特点。

(1)有利性:行为有利于自身、他人身心及整个社会的健康。如不酗酒。

(2)规律性:行为有规律可行,持之以恒。如定时定量进餐。

(3)和谐性:行为适应所处环境,并跟随环境的变化而采取不同的行为。

(4)一致性:个体外显行为与内在心理情绪一致。

(5)适宜性:行为的强度适合自身能承受的强度。

2.促进健康行为的类型

根据人类平时的生活方式,结合各方面因素,促进健康行为可分为以下5种。

(1)日常健康行为:指平日生活中倾向有益于健康的行为,如合理膳食、适量运动或保持体质量等。

(2)避开有害环境行为:指有意识地避免暴露于自然环境和社会环境中有害健康的危险因素,如不食用有毒食品、积极应对各种紧张生活事件等。

(3)戒除不良嗜好行为:指自觉抵制、戒除不良嗜好的行为,如戒烟、不酗酒、不滥用药物等。

(4)预警行为:指对可能发生的危害健康事件的预防性行为及在事故发生后正确处置的行为,如熟悉创伤自救、驾车使用安全带等行为。

(5)保健行为:指有效、合理利用卫生资源,维护自身健康的行为,如定期体检、预防接种、患病后及时就医、遵医嘱等行为。

(四)危害健康行为

危害健康行为是指偏离个人、他人乃至社会的健康期望,客观上采取一些不利于健康的行为。这类行为会对健康产生比较大的影响,有些甚至是不可逆的。

1.危害健康行为的特点

危害健康行为具有以下5个特点。

(1)危害性:行为对自身、他人、社会健康有直接或间接的、现存或潜在的危害,如吸烟并产生二手烟。

(2)明显和稳定性:行为有一定的作用强度和持续时间,非偶然发生。

(3)习得性:行为多为个体在后天生活中从各种途径学到、养成。

(4)潜伏期长:行为形成以后,一般要经过相当长的时间才能对健康产生影响,出现明显的致病作用。

(5)协同作用强:当多种行为同时存在时,各因素之间能协同作用,相互加强,这种协同作用最终产生的危害,将大于每一种行为单独作用之和。

2.危害健康行为的类型

(1)日常危害健康行为:日常生活和职业活动中的行为习惯以及行为特征称为生活方式。不良生活方式是一组习以为常的、对健康有害的行为习惯,包括能导致各种成年期慢性退行性病变的生活方式,如吸烟、酗酒、不良饮食者、缺乏体育锻炼等。不良生活方式与肥胖、心脑血管疾病、早衰、癌症等的发生有非常密切的关系。

(2)致病性行为模式:指可导致特异性疾病发生的行为模式,如,A型行为模式和C型行为模式。A型行为模式,是一种与冠心病的发生密切相关的行为模式。A型行为又称为"冠心病易发行为",其行为表现为做事动作快,想在尽可能短的时间内完成尽可能多的工作,大声和爆发性的讲话,喜欢竞争,对人怀有潜在的敌意和戒心。其核心行为表现为不耐烦和敌意。A型行为者的冠心病复发率和病死率均比非A型高出2~4倍。

C型行为模式 是一种与肿瘤的发生有关的行为模式。C型行为又称"肿瘤易发性行为"。C是癌症(cancer)的第一个字母。其核心行为表现是情绪好压抑,性格好自我克制,外表上看处处依顺、谦和善忍、回避矛盾,内心却强压怒火,爱生闷气。研究表明C型行为可促进癌前病变恶化。C型行为者宫颈癌、胃癌、食管癌、结肠癌和恶性黑色素瘤的发生率比非C型者高3倍左右,并易发生癌的转移。

（3）不良疾病行为：疾病行为指个体从感知到自身有病到疾病康复全过程所表现出来的一系列行为。常见的行为表现形式有疑病、恐惧、讳疾忌医、不及时就诊、不遵从医嘱、迷信、乃至自暴自弃等。

（4）违反社会法律、道德的危害健康行为：我国有关法律、条例、具有法律效力的文件等对部分行为进行了规范，如禁止吸毒贩毒、性乱，公共场所禁止吸烟等。

二、人类健康行为理论模式

根据前面对于行为定义的理解，以及对行为形成因素的研究，我们可以发现行为的改变是有一定的规律性可循的，人们对认知、态度和信念方面的改变可以直接改变行为，从而改变行为的结果。健康相关行为的改变是一个非常复杂的过程，国内外学者针对不同的行为改变提出了不同的理论，期望探讨能够真正对健康行为改变起到根本性作用的理论。本书中着重介绍相对应用较多的理论模式。

（一）知信行模式

1.知信行模式的概念

知信行模式是改变人类健康相关行为的模式之一，它将人类行为的改变分为获取知识、产生信念及形成行为三个连续过程，可用下式表示：

知识→信念→行为

"知"是知识和学习，是基础；"信"是信念和态度，是动力、关键，而"信"又包含信念和态度。信念是指相信某事物或某现象是真实的、可信的。态度是个体对人、对事所采取的一种具有持久性而又一致性的行为倾向。"行"是产生促进健康行为、消除危害健康行为等行为改变的过程，是目标。

2.知信行模式的应用

知信行模式认为，知识是基础，信念是动力，行为的产生和改变是目标。人们通过学习，获得相关的健康知识和技能，逐步形成健康的信念和态度，从而促成健康行为的产生。

举一个极为典型的例子：肥胖。王飞认为胖点不会对身体造成多大的伤害，甚至认为胖是福气。每年的体检报告都亮"红灯"，但他还是不注意。某一天，王飞在办公室晕倒，医师得出的结果是因为血压过高，工作中一时出现严重失误，导致他昏厥。在医师详细解释了肥胖和血压之间的正相关关系后，王飞终于认识到肥胖也是一种疾病，准备开始认真锻炼和进行一定的节食，进行体质量控制。这完成了第一步，肥胖者知道肥胖的危害。但具备了知识，还需要进一步形成肥胖有害健康的信念，对体质量控制有着积极的态度，并相信自己能够减重成功。第三步也是最重要的一步，就是采取行动。但这是一个漫长的过程，在减重的过程中有很多因素会影响执行者的行为。有可能这样的一个模式是要不断反复的。具备了知识，肥胖者才会进一步形成肥胖有害健康的信念，对体质量控制持积极态度，并相信自己有能力控制体质量，这标志着肥胖者已有动力去采取行动。在知识学习、信念形成和态度转变的情况下，王飞才有可能把自己的体质量控制在理想范围以内，关键是改变生活习惯，体质量才不会再次超标。

（二）健康信念模式

1.健康信念模式的概念

健康信念模式是指个体为维持或促进健康，达到自我满足、自我实现而采取的行为与信念，包括疾病知识知晓程度、健康知识掌握程度等几个方面的行为，健康信念模式对人们的健康状况有重要的影响。

健康信念模式是运用社会心理方法解释健康相关行为的理论模式。健康信念模式建立在需要和动机理论、认知理论和价值期望理论基础上,关注人对健康的态度和信念,重视影响信念的内外因素。健康信念模式是第一个解释和预测健康行为的理论,由三位社会心理学家Hochbaum、Rosenstock 和 Kegels 在 1952 年提出。健康信念模式认为个体感知、积极采取行动是行为转变的重要因素。它被用于探索各种长期和短期健康行为问题,包括性危险行为与人类免疫缺陷病毒\获得性免疫缺陷综合征的传播。

2.健康信念模式的应用

健康信念模式由三个部分组成,个体的健康信念、行为的线索和行为的制约因素。人们要采取某种促进健康行为或戒除某种危害健康行为,必须具备以下 3 个方面的认识。

(1)认识到某种疾病或危险因素的威胁及严重性:即人如何看待健康与疾病,如何认识疾病的严重程度和易感性,如何认识采取预防措施后的效果和采取措施所遇到的阻碍。健康信念模式认为,人们要接受医务人员的建议,采取某种有益于健康的行为或放弃某种危害健康的行为,需要具备以下几个条件。①对疾病严重性的认识:是指个体对罹患某疾病的严重性的看法,包括人们对疾病引起的临床后果的判断以及对疾病引起的社会后果的判断。对疾病严重性的认识过高或过低均会阻碍个体采取健康行为。只有对疾病的严重性具有中等程度的判断,才能够促进个体采纳健康行为。当个体认识到疾病的易感性和严重性之后,会感到疾病对自身的威胁,从而促使其摒弃不健康的行为,采取健康的行为。②对疾病易感性的认识:指个体对自己患有某种疾病或者陷入某种疾病状态的可能性的认识,包括对医务人员所做出的判断的接受程度以及自己对疾病发生、复发可能性的判断等。知觉到易感性越大,采取健康行为的可能性就越大。

(2)认识到采取某种行为或戒除某种行为的困难及益处。①对行为有效性的认识:指人们对采取或放弃某种行为后,能否有效降低患病危险性或减轻疾病后果的判断,包括减缓病痛、减少疾病产生的社会影响等。只有当人们认识到自己行为的有效时,人们才能自觉采取行为。②对采取或放弃某种行为障碍的认识:指人们对采取或放弃某种行为所遇困难的认识,如费用的高低、痛苦的程度、方便与否等。只有当人们对这些困难具有足够认识,才能使行为维持和巩固。③对自身采取或放弃某种行为能力的自信:也称效能期待或自我效能。即一个人对自己的行为能力有正确的评价和判断,相信自己一定能通过努力,克服障碍,完成这种行动,达到预期结果。

综上所述,健康信念模式在采取促进健康行为、放弃危害健康行为的实践中遵循以下步骤:首先,充分让人们对其危害健康行为感到害怕;其次,使他们坚信:一旦放弃这种危害健康行为、采取相应的促进健康行为会得到有价值的后果,同时也清醒地认识到行为改变过程中可能出现的困难;最后,使他们充满改变行为的信心。

(三)行为改变阶段理论

1.行为改变阶段理论的概念

1982 年,心理学家创建了"阶段变化理论",它着眼于行为变化过程及对象需求,理论基础是社会心理学。它认为人的行为转变是一个复杂、渐进、连续的过程,可分为 6 个不同的阶段。经过 Prochaska 等人的充实,于 1992 年形成了比较完整的理论体系。

2.行为改变阶段理论的应用

"阶段变化理论"认为,行为改变可以分为 6 个阶段。

(1)阶段一:没有打算阶段。在最近半年内,也许一个人意识到了某种行为的健康危害,但因为各种原因,没有要改变它的想法;也许一个人根本没有意识到某个行为的健康危害,所以根本也不可能有要改变这个行为的打算。如,一个高血压患者已经意识到了不按时服药会产生严重后果,但没有按时服药,也存在觉得不按时服药也不会出什么大事的侥幸心理;也可能这个高血压患者根本就没有意识到并发症对健康的危害,或者周围人也没有良好的习惯。也许他们还会寻找一些自觉成立的理由来自我安慰,如"总吃药不好"、"不吃药不也是好好的嘛"。要想使一个人产生行为改变的想法(意识),走出此阶段,进入下一个阶段,必须开展三项工作(过程)。①通过传播知识和信息提高行为改变的认知水平:如可以借助发放不按时服药危害健康有关知识的小册子、举办有关讲座等,使干预对象认识到相关危害;②角色扮演:如可以让高血压患者参加高血压群体活动,让别人来影响他的观念,觉得别人都是好好按时吃药的想法;③环境再评估:如让干预对象意识到如果不改变现状会产生很多问题,比如举例以往不按时服药产生不良后果的高血压患者,并参观相关的场所。

(2)阶段二:打算阶段。在最近半年内,干预对象已意识到了自己某种行为问题的严重性,也已经清楚改变行为所带来的好处,但也很清醒要改变现状自己所要付出的代价,已考虑要改变这种行为。在此阶段,干预对象开始产生要改变行为的情感体验,在内心中对行为改变进行权衡,出现矛盾的心态。但不久,干预对象就会进入下一阶段。

(3)阶段三:准备阶段。在最近一个月内,干预对象已完全意识到某个行为问题的严重性,已决定要在下个月改变它。有的人已经打算按时服药、主动向医师咨询等。甚至一个人已经开始部分地尝试某种行为,如第一个礼拜每天按时吃药,但还没有全面实施有效的行为,如工作忙起来就会忘记吃药。在此阶段,人们已经完全放弃了不打算进行行为改变的想法,并做出严肃的承诺要进行行为改变,并且也已完全相信自己有能力改变当前的行为。

(4)阶段四:行动阶段。在半年内,干预对象已采取全面的行为改变的行动,但改变后的行为还没有持续超过6个月。如高血压患者已持续开始每天用药;每天控制盐分摄入;每天平衡膳食;每天进行有规律的中等强度的运动等,但这些行动还没有达到6个月以上,还不能认为已经达到了理想标准。在此阶段,要采取以下措施以使干预对象巩固其行为改变。①采取强化管理:如可以对其行为改变的行动进行奖励和表彰,既可以是物质的也可以是精神的。②帮助其建立关系:如可以为干预对象建立社会支持(如社区、家庭成员、同事的支持等)、帮助其建立自助互助小组等。③防止其出现反复:如试图放弃腌制食物等。④控制环境刺激物:如家庭成员进行监督,避免为干预对象提供行为反复的机会。

(5)阶段五:维持阶段。干预对象已经达到行为改变的目标,并且已经持续6个月以上,如高血压患者的血压已经逐步稳定,并基本没有反复。

(6)阶段六:终止阶段。一些成瘾性行为可能有这个阶段。在此阶段,人们建立了高度的自信心,克服了由于行为改变而引起的不良情绪体验,如沮丧、焦虑、无聊、孤独、愤怒或紧张等,他们已经能够抵挡住任何诱惑不再回到过去的不健康的习惯上去。研究表明,经过这个阶段,他们就再不会复发。

处于不同阶段的人,以及从前一个阶段过渡到下一个阶段时,会发生不同的心理变化过程。从第一阶段到第二阶段,主要经历对原有不健康行为的重新认识,产生焦虑、恐惧的情绪,对周围提倡的健康行为有了新认识,然后意识到应该改变自己的不健康行为;从打算阶段到准备阶段,主要经历自我再评价,意识到自己应该抛弃不健康的行为;从准备阶段到付诸行动,要经历自我解放,从认识上升到改变行为的信念,并做出改变的承诺;当人们一旦开始行动,需要有许多支持条件来促进行动进行下去,如建立社会支持网络、社会风气的变化、消除促使不健康行为复发的事件、激励机制等。

(四)自我效能理论

1.自我效能理论的概念

自我效能感是个人对自己完成某方面工作能力的主观评估。于1977年由班杜拉从社会学习的观点出发提出,是班杜拉社会学习理论体系的重要组成部分之一,也是其一般学习理论用以解释在特殊情景下动机产生的原因。自我效能理论强调研究人类的行为,强调客观化的研究原则,强调学习中强化的作用;但另一方面,他也探索了内部的心理过程,强调自我因素对行为的中介调节作用。他主张行为和认知的结合;主张必须以环境、行为、人三者之间的交互作用来解释人的行为。即个体对自己有能力控制内、外因素而成功采纳健康行为并取得期望结果的自信心、自我控制能力。

传统的行为主义者认为学习是以直接经验为基础的,而班杜拉认为人除了直接学习外,更重要的还在于他可以通过观察去进行间接学习。人的社会行为大部分是通过观察学习获得的。"观察学习"是班杜拉社会学习理论的一个重要概念,亦称之为"替代学习"。用班杜拉的话来说"一个替代学习事件可以这样来定义,即经由对他人的行为及其强化性结果的观察,一个人获得某些新的反应,或现存的行为反应特点得到矫正。同时在这一过程中,观察者并没有外显性的操作示范反应。"从这一定义中我们可看出观察学习的以下特点:一是观察学习并不必然具有外显的反应;二是观察学习并不依赖直接强化;三是认知过程在观察学习中起着重要作用。由此,班杜拉认为强化除了对直接行为后果的外部强化外,还有替代强化和自我强化。替代强化指观察到别人的行为受到奖惩强化时,对自己的行为也有一个间接的强化作用。自我强化是指在行动的过程中,人们根据自己设立的一些内在的行为标准,以自我奖惩的方式,对自己的行为进行调节。自我效能理论正是从这两种强化的作用发展而来的。班杜拉认为强化并不像传统的行为主义者所认为的是学习的必要条件,而是一种促进条件。

2.自我效能理论的应用

自我效能概念所把握的是个体以自身为对象的思维的一种形式,指个体在执行某一行为操作之前对自己能够在什么水平上完成该行为活动所具有的信念、判断或主体自我感受。从其概念内涵可以看出,自我效能感绝不只是个体对自己即将执行的活动未来状态的一种事先预估,而与这一活动实际执行过程及执行后的实际状态没有因果的关系。事实上,它直接影响到个体在执行这一活动的动力心理过程中的功能发挥,从而构成决定人类行为的一种近向原因。自我效能感是通过若干中介过程实现其主体作用。自我效能是人类行为动机、健康和个体成就的基础,是决定人们能否产生行为动机和产生行为的一个重要因素。

健康行为的目标水平决定于多种因素,其中除主体能力外,还包括任务的难度、个体的努力程度、外援的多寡、作为活动背景的环境条件等非能力因素。认知加工过程不仅帮助个体对影响到活动成就水平的各种因素及其相对影响力大小的分辨,而且也有助于个体知觉到活动的成就水平因这些因素的影响而发生的时空模式的变化,从而形成更加真实的自我效能判断。但在这些分辨和知觉的过程中,另一个主体因素却不利于保证自我效能判断的真实性,即个体对活动的自我监控偏好:有些人倾向于注意自己在活动表现中的消极方面,从而降低效能自我判断的水平;有些人倾向于注意自己活动的成功方面而忽视其失败方面,从而使效能自我判断朝向夸大的方向发展。关于自我效能感的发展,班杜拉以个体社会化过程为线索作了全面的考察

(Bandura,1986)。他指出,处于不同发展阶段的个体所面临的基本生活任务及其活动的形式和对象的差异性,决定了个体在不同的发展阶段,其自我效能感在信息来源、性质、结构、领域等维度上的不同。总体而言,个体在每一发展阶段所具有的自我效能感,一方面是此前各发展阶段的社会化的结果,另一方面又影响到他在当前各项活动中的功能发展,并接受其生活实践的影响,从而表现出在不同年龄阶段上的发展特征。

自我效能感是个体在行动前对自身完成该活动有效性的一种主观评估,这种预先的估计对后续的行为会多方面地发生影响。

(1)影响人对行动的选择:当个体面对新的环境,或者人生重大选择时,人们会利用以往的经验或者借鉴他人的经验来对接下来的行为进行判断,从而确定哪种选择最符合自身利益或者自身价值的实现。自我效能感不仅影响到个体目标的选择,还会影响到个体的行为方式。人在选择时往往趋利避害,这在选择时会影响我们的行动。

(2)面对困难时的抉择:在行动的过程中人们总是会遇到各种阻碍,这时自我效能的高低便会影响到人克服困难的毅力和决心,影响人行为的坚持性。自我效能感高的人,面对困难时就会想出各种办法去解决问题,而不会轻易放弃,而自我效能感低的人则反之。高自我效能感者所付出的努力与任务难度成正比,低自我效能感者则相反。

(3)情绪的自我管理:自我效能感高的人,会更有兴趣从事某一活动。在行动的过程中他们会更加主动地去寻找解决问题的方式,对外界的信息会更加积极地进行加工,从而更有可能获得好的结果,好的结果又能起到强化作用,提高个体的自我效能感。高自我效能感的人在解决问题之前,往往会从积极的方面去考虑问题,形成正向预期;遇到问题时,也会以一个乐观的心态看待它,较少产生焦虑。

自我效能感通过思维过程发挥主体作用,通常都伴有动机的因素或过程参与其中。除此之外,自我效能感还会影响个体在活动中的努力程度以及在活动中当面临困难、挫折、失败时对活动的持久力和耐力。特别是对于那些富有挑战性或带有革新性质的创造活动而言,这种持久力和耐力是保证活动成功的必不可少的条件之一。

(五)群体健康相关行为

1.群体的概念和特点

改变群体健康行为的过程更为复杂,但一旦取得成功,效果也更加显著。群体指在共同目标的基础上,由两个以上的人所组成的相互依存、相互作用的有机组合体,它时时刻刻都对个体和群体发生着影响,并由此体现出自身的特征。具体特征体现在以下几个方面:

(1)群体成员们的目标共同性:群体之所以能够形成,它是以若干人的共同的活动目标为基础的,正是有了共同的目标,他们才能走到一起并彼此合作,以己之长,补他人之短,以他人之长,弥合自己之短,使群体爆发出超出单个个体之和的能量。

(2)群体自身的相对独立性:群体虽然是由一个个的个体所构成的,但一个群体,又有自己相对独立的一面。它有着自身的行为规范、行动计划,有自己的舆论,而这些规范、计划和舆论,不会因为个别成员的去留而改变。

(3)群体成员的群体意识性:作为一个群体,它之所以能对各个成员发生影响,并能产生出巨大的动力,就是因为群体中的每个成员都意识到自己是生活在某一个群体里,在这个群体中,成员之间在行为上相互作用,互相影响,互相依存,互相制约。

(4)群体的有机组合性:群体不是一个个个体的简单组合,而是一个有机的整体,每个成员都在这个群体中扮演一定的角色,有一定的职务,负一定的责任,并以作好自己的工作而配合他人的活动,使群体成为一个聚集着强大动力的活动体。

2.群体健康相关行为及特点

(1)促进健康群体行为:政府制定的可能影响人群健康和环境的政策、企业制定的有关健康和环境的规章制度、群众团体开展的活动等。

(2)危害健康群体行为。①危害群体内部行为:大吃大喝行为、小团体主义、人际沟通不力、组织内部关系不和谐等;②危害群体外部行为:传销、生产假冒伪劣产品等行为。

(3)群体健康行为特点:①群体通常掌握着较多资源,伴随其健康相关行为的发生,往往有着大量资源的投入使用;②群体行动一般是有目的、有组织的行动;③影响和后果比个人行为要大得多;④其启动和停止都较个人行为要缓慢;⑤群体会对社会压力有更好的承受能力。

(4)群体健康行为的干预策略:①发动群众广泛参加;②开发领导骨干和典型,起带头宣传作用;③利用竞争机制,进行激励和评价等手段;④发动舆论力量,启用规范作用;⑤动员领导,政策导向作用。

三、健康传播理论与方法

(一)传播的定义

传播是一种社会性传递信息的行为,是个人之间、集体之间以及个人与集体之间交换、传递新闻、事实、意见的信息过程。健康传播属于传播学的一个分支,在传播学的基础上结合健康教育相关知识发展起来的,近几年在中国发展迅速。它是指以"人人健康"为出发点,运用各种传播媒介渠道和方法,为维护和促进人类健康的目的而制作、传递、分散、交流、分享健康信息的过程。健康传播是健康教育和健康促进最重要的手段和工具之一。

(二)传播的分类

人类的传播活动形式多种多样,可以从不同角度进行分类。按照传播的规模,可将人类传播活动分为 5 种类型。

1.人际传播

人际传播又称亲身传播,是指人与人之间面对面直接的信息交流,是个体之间相互沟通。人际传播是建立人际关系的基础,是共享信息的最基本传播形式。

2.群体传播

群体传播是指组织以外的小群体(非组织群体)的传播活动。

3.大众传播

大众传播是指职业性传播机构通过广播、电视、电影、报刊、书籍等大众传播媒介向范围广泛、为数众多的社会人群传递信息的过程。

4.组织传播

组织传播是指组织之间、组织内部成员之间的信息交流活动,是有组织、有领导进行的有一定规模的信息传播。现代社会中,组织传播已发展成为一个独立的研究领域,即公共关系学。

5.自我传播

自我传播又称人内传播,是指个人接受外界信息后,在头脑中进行信息加工处理的过程。

(三)人际传播

1.人际传播的定义

可以利用口头语言或身体语言,借助各类工具进行信息的传递。人际传播可以分为个体与个体之间、群体与个体之间、群体与群体之间的几种形式。

2.人际传播的特点

人际传播是信息在人与人之间的传播,其主要形式是面对面的传播,其主要特点包括以下3点。

(1)是全身心的传播:在人际传播过程中,无论是传播者还是受传者均要用多种感官来传递和接受信息,如语言、动态体语、情感等,因此是全身心的传播。

(2)以个体化信息为主:在人际传播过程中,情感信息的交流占重要地位。

(3)反馈及时:在人际传播过程中,传播者可以及时了解受传者对信息的理解和接受程度,从而根据受传者的需求和特点及时调整传播的策略、交流的方式及内容。

3.健康教育中常用的人际传播形式

在健康教育中,常用的人际传播形式有咨询、交谈或个别访谈、劝服及指导四种。

(1)咨询:针对前来咨询者的健康问题,答疑解难,帮助其澄清观念,做出决策。

(2)交谈:通过与教育对象面对面的直接交流,传递健康信息和健康知识,帮助其改变相关态度。

(3)劝服:针对教育对象存在的健康问题,说服其改变不正确的健康态度、信念及行为习惯。

(4)指导:通过向健康教育对象传授相关的知识和技术,使其学习、掌握自我保健的技能。

4.人际传播的技巧

(1)谈话技巧。①内容明确:一次谈话围绕一个主题,避免涉及内容过广。②重点突出:重点内容应适当重复,以加强对象的理解和记忆。③语速适当:谈话的速度要适中,适当停顿,给对象思考、提问的机会。④注意反馈:交谈中,注意观察对象的表情、动作等非语言表现形式,以及时了解对象的理解程度。

(2)提问技巧。①封闭式提问:封闭式提问的问题比较具体,对方用简短、确切的语言即可做出回答,如"是"或"不是"、"好"或"不好"、"5年""40岁"等。适用于收集简明的事实性资料。②开放式提问:开放式提问的问题比较笼统,旨在诱发对方说出自己的感觉、认识、态度和想法。适用于了解对方真实的情况。③探索式提问:又称探究式提问。探索式提问的问题为探索究竟、追究原因的问题,如"为什么",以了解对方某一问题、认识或行为产生的原因。适用于对某一问题的深入了解。④偏向式提问:又称诱导式提问。偏向式提问的问题中包含着提问者的观点,以暗示对方做出提问者想要得到的答案,如"你今天感觉好多了吧?"适用于提示对方注意某方面的场合。⑤复合式提问:复合式提问的问题为两种或两种以上类型的问题结合在一起,如"你是在哪里做的检查? 检查结果如何?"此种提问易使回答者感到困惑,不知如何回答,故应避免使用。

(3)倾听技巧。①集中精力:在倾听的过程中,要专心,不要轻易转移自己的注意力,做到"倾心细听"。②及时反馈:双目注视对方,积极参与,及时反馈,表明对对方的理解和关注。

(4)反馈技巧。①肯定性反馈:对对方的正确言行表示赞同和支持时,应适时插入"是的""很好"等肯定性语言或点头、微笑等非语言形式予以肯定,以鼓舞对方。②否定性反馈:当发现对方不正确的言行或存在的问题时,应先肯定对方值得肯定的一面,然后以建议的方式指出问题的所在,使对方保持心理上的平衡,易于接受批评和建议。③模糊性反馈:当需要暂时回避对方某些敏感问题或难以回答的问题时,可做出无明确态度和立场的反应,如"是吗?""哦"等。

(5)非语言传播技巧。①动态体语:即通过无言的动作传情达意。如以注视对方的眼神表示专心倾听;以点头的表情表示对对方的理解和同情;以手势强调某事的重要性等。②仪表形象:即通过适当的仪表服饰、体态、姿势,表示举止稳重,有助于对方的信任、接近。③同类语言:即通过适度地变化语音、语调、节奏及鼻音、喉音等辅助性,以引起对方的注意或调节气氛。④发言:在人际交往中利用时间、环境、设施和交往气氛所产生的语义来传递信息。

(四)群体传播

1.群体传播概念

群体传播主要是指群体内部或外部的信息传播活动。群体传播在形成群体意识和群体结构方面起着重要的作用,而这种意识和结构一旦形成,又反过来成为群体活动的框架,对个人的态度和行为产生制约,以保障群体的共同性。

2.群体传播的特点

(1)信息传播在小群体成员之间进行,是一种双向性的直接传播。

(2)群体传播在群体意识的形成中起重要作用。群体意识越强,群体的凝聚力就越强,越有利于群体目标的实现。

(3)在群体交流中形成的一致性意见会产生一种群体倾向,这种群体压力能够改变群体中个别人的不同意见,从而产生从众行为。

(4)群体中的"舆论领袖"对人们的认知和行为改变具有引导作用,往往是开展健康传播的切入点。

(五)影响健康传播效果因素

1.传播者

传播者是健康信息传播的主体,具有收集、制作与传递健康信息,处理反馈信息,评价传播效果等多项职能。因此,传播者的素质直接影响传播效果。为了确保健康传播效果,传播者应特别注意以下几点。

(1)树立良好的形象。

(2)收集、选择对接受者有价值的信息。

(3)确保信息的准确、鲜明、生动、易懂、适用。

(4)根据接受者的特点,选择正确的传播渠道。

(5)及时了解接受者对信息的反应及传播效果,不断调整传播行为。

2.信息

健康信息是指与人健康有关的信息。泛指一切有关人的身体、心理、社会适应能力的知识、技术、观念和行为模式。健康信息是健康传播者传递的内容,同样直接影响传播效果。因此,健康信息应具有以下特点。

(1)符号通用、易懂:即信息传递过程中所使用的符号必须是通用的、易懂的,以避免传而不通。

(2)科学性:科学性是健康信息的生命,是取得健康传播效果的根本保证。

(3)针对性:健康信息的选择、制作、传递必须针对接受者的需求和特点。

(4)指导性:健康信息应具有较强的现实指导意义,告诉接受者如何运用健康知识、技能,使接受者自愿采纳健康的行为方式。

3.传播途径

所谓的传播途径是指信息传递的方式和渠道。在健康传播过程中,传播途径是多种多样的,不同的传播途径对传播效果会产生直接影响。

(1)常用的健康传播途径。①口头传播:如演讲、报告、座谈、咨询等。②文字传播:如报纸、杂志、书籍、传单等。③形象传播:如图片、标本、食物、模型等。④电子媒介传播:如电影、电视、广播、录像、幻灯、投影等。

(2)选择传播途径的原则:健康传播者应因人、因地、因时地选择传播途径,以保证传播的效果。在选择传播途径时,健康传播者应遵循以下四项原则。①准确性原则:保证信息能准确地传递至接受者。②针对性原则:针对具体接受者、具体情况,选择传播途径。③速度快原则:力求信息以最快的速度传递至接受者。④经济性原则:在保证准确、有针对性、快速的基础上,考虑经济因素,尽量减少传播者与接受者的经济负担。

4.受传者

受传者是指信息通过传播途径所到达并被接受的个人或群体,大量的接受者也称为受众。健康传播的受众是社会人群,他们因不同的生理、心理特点,对健康信息、传播途径的要求也不同。因此,健康传播者在制定传播信息、选择传播途径时,应重点考虑接受者的心理特点及动机。

(1)受传者的心理特点:接受者在接触信息时,普遍存在着"四求"的心理。①求真:信息真实可信。②求新:信息新颖引人注意。③求短:信息短小精悍,简单明了。④求近:信息在生活、地域、情感、认识、知识等方面贴近接受者。

(2)受传者对信息的选择性。①选择性接受:接受者一般选择与自己观念一致、自己需要、关心的信息接受。②选择性理解:接受者对信息的理解受其固有的态度、信仰影响。③选择性记忆:接受者对信息的记忆也是有选择性的。人们往往容易记住自己愿意、喜欢记忆的信息。④受传者的动机:接受者不仅选择性地接受信息,还会因各种原因主动地寻求和使用信息。接受者寻求信息的动机主要包括消遣、填充时间、寻找情报、解决疑难或满足社会、心理的需求。⑤环境:健康传播的效果还受传播活动发生的自然环境和社会环境的影响。

以上4种因素均可直接或间接地影响传播者和接受者的心理与行为,从而影响健康传播的效果。

（郇晓东）

第二节　患者健康教育

随着医学模式和健康观念的转变,"医院仅看顾患者"的传统观念正在逐步改变,医院的服务也开始从以治病为主的单纯医疗模式向治疗、预防、保健相结合的复合型转变,医院已经成为健康教育的重要场所。

患者健康教育即是指以医院为基地,以患者为中心,针对到医院接受医疗服务的患者及其家属所实施的有目的、有计划的健康教育活动。目的是通过健康教育帮助患者树立正确的健康观,接纳并建立有利于促进疾病康复的健康行为和生活方式,掌握疾病防治知识和自我保健技能,预防疾病,降低疾病的复发率、死亡率,减少重复住院率。

一、患者健康教育与健康促进的形式

(一)门诊教育

门诊教育是指对患者及其家属在门诊诊疗过程中实施的健康教育。由于门诊患者人数众多、停留时间短暂、流动性大且针对性差,因而难以进行系统的教育,所以门诊教育应主要侧重于普遍性、一般性的宣教,并结合不同季节、不同疾病的特点,进行常见病、慢性病的防治教育。教育内容要力求简练、新颖、实用、对患者有吸引力,以达到稳定患者情绪、维持良好就医程序、让患者获得知识的目的。

1.候诊教育

候诊教育是指从患者进入门诊大厅至诊疗开始前(尤其是在患者候诊期间),针对候诊知识及科室常见疾病的防治所开展的健康教育。教育方式主要包括口头讲解、宣传栏、教育材料、广播等形式,有条件的医院还可设电子银幕及闭路电视网进行教育。

患者进入门诊大厅时,除抢救患者外,即可开始健康教育。医院为了方便患者就医,会根据不同疾病分设科室,在患者无法根据自己的情况正确选择就诊科室时,就需要门诊导医台的护士询问并了解患者病情的大致情况,指导患者进行准确挂号,以维持良好的就医秩序,并提高挂号质量。

患者在开始诊疗之前会在各科室的候诊区等待,此时分诊台护士通过口头讲解健康教育材料,或通过宣传栏、健康教育材料、多媒体等方式,为候诊患者及其家属介绍就诊常识,宣传该科常见疾病的保健及防治知识等,指导患者利用短暂的候诊时间,尽可能多地获得有益的健康知识,并起到安定患者情绪、消除焦虑心理的作用。

2.随诊教育

随诊教育是指医护人员在诊疗过程中,根据患者所患疾病的有关问题或其所关心的问题进行的口头宣教。这种教育形式具有较强的针对性和灵活性,但内容不宜太详细,以免影响诊疗速度,造成候诊患者的不满。随诊教育是门诊健康教育的主要环节。

(1)就诊时的健康教育:健康教育可遍布于诊疗的全过程中,该教育方式的主要优势是既可对患者进行个别宣教,做到"对症下药",又用时短且专业性强。教育的主要内容包括疾病发生的可能原因、大致治疗方法、可能的并发症及预防、自我护理常识等;若患者还需要进一步的检查和治疗,则应解释检查和治疗的必要性,告知检查和治疗过程中的注意事项等。该阶段的健康教育能够有效地缓解患者的心理压力,使其保持良好的心理状态面对疾病。

(2)离诊时的健康教育:患者结束就诊并不代表治疗过程的结束,其自我保健和医嘱执行情况对病情的进展具有重要影响。因此在患者诊疗结束准备离院前,应向患者及其家属交代回家后的注意事项,主要包括药物的用量、用法及注意事项,饮食、休息、锻炼的方式方法,复诊时间等。目的是优化患者的后期治疗效果,促进疾病的预后及康复。

3.门诊咨询教育

门诊咨询教育是指医护人员对门诊患者及其家属提出的有关疾病与健康的问题进行解答,包括院内单科门诊咨询及面向社会人群的综合性咨询,通常可采用设门诊咨询或电话咨询等形式。门诊咨询教育内容跨度较大,涉及的专科知识较多,故而要求承担咨询工作的医务人员要具备丰富的医学知识和临床经验,能准确的解答患者的提问。如设戒烟门诊、营养门诊、护理咨询门诊及咨询电话等。

4.门诊讲座与培训班

以预约门诊形式定期将患有同种疾病的患者或需要接受相同保健服务的人集合起来,进行有关疾病的知识讲座、行为指导或技能培训。这种形式适用于慢性病患者、妇幼保健、老年人的门诊教育。如开展"慢性病(高血压、脑卒中、脂肪肝等)防治知识讲座"、"孕妇学校"、"心肺复苏培训班"等。

5.健康处方

健康处方指在诊疗过程中,以医嘱的形式对患者的行为和生活方式给予指导,主要是针对某种疾病的特点,对患者进行有关疾病防治知识、用药知识及生活方式等方面的指导。如发给患者有针对性的宣传材料,便于患者保存、阅读。健康处方是近年来产生的一种新型的门诊健康教育方式,其有效地解决了门诊患者多、诊疗工作量大与不宜开展详尽的随诊教育之间的矛盾。

(二)住院教育

住院教育是指对住院患者或家属在住院期间进行的健康教育,是患者教育的重点。由于住院患者在院时间较长,与医护人员接触较多,因此有利于开展有计划、系统的健康教育。患者在院期间病情有一个逐渐转化的过程,为提高健康教育效果,就要根据患者不同时期的住院特点,开展全程、分期健康教育。所谓全程教育是指从患者入院到出院的全过程中均应伴随健康教育,而分期教育则是指患者在入院、住院、手术前、手术后及出院时等时期应配合个性化的、有针对性的阶段性健康教育。

但住院教育必须根据患者病情的轻重缓急,选择适当的教育时机,尤其是对急诊、危重患者,要在患者病情相对稳定的情况下实施系统的教育。

1.入院教育

入院教育是指在患者入院时,对患者或家属进行的教育。教育的主要内容为:首先介绍医院的各项规章制度及服务内容,如生活制度、卫生制度、探视制度、登记护理制度、医院环境、科室相关人员等;其次向患者及家属说明病情、初步诊断和治疗方案等;同时进行常规检查介绍,主要是常规检查的意义及标本留取的方法。教育方法可采用口头教育或宣传栏,也可制作成健康手册等。入院教育的意义在于使患者及陪护人员尽快熟悉住院环境,减轻不安全感、陌生感,建立信任感,稳定情绪,遵守住院制度,积极配合治疗等。

2.住院教育

住院期间开展的健康教育统称为住院教育。教育内容及方式应针对各类患者的不同健康问题而有所不同,应将住院健康教育作为治疗患者的一项有力措施来抓。

(三)随访教育

随访教育是指对已出院患者进行的追踪性健康教育。教育对象主要是那些出院后仍需要进行特殊安排的患者,如手术患者、瘫痪患者、肿瘤患者、经常需要进行复杂治疗的患者(如放射治疗、化疗等)和诊断明确的慢性患者等;受教育者主要包括患者及其家属。随访教育不同于出院教育,它不是一次性教育,而是一个追踪教育的过程,其方法有书面指导、不定期的学习班、电话咨询等。随访教育的意义在于临床治疗效果的追踪观察,了解患者的病情变化及防止病情恶化。

二、患者健康教育与健康促进的内容

（一）基本生活方式教育

人体的健康既受到先天遗传因素的影响，也和生活方式息息相关。大量研究证明后者的作用更为重要，而饮食和身体活动作为个人生活方式的两个主要方面，成为健康教育的重要内容。

1.膳食与营养健康教育

（1）合理营养，平衡膳食。人体需要多种营养素，而不同食物所含的营养素各有优势，要达到平衡膳食应该使从膳食中获得的营养素与机体所需的营养素之间保持平衡，且膳食的质和量均能适应人们的生理、生活和劳动对营养的需求。

由于各类食物所含的营养素不尽相同，没有哪一种食物能够提供人体所需的全部营养素，因此要选择多种食物进行合理搭配才能满足要求。所以，为了使群众掌握各类食物的搭配，达到平衡膳食，中国营养学会设计了"中国居民平衡膳食宝塔"，提出了比较理想的膳食模式。

营养学家们提出的金字塔的饮食方式，指的是膳食中所含的蛋白质、碳水化合物、脂肪、维生素、无机盐、水、纤维素等七类营养素要种类齐全，数量充足，比例适当，供需平衡，可用一种形象的"金字塔"结构加以描述。

国家卫计委颁发了《中国居民膳食指南（2016）》，针对 2 岁以上的所有健康人群提出 6 条核心推荐，分别为：食物多样，谷类为主；吃动平衡，健康体质量；多吃蔬果、奶类、大豆；适量吃鱼、禽、蛋、瘦肉；少盐少油，控糖限酒；杜绝浪费，兴新食尚。

每天的膳食应包括谷薯类、蔬菜水果类、畜禽鱼蛋奶类、大豆坚果类等食物。平均每天摄入 12 种以上食物，每周 25 种以上。各年龄段人群都应天天运动、保持健康体质量。坚持日常身体活动，每周至少进行 5 d 中等强度身体活动，累计 150 min 以上。蔬菜水果是平衡膳食的重要组成部分，吃各种各样的奶制品，经常吃豆制品，适量吃坚果。鱼、禽、蛋和瘦肉摄入要适量。少吃肥肉、烟熏和腌制肉食品。成人每天食盐不超过 6 克，每天烹调油 25～30 g。每天摄入脂肪量不超过50 g。足量饮水，成年人每天 7～8 杯（1 500～1 700 mL），提倡饮用白开水和茶水。

（2）不同人群的营养指导：中国居民平衡膳食宝塔仅适用于一般成年人，而孕产妇、婴幼儿、老人等不同生命阶段的人群因生理需求不同，营养素的需求也会有所不同。

孕妇的营养健康教育：①孕前期妇女应多食富含叶酸的食物或补充叶酸，常吃含铁丰富的食物，保证摄入加碘食盐，适当增加海产品的摄入，戒烟禁酒。②孕早期胎儿生长较慢，且孕妇因孕吐而食欲减退，因此膳食应以清淡、易消化吸收的食物为宜；为适应妊娠反应，要做到少食多餐；为满足孕妇的特殊营养需求，要保证蛋白质和碳水化合物的摄入量；为补充钙，要适当补充奶类及其制品，且维生素的供给要充足；多摄入富含叶酸的食物并补充叶酸，预防胎儿神经管畸形。③孕中、晚期妇女要适当增加鱼、禽、蛋、瘦肉、海产品、奶类及含铁丰富的食物的摄入量，以保证母体和胎儿对营养素的需求；戒烟限酒，少吃刺激性食物，避免增加胃肠负担。

哺乳期的营养健康教育：哺乳期应增加鱼、禽、蛋、瘦肉及海产品的摄入，适当增饮奶类，多喝汤水，产褥期食物多样且不过量，忌烟酒及浓茶和咖啡。

婴幼儿的营养健康教育：婴幼儿时期生长发育迅猛，代谢旺盛，需要足量的营养素供给，以满足正常生理功能活动和生长发育的需要。①0～6 月龄的婴儿建议纯母乳喂养，且产后尽早开奶，若不能用纯母乳喂养时，首选婴儿配方食品喂养，要及时补充适量维生素 K。②6～12 月龄的婴儿要以奶类优先，继续母乳喂养，及时添加辅食，膳食应少糖、无盐、不加调味品，同时要注意饮食卫生。③1～3岁幼儿食物要逐渐过渡到多样化,选择营养丰富、易消化的食物,采用适宜的烹调方式(如清蒸、煮等),合理安排零食,每天足量饮水,少喝含糖高的饮料。

学龄前儿童营养健康教育:学龄前期儿童膳食应做到食物多样,谷类为主,多吃新鲜蔬菜和水果,吃适量的鱼、禽、蛋、瘦肉,每天饮牛奶,常吃大豆类及其制品以供给优质蛋白;膳食要清淡少盐,正确选择零食,少喝含糖高的饮料等。

学龄期儿童营养健康教育:学龄期儿童饮食应三餐定时定量,尤其要保证吃好早餐,多吃富含维生素C的食物,不吸烟、不饮酒。

老年人营养健康教育:老年人的膳食要求粗细搭配、松软、易于消化,烹调要清淡少盐,以蒸、煮为好,少用煎、炸、烤,少食多餐,忌暴饮暴食,多吃蔬菜水果,重视膳食纤维的摄入。

(3)特殊饮食。

高能量饮食:①适用对象为体质量偏轻、甲状腺功能亢进及结核病患者。②膳食要求:每天总能量摄入应在8 360 kJ(2 000 kcal)以上,尽可能增加主食及菜肴,多食用含热量高的食物。食物的选择主要是谷类、豆类、各类蔬菜、瓜类、茄类、根茎类、薯类、鱼虾类、肉禽类、奶类、豆及豆制品等。

低热量饮食:①适用对象为需减轻体质量的患者。②膳食要求:减轻膳食中总热量的摄入,每天比正常需要量减少2 090～4 180 kJ(500～1 000 kcal),烹饪方法以煮、炖、拌、卤等为主,食物的选择主要是新鲜的蔬菜、水果,适量选用肉类、蛋类。

高蛋白饮食:①适用对象为营养不良、贫血、低蛋白血症、手术前后、烧伤及癌症患者等。②膳食要求:每天蛋白量要达到100～120 g,但不要超过总能量的20%,其中蛋、禽、鱼、肉类等优质蛋白应占1/3～1/2。食物的选择应多摄入富有动物蛋白质的食物,如鸡、鸭、鱼、肉、蛋、牛奶等,也可以添加富含优质植物蛋白的食物,如豆及其制品等。

低脂饮食:①适用对象为冠心病、动脉粥样硬化、高脂血症、胆囊炎、胆结石、胰腺炎、急/慢性肝炎、肾病综合征患者等。②膳食要求:每天脂肪量应在50 g以下,脂肪占总热量的25%以下。食物烹调要采用蒸、卤、煮、烩等,食物配制以清淡为主,限制烹调用油的使用,若使用奶制品应选择低脂或脱脂奶。食物的选择主要为大米、小米、面粉、豆腐、豆浆、各种蔬菜、鸡蛋白、鱼肉、虾、海参等。

低胆固醇饮食:①适用对象:高血压、冠心病、动脉粥样硬化、高脂血症患者。②膳食要求:控制总热量,总脂肪摄入量,胆固醇每天限制在300 mg以内。烹调用油应选择山茶油等富含单不饱和脂肪酸的油类,并适当增加膳食纤维摄入量。食物的选择主要为各种谷类、各种蔬菜、水果、低脂奶、去脂禽肉、瘦肉、鱼、虾、鸡蛋白、香菇、海带及豆制品等。要尽量少用或不用含胆固醇高的食物,如油条、油饼、油酥点心、全脂奶、猪牛羊肉、蟹黄及动物内脏等。

高纤维饮食:①适用对象为冠心病、高脂血症、糖尿病等患者提倡用高纤维饮食。②膳食要求:增加膳食中膳食纤维的摄入量,每天总量不应低于25 g。多饮水,每天约8杯,尤其是空腹饮水可刺激肠道蠕动。食物的选择主要为粗粮、玉米、糙米、全麦面包、黄豆芽、芹菜、韭菜、笋、萝卜、香菇、海带、各种豆类等。

(4)常见疾病的营养健康教育。

血脂异常的营养健康教育:血脂异常者的合理膳食应保持热量均衡分配,不偏食、忌暴饮暴食,改变晚餐丰盛和睡前加餐的习惯。应常吃富含维生素C的食物(如蔬菜、水果等)、富含膳食纤维的食物(如蔬菜、粗粮、豆类等)、含优质蛋白的食物(如鸡蛋清、瘦肉等);尽量少吃或不吃动物内脏、肥肉等各类高胆固醇食物,多吃富含不饱和脂肪酸的食物(三文鱼、沙丁鱼等海水鱼类);

少吃甜食和纯糖类食物,适当减少食盐的摄入量。

高血压的营养健康教育:高血压患者应限制钠盐的摄入量,对重度高血压应采用无盐膳食;减少脂肪和胆固醇的摄入量;限制饱和脂肪酸,适当增加不饱和脂肪酸;增加钾和钙的摄入;多吃粗粮或全谷食物及膳食纤维含量高的食物。

糖尿病的营养健康教育:糖尿病患者的饮食原则是合理节制饮食,以控制总热量的摄入;合理分配食物中碳水化合物、脂肪和蛋白质的比例(碳水化合物占总热能的 $55\%\sim60\%$,脂肪占总热能的 $20\%\sim25\%$,蛋白质的摄入量占总热能的 15%);补充足够的维生素和矿物质,且摄入足量的纤维素;限制食盐摄入量,以每天低于 6 g 为宜。

癌症的营养健康教育:近年来饮食与癌症关系的证据越来越充分,许多食物成分可以致癌或促癌,如黄曲霉毒素具有强致癌性,被黄曲霉毒素污染的食物可能增加肝癌的危险性,油炸、烟熏和烧烤食物可产生有致癌作用的多环芳烃,腌制火腿、咸肉等食品所添加的着色剂亚硝酸钠可最终在胃酸的作用下形成亚硝酸胺,是一种强致癌物,会增加患胃癌的危险性。而另一些食物中所含的成分和微量营养素又具有预防癌症的作用,植物性食物为主的膳食有利于癌症的预防。如十字科蔬菜如菜花、卷心菜、西兰花等,葱蒜类如葱头、大葱、大蒜等都含有抗癌作用的生物活性成分;植物性食物中还含有大量的膳食纤维,能降低结肠癌和直肠癌的发生率。

痛风的营养健康教育:减少外源性和内源性尿酸的生成,促进体内尿酸的排泄是痛风症患者的基本膳食治疗原则。由于食物中的嘌呤会大部分生成尿酸,所以食物中摄取嘌呤量的多少对尿酸的浓度影响很大,因此痛风症患者长期限制膳食中嘌呤摄入量非常重要。痛风患者通常伴有肥胖,故应限制热能,控制或降低体质量;蛋白类食物以植物蛋白为主,动物蛋白尽可能选用牛奶、干酪、鸡蛋等;应适当限制脂肪的摄入及选用油少的烹调方法;由于碱性食物可以降低血液和尿液的酸度而使尿液碱性化,利于尿酸的排出,故患者宜适当多食用蔬菜、水果等碱性食物;每天饮水量在 2 000~3 000 mL,以增加尿量,促进尿酸排出,但不可饮用啤酒、咖啡、浓茶和可可等饮料,以避免引起痛风的发作。

手术后营养健康教育:手术后机体处于高代谢状态,且消化能力较弱,故应少量多餐地摄入富有热量、蛋白质、维生素的易于消化的食物。术后早期应以米汤、稀饭、藕粉、蛋汤、鱼汤等为主,逐渐过渡到牛奶、馄饨、水饺、面条等;要多吃鱼类,蔬菜水果可制成泥状,以利于消化吸收。

骨折后饮食健康教育:骨折是由于外界作用力或骨骼本身疾病引起的骨骼发生断裂。骨折初期膳食的目标是补充损失的营养素以维持血液容量与电解质平衡,故饮食应清淡、易消化、无刺激,摄入适量的蛋白质、高维生素、低脂肪,且热量不宜过高,食物的选择主要是瘦肉、牛奶、鸡蛋、鱼肉、绿色蔬菜及各类水果等。而到了中后期,饮食的目的是预防感染,促进伤口愈合,尽早恢复肌肉活力,宜采用高热量、高蛋白、高维生素饮食,并补充丰富的钙质,食物的选择主要是鸡蛋、虾皮、豆制品等含钙高的食物,及瘦肉、鸡、鸭、蔬菜水果、奶制品等。

2.身体活动/运动的健康教育

适宜的、科学的运动能够增强心肺功能、改善血液循环系统、呼吸系统、消化系统和内分泌系统的状况,有利于人体的新陈代谢、提高抗病能力、增强机体的适应能力和体质,改善患者健康水平。

(1)运动健康教育的原则:运动教育的关键是适宜运动,它的核心可以概括为以下几点。①要以有氧运动为基础,因为有氧运动能够提高心肺功能,故无论个人兴趣如何,运动计划中都应该包含1~2项有氧运动。②运动需要达到一定的目标心率,即靶心率,它是判断有氧运动的重要指标。健康而且体质较好的人群靶心率可以控制在 120～180 次/分钟,而患有慢性疾病的人群靶心率则应控制在(170－年龄)～(180－年龄)。但要注意,当身患疾病、天气闷热或处于暴晒的环境时,要相应的降低靶心率指标,以保证安全。③运动要适宜:即要选择适合的运动方式、适合的运动量及适合的运动时间。首先,运动方式的选择以周期性运动项目为主,以肌力训练(如哑铃、杠铃等)、柔韧性练习(如伸展、屈曲等)为辅,有氧运动主要有步行、跑步、跳绳、骑车、划船、登山、游泳、爬楼梯、踢毽子、舞蹈、健身操、太极拳、小运动量球类等。其次,适合的运动量是指运动要量力而行,以自身不出现不适的症状为界限;在运动中只要出现不舒服的异样感觉,如胸闷、胸痛、头晕、头痛、眼花、晕眩等,要立即减少运动量或停止运动,及时就诊,弄清原因后再确定还能否继续运动,以防发生不测。最后,运动要选择适当的时间,外出运动无论清晨、上午、下午、黄昏或晚上均可,但若清晨锻炼,则最好等太阳出来、气温升高后再开始;另外,每次的运动时间可以从 10 min 开始,以后按 5～10 min 的递增量,循序渐进地达到 1 个小时左右为最佳;运动频率应每天或隔天运动一次,每周不少于 3 次为宜。

(2)不同人群的身体活动健康教育。①青少年的运动健康教育:青少年的运动应以提高身体素质、培养运动兴趣及学习运动技能为目的。主要包括耐力运动和肌力运动两方面。耐力运动要达到中等以上运动强度,如跑步、骑车、游泳、登山、体操、球类等,每天 40～60 min,每周 5～7 d。肌力运动以增加胸肌、腹肌和四肢肌肉的力量和体积为目标,建议每周练习不少于 4 次。②成年人的运动健康教育:成年人运动的目的是增强身体、预防慢性疾病、保持肌肉力量、延缓身体衰退、改善心肺功能等。其中,耐力运动要达到中等强度,每周不少于五次;而肌力运动则每周不少于 3 次,每次不少于 30 min。③老年人的运动健康教育:老年人的运动应以改善心肺功能、防治慢性疾病及提高生活自理能力和生活质量为目的。老年人参加运动期间,应该定期做医学检查和随访,有慢性病者应有医师参与制订运动处方,以保证运动安全。老年人的运动方式应选择步行、慢跑、游泳、太极拳等较为温和的周期性运动,并根据个人的身体素质采用间歇运动,分几次完成运动项目,但每天累计活动的时间应该达到 40～60 min。除有氧耐力运动外,老年人还应该添加一些灵活性和协调性运动项目,增强躯体及关节、四肢的协调性,如韵律操、八段锦及关节活动操等,以降低跌倒的危险。

(3)常见慢性病的运动健康教育。

高血压的运动健康教育:①高血压人群的运动要循序渐进,并经常观察血压变化,以便随时对运动量进行调整。②高血压人群适宜的运动项目主要包括太极拳、步行、慢跑、爬山、游泳、跳舞、骑车、乒乓球等,一般根据个人爱好选择 2～3 项交替进行,运动时间每次累计 40～60 min,每周不少于 3 次,运动中的最大心率达到 100～140 次/分钟,运动停止后心率应在 10 min 左右恢复到安静时的水平。运动中应保持自然呼吸或稍深呼吸,不宜作憋气或爆发力运动,当出现头晕、头痛、心动过速等症状时,应暂停运动且卧床休息。③血压未得到有效控制或不稳定者、出现严重并发症者、脑血管痉挛、高血压危象、脑卒中及合并糖尿病、冠心病者,不宜进行运动。

糖尿病的运动健康教育:糖尿病患者参与运动的目的主要是降糖、降压、降脂,增加能量消耗、减轻体质量,减缓胰岛素抵抗,延缓并发症发生发展。糖尿病患者应以长时间低强度的有氧运动为主。有氧运动通常选择有较多肌肉群参加的周期性运动,如步行、慢跑、骑自行车、爬山、爬楼梯、游泳、太极拳等。而对于病情稳定无严重并发症且身体素质较好的患者,以及患有高血脂、高血压、肥胖等疾病的糖尿病高危人群,可在坚持长期有氧耐力运动的基础上进行适量的阻力运动,如小重量的哑铃、负重下蹲或力量练习器械等运动,其可以通过保持和提高肌肉质量和横断面积,而改善血糖控制能力。糖尿病患者在饥饿时、饱餐后及降糖药物(包括注射胰岛素或口服降糖药)作用高峰期不宜进行运动,餐后 90 min 运动降糖效果最佳。运动频率应保持在每周3~5 次,运动间隔不超过 3~4 d,运动达到预定强度后,即运动时心率保持在靶心率范围内应坚持 15~30 min,累计运动量在 1 h 左右。

3.肥胖的自我评价

肥胖是指体内的脂肪细胞体积和细胞数增加,体脂占体质量的百分比异常增高,并在某些局部过多沉积脂肪,若脂肪主要在腹壁和腹腔内蓄积过多则称为向心性肥胖。肥胖既是一个独立的疾病,又是多种慢性病,如 2 型糖尿病、心血管病、高血压、脑卒中和多种癌症的重要危险因素,尤其是向心性肥胖。因此,进行肥胖的自我评价,有效控制体质量,对健康有着重要意义。目前,评价肥胖程度最实用的指标是体质量指数和腰围。

(1)体质量指数体质量指数和身体总脂肪密度相关,涉及身高和体质量,体质量指数不能说明脂肪的分布,但能较好地反映机体的肥胖程度。体质量指数的计算方法是以体质量(kg)除以身高(m)的平方,即体质量指数=体质量/身高^2(kg/m^2)。我国卫健委发布的《中国成人超重和肥胖症预防控制指南(试用)》中规定的中国分类标准为体质量指数在 18.5~23.9 为体质量正常,体质量指数在 24~27.9为超重,体质量指数≥28 为肥胖。

(2)腰围是衡量脂肪在腹部蓄积(即中心性肥胖)程度最简单、实用的指标。《中国成人超重和肥胖症预防控制指南(试用)》中规定,男性腰围≥85 cm、女性腰围≥80 cm 时,即为中心性肥胖,患高血压、冠心病、脑卒中的危险性更大。

4.戒烟教育

烟草的烟雾中含有尼古丁、烟焦油、一氧化碳、多种致癌物和促癌物等有害物质,大量研究表明,吸烟能增加心脑血管疾病、慢性阻塞性肺部疾病、慢性支气管炎、肺癌、膀胱癌、口腔癌、喉癌、乳腺癌等多种疾病的患病风险。因此,对吸烟行为的健康教育能够明显缓解烟草所致的疾病和死亡。

(1)戒烟的健康教育可分为 3 个层次。①第一层次:对于所有吸烟者,尤其是尚未决心戒烟者,应主要进行教育并鼓励患者戒烟。②第二层次:对于已经决定戒烟,但感到存在困难而需要得到某种帮助者,主要教育内容是帮助患者戒烟。③第三层次:对于需要较长时间的戒烟咨询服务的患者,提供强化支持和治疗。

(2)戒烟指导:遵循以患者为中心的干预原则,重视患者自身的意愿,明确患者所处的阶段,有针对性地提供适当的、有效的戒烟教育。帮助吸烟者戒烟的健康教育最常用的方法是 5A 戒烟技术,主要包括以下内容。

询问(Ask):询问并记录患者的吸烟情况。询问患者的吸烟情况,包括是否吸烟、吸烟量、吸烟年限、是否想戒烟等;然后评价患者吸烟行为所处的阶段,并提供有针对性的戒烟教育。例如,患者现在想戒烟,则提供戒烟指导;若患者未决心戒烟则提供教育促使患者戒烟。

建议(Advice):极力劝说所有吸烟者戒烟。主要针对吸烟的后果和戒烟的好处进行教育,要结合患者的自身健康情况提出有力的、个体化的戒烟建议。主要内容包括:定期对患者进行吸烟的害处与戒烟的益处的教育活动,定期鼓励患者戒烟,向患者发放戒烟宣传材料等。

评估(Assess):评估吸烟者的戒烟动机与意愿。戒烟动机和决心大小对戒烟的成败至关重要,因此有必要分析患者的信念,了解戒烟动机。吸烟者不愿意戒烟的原因主要是,认为吸烟对自己本人无害、对戒烟成功的信心不足、有过戒烟失败的经历等。对于不愿戒烟的患者要使其建立信念,促使其产生戒烟动机,主要内容包括:①感知疾病的威胁,使患者感知到吸烟是导致自己患病的一个重要原因(易感性),吸烟能导致其他疾病,带来严重的健康危害,甚至导致死亡(严重性);②感知戒烟的益处:让患者相信戒烟能够对控制和缓解疾病有益处;③自我效能:让患者相信通过他自己的努力,能够成功戒烟;④提示因素:提供榜样,向患者展示其他成功戒烟者的经历及其所获得的健康收益。

帮助(Assist):帮助患者戒烟。帮助患者制订合理的戒烟计划,能够增加成功戒烟的概率。一个合理有效的戒烟计划主要包括以下内容:①确定目标戒烟日期;②营造良好的戒烟环境,即避开吸烟环境;③鼓励患者争取家人、朋友的理解和支持;④建立一套健康的吸烟期间的生活方式;⑤指导患者一些帮助戒烟的技巧,如合理转移注意力的方法等;⑥对于烟瘾较大者,建议使用辅助药物戒烟。

随访(Arrange):安排随访,防止或应对复吸。从开始戒烟后的1周内进行随访,对坚持戒烟者,进行鼓励和加强,强调坚持戒烟的重要性,对于复吸者,告诫立即停止吸烟,重新建立患者对戒烟的坚持态度,鼓励患者重新开始。

(二)疾病教育

疾病教育的最大特点在于要注重患者的个体性,具体来说,主要包括以下四个方面。

1.疾病教育需求评估

由于患者所患疾病的种类和性质不同,患者所面临的健康问题必然不同;又由于患者的年龄、性别、民族、文化程度、宗教信仰、经济状况等因素的不同,即便是同种疾病的患者,也必然有着不同的心理反应和不同的健康教育需求。

(1)疾病教育需求评估的内容:①患者及其家属对其所患疾病的知识、认识与行为的表现。②有无学习动机,即患者在主观上有无接受健康教育的要求,是否愿意了解相关知识。③患者的学习能力,包括文化水平、阅读能力及理解能力等,决定健康教育方法的选择。

(2)疾病教育需求评估的方法:需求评估所需的信息可以用直接法收集,从与患者及家属的谈话中直接获得;也可以用间接法,通过观察患者的表现、病历、分析病史以及健康问题的影响因素而获得。

评估过程要紧紧围绕以下四个方面:患者需要哪些知识、需要形成或改变哪些态度或认识、需要学习哪些技能、患者周围有哪些障碍因素影响着患者的行为。同时,要随着病情的发展与转归,及时对健康教育的内容进行调整。

2.疾病教育诊断

疾病教育需求评估的最后阶段,根据取得的有关资料,做出教育诊断,主要是陈述患者存在的主要问题及导致该问题的原因。例如,该高血压患者血压控制不理想与其未按医嘱服药有关。

3.制订疾病健康教育计划

根据教育诊断制订有针对性的健康教育计划,根据健康教育的知、信、行三个方面,将计划细分为以下三个健康目标。

(1)知识目标:患者对所需健康知识的理解和接受。

(2)态度目标:健康相关态度的形成或改变。

(3)行为目标:患者学习和掌握健康操作技能及其熟练程度。

例如,糖尿病患者的健康教育计划主要有:①患者了解到高血糖的危害,了解饮食控制对控制血糖的作用;②患者能承担自我保健的责任;③掌握血糖自检的方法,学会食物中所含热量的计算方法。

制订教育目标时要注意的事项如下:①教育目标应有明确的针对性,即教育目标应是针对教育诊断所确定的健康问题所提出的,不能一个目标对应多个诊断;②教育目标应是切实可行的,是通过健康教育干预可以实现的,并且不与医嘱相冲突;③教育目标应是具体的、可测量的、可观察到的改变。

4.实施教育活动

根据教育计划实施健康教育活动是疾病教育中最重要的一个环节,常用的患者健康教育活动的方式如下。

(1)语言与文字教育法。①讲座法:针对患有相同或近似疾病的多数患者,集中讲授某一专题的健康内容,如对糖尿病患者开展"糖尿病基础知识和自我护理方法"的讲座。②咨询法:是指医护人员解答患者及其家属提出的有关疾病和健康的各种疑问,帮助患者更好地应对疾病及康复。③病友小组法:是指将存在共同的疾病、相同的健康需求及有共同体会的人群集中在一起,开展教育者与教育对象,或教育对象之间的动态交流的方法。④文字教育法:主要包括健康展板法、健康处方、标语与传单等。

(2)实践教育法。①演示法:医护人员配合讲授,将实物、标本、模具等展示给患者,或向患者作示范性展示,来说明所传授的知识或技能,此方法能引起患者的兴趣和注意力,加深所学知识的记忆力。②操作法:医护人员指导患者运用一定的仪器设备进行独立操作,以获得知识、能力和技能。如糖尿病患者的血糖自测技术,高血压患者家属的血压测量技术等。

(三)心理教育

人在患病后会产生特有的心理需求和反应,因此在护理患者的过程中,应通过良好的语言、表情、态度、行为及方式,去影响患者对疾病的感受和认识,改变其心理状态和行为。心理教育的主要目的是消除患者对疾病的紧张、焦虑、悲观、抑郁的情绪,调动患者的主观能动性,从而树立战胜疾病的信心,并协助患者适应新的社会角色和生活环境。通过心理教育,尽可能为患者创造一个有利于治疗和康复的最佳心身状态。

1.患者常见的心理问题

(1)焦虑心理:患病时心理应激引起的矛盾冲突容易导致焦虑、愤怒、绝望、厌恶等不良情绪。患者由于入院时对疾病缺乏认识,对环境陌生感到焦虑和紧张,反复询问病情希望得到肯定的答案,或不断打听医护人员的情况,希望得到经验最丰富的医护人员的医治;住院期间由于病情变化而引起的焦虑与紧张,要求医护人员不断观察,反复陈述病情,担心遗漏病情变化,还有由于长期住院经济负担较重而引起的焦虑,不安心治疗,要求减少检查或提前出院。焦虑是患者对疾病造成的危害所产生的情绪反应,高度的焦虑不仅会增加生理和心理上的痛苦,而且会对治疗过程产生不利的影响。

(2)依赖感增强:患者在患病时会受到周围亲朋的照顾,成为人们关心、帮助的中心,患者自己有意无意地变得软弱无力、对事物无主见,对自己日常行为和生活的信心不足,被动性增加,事事都要依赖别人,或因为难以胜任而不愿去做。

(3)自尊心增强:患者希望得到重视,患者总是认为自己应该得到别人的关怀和照顾,并认为应该让他了解自己疾病的特点,让他知道防治这方面疾病的有关知识,患者的这些心理若得不到重视,则自尊心容易受到挫折,使自我价值感丧失,变得沮丧。

(4)怀疑和不信任：患者对周围事物特别敏感，尤其是慢性患者和诊断不明的患者表现更为明显。她们既想要了解有关自身疾病的信息，又对听到的解释抱有怀疑；对医师的诊疗方案表示怀疑，拒绝配合医护人员的各种治疗；患者还常常会根据医护人员的细微表情臆测自己的病情。

(5)情绪不稳定和易冲动：患者的情绪通常会变得不稳定、易激动，甚至与病友、医务人员发生冲突，这通常是由于患者在与疾病的抗争过程中，不能自控的、激发的情绪宣泄。患者因不得不忍受疾病给自己带来的压力和痛苦，顾虑疾病对他的家庭、工作、前途带来的影响，而表现为行为、情感退化。

2.常见心理教育的方法

(1)焦虑的心理教育：焦虑是一种患者痛苦不安的心理状态，不同患者焦虑的行为表现也因病情轻重而异。因此，应有针对性地对不同情况的患者进行正确的指导。首先，应尊重患者，让其参与一些适当的活动，让患者感到自己不是完全依赖他人，使其减轻焦虑。其次，要采取合理的消遣活动来分散患者的注意力。若患者焦虑心理较重且难以缓解，可酌情给予镇定药物，并及时处理引起焦虑的疾病和可能出现的各种相关问题。

(2)恐惧的心理教育：恐惧心理是由患者认为对自己有威胁或危险的刺激所引起的痛苦不安的情绪状态。当患者受到各种不良刺激而产生恐惧的心理状态时，医护人员要尽量倾听患者的诉说或保持安静，也可对患者进行抚摸，必要时抱紧患者也有助于稳定情绪，并守护在身旁。采用松弛方法，如听音乐、深呼吸、读书、看报等，均有利于减轻恐惧和消除不良反应。

(3)疼痛的心理教育：某些肿瘤、外伤、慢性炎症及手术后等患者，都有不同程度的疼痛，如采用合理的心理教育，患者会有不同程度的感觉疼痛减轻。常用的方法是对患者进行暗示，良好的暗示可使患者放松，消除患者焦虑、紧张、恐惧的心理，提高患者对疼痛的耐受能力，从而达到减轻疼痛或止痛的效果。对慢性疼痛的患者应转移其注意力，创造和谐、愉快的环境与情绪，消除不良消极因素的影响，对缓解或消除疼痛十分重要。对患者正确看待疾病的行为给予正面的鼓励和关心，对患者不适当的疼痛表现不予鼓励和关心，这样可以帮助患者培养健康有益的心理和行为，有利于纠正不良的疼痛行为表现。

(4)不同病期患者的心理教育。①急性期患者：由于起病急骤、发展迅速、病势凶猛，患者对突然患病缺乏足够的思想准备，加之疾病所带来的痛苦，导致患者心情紧张、焦虑和恐惧。首先，要使患者感到医护人员态度和蔼、热情认真、技术娴熟，且工作有条不紊；其次，要经常向患者解释周围情况，使患者和家属感到医院是可依赖、安全可靠的。②慢性期患者：慢性患者因为需要承受长期的疾病折磨，经历漫长的病程所以往往产生极为复杂的心理活动。对慢性患者的心理教育必须紧紧围绕慢性期病程长、见效慢、易反复等特点，调节情绪、变换心境、安慰鼓励，使之不断振奋精神，顽强地与疾病作斗争。首先，针对慢性期患者出现疼痛、发热、呕吐、呼吸困难、心悸等症状，医护人员应当亲切安慰，并及时妥善处理相关病情，患者自然就会情绪好转。其次，慢性期患者除每天口服药物外，还经常进行肌肉注射或静脉滴注，这对那些痛阈低的患者来说也常常引起焦虑，医护人员应用娴熟的技术及充分的经验取得患者的信赖，减缓患者的焦虑。慢性期患者应根据他们的不同情况，组织必要的活动，如欣赏音乐、绘画、看电视、听广播等，活跃病房生活；对于因病情反复和病程长而失去治疗信心的患者，更要多安慰、多鼓励；对于垂危患者更要态度和蔼、语言亲切、动作轻柔，加强基础护理，使之生理上舒服，心理上也减轻对病危的恐惧。③传染病患者的心理教育：患者被确诊为患传染性疾病后，不仅自己要蒙受疾病折磨之苦，更痛苦的是自己成了对周围人造成威胁的传染源，为了避免疾病的传染和蔓延，患传染性疾病的患者都要实行隔离治疗,这在患者的心理上必然要引起剧烈的变化。传染病患者开始都会产生一种自卑孤独心理和愤懑情绪,他们一旦进入患者角色,立即在心理上和行为上都与周围的人们划了一条鸿沟,自我价值感突然落失,感到自己成了人们望而却步的人,因而感到自卑。针对这种心理活动特点,医护人员首先应当了解传染病患者的情绪变化,并给予理解和同情,并针对不同患者的具体情况,告知患者传染病并不可怕,只要积极配合治疗是可以治愈的,而且要解释暂时隔离的意义,并耐心指导他们如何适应这暂时被隔离的生活。其次,医护人员应耐心细致地讲述患者所患传染病的病程规律,使他们安下心来积极治疗。最后,医护人员的言行要使患者感到真诚、温暖、可信、可亲,使医患之间形成深厚的情谊,当进行某项处理时,注意讲清楚目的和意义,尽量消除患者的顾虑和猜疑。

(郇晓东)

第三节 医护人员健康教育

医疗卫生服务机构是健康教育与健康促进的重要场所,医护人员是健康教育的主要力量和核心。医护人员在为患患者群提出解决问题方案的时候,不仅仅要提供药物和手术治疗方案,也要提供不良生活方式纠正等健康教育处方。如果医护人员缺乏健康教育学科的正规教育,对健康教育与健康促进的内涵了解不足,就会影响他们有效地开展健康教育活动。医护人员的健康教育培训,并不是单纯的卫生保健知识培训,而是健康教育学的基本理论、基本方法和技能的培训。培训的目的主要是使医护人员树立"大卫生"的观念和医疗服务社会化的观念,自觉适应医学模式的转变,积极、主动地担当起健康教育工作任务;掌握健康促进计划的设计、组织、实施及效果评价,提高健康教育技能;使医护人员改善自身的健康状况,并以良好的卫生行为表率来影响患者的行为,充分发挥其健康教育传播者的作用。

一、医护人员的健康教育培训

健康教育培训是健康教育的一种特殊形式,是对负有健康教育责任的人员进行专门化教育和技能培训的过程,也是对人力资源进行开发的一种活动;既是提高医护人员健康教育知识与技能的重要途径,也是健康教育和健康促进活动顺利实施的重要保证。医护人员的健康教育培训包含有关健康教育与健康促进的基本概念、方法、效果评价等内容,也包括医德和医风教育;工作流程主要包括培训需求设计、培训设计与实施和培训评估三个阶段;常用的培训方法有专业进修学习或在职函授、自修,将健康教育培训纳入继续医学教育,将健康教育列入"三基训练"和岗前培训内容,外出考察和参观学习以及积极参与医院和社区的健康促进活动;培训的形式可分为对专业骨干的业务培训和全体医护人员的继续教育两个层次。

(一)专业骨干的业务培训

健康教育是实现"人人享有卫生保健"的第一要素,医院健康教育的核心力量是健康教育的专职队伍,健康教育的成效主要取决于专业骨干的素质,故而培养健康教育专业骨干是开展医院健康教育的关键所在。《国家卫生计生委关于印发全民健康素养促进行动规划(2014—2020)的通知》中明确提出:要加强健康教育专业人员能力建设,大力开展培训,每三年轮训一次;要加强医院、专业公共卫生机构、基层卫生计生机构和重点场所健康教育工作人员能力培养,定期开展健康教育专业培训。

1.培训目的与意义

为了提高医院健康教育专业骨干的技术服务水平和实际工作能力、帮助其了解国内外最新业务动态、掌握健康教育和相关学科的基本理论,进一步提升医院健康教育工作水平、加大医院健康教育与促进工作力度,应定时、定期、定向地开展医院健康教育专业骨干的业务培训工作。

通过系统的健康教育培训,专业骨干能够采用健康信息传播、行为干预、社会动员等措施熟练地开展健康教育工作,帮助对象人群或个体改善健康相关行为并自觉采纳有利于健康的行为和生活方式,避免或减少暴露于危险因素,实现疾病预防控制、治疗康复、提高健康水平的目的。

2.培训的内容与方式

(1)培训方式与机构:专职健康教育骨干的业务培训方式可为脱产短训班、进修、在职自修、函授以及项目的专项培训,可采用集体授课、授课与练习相结合、授课与讨论相结合、现场实践、案例分析、交流考察、网络远程教育等形式进行。培训的机构多为国家级、省市级及地区级健康教育机构。

(2)培训内容与要求:专职健康教育骨干的业务培训内容主要包括以下三方面。①健康教育基本知识及技能,涉及健康心理、健康行为、人际交流与沟通技巧、健康传播、活动的组织与策划、培训方法等方面;②疾病知识,涉及早期症状自我识别与处理、疾病危险因素、健康管理和健康监护等方面;③项目管理,涉及社区诊断、计划设计、现场调查、问卷设计、资料的统计分析、效果评价、论文撰写等方面。

通过培训课程的学习,要求学员系统地学习健康教育基本理论和方法、健康教育与健康促进相关政策和法规及其最新进展,掌握健康促进基本理论、场所健康促进理论与实践、健康传播的理论与材料制作、必要的健康传播手段和沟通技巧、行为干预的理论与技巧、社会动员的方法与策略、项目的计划实施和评价,问卷的设计、资料的收集与整理、论文的撰写以及新型媒介(包括互联网网站、手机短信、微博、微信公众平台等)的应用等内容。此外,还应要求学员学习流行病学、卫生统计学、社会医学、行为科学、管理科学、心理学、美学、传播学、营销学、教育学、伦理学、广告策划、项目管理等与健康教育相关的学科理论。

(3)培训原则与方法:健康教育专业骨干的培训应遵循按需施教、学用结合、注重参与性、内容宜少而精、具备灵活性等基本原则。培训活动的设计应以学员需求为导向,发挥学员在培训中的主体地位。

常用的教学方法:①讲授法,该方法要求培训者讲授的内容要有科学性、系统性、思想性,要了解学员的情况,讲究语言艺术,注意启发式教学,适当运用辅助教具并注意取得学员的反馈;②谈话法,该方法要求培训者要有充分准备,要讲究提问的艺术,提出的问题要多种多样,要鼓励积极参与,并做好归纳和小结;③讨论法,该方法要求培训者出好讨论题目,做好充分准备,启发和引导学员思考,并做好讨论小结;④演示与练习法,该方法要求培训者做好课前准备,演示前介绍,示教并指导学员完成练习,对学员的操作质量和结果做出评价;⑤自学指导法,该方法要求学员要有明确的自学计划,培训者可提供自学指导计划,教给学员自学的方法并加强自学辅导;⑥案例分析法,该方法要求培训者编写案例、组织案例分析(包括案例介绍与案例讨论),参与小组讨论,要求学员汇报讨论结果,培训者做出总结;⑦角色扮演法,该方法要求培训者编写角色扮演脚本,制定角色扮演的程序,选择与训练学员进行角色扮演,并做出评价、修改与完善;⑧参观法,该方法要求培训者做好准备工作,在参观中要进行具体指导,进行参观总结。

健康教育专业骨干的培训中还应综合运用参与式培训、同伴教育和自我导向学习等方法。①参与式培训:是指通过组织、启发、激励学员积极主动参与教学活动,引导学员寻求问题的解决方法,以达到相互交流、更新观念、掌握知识及技能的目的;该方法是开展健康教育师资培训的一项重点工程,已成为健康教育培训的基本方式,特别是在健康传播和传播技巧培训中被广泛应用;其具体方法可利用小讲课、板书/投影/挂图、多媒体、电影/录像/幻灯、活页资料、手册等,进行自学、演示、小组讨论、头脑风暴、滚雪球(逻辑推理)、游戏、快速反应、角色扮演、示教、案例分析、课题设计、现场实习/参观、模拟训练和配对练习等。②同伴教育法的实施:首先是在目标人群中选择一定数量的人,经培训成为同伴教育者,然后再由他们对目标人群进行教育;目标人群自由讨论和交流,进行信息、观念和技能的分享;同伴教育法的组织实施中要进行同伴教育者的选择、培训同伴教育者、实施同伴教育并对同伴教育效果作出评价。选择同伴教育法时要先确定该项目是否有可能吸引并保持社区领导的兴趣和支持;有无足够的同伴教育者;在目标人群中,人们是否有时间、有兴趣、有能力去担任同伴教育者;能否为同伴教育的开展提供培训和其他技术支持;同伴教育者能否得到持续的支持、资助、指导和再培训;如果同时运用其他干预策略,如何将同伴教育法结合进去等问题。③自我导向学习:该方法可分为集体式学习、小团体式学习、个人式学习和独立式学习,其中学习效果最好的是小团体式学习。健康教育培训者在自我导向学习中的作用与职能是:协助学习者确立学习计划的起始点,了解自我导向学习的方式;鼓励学习者认识自身健康状况,认识自我学习的价值,树立自信心;协助学习者组成小团体,商议学习计划、目标、方法及评估标准;分析学习者的人格特征和学习特点;协助学习者获得确定学习目标、方法、资源、评价的技能;为学习者提供范例和学习指导等教材、教具;协助学习者发现和利用学习资源;运用现身说法、问题解决、经验交流等技巧,使学习者得以发挥其丰富的经验;为学习者提供反馈、交流其学习心得的机会;当学习者达到其学习目标时,及时给予承认和积极性反馈。

3.培训效果的考核

作为医院健康教育的主要实施者,为有效地指导患者及其家属、社区群众,健康教育工作者应掌握健康教育诊断、计划实施与评价方法,掌握人际沟通、行为干预、社会动员等基本技能。健康教育培训应对专业骨干更新健康观念,提高健康教育理论、自我保健意识、人际沟通技能、行为指导与示范技能以及心理卫生教育等技能具有实际的帮助。培训效果的考核可通过评价培训对象于培训前后对健康教育基本理论知识与理念认知水平的转变、基本方法应用技能与技巧的获得与否为依据来进行。培训效果不仅要体现在专业骨干的健康教育理论水平明显提高,还要体现在其健康观念的改变、技能的提高和工作态度的改善等方面,这种全方位的素质提高,将促进医院整体服务水平得以改善。

培训效果考核中基本知识和技能的测评可包括健康的概念、健康教育与健康促进的概念、健康教育与卫生宣传的差别、健康传播与行为干预的基本理论、人际交流技巧、健康教育材料的正确使用、健康教育处方的撰写、行为干预的技能指导与示范、心理卫生教育、医院与社区健康教育计划的设计、组织实施及效果评价等内容。

健康教育培训应具有针对性,应结合目标人群的需求设置培训内容和培训形式,尤其是要注重实践技能的培养以及健康教育科研水平的提升。培训的效果需进行追踪和评价,包括短期和中长期评价。可采用问卷调查、电话访谈及现场深入调查等方式调查了解培训学员所学知识与技能的应用情况来检查培训效果,例如学员培训后开展健康教育工作调查研究、效果评价和总结的情况、参加健康教育专业机构组织的培训和/或例会情况、在学术刊物上发表健康教育学术论文的情况等方面来反馈。对于不同的培训方法还应注重分析、小结其效果并做比较，以寻找最有效的方法并推广应用，进而加强健康教育队伍的人力资源建设。

（二）全体医护人员的继续教育

近年来，中国政府高度重视健康教育事业的发展，全国爱国卫生运动委员会在修订的《国家卫生城市标准（2014版）》中明确规定：社区、医院、学校等应积极开展健康教育活动。为促使医护人员能够有效地与患者、家属和社区群众沟通以实施完整、高效的健康教育活动，关于健康教育的基本知识与技能、医院健康教育知识和社区健康教育知识等内容的系统学习和培养训练，应是全体医护人员健康教育培训工作中的重点和核心所在。

1.培训目的与意义

对本院全体医护人员进行继续教育是医院做好健康教育工作的基础。为坚持"以人为本，以人类的健康为本"，全面协调可持续地开展医院健康教育工作，医院应注重强化健康教育的技术支持，把健康教育纳入到医护人员继续教育的内容中，以业务学习、专题讲座等形式普及有关疾病健康教育的知识和技能；定期开展医院新职工和实习生的健康教育岗前培训；还可结合本院的工作要求和健康教育开展情况，建立健康教育实践培训基地，分批次对全院医护人员进行健康教育培训，以达到全员培训的目的。

2.培训的内容与方式

（1）培训内容：全体医护人员健康教育培训的主要内容包括：健康教育与健康促进的基本理论知识，健康教育的演讲技巧与活动技巧，健康教育课件的制作技巧，健康教育的研究技巧（研究项目的设计、调查问卷的设计、统计分析、资料的收集、论文的撰写、总结报告的撰写等），健康生活方式的干预，疾病的心理健康教育以及老年病的早期预防等方面。同时，还应开展行业相关法律法规、传染病及突发性公共卫生事件的防治知识、常见病和多发病防治与保健知识、慢性非传染性疾病的防治知识、伤害的预防和急救知识、医学检查与化验知识、心理卫生知识、饮食起居与日常生活中的卫生知识等内容的健康教育培训。

（2）培训方式：医护人员健康教育培训的方式可以是医院内举办培训班、网络课堂、各种讲座、外送参加短期学习班、脱产或半脱产培训、自学健康教育培训书籍或手册等相关资料、观看健康教育专题片、健康教育知识竞赛以及集中授课辅以小组讨论和观察学习等小群组式成人学习法的多种形式，充分利用现代化网络教学资源，将健康教育与健康促进的基本知识和技能更及时、更广泛地传播给每一位医护人员，实现在岗培训效果的最大化。

为提高参加培训人员的积极性和主动性，医院可采用参与式教学法、情景模拟教学法、问题式教学法等多种教学方法普及有关疾病健康教育的知识和技能，加强信息的及时交流和反馈，提高医护人员开展健康教育工作的热情。

3.培训效果的考核

医护人员健康教育培训工作应系统化、规范化和日常化。通过培训，使全体医护人员掌握健康教育的概念、明确自身的职责、重视人际沟通的技巧、开展社区干预研究，拥有健康教育与健康促进计划设计、执行和评价的能力，在诊治过程中运用健康教育理论指导日常工作，有意识地开展健康教育活动。培训后，应对医护人员自身健康教育知识水平和干预技能培训前后的变化进行比较和分析，包括健康教育基础知识、医院健康教育基本理论、健康教育基本技能和社区卫生服务相关知识等方面。

此外,医院还应制定相应的职责功能管理考评制度,对专、兼职健康教育人员的工作进行考评,成绩评定实行学分制和/或学分积点制;制定监督管理的办法和评价标准,定期对健康教育效果进行阶段性评价,并修改和完善健康教育内容,以持续提高医护人员健康教育的工作态度、工作素质和整体水平。还应利用医院的各种会议、讲座、宣传栏、网络平台发布最新医学科学成果、医疗动态及医疗卫生新知识、新信息;随着季节的变化,及时通报传染病疫情并部署预防措施,对员工进行相应的技术培训;举办医学知识讲座,请院内外专家讲课,介绍世界医学进展和健康教育经验,指导健康教育工作;订阅各类卫生报刊、健康教育杂志,为医护人员创造有利的学习条件,充分发挥其作为"健康教育传播者"的职责和影响力。

二、医护人员的健康促进活动

医护人员的身心健康状况是医疗过程的一个极为重要的影响因素。2013年5月在瑞典召开的第21届健康促进医院国际研讨会的主要议题是"加强医护人员的职场健康促进"和"为医护人员打造健康蓝图",可见在建设健康促进医院过程中医护人员健康促进的重要性。因此,作为建设健康促进医院的主要实施者,医护人员首先应该是一名健康的楷模,用自己健康而科学的生活方式教育、感染患者和周围的人,大力倡导健康促进的生活方式,使医院朝向更加健康、有序、和谐的方向发展。

(一)医护人员的生活方式

作为一个特殊的社会群体,医护人员也需要接受健康教育,重视自我保健,建立健康的生活方式,改善不利于健康的生活方式,以促进自身的健康、防制疾病。因此,应着重提高医护人员的健康教育意识和自我保健的能力,倡导科学、健康、文明的生活方式,以提高医护人员的健康总体水平。

1.健康生活方式

影响人群健康和疾病的因素分为4类:环境因素、行为与生活方式因素、生物遗传因素、医疗卫生服务因素。其中,行为与生活方式因素最为活跃,也相对容易发生变化。持续的定式化的行为称为习惯,日常生活和职业活动中的行为习惯及其特征称为生活方式。健康生活方式是指有益于健康的习惯化的行为方式,主要包括合理膳食、适量运动、戒烟限酒和心理平衡四个方面,具体表现为:健康饮食、适量运动、不吸烟、不酗酒、保持心理平衡、充足的睡眠、讲究日常卫生等。健康的生活方式不仅可以帮助抵御传染性疾病,更是预防和控制心脑血管病、恶性肿瘤、呼吸系统疾病、糖尿病等慢性非传染性疾病的基础。

近年来,随着现代化进程的加快,日益紧张的工作和生活方式已对医护人员的健康状况构成了严重的威胁。一方面医护人员要承担着治病救人的职责,另一方面还要承担着家庭重任,种种原因造成他(她)们体力活动减少,心理压力过大,身体素质下降,大多数医护人员处于亚健康状态或疾病状态,原本是"健康守护者"的医护人员却屡屡因过度劳累突发疾病离世。据韩葆华等学者2013年2月对某大型三甲医院4 183名医务人员的健康体检,发现血脂异常、高血压、脂肪肝、高血糖、高尿酸血症的检出率排在了所有疾病的前5位,这些与饮食相关的代谢性疾病是医务人员的高发疾病。如何提高医护人员自身的身心健康水平、健康知识的认知,促进自我健康保健意识的形成、健康行为的养成已成为开展医院健康教育工作的重要任务之一。

为落实《卫生事业发展"十一五"规划纲要》提出的"加强全民健康教育,积极倡导健康生活方式"有关精神,提高全民健康意识和健康生活方式行为能力,有效控制心血管疾病、糖尿病、慢性呼吸道疾病、癌症等主要慢性病的危害及其危险因素水平的降低,2007年11月7日卫健委疾病预防控制局、全国爱卫会办公室和中国疾病预防控制中心共同发起了以"和谐我生活,健康中国人"为主题的全民健康生活方式行动,并向全国人民倡议:①追求健康,学习健康,管理健康,把投资健康作为最大回报,将"我行动、我健康、我快乐"作为行动准则;②树立健康新形象,改变不良生活习惯,不吸烟,不酗酒,公共场所不喧哗,保持公共秩序,礼貌谦让,塑造健康、向上的国民形象;③合理搭配膳食结构,规律用餐,保持营养平衡,维持健康体质量;④少静多动,适度量力,不拘形式,贵在坚持;⑤保持良好的心理状态,自信乐观,喜怒有度,静心处事,诚心待人;⑥营造绿色家园,创造整洁、宁静、美好、健康的生活环境;⑦以科学的态度和精神,传播科学的健康知识,反对、抵制不科学和伪科学信息;⑧将每年的9月1日作为全民健康生活方式日,不断强化健康意识,长期保持健康的生活方式。让全民在追求健康的生活方式中实现人与自然的和谐相处,愿人人拥有健全的人格、健康的心态、健壮的体魄,实现全面发展,拥有幸福生活。

"健康是人全面发展的基础,涉及千家万户的幸福"。没有个体健康,就没有家庭的幸福和个人的发展;没有全民健康,就没有国家和民族的昌盛。健康管理是实现个体和群体健康的有效途径。面对中华医学百年魂的巨大感召力,展望医学新世纪的美好愿景,唯有自我健康管理,以健康梦托起中国梦是全体医务工作者的共同宣言。在2015年9月19日第九届中国健康服务业大会上,中华医学会健康管理学分会发布了《自我健康管理宣言》,全体医务工作者庄严承诺:作为健康管理人,面对当前慢性病和老龄化的挑战,我们要坚持提高自身健康素养,积极传播健康理念和知识;我们要坚持合理膳食,科学营养,保持良好的饮食行为习惯;我们要坚持适宜的体力活动和运动,提高身体耐力和力量,保持正常体质量;我们要坚持远离烟草,不过量饮酒,减少有害环境暴露;我们要坚持定期体检,掌握疾病风险并及时跟踪干预;我们要坚持良好的行为习惯,保证睡眠时间,提高睡眠质量;我们要坚持自我监测血压、心率,保持血压和心率在理想水平;我们要坚持自我监测血脂、血糖,保持血脂和血糖在理想水平;我们要坚持自我压力管理,保持心理平衡与精神愉悦。健康管理从我做起,健康行动创造未来。

作为全民健康生活方式行动中的特殊人群,医护人员既是行动的参与者,又是行动的指导者,对健康生活方式的倡导具有重要意义。因此,非常有必要加强对医护人员自我保健的指导,倡导科学健康文明的生活方式。此外,医院还应开展多种形式的健身活动和文娱活动,为职工创造优美健康的生活工作氛围,使医护人员精神放松、工作愉快、心身健康;同时,要加强职工保健工作,在定期体检的基础上重点指导,尤其要加强对慢性非传染性疾病高危人群监测等,提高医护人员的总体健康水平。

2.不良生活方式

不良生活方式是一组习以为常的、对健康有害的行为习惯,如吸烟、酗酒、不良饮食习惯(饮食过度、高脂高糖低纤维素饮食、偏食、挑食、好吃零食、嗜好长时间高温加热或烟熏火烤食品、进食过快、过热、过硬、过酸等)、缺乏体育锻炼等。不良生活方式与肥胖、心脑血管疾病、早衰、癌症等的发生有非常密切的关系,对健康的影响具有潜伏期长、特异性差、协同作用强、个体差异大、广泛存在等特点。

多项研究发现,医护人员多发病是以高血压、血脂异常、糖尿病等生活方式病为主,并且随着年龄的增长,生活方式病已成为危害身体健康的主要疾病。精神压力大、作息不规律、睡眠时间不充足、摄入高盐、高脂饮食过多是医护人员多发病的主要诱因。故此,促进医护人员健康的主要方式就是改变过去不良的生活方式,养成良好的生活方式,逐步建立科学的生活方式,从而消除或减轻危险因素的作用,提高医护人员的健康状况和生活质量。

3.健康商数与健康促进生活方式

健康商数是用指数来衡量一个人所具备的健康意识、健康知识和健康能力,代表个体的健康智慧及其对健康的态度。其内容包括自我保健、健康知识、生活方式、精神状态和生活技能 5 项。根据指数的评分结果将个人的健康商数分为理想、比较理想、值得警惕和糟糕四类。

作为一种积极的生活方式,健康促进生活方式是引领个人、家庭及社会朝向安宁、幸福方向发展及实现健康潜能的行为,即为了达到更高层次的健康、安宁与幸福的目的所采取的任何活动,它可以提高个体的健康水平。健康促进生活方式包含着人际关系、健康责任、营养、自我实现、压力应对和运动锻炼 6 个维度。由 Pender 于 1987 年从健康促进的角度研究编制而成的健康促进生活方式量表可用于评价人群的生活方式水平,根据量表的评分结果将个体的生活方式分为健康和不健康两类。

以上方法和指标可用于医护人员生活方式的评定,指导医护人员的健康生活方式,提高健康水平和生命质量。

(二)医护人员的心理健康

早在 1992 年国际心脏保健会议上提出的《维多利亚心脏保健宣言》就明确指出,健康的四大基石是合理的膳食、适量的运动、戒烟和限制饮酒、心理健康。对于健康的个体而言,躯体健康是心理健康的基础和前提,心理健康是躯体健康的保证和动力,两者紧密相关,相辅相成。

1.医护人员的主要心理问题

医护人员的身心健康在医疗活动中对患者有着极为重要的影响,而作为一个高工作强度、高专业性和高风险性的特殊群体,医疗过程的特殊性又使医护人员更容易产生身心健康问题。医护人员的心理问题主要有适应问题、自我意识问题和人际关系问题。常见的适应问题有工作后的心理适应、角色变换的心理适应、职业特点及行为习惯的心理适应、任务转换中的心理适应、对社会环境的心理适应和亲临重大事件现场的心理适应;常见的自我意识问题包括过度的自我接受与过度的自我拒绝、过强的自尊心与过度的自卑、自我中心与从众,过分的独立意识和过分的逆反心理;常见的人际关系问题有缺少知心朋友、与个别人难以交往、与他人交往冷淡、感到交往困难和社交恐惧。

此外,医护人员的工作倦怠也较普遍地存在,表现为情绪耗竭(极度慢性疲劳、厌倦感、无能感、无助感、力不从心感、无奈感)、人际冷漠(工作或一般对人关系中的淡漠、冷漠、退缩回避或激惹、摩擦、敌意、攻击、失去亲密朋友、脱离亲友、家庭及社会)、成就感缺乏(工作动机削弱、工作成就感缺乏、消极、否定、负面、以麻木的态度和冷漠的情绪对待工作、工作对象及周围的人或事)以及睡眠障碍、饮食减少、体质量下降,严重时可出现抑郁甚至药物滥用和自杀等其他症状。主要原因是工作缺乏挑战、自主、公平和回报,缺乏上级认可、组织支持、内部沟通和制度认同,价值冲突,管理风格冲突,工作负荷过重,分工不明确,自我无法提升,同事关系紧张,家庭关系不融洽以及 A 型性格等。

多项研究表明,当前医护人员的心理健康水平较差,主要表现为焦虑、抑郁、人际关系不协调等,且不同性别、年龄、职称、所在医院等级的医护人员心理健康状况有所不同,应当予以关注。国内外多项研究都表明,由于被工作中长期的精神紧张和医患关系紧张所困扰,当前,医护人员已成为自杀的高危人群,医务人员的职业特点有"4D":divorce—离婚率高,由于医务人员工作繁忙,与家人沟通比较少,容易产生家庭矛盾;drug—药物滥用,医务人员压力大,常导致失眠,使得他们不得不长期服用镇静药物；drink—酗酒，重压之下有些医务人员烦恼无人诉说，遂采取酗酒的方式麻醉自己；disease—疾病，许多医务人员患有高血压、糖尿病、消化性溃疡等身心疾病，这都是由于压力过大间接导致的。

2.医护人员的心理健康维护与促进

（1）心理健康维护与促进的个人策略：医护人员心理健康维护与促进的个人策略如下。①自我调试：通过电影疗法、芳香疗法、阅读疗法、运动疗法、音乐疗法、冥想疗法、发泄疗法、睡眠疗法、拒绝疗法、沐浴疗法、松弛疗法、休闲疗法、拥抱疗法等转移和倾泻不良情绪，舒缓紧张的情绪，放松心情；②认知调控法：当个体出现不适度、不适当的情绪反应时，理智地分析和评价所处的情境，理清思路，冷静地作出应对的方法；③学会面对压力与挫折：了解自我、接纳自我，正视现实、适应环境、接受他人、善于与人相处、热爱工作、学会休闲；④积极适应法：要有危机意识，学会转换视角、改变自己，顺应环境或顺应环境中的某些变革，以积极的态度不断地提高自己各方面的能力，从一个目标走向另一个目标；⑤合理宣泄法：利用或创造某种条件、环境，以合理的方式把压抑的情绪倾诉和表达出来，以减轻或消除心理压力，稳定情绪，如倾诉、书写、运动等；⑥身心放松法：包括一般身心放松法、想象性放松法、精神放松练习法、渐进性肌肉放松法和深呼吸放松法。

（2）工作倦怠的预防和应对策略。预防和应对医护人员工作倦怠的组织策略是：提供针对性培训和表达的机会，提供热线咨询、个别咨询、集体辅导等心理服务，提供旅行、团队活动等休假机会，通过职务、薪酬，物质/精神等方式实行员工奖励计划，以及在医院重大事项决策中体现医护人员的自主权、公平性、透明度等。预防和应对医护人员工作倦怠的个人策略有：适当的工作负荷，认同管理风格与规章制度、明确自己的职责，向工作发起挑战、不断使自己得到提升并获得控制感；自我价值认同，树立长远的人生目标，不断学习以促进个人的成长，自主能力的提高，对环境的适应能力的增强；寻求组织与上司支持，寻求公平、设法得到恰当回报、获得一致的价值取向以及认同与赞誉；改变个人价值观的取向使生活感到愉快，多留些时间与家人和朋友在一起，关注自身健康、注意营养和运动；沟通与协调、和谐的同事关系、融洽的家庭关系和个性锤炼，与他人保持健康的关系，获得上司、同事、配偶及朋友的支持等。

医护人员作为一种特殊的职业群体，在紧张繁重的工作中所承受的巨大的精神和心理压力已经影响到其身心健康和工作质量。从健康教育与健康促进的角度来看，提高医务人员自身的身心健康水平，加强医务人员的自身人格修养，已成为当务之急，应该引起社会、政府、医疗卫生部门等各界充分的重视和大力的支持。

（三）医护人员的职业暴露防护

众所周知，医疗卫生服务是一项高强度、高风险的职业工作。职业暴露是指医护人员在从事临床医疗及相关工作的过程中意外被病原微生物污染皮肤或黏膜，或是吸入具有感染性的气溶胶，或者直接接触了传染性物质而暴露于某种传染源，以及被污染的针头、玻璃片等锐器刺破皮肤而导致感染的情况。医护人员的职业暴露与多项因素有关，如医护人员的防护意识薄弱、防护措施执行不到位、监管力度不足、防护设备配置不合理等。医务人员暴露于感染性物质后，如不掌握意外事故的应急处理措施及预防接种操作程序，就极易引起感染性疾病的传播。加强对医务人员的职业暴露的防护意识及严格规范医务人员操作规程显得尤为重要。

许多研究都表明，职业防护知识与技能的培训、对职业暴露的正确认知是医护人员是否发生职业暴露的重要影响因素，而规范操作规程、执行安全操作标准是预防和减少职业暴露的根本方法。医疗机构应定期对医护人员开展各种形式的职业防护健康教育培训,包括全员培训和岗前培训,加强职业安全教育;组织医护人员学习《医院感染管理办法》《医疗废物管理条例》《医务人员艾滋病病毒职业暴露防护工作指导原则(试行)》等法律法规和技术规范;把职业暴露的防护纳入新进工作人员岗前培训以及在职继续教育的内容;以增强医护人员的个人防范意识,提高防护的知识和技能水平,加强对职业暴露的主动防护,有效避免职业感染,降低职业暴露率,从而减少职业损害的发生。

为体现对医护人员职业暴露防护的重视性,医院应定期组织医护人员进行健康检查,以及早发现、早诊断和早干预职业暴露所造成的危害,维护和促进医护人员的身心健康。医疗机构还应为医务人员建立良好的工作环境,增加可减少职业暴露的个人保护装置,使用具有工艺控制产品的安全装置,对暴露在感染风险中的工作人员注射乙肝疫苗,对已感染的医务人员进行工作限制;并对诊疗、护理等工作环境中的有害物质、医疗护理操作常规与消毒隔离制度,以及防护措施执行情况进行经常性的监督和检查;制定预防职业损伤的工作指南和防范制度,对医疗卫生工作中职业暴露的高危人群和危险因素做好规范性的监测和管理工作,及时登记、整理和分析监测数据,查找原因及影响因素,制定有效的防范措施,开展高效的应急处理,切实避免职业暴露的发生与危害。

(郇晓东)

第十一章

常见内科疾病护理

第一节 面神经炎

特发性面神经麻痹又称 Bell 麻痹,为面神经在茎乳孔以上面神经管内段的急性非化脓性炎症。

一、病因

病因不明,一般认为面部受冷风吹袭、病毒感染、自主神经功能紊乱造成面神经的营养微血管痉挛,引起局部组织缺血、缺氧所致。近年来也有认为可能是一种免疫反应。膝状神经节综合征则系带状疱疹病毒感染,使膝状神经节及面神经发生炎症所致。

二、临床表现

无年龄和性别差异,多为单侧,偶见双侧,多为格林-巴利综合征。发病与季节无关,通常急性起病,数小时至 3 d 达到高峰。病前 1～3 d 患侧乳突区可有疼痛。同侧额纹消失,眼裂增大,闭眼时,眼睑闭合不全,眼球向外上方转动并露出白色巩膜,称 Bell 现象。病侧鼻唇沟变浅,口角下垂。不能做噘嘴和吹口哨动作,鼓腮时病侧口角漏气,食物常滞留于齿颊之间。

若病变波及鼓索神经,尚可有同侧舌前 2/3 味觉减退或消失。镫骨肌支以上部位受累时,出现同侧听觉过敏。膝状神经节受累时除面瘫、味觉障碍和听觉过敏外,还有同侧唾液、泪腺分泌障碍,耳内及耳后疼痛,外耳道及耳郭部位带状疱疹,称膝状神经节综合征。一般预后良好,通常于起病 1～2 周后开始恢复,2～3 个月内痊愈。发病时伴有乳突疼痛、老年、患有糖尿病和动脉硬化者预后差。可遗有面肌痉挛或面肌抽搐。可根据肌电图检查及面神经传导功能测定判断面神经受损的程度和预后。

三、诊断与鉴别诊断

根据急性起病的周围性面瘫即可诊断。但需与以下疾病鉴别。

(1)格林-巴利综合征:可有周围面瘫,多为双侧性,并伴有对称性肢体瘫痪和脑脊液蛋白-细胞分离。

（2）中耳炎、迷路炎、乳突炎等并发的耳源性面神经麻痹，以及腮腺炎肿瘤、下颌化脓性淋巴结炎等所致者多有原发病的特殊症状及病史。

（3）颅后窝肿瘤或脑膜炎引起的周围性面瘫：起病较慢，且有原发病及其他脑神经受损表现。

四、治疗

（一）急性期治疗

以改善局部血液循环，消除面神经的炎症和水肿为主。如系带状疱疹所致的耳带状疱疹，可口服阿昔洛韦 5 mg/（kg·d），每天 3 次，连服 7～10 d。①类固醇皮质激素：泼尼松（20～30 mg）每天 1 次，口服，连续 7～10 d。②改善微循环，减轻水肿：706 代血浆（羟乙基淀粉）或右旋糖酐-40 250～500 mL，静脉滴注每天 1 次，连续 7～10 d，亦可加用脱水利尿药。③神经营养代谢药物的应用：维生素 B_1 50～100 mg，维生素 B_{12} 500 μg，胞磷胆碱 250 mg，辅酶 Q_{10} 5～10 mg 等，肌内注射，每天 1 次。④理疗：茎乳孔附近超短波透热疗法，红外线照射。

（二）恢复期治疗

以促进神经功能恢复为主。①口服维生素 B_1、维生素 B_{12} 各 1 至 2 片，每天 3 次；地巴唑10～20 mg，每天 3 次。亦可用加兰他敏 2.5～5 mg，肌内注射，每天 1 次。②中药，针灸，理疗。③采用眼罩，滴眼药水，涂眼药膏等方法保护暴露的角膜。④病后 2 年仍不恢复者，可考虑行神经移植治疗。

五、护理

（一）一般护理

（1）病后两周内应注意休息，减少外出。

（2）本病一般预后良好，约 80% 患者可在 3～6 周内痊愈，因此应向患者说明病情，使其积极配合治疗，解除心理压力，尤其年轻患者，应保持健康心态。

（3）给予易消化、高热能的半流质饮食，保证机体足够营养代谢，增加身体抵抗力。

（二）观察要点

面神经炎是神经科常见病之一，在护理观察中主要注意以下两方面的鉴别。

1.分清面瘫属中枢性还是周围性瘫痪

中枢性面瘫系由对侧皮质延髓束受损引起的，故只产生对侧下部面肌瘫痪，表现为鼻唇沟浅、口角下坠、露齿、鼓腮、吹口哨时出现肌肉瘫痪，而皱额、闭眼仍正常或稍差。哭笑等情感运动时，面肌仍能收缩。周围性面瘫所有表情肌均瘫痪，不论随意或情感活动，肌肉均无收缩。

2.正确判断患病一侧

面肌挛缩时病侧鼻唇沟加深，眼裂缩小，易误认健侧为病侧。如让患者露齿时可见挛缩侧面肌不收缩，而健侧面肌收缩正常。

（三）保护暴露的角膜及防止结膜炎

由于患者不能闭眼，因此必须注意眼的清洁卫生。①外出必须戴眼罩，避免尘沙进入眼内；②每天抗生素眼药水滴眼，入睡前用眼药膏，以防止角膜炎或暴露性角结膜炎；③擦拭眼泪的正确方法是向上，以防止加重外翻；④注意用眼卫生，养成良好习惯，不能用脏手、脏手帕擦泪。

(四)保持口腔清洁防止牙周炎

由于患侧面肌瘫痪,进食时食物残渣常停留于患侧颊齿间,故应注意口腔卫生。①经常漱口,必要时使用消毒漱口液;②正确使用刷牙方法,应采用"短横法或竖转动法"两种方法,以去除菌斑及食物残片;③牙齿的邻面与间隙容易堆积菌斑而发生牙周炎,可用牙线紧贴牙齿颈部,然后在邻面做上下移动,每个牙齿 4～6 次,直至刮净;④牙龈乳头萎缩和齿间空隙大的情况下可用牙签沿着牙龈的形态线平行插入,不宜垂直插入,以免影响美观和功能。

(五)家庭护理

1.注意面部保暖

夏天避免在窗下睡觉,冬天迎风乘车要戴口罩,在野外作业时注意面部及耳后的保护。耳后及病侧面部给予温热敷。

2.平时加强身体锻炼

增强抗风寒侵袭的能力,积极治疗其他炎性疾病。

3.瘫痪面肌锻炼

因面肌瘫痪后常松弛无力,患者自己可对着镜用手掌贴于瘫痪的面肌上做环形按摩,每天 3～4 次,每次 15 min,以促进血液循环,并可减轻患者面肌受健侧的过度牵拉。当神经功能开始恢复时,鼓励患者练习病侧的各单个面肌的随意运动,以促进瘫痪肌的早日康复。

（李　娟）

第二节　病毒性脑膜炎

病毒性脑膜炎是一组由各种病毒感染引起的脑膜急性炎症性疾病,临床以发热、头痛和脑膜刺激征为主要表现。本病大多呈良性过程。

一、病因及发病机制

多数的病毒性脑膜炎由肠道病毒引起。该病毒属于微小核糖核酸病毒科,有 60 多个不同亚型,包括脊髓灰质炎病毒、柯萨奇病毒 A 和 B、埃可病毒等,其次为流行性腮腺炎、单纯疱疹病毒和腺病毒。

肠道病毒主要经粪-口途径传播,少数通过呼吸道分泌物传播;大部分病毒在下消化道发生最初的感染,肠道细胞上有与肠道病毒结合的特殊受体,病毒经肠道入血,产生病毒血症,再经脉络丛侵犯脑膜,引发脑膜炎症改变。

二、临床表现

(1)本病以夏秋季为高发季节,在热带和亚热带地区可终年发病。儿童多见,成人也可罹患。多为急性起病,出现病毒感染的全身中毒症状如发热、头痛、畏光、肌痛、恶心、呕吐、食欲减退、腹泻和全身乏力等,并可有脑膜刺激征。病程在儿童常超过 1 周,成人病程可持续 2 周或更长时间。

(2)临床表现可因患者的年龄、免疫状态和病毒种类不同而异,如幼儿可出现发热、呕吐、皮疹等症状,而脑膜刺激征轻微甚至阙如;手-足-口综合征常发生于肠道病毒 71 型脑膜炎,非特异性皮疹常见于埃可病毒 9 型脑膜炎。

三、辅助检查

脑脊液压力正常或增高,白细胞数正常或增高,可达 $(10\sim100)\times10^{6}/L$,早期可以多形核细胞为主,$8\sim48$ h 后以淋巴细胞为主。蛋白质可轻度增高,糖和氯化物含量正常。

四、治疗

本病是一种自限性疾病,主要是对症治疗、支持治疗和防治并发症。对症治疗:如头痛严重者可用止痛药,癫痫发作可选用卡马西平或苯妥英钠等,脑水肿在病毒性脑膜炎不常见,可适当应用甘露醇。对于疱疹病毒引起的脑膜炎,应用阿昔洛韦抗病毒治疗可明显缩短病程和缓解症状,目前针对肠道病毒感染临床上使用或试验性使用的药物有人免疫球蛋白和抗微小核糖核酸病毒药物普来可那立。

五、护理评估

(一)健康史
发病前有无发热及感染史(呼吸道、消化道)。
(二)症状
发热、头痛、呕吐、食欲减退、腹泻、乏力、皮疹等。
(三)身体状况
(1)生命体征及意识,尤其是体温及意识状态。
(2)头痛:头痛部位、性质、有无逐渐加重及突然加重,脑膜刺激征是否阳性。
(3)呕吐:呕吐物性质、量、频率,是否为喷射样呕吐。
(4)其他症状:有无人格改变、共济失调、偏瘫、偏盲、皮疹。
(四)心理状况
(1)有无焦虑、恐惧等情绪。
(2)疾病对生活、工作有无影响。

六、护理诊断/问题

(一)体温过高
与感染的病原有关。
(二)意识障碍
与高热、颅内压升高引起的脑膜刺激征及脑疝形成有关。
(三)有误吸的危险
与脑部病变引起的脑膜刺激征及吞咽困难有关。
(四)有受伤的危险
与脑部皮质损伤引起的癫痫发作有关。
(五)营养失调:低于机体需要量
与高热、吞咽困难、脑膜刺激征所致的入量不足有关。

（六）生活自理能力缺陷

与昏迷有关。

（七）有皮肤完整性受损的危险

与昏迷抽搐有关。

（八）语言沟通障碍

与脑部病变引起的失语、精神障碍有关。

（九）思维过程改变

与脑部损伤所致的智能改变、精神障碍有关。

七、护理措施

（一）高热的护理

（1）注意观察患者发热的热型及相伴的全身中毒症状的程度，根据体温高低定时监测其变化，并给予相应的护理。

（2）患者在寒战期及时给予增加衣被保暖；在高热期则给予减少衣被，增加其散热。患者的内衣以棉制品为宜，且不宜过紧，应勤洗勤换。

（3）在患者头、颈、腋窝、腹股沟等大血管走行处放置冰袋，及时给予物理降温，30 min 后测量降温后的效果。

（4）当物理降温无效、患者持续高热时，遵医嘱给予降温药物。给予药物降温后特别是有昏迷的患者，要观察其神志、瞳孔、呼吸、血压的变化。

（5）做好基础护理，使患者身体舒适；做好皮肤护理，防止降温后大量出汗带来的不适；给予患者口腔护理，以减少高热导致口腔分泌物减少引起的口唇干裂、口干舌燥，以及呕吐、口腔残留食物引起的口臭带来的不适感及舌尖、牙龈炎等感染；给予会阴部护理，保持其清洁，防止卧床所致的泌尿系统感染；床单位清洁、干燥、无异味。

（6）患者的饮食应以清淡为宜，给予细软、易消化、高热量、高维生素、高蛋白、低脂肪饮食。鼓励患者多饮水、多吃水果和蔬菜。意识障碍不能经口进食者及时给予鼻饲，并计算患者每公斤体质量所需的热量，配置合适的鼻饲饮食。

（7）保持病室安静舒适，空气清新，室温 18 ℃～22 ℃，湿度 50%～60%适宜。避免噪声，以免加重患者因发热引起的躁动不安、头痛及精神方面的不适感。降低室内光线亮度或给患者戴眼罩，减轻因光线刺激引起的燥热感。

（二）病情观察

（1）严密观察患者的意识状态，维持患者的最佳意识水平。严密观察病情变化，包括意识、瞳孔、血压、呼吸、体温等生命体征的变化，结合其伴随症状，正确判断、准确识别因智能障碍引起的表情呆滞、反应迟钝，或因失语造成的不能应答，或因高热引起的精神萎靡，或因颅内压高所致脑疝引起的嗜睡、昏睡、昏迷，应及时并准确地反馈给医师，以利于患者得到恰当的救治。

（2）按时给予脱水降颅内压的药物，以减轻脑水肿引起的头痛、恶心、呕吐等脑膜刺激征，防止脑疝的发生。

（3）注意补充液体，准确记录 24 h 出入量，防止低血容量性休克而加重脑缺氧。

（4）定时翻身、叩背、吸痰，及时清理口鼻呼吸道分泌物，保持呼吸道通畅，防止肺部感染。

（5）给予鼻导管吸氧或储氧面罩吸氧，保证脑组织氧的供给，降低脑组织氧代谢。

（6）避免噪声、强光刺激，减少癫痫发作，减少脑组织损伤，维护患者意识的最佳状态。

（7）癫痫发作及癫痫持续状态的护理详见癫痫患者的护理。

（三）精神症状的护理

（1）密切观察患者的行为，每天主动与患者交谈，关心其情绪，及时发现有无暴力行为和自杀倾向。

（2）减少环境刺激，避免引起患者恐惧。

（3）注意与患者沟通交流和护理操作技巧，减少不良语言和护理行为的刺激，避免患者意外事件的发生。①在与患者接触时保持安全距离，以防有暴力行为患者的伤害。②在与患者交流时注意表情，声音要低，语速要慢，避免使患者感到恐惧，从而增加患者对护士的信任。③运用顺应性语言劝解患者接受治疗护理，当患者焦虑或拒绝时，除特殊情况外，可等其情绪稳定后再处理。④每天集中进行护理操作，避免反复的操作引起患者的反感或激惹患者的情绪。⑤当遇到患者有暴力行为的倾向时，要保持沉着、冷静的态度，切勿大叫，以免使患者受到惊吓后产生恐惧，引发攻击行为而伤害他人。

（4）当患者烦躁不安或暴力行为不可控时，及时给予适当约束，以协助患者缓和情绪，减轻或避免意外事件的发生。约束患者时应注意以下几点：①约束患者前一定要向患者家属讲明约束的必要性，医师病程和护理记录要详细记录，必要时签知情同意书，在患者情绪稳定的情况下也应向家属讲明约束原因。②约束带应固定在患者手不可触及的地方。约束时注意患者肢体的姿势，维持肢体功能性位置，约束带松紧度适宜，注意观察被约束肢体的肤色和活动度。③长时间约束至少每2 h松解约束5 min。必要时改变患者体位，协助肢体被动运动。若患者情况不允许，则每隔一段时间轮流松绑肢体。④患者在约束期间家属或专人陪伴，定时巡视病房，并保证患者在护理人员的视线之内。

（四）用药护理

（1）遵医嘱使用抗病毒药物，静脉给药注意保持静脉通路通畅，做好药物不良反应宣教，注意观察患者有无谵妄、震颤、皮疹、血尿，定期抽血监测肝肾功能。

（2）使用甘露醇等脱水降颅内压的药物，应保证输液快速滴注，并观察皮肤情况，药液有无外渗，准确记录出入量。

（3）使用镇静、抗癫痫药物，要观察药效及药物不良反应，定期抽血，监测血药浓度。

（4）使用退热药物，注意及时补充水分，观察血压情况，预防休克。

（五）心理护理

（1）要做好患者心理护理，介绍有关疾病知识，鼓励患者配合医护人员的治疗，树立战胜疾病的信心，减轻恐惧、焦虑、抑郁等不良情绪，以促进疾病康复。

（2）对有精神症状的患者，给予家属帮助，做好患者生活护理，减少家属的焦虑。

（六）健康教育

（1）指导患者和家属养成良好的卫生习惯。

（2）加强体质锻炼，增强抵抗疾病的能力。

（3）注意休息，避免感冒，定期复查。

（4）指导患者服药。

（李　娟）

第三节 重症肌无力

重症肌无力(MG)是乙酰胆碱受体抗体(AchR-Ab)介导的,细胞免疫依赖及补体参与的神经-肌肉接头处传递障碍的自身免疫性疾病。病变主要累及神经-肌肉接头突触后膜上乙酰胆碱受体(AchR)。临床特征为部分或全身骨骼肌易疲劳,通常在活动后加重、休息后减轻,具有晨轻暮重等特点。MG 在一般人群中发病率为(8~20)/10 万,患病率约为 50/10 万。

一、病因

(1)重症肌无力确切的发病机制目前仍不明确,但是有关该病的研究还是很多的,其中,研究最多的是有关重症肌无力与胸腺的关系,以及乙酰胆碱受体抗体在重症肌无力中的作用。大量的研究发现,重症肌无力患者神经-肌肉接头处突触后膜上的乙酰胆碱受体(AchR)数目减少,受体部位存在抗 AchR 抗体,且突触后膜上有 IgG 和 C_3 复合物的沉积。

(2)血清中的抗 AchR 抗体的增高和突触后膜上的沉积所引起的有效的 AchR 数目的减少,是本病发生的主要原因。而胸腺是 AchR 抗体产生的主要场所,因此,本病的发生一般与胸腺有密切的关系。所以,调节人体 AchR,使之数目增多,化解突触后膜上的沉积,抑制抗 AchR 抗体的产生是治愈本病的关键。

(3)很多临床现象也提示本病和免疫机制紊乱有关。

二、诊断要点

(一)临床表现

本病根据临床特征诊断不难。起病隐袭,主要表现受累肌肉病态疲劳,肌肉连续收缩后出现严重肌无力甚至瘫痪,经短暂休息后可见症状减轻或暂时好转。肌无力多于下午或傍晚劳累后加重,晨起或休息后减轻,称为"晨轻暮重"。首发症状常为眼外肌麻痹,出现非对称性眼肌麻痹和上睑下垂,斜视和复视,严重者眼球运动明显受限,甚至眼球固定,瞳孔光反射不受影响。面肌受累表现皱纹减少,表情困难,闭眼和示齿无力;咀嚼肌受累使连续咀嚼困难,进食经常中断;延髓肌受累导致饮水呛咳,吞咽困难,声音嘶哑或讲话鼻音;颈肌受损时抬头困难。严重时出现肢体无力,上肢重于下肢,近端重于远端。呼吸肌、膈肌受累,出现咳嗽无力、呼吸困难,重症可因呼吸肌麻痹继发吸入性肺炎可导致死亡。偶有心肌受累可突然死亡,平滑肌和膀胱括约肌一般不受累。感染、妊娠、月经前常导致病情恶化,精神创伤、过度疲劳等可为诱因。

(二)临床试验

肌疲劳试验,如反复睁闭眼、握拳或两上肢平举,可使肌无力更加明显,有助诊断。

(三)药物试验

1.新斯的明试验

以甲基硫酸新斯的明 0.5 mg 肌内注射或皮下注射。如肌力在 0.5~1 h 内明显改善时可以确诊,如无反应,可次日用 1 mg、1.5 mg,直至 2 mg 再试,如 2 mg 仍无反应,一般可排除本病。为防止新期的明的毒蕈碱样反应,需同时肌内注射阿托品 0.5~1.0 mg。

2.依酚氯铵试验

适用于病情危重、有延髓性瘫痪或肌无力危象者。用 10 mg 溶于 10 mL 生理盐水中缓慢静脉注射,注射 2 mg 后稍停 20 s,若无反应可再注射 8 mg,症状改善者可确诊。

(四)辅助检查

1.电生理检查

常用感应电持续刺激,受损肌反应迅速消失。此外,也可行肌电图重复频率刺激试验,低频刺激波幅递减 10% 以上,高频刺激波幅递增 30% 以上为阳性。单纤维肌电图出现颤抖现象延长,延长超过 50 μs 者也属阳性。

2.其他

血清中抗 AchR 抗体测定约 85% 患者增高。胸部 X 线摄片或胸腺 CT 检查,胸腺增生或伴有胸腺肿瘤,也有辅助诊断价值。

三、鉴别要点

(1)本病眼肌型需与癔症、动眼神经麻痹、甲状腺毒症、眼肌型营养不良症、眼睑痉挛鉴别。

(2)延髓肌型者,需与真假延髓性麻痹鉴别。

(3)四肢肌无力者需与神经衰弱、周期性瘫痪、感染性多发性神经炎、进行性脊肌萎缩症、多发性肌炎和癌性肌无力等鉴别。特别由支气管小细胞肺癌所引起的 Lambert-Eaton 综合征与本病十分相似,但药物试验阴性。肌电图(EMG)有特征异常,静息电位低于正常,低频重复电刺激活动电位渐次减小,高频重复电刺激活动电位渐次增大。

四、规范化治疗

(一)胆碱酯酶抑制剂

主要药物是溴吡斯的明,剂量为 60 mg,每天 3 次,口服。可根据患者症状确定个体化剂量,若患者吞咽困难,可在餐前 30 min 服药;如晨起行走无力,可起床前服长效溴吡斯的明 180 mg。

(二)皮质激素

皮质激素适用于抗胆碱酯酶药反应较差并已行胸腺切除的患者。由于用药早期肌无力症状可能加重,患者最初用药时应住院治疗,用药剂量及疗程应根据患者具体情况做个体化处理。

1.大剂量泼尼松

开始剂量为 60～80 mg/d,口服,当症状好转时可逐渐减量至相对低的维持量,隔天服 5～15 mg/d,隔天用药可减轻不良反应发生。通常1 个月内症状改善,常于数月后疗效达到高峰。

2.甲泼尼龙冲击疗法

反复发生危象或大剂量泼尼松不能缓解,住院危重病例、已用气管插管或呼吸机可用,甲泼尼龙每天 1 g,口服,连用 3～5 d。如1 个疗程不能取得满意疗效,隔 2 周可再重复1 个疗程,共治疗 2～3 个疗程。

(三)免疫抑制剂

严重的或进展型病例必须做胸腺切除术,并用抗胆碱酯酶药。症状改善不明显者可试用硫唑嘌呤;小剂量皮质激素未见持续疗效的患者也可用硫唑嘌呤替代大剂量皮质激素,常用剂量为 2～3 mg/(kg·d),最初自小剂量 1 mg/(kg·d) 开始,应定期检查血常规和肝、肾功能。白细胞低于 3×10^9/L 应停用;可选择性抑制 T 和 B 细胞增生,每次 1 g,每天 2 次,口服。

(四)血浆置换

用于病情急骤恶化或肌无力危象患者,可暂时改善症状,或于胸腺切除术前处理,避免或改善术后呼吸危象,疗效持续数天或数月,该法安全,但费用昂贵。

(五)免疫球蛋白

通常剂量为 0.4 g/(kg·d),静脉滴注,连用 3~5 d,用于各种类型危象。

(六)胸腺切除

60 岁以下的 MG 患者可行胸腺切除术,适用于全身型 MG 包括老年患者,通常可使症状改善或缓解,但疗效常在数月或数年后显现。

(七)危象的处理

1.肌无力危象

肌无力危象最常见,常因抗胆碱酯酶药物剂量不足引起,注射依酚氯铵或新斯的明后症状减轻,应加大抗胆碱酯酶药的剂量。

2.胆碱能危象

抗胆碱酯酶药物过量可导致肌无力加重,出现肌束震颤及毒蕈碱样反应,依酚氯铵静脉注射无效或加重,应立即停用抗胆碱酯酶药,待药物排出后重新调整剂量或改用其他疗法。

3.反拗危象

抗胆碱酯酶药不敏感所致。依酚氯铵试验无反应。应停用抗胆碱酯酶药,输液维持或改用其他疗法。

(八)慎用和禁用的药物

奎宁、吗啡及氨基糖苷类抗生素、新霉素、多黏菌素、巴龙霉素等应禁用,地西泮、苯巴比妥等应慎用。

五、护理

(一)护理诊断

1.活动无耐力

与神经-肌肉联结点传递障碍;肌肉萎缩、活动能力下降;呼吸困难、氧供需失衡有关。

2.废用综合征

与神经肌肉障碍导致活动减少有关。

3.吞咽障碍

与神经肌肉障碍(呕吐反射减弱或消失;咀嚼肌肌力减弱;感知障碍)有关。

4.生活自理缺陷

与眼外肌麻痹、眼睑下垂或四肢无力、运动障碍有关。

5.营养不足,低于机体需要量

与咀嚼无力、吞咽困难致摄入减少有关。

(二)护理措施

(1)轻症者适当休息,避免劳累、受凉、感染、创伤、激怒。病情进行性加重者须卧床休息。

(2)在急性期,鼓励患者充分卧床休息。将患者经常使用的日常生活用品(如便器、卫生纸、茶杯等)放在患者容易拿取的地方。根据病情或患者的需要协助其日常生活活动,以减少能量消耗。

（3）指导患者使用床档、扶手、浴室椅等辅助设施，以节省体力和避免摔伤。鼓励患者在能耐受的活动范围内，坚持身体活动。患者活动时，注意保持周围环境安全，无障碍物，以防跌倒，路面防滑，防止滑倒。

（4）给患者和家属讲解活动的重要性，指导患者和家属对受累肌肉进行按摩和被动/主动运动，防止肌肉萎缩。

（5）选择软饭或半流质饮食，避免粗糙干硬、辛辣等刺激性食物。根据患者需要供给高蛋白、高热量、高维生素饮食。吃饭或饮水时保持端坐、头稍微前倾的姿势。给患者提供充足的进餐时间、喂饭速度要慢，少量多餐，交替喂液体和固体食物，让患者充分咀嚼、吞咽后再继续喂。把药片碾碎后制成糊状再喂药。

（6）注意保持进餐环境安静、舒适；进餐时，避免讲话或进行护理活动等干扰因素。进食宜在口服抗胆碱酯酶药物后 30～60 min，以防呛咳。如果有食物滞留，鼓励患者把头转向健侧，并控制舌头向受累的一侧清除残留的食物或喂食数口汤，让食物咽下。如果误吸液体，让患者上身稍前倾，头稍微低于胸口，便于分泌物引流，并擦去分泌物。在床旁备吸引器，必要时吸引。患者不能由口进食时，遵医嘱给予营养支持或鼻饲。

（7）注意观察抗胆碱酯酶药物的疗效和不良反应，严格执行用药时间和剂量，以防因用量不足或过量导致危象的发生。

（三）应急措施

（1）一旦出现重症肌无力危象，应迅速通知医师；立即给予吸痰、吸氧、简易呼吸器辅助呼吸，做好气管插管或切开、使用人工呼吸机的准备工作；备好新斯的明等药物，按医嘱给药，尽快解除危象。

（2）避免应用一切加重神经肌肉传导障碍的药物，如吗啡、利多卡因、链霉素、卡那霉素、庆大霉素和磺胺类药物。

（四）健康指导

1.入院教育

（1）给患者讲解疾病的名称，病情的现状、进展及转归。

（2）根据患者需要，给患者和家属讲解饮食营养的重要性，取得他们的积极配合。

2.住院教育

（1）仔细向患者解释治疗药物的名称、药物的用法、作用和不良反应。

（2）告知患者常用药治疗方法、不良反应、服药注意事项，避免因服药不当而诱发肌无力危象。

（3）肌无力症状明显时，协助做好患者的生活护理，保持口腔清洁防止外伤和感染等并发症。

3.出院指导

（1）保持乐观情绪、生活规律、饮食合理、睡眠充足，避免疲劳、感染、情绪抑郁和精神创伤等诱因。

（2）注意根据季节、气候，适当增减衣服，避免受凉、感冒。

（3）按医嘱正确服药，避免漏服、自行停服和更改药量。

（4）患者出院后应随身带有卡片，包括姓名、年龄、住址、诊断证明，目前所用药物及剂量，以便在抢救时参考。

（5）病情加重时及时就诊。

（李　娟）

第四节 吉兰-巴雷综合征

一、概述

吉兰-巴雷(格林-巴利)综合征(GBS)又称急性感染性脱髓鞘性多发性神经病,是可能与感染有关和免疫机制参与的急性特发性多发性神经病。临床上表现为四肢弛缓性瘫痪,末梢型感觉障碍和脑脊液蛋白细胞分离等。本病确切病因不清,可能与空肠弯曲菌感染有关;或是机体免疫发生紊乱,产生针对周围神经的免疫应答,引起周围神经脱髓鞘。本病年发病率为(0.6～1.9)/10万,我国尚无系统的流行病学资料。

二、诊断步骤

(一)病史采集要点

1.起病情况

以儿童或青少年多见,急性或亚急性起病,数天或2周内达高峰。需要耐心分析,争取掌握比较确切的起病时间,了解病情进展情况。

2.主要临床表现

主要临床表现为运动、感觉和自主神经损害。肢体弛缓性瘫痪,从下肢远端向上发展,至上肢并累及脑神经(也可以首发症状为双侧周围性面瘫)。感觉异常如烧灼感、麻木、疼痛等,以远端为主。自主神经紊乱症状明显,如心律失常、皮肤营养障碍等,但尿便障碍绝大多数患者不出现,严重患者可有。

3.既往史

若发现可能致病的原因有较大意义。如起病前1～4周有无胃肠或呼吸道感染症状,有无疫苗接种史,或者外科手术史,有无明显诱因。

(二)体格检查要点

1.一般情况

精神疲乏,若感染严重者,可有不同程度的发热。窦性心动过速,血压不稳定,出汗多,皮肤红肿以及营养障碍。

2.神经系统检查

神志清,高级神经活动正常。脑神经以双侧周围性面瘫、延髓性麻痹为主,四肢呈弛缓性瘫痪,末梢型感觉障碍,大、小便功能障碍多不明显。

(三)门诊资料分析

1.血常规

白细胞轻度升高或正常。

2.血生化

血钾正常。

3.病史和检查

可见患者有运动、感觉和自主神经障碍,因此,定位在周围神经病变。起病前有感染等病史,考虑为感染性或自身免疫性疾病,应进一步检查感染和免疫相关指标以确诊。

(四)进一步检查项目

1.腰穿

脑脊液蛋白细胞分离是本病特征性表现,蛋白增高而细胞数正常,出现在起病后2～3周,但在第1周正常。

2.肌电图

发现运动和感觉神经传导速度明显减慢,有失神经或轴索变性的肌电改变。脱髓鞘病变呈节段性和斑点状特点,可能某一神经感觉传导速度正常,另一神经异常,因此,早期要检查多根神经。发病早期可能只有F波或H反射延迟或消失。

三、诊断对策

(一)诊断要点

根据起病前有感染史,急性或亚急性起病,四肢对称性下运动神经元瘫痪,末梢型感觉减退以及脑神经损害,脑脊液蛋白细胞分离,结合肌电图可以确诊。Asbury等的诊断标准:①多有病前感染或自身免疫反应;②急性或亚急性起病,进展不超过4周;③四肢瘫痪常自下肢开始,近端较明显;④可有呼吸肌麻痹;⑤可有脑神经受损;⑥可有末梢型感觉障碍或疼痛;⑦脑脊液蛋白细胞分离;⑧肌电图早期F波或H反射延迟,运动神经传导速度明显减慢。

(二)鉴别诊断要点

1.低血钾型周期性瘫痪

本病一般有甲亢、低血钾病史。起病快(数小时至1 d),恢复也快(2～3 d)。四肢弛缓性瘫痪,无呼吸肌麻痹和脑神经受损,无感觉障碍。脑脊液没有蛋白细胞分离。血钾低,补钾有效。既往有发作史。

2.脊髓灰质炎

本病为脊髓前角病变,没有感觉障碍和脑神经受损。多在发热数天后,体温未恢复正常时出现瘫痪,通常只累及一个肢体。但本病起病后3周也可见脑脊液蛋白细胞分离。

3.重症肌无力

本病为神经肌肉接头病变,主要累及骨骼肌,因此,没有感觉障碍和自主神经症状。症状呈波动性,晨轻暮重。疲劳试验和肌电图有助于诊断。

(三)格林-巴利综合征

变异型根据临床、病理及电生理表现可分为以下类型。

1.急性运动轴索型神经病

其为纯运动型,特点是病情中多有呼吸肌受累,24～48 h内迅速出现四肢瘫痪,肌萎缩出现早,病残率高,预后差。

2.急性运动感觉轴索型神经病发病

此型与前者相似,但病情更重,预后差。

3.Fisher综合征

其表现为眼外肌麻痹、共济失调和腱反射消失三联征。

4.不能分类的吉兰-巴雷综合征

这包括"全自主神经功能不全"和极少数复发型吉兰-巴雷综合征。

四、治疗对策

(一)治疗原则

(1)尽早明确诊断,及时治疗。

(2)根据病情的严重情况进行分型,制订合理的治疗方案。

(3)治疗过程中应密切观察病情,注重药物毒副作用。

(4)积极预防和控制感染及消化道出血等。

(5)早期康复训练对功能恢复有重要意义,同时可提高患者自信心,观察效果。

(二)治疗计划

1.基础治疗(对症支持治疗)

(1)辅助呼吸:患者气促,血氧饱和度降低,动脉血氧分压下降至 9.3 kPa(70 mmHg)以下,可进行气管插管,呼吸机辅助呼吸,必要时气管切开。加强护理,保持呼吸道通畅,定时翻身、拍背、雾化吸入、吸痰等。

(2)重症患者持续心电监护,窦性心动过速通常无须处理。血压高时可予小剂量降压药,血压低时可予扩容等。

(3)穿长弹力袜预防深静脉血栓。

(4)保持床单平整,勤翻身,预防压疮。

(5)吞咽困难者可予留置胃管,鼻饲,以免误入气管窒息。

(6)尿潴留可加压按压腹部,无效时可留置尿管。便秘可用大黄苏打片、番泻叶等。出现肠梗阻时应禁食并请外科协助治疗。

(7)出现疼痛,可予非阿片类镇痛药,或试用卡马西平。

(8)早期开始康复治疗,包括肢体被动和主动运动,防止挛缩,用夹板防止足下垂畸形,以及针灸、按压、理疗和步态训练等。

2.特异治疗(病因治疗)

(1)血浆置换:按每千克体质量 40 mL 或 1～1.5 倍血浆容量计算每次交换血浆量,可用 5% 清蛋白复原血容量,减少使用血浆的并发症。轻、中、重症患者每周应分别做 2 次、4 次和 6 次。主要禁忌证是严重感染、心律失常、心功能不全及凝血系统疾病等。

(2)免疫球蛋白静脉滴注(IVIG):成人按 0.4 g/(kg·d)剂量,连用 5 d,尽早使用或在呼吸肌麻痹之前使用。禁忌证是先天性 IgA 缺乏,因为免疫球蛋白制品含少量 IgA,此类患者使用后可导致 IgA 致敏,再次应用可发生变态反应。常见不良反应有发热、面红等,减慢输液速度即可减轻。引起肝功能损害者,停药 1 个月即可恢复。

(3)以上两种方法是治疗吉兰-巴雷综合征的首选方法,可消除外周血免疫活性细胞、细胞因子和抗体等,减轻神经损害。尽管两种治疗费用昂贵,但是严重病例或是进展快速病例,均应早期使用,可能减少辅助通气的费用和改变病程。

(4)激素通常认为对吉兰-巴雷综合征无效,并有不良反应。但是,在无经济能力或无血浆置换和 IVIG 医疗条件时,可试用甲泼尼龙 500 mg/d,静脉滴注,连用 5～7 d;或地塞米松 10 mg/d,静脉滴注,连用 7～10 d 为 1 个疗程。

五、病程观察及处理

可以按照以下分型评估患者的临床状况。

轻型:四肢肌力Ⅲ级以上,可独立行走。

中型:四肢肌力Ⅲ级以下,不能独立行走。

重型:四肢无力或瘫痪,伴Ⅸ、Ⅹ对颅神经和其他神经麻痹,不能吞咽,活动时有轻微呼吸困难,但不需要气管切开人工辅助呼吸。

极重型:数小时或数天内发展为四肢瘫痪,吞咽不能,呼吸肌麻痹,需要气管切开人工辅助呼吸。

六、预后评估

本病为自限性,呈单相病程,多于发病后 4 周时症状和体征停止进展,经数周或数月恢复,恢复中可有短暂波动,极少复发。70%～75%患者完全恢复,25%遗留轻微神经功能缺损,5%死亡,通常死于呼吸衰竭。前期有空肠弯曲菌感染证据者预后较差,病理以轴索变性为主者病程较迁延且恢复不完全。高龄、起病急骤或辅助通气者预后不良。早期有效治疗及支持疗法可降低重症病例的死亡率。

七、护理

(一)主要护理问题

1.呼吸困难

呼吸困难与病变侵犯呼吸肌,引起呼吸肌麻痹有关。

2.有误吸的危险

这与病变侵犯脑神经,使得吞咽肌群无力有关。

3.生活自理能力缺陷

其与运动神经脱髓鞘改变引起的四肢瘫痪有关。

4.有失用综合征的危险

此与运动神经脱髓鞘改变引起的四肢瘫痪有关。

5.皮肤完整性受损

其与运动神经脱髓鞘改变引起的四肢瘫痪有关。

6.便秘

便秘与自主神经功能障碍及长期卧床有关。

7.恐惧

恐惧与运动障碍引起的快速进展性四肢瘫,或呼吸肌麻痹引起呼吸困难带来的濒死感有关。

(二)护理措施

1.严密观察病情变化

患者因四肢瘫痪,躯干、肋间肌和膈肌麻痹而致呼吸困难,甚至呼吸肌麻痹。因此,应重点观察患者呼吸情况。如果出现呼吸肌群无力,呼吸困难,咳痰无力,烦躁不安及口唇发绀等缺氧症状应及时给予吸氧。必要时进行气管切开,使用人工呼吸机辅助呼吸。

2.保持呼吸道通畅和防止并发症的发生

(1)能否保持患者呼吸道通畅是关系患者生命安危的关键问题。对已气管切开使用人工呼吸机的患者应采取保护性隔离。病室温度保持在 22 ℃～24 ℃,避免空气干燥,定时通风,保持室内空气新鲜。

(2)吸痰时要严格执行无菌操作,使用一次性吸痰管,操作前后洗手,防止交叉感染。

(3)每 2～3 h 翻身、叩背 1 次,气管内滴药,如 2‰碳酸氢钠,促进痰液排出。预防发生肺不张。

(4)气管切开伤口每天换药,并观察伤口情况。

(5)减少探视。

3.防止压疮的发生

本病发病急骤,瘫痪肢体恢复缓慢,因此,久卧患者要每天擦洗 1～2 次,保持皮肤清洁干净。患者床褥整齐、干净、平整。每 2～3 h 翻身更换体位,以免局部受压过久。按压骨突处,促进局部血液循环。

4.加强对瘫痪肢体的护理

GBS 患者瘫痪特点为四肢对称性瘫痪,患病早期应保持侧卧、仰卧时的良肢位,恢复期做好患者主动、被动训练、步态训练,以利于肢体功能恢复。

5.生活护理

患者四肢瘫痪,气管切开不能讲话。因此,护理人员必须深入细致地了解患者的各项要求,做好患者口腔、皮肤、会阴部的护理。

6.鼻饲护理

患者应进食营养丰富和易消化的食物。吞咽困难者可行鼻饲,以保证营养。鼻饲时应注意以下几点。

(1)鼻饲前将床头抬高 30°。

(2)每次鼻饲前应回抽胃液,观察有无胃潴留、胃液颜色,并观察胃管有无脱出。

(3)每次鼻饲量不宜过多,在 200～300 mL。

(4)鼻饲物的温度不宜过热,在 38 ℃～40 ℃。

(5)速度不宜过快,15～20 min,以防止呃逆。

(6)鼻饲之后,注入 20 mL 清水,清洗胃管。

7.肠道护理

患者长期卧床肠蠕动减慢,常有便秘,应多饮水、多吃粗纤维的食物。可做腹部按压,按顺时针方向,必要时服用缓泻药,使患者保持排便通畅。

8.心理护理

要做好患者心理护理,介绍有关疾病的知识,鼓励患者配合医护人员的治疗,树立战胜疾病的信心,早日康复。

9.健康指导

(1)指导患者养成良好的生活习惯,注意休息,保证充足的睡眠。

(2)指导患者坚持每天定时服药,不可随意更改药物剂量,定期复查。

(3)指导患者坚持活动和肢体功能锻炼,克服依赖心理,逐步做一些力所能及的事情。

(李　娟)

第五节　急性上呼吸道感染

一、概述

(一)疾病概述

急性上呼吸道感染为外鼻孔至环状软骨下缘包括鼻腔、咽或喉部急性炎症的概称。主要病原体是病毒，少数是细菌，免疫功能低下者易感。通常病情较轻、病程短、可自愈，预后良好。但由于发病率高，不仅影响工作和生活，有时还可伴有严重并发症，并具有一定的传染性，应积极防治。

多发于冬春季节，多为散发，且可在气候突变时小规模流行。主要通过患者喷嚏和含有病毒的飞沫经空气传播，或经污染的手和用具接触传播。可引起急性上呼吸道感染的病原体大多为自然界中广泛存在的多种类型病毒，同时健康人群亦可携带，且人体对其感染后产生的免疫力较弱、短暂，病毒间也无交叉免疫，故可反复发病。

(二)相关病理生理

组织学上可无明显病理改变，亦可出现上皮细胞的破坏。可有炎症因子参与发病，使上呼吸道黏膜血管充血和分泌物增多，伴单核细胞浸润，浆液性及黏液性炎性渗出。继发细菌感染者可有中性粒细胞浸润及脓性分泌物。

(三)急性上呼吸道感染的病因与诱因

1.基本病因

急性上呼吸道感染有70%～80%由病毒引起，包括鼻病毒、冠状病毒、腺病毒、流感和副流感病毒以及呼吸道合胞病毒、埃可病毒和柯萨奇病毒等。另有20%～30%的急性上呼吸道感染为细菌引起，可单纯发生或继发于病毒感染之后发生，以口腔定植菌溶血性链球菌为多见，其次为流感嗜血杆菌、肺炎链球菌和葡萄球菌等，偶见革兰阴性杆菌。

2.常见诱因

淋雨、受凉、气候突变、过度劳累等可降低呼吸道局部防御功能，致使原存的病毒或细菌迅速繁殖，或者直接接触含有病原体的患者喷嚏、空气以及污染的手和用具诱发本病。老幼体弱，免疫功能低下或有慢性呼吸道疾病如鼻窦炎、扁桃体炎者更易发病。

(四)临床表现

临床表现有以下几种类型。

1.普通感冒

普通感冒俗称"伤风"，又称急性鼻炎或上呼吸道卡他，为病毒感染引起。起病较急，主要表现为鼻部症状，如打喷嚏、鼻塞、流清水样鼻涕，也可表现为咳嗽、咽干、咽痒或烧灼感甚至鼻后滴漏感。咽干、咳嗽和鼻后滴漏与病毒诱发的炎症介质导致的上呼吸道传入神经高敏状态有关。2～3 d后鼻涕变稠，可伴咽痛、头痛、流泪、味觉迟钝、呼吸不畅、声嘶等，有时由于咽鼓管炎致听力减退。严重者有发热、轻度畏寒和头痛等。体检可见鼻腔黏膜充血、水肿、有分泌物，咽部可为轻度充血。一般经5～7 d痊愈，伴并发症者可致病程迁延。

2.急性病毒性咽炎和喉炎

由鼻病毒、腺病毒、流感病毒、副流感病毒以及肠病毒、呼吸道合胞病毒等引起。临床表现为咽痒和灼热感，咽痛不明显。咳嗽少见。急性喉炎多为流感病毒、副流感病毒及腺病毒等引起，临床表现为明显声嘶、讲话困难、可有发热、咽痛或咳嗽，咳嗽时咽喉疼痛加重。体检可见喉部充血、水肿，局部淋巴结轻度肿大和触痛，有时可闻及喉部的喘息声。

3.急性疱疹性咽峡炎

多由柯萨奇病毒 A 引起，表现为明显咽痛、发热，病程约为 1 周。查体可见咽部充血，软腭、腭垂、咽及扁桃体表面有灰白色疱疹及浅表溃疡，周围伴红晕。多发于夏季，多见于儿童，偶见于成人。

4.急性咽结膜炎

主要由腺病毒、柯萨奇病毒等引起。表现为发热、咽痛、畏光、流泪、咽及结膜明显充血。病程 4～6 d，多发于夏季，由游泳传播，儿童多见。

5.急性咽扁桃体炎

病原体多为溶血性链球菌，其次为流感嗜血杆菌、肺炎链球菌、葡萄球菌等。起病急，咽痛明显、伴发热、畏寒，体温可达 39 ℃以上。查体可发现咽部明显充血，扁桃体肿大、充血，表面有黄色脓性分泌物。有时伴有颌下淋巴结肿大、压痛，而肺部查体无异常体征。

（五）辅助检查

1.血液学检查

因多为病毒性感染，白细胞计数常正常或偏低，伴淋巴细胞比例升高。细菌感染者可有白细胞计数与中性粒细胞增多和核左移现象。

2.病原学检查

因病毒类型繁多，且明确类型对治疗无明显帮助，一般无须明确病原学检查。需要时可用免疫荧光法、酶联免疫吸附法、血清学诊断或病毒分离鉴定等方法确定病毒的类型。细菌培养可判断细菌类型并做药物敏感试验以指导临床用药。

（六）主要治疗原则

由于目前尚无特效抗病毒药物，以对症处理为主，同时戒烟、注意休息、多饮水、保持室内空气流通和防治继发细菌感染。对有急性咳嗽、鼻后滴漏和咽干的患者应给予伪麻黄碱治疗以减轻鼻部充血，亦可局部滴鼻应用。必要时适当加用解热镇痛类药物。

（七）药物治疗

1.抗菌药物治疗

目前已明确普通感冒无须使用抗菌药物。除非有白细胞计数升高、咽部脓苔、咯黄痰和流鼻涕等细菌感染证据，可根据当地流行病学史和经验用药，可选口服青霉素、第一代头孢菌素、大环内酯类或喹诺酮类。

2.抗病毒药物治疗

由于目前有滥用造成流感病毒耐药现象，所以如无发热，免疫功能正常，发病超过 2 d 一般无须应用。对于免疫缺陷患者，可早期常规使用。利巴韦林和奥司他韦有较广的抗病毒谱，对流感病毒、副流感病毒和呼吸道合胞病毒等有较强的抑制作用，可缩短病程。

二、护理评估

(一)病因评估

主要评估患者健康史和发病史,是否有受凉感冒史。对流行性感冒者,应详细询问患者及家属的流行病史,以有效控制疾病进展。

(二)一般评估

1.生命体征

患者体温可正常或发热;有无呼吸频率加快或节律异常。

2.患者主诉

有无鼻塞、流涕、咽干、咽痒、咽痛、畏寒、发热、咳嗽、咳痰、声嘶、畏光、流泪、眼痛等症状。

3.相关记录

体温、痰液颜色、性状和量等记录结果。

(三)身体评估

1.视诊

咽喉部有无充血;鼻腔黏膜有无充血、水肿及分泌物情况;扁桃体有无充血、肿大(肿大扁桃体的分度),有无黄色脓性分泌物;眼结膜有无充血等情况。

2.触诊

有无颌下、耳后等头颈部浅表淋巴结肿大,肿大淋巴结有无触痛。

3.听诊

有无异常呼吸音;双肺有无干、湿啰音。

(四)心理-社会评估

患者在疾病治疗过程中的心理反应与需求,家庭及社会支持情况,引导患者正确配合疾病的治疗与护理。

(五)辅助检查结果评估

1.血常规检查

有无白细胞计数降低或升高、有无淋巴细胞比值升高、有无中性粒细胞升高及核左移等。

2.胸部 X 线检查

有无肺纹理增粗、炎性浸润影等。

3.痰培养

有无细菌生长,药敏试验结果如何。

(六)治疗常用药效果的评估

对于呼吸道病毒感染,尚无特异的治疗药物。一般以对症处理为主,辅以中医药治疗,并防治继发细菌感染。

三、主要护理诊断/问题

(一)舒适受损

鼻塞、流涕、咽痛、头痛与病毒、细菌感染有关。

(二)体温过高

与病毒、细菌感染有关。

四、护理措施

(一)病情观察

观察生命体征及主要症状,尤其是体温、咽痛、咳嗽等的变化。高热者联合使用物理降温与药物降温,并及时更换汗湿衣物。

(二)环境与休息

保持室内温、湿度适宜和空气流通,症状轻者应适当休息,病情重者或年老者卧床休息为主。

(三)饮食

选择清淡、富含维生素、易消化的食物,并保证足够热量。发热者应适当增加饮水量。

(四)口腔护理

进食后漱口或按时给予口腔护理,防止口腔感染。

(五)防止交叉感染

注意隔离患者,减少探视,以避免交叉感染。指导患者咳嗽时应避免对着他人。患者使用过的餐具、痰盂等用品应按规定及时消毒。

(六)用药护理

遵医嘱用药且注意观察药物的不良反应。为减轻马来酸氯苯那敏或苯海拉明等抗过敏药的头晕、嗜睡等不良反应,宜指导患者在临睡前服用,并告知驾驶员和高空作业者应避免使用。

(七)健康教育

1.疾病预防指导

生活规律、劳逸结合、坚持规律且适当的体育运动,以增强体质,提高抗寒能力和机体的抵抗力。保持室内空气流通,避免受凉、过度疲劳等感染的诱发因素。在高发季节少去人群密集的公共场所。

2.疾病知识指导

指导患者采取适当的措施避免疾病传播,防止交叉感染。患病期间注意休息,多饮水并遵医嘱用药。出现下列情况应及时就诊。

3.预防感染的措施

注意保暖,防止受凉,尤其是要避免呼吸道感染。

4.就诊的指标

告诉患者如果出现下列情况应及时到医院就诊。

(1)经药物治疗症状不缓解。

(2)出现耳鸣、耳痛、外耳道流脓等中耳炎症状。

(3)恢复期出现胸闷、心悸、眼睑水肿、腰酸或关节疼痛。

五、护理效果评估

(1)患者自觉症状好转(鼻塞、流涕、咽部不适感、发热、咳嗽咳痰等症状减轻)。

(2)患者体温恢复正常。

(3)身体评估。①视诊:患者咽喉部充血减轻;鼻腔黏膜充血、水肿减轻情况;扁桃体无充血、肿大程度减轻,无脓性分泌物;眼结膜无充血等情况。②听诊:患者无异常呼吸音;双肺无干、湿啰音。

(马　丽)

第六节　急性气管-支气管炎

一、概述

(一)疾病概述

急性气管-支气管炎是由生物、物理、化学刺激或过敏等因素引起的急性气管-支气管黏膜炎症。多为散发,无流行倾向,年老体弱者易感。临床症状主要为咳嗽和咳痰。常发生于寒冷季节或气候突变时。也可由急性上呼吸道感染迁延不愈所致。

(二)相关病理生理

由病原体、吸入冷空气、粉尘、刺激性气体或因吸入致敏原引起气管-支气管急性炎症反应。其共同的病理表现为气管、支气管黏膜充血水肿,淋巴细胞和中性粒细胞浸润;同时可伴纤毛上皮细胞损伤、脱落;黏液腺体肥大增生。合并细菌感染时,分泌物呈脓性。

(三)急性气管-支气管炎的病因与诱因

病原体导致的感染是最主要病因,过度劳累、受凉、年老体弱是常见诱因。

1.病原体

病原体与上呼吸道感染类似。常见病毒为腺病毒、流感病毒(甲、乙)、冠状病毒、鼻病毒、单纯疱疹病毒、呼吸道合胞病毒和副流感病毒。常见细菌为流感嗜血杆菌、肺炎链球菌、卡他莫拉菌等,近年来衣原体和支原体感染明显增加,在病毒感染的基础上继发细菌感染亦较多见。

2.物理、化学因素

冷空气、粉尘、刺激性气体或烟雾(如二氧化硫、二氧化氮、氨气、氯气等)的吸入,均可刺激气管-支气管黏膜引起急性损伤和炎症反应。

3.变态反应

常见的吸入致敏原包括花粉、有机粉尘、真菌孢子、动物毛皮排泄物;或对细菌蛋白质的过敏,钩虫、蛔虫的幼虫在肺内的移行均可引起气管-支气管急性炎症反应。

(四)临床表现

临床主要表现为咳嗽咳痰。一般起病较急,通常全身症状较轻,可有发热。初为干咳或少量黏液痰,随后痰量增多,咳嗽加剧,偶伴血痰。咳嗽、咳痰可延续2～3周,如迁延不愈,可演变成慢性支气管炎。伴支气管痉挛时,可出现程度不等的胸闷气促。

(五)辅助检查

1.血液检查

病毒感染时,血常规检查白细胞计数多正常;细菌感染较重时,白细胞计数和中性粒细胞计数增高。红细胞沉降率检查可有红细胞沉降率快。

2.胸部X线检查

多无异常,或仅有肺纹理的增粗。

3.痰培养

细菌或支原体、衣原体感染时,可明确病原体;药物敏感试验可指导临床用药。

(六)治疗要点

1.对症治疗

咳嗽无痰或少痰,可用右美沙芬、喷托维林(咳必清)镇咳。咳嗽有痰而不易咳出,可选用盐酸氨溴索、溴己新(必嗽平),桃金娘油提取物化痰,也可雾化帮助祛痰。较为常用的为兼顾止咳和化痰的棕色合剂,也可选用中成药止咳祛痰。发生支气管痉挛时,可用平喘药如茶碱类、β_2受体激动剂等。发热可用解热镇痛药对症处理。

2.抗菌药物治疗

有细菌感染证据时应及时使用。可以首选新大环内酯类、青霉素类,亦可选用头孢菌素类或喹诺酮类等药物。多数患者口服抗菌药物即可,症状较重者可经肌内注射或静脉滴注给药,少数患者需要根据病原体培养结果指导用药。

3.一般治疗

多休息,多饮水,避免劳累。

二、护理评估

(一)病因评估

主要评估患者健康史和发病史,近期是否有受凉、劳累、是否有粉尘过敏史、是否有吸入冷空气或刺激性气体史。

(二)一般评估

1.生命体征

患者体温可正常或发热;有无呼吸频率加快或节律异常。

2.患者主诉

有无发热、咳嗽、咳痰、喘息等症状。

3.相关记录

体温,痰液颜色、性状和量等情况。

(三)身体评估

听诊有无异常呼吸音;有无双肺呼吸音变粗,两肺可否闻及散在的干、湿啰音,湿啰音部位是否固定,咳嗽后湿啰音是否减少或消失。有无闻及哮鸣音。

(四)心理-社会评估

患者在疾病治疗过程中的心理反应与需求,家庭及社会支持情况,引导患者正确配合疾病的治疗与护理。

(五)辅助检查结果评估

1.血液检查

有无白细胞总数和中性粒细胞百分比升高,有无红细胞沉降率加快。

2.胸部 X 线检查

有无肺纹理增粗。

3.痰培养

有无致病菌生长,药敏试验结果如何。

（六）治疗常用药效果的评估

1.应用抗生素的评估要点

（1）记录每次给药的时间与次数,评估有无按时、按量给药,是否足疗程。

（2）评估用药后患者发热、咳嗽、咳痰等症状有否缓解。

（3）评估用药后患者是否出现皮疹、呼吸困难等变态反应。

（4）评估用药后患者有无较明显的恶心、呕吐、腹泻等不良反应。

2.应用止咳祛痰剂效果的评估

（1）记录每次给药的时间与剂量。

（2）评估用祛痰剂后患者痰液是否变稀,是否较易咳出。

（3）评估用止咳药后,患者咳嗽频繁是否减轻,夜间睡眠是否改善。

3.应用平喘药后效果的评估

（1）记录每次给药的时间与量。

（2）评估用药后,患者呼吸困难是否减轻,听诊哮鸣音有否消失。

（3）如应用氨茶碱时间较长,需评估有无茶碱中毒表现。

三、主要护理诊断/问题

（一）清理呼吸道无效

与呼吸道感染、痰液黏稠有关。

（二）气体交换受损

与过敏、炎症引起支气管痉挛有关。

四、护理措施

（一）病情观察

观察生命体征及主要症状,尤其咳嗽,痰液的颜色、性质、量等的变化;有无呼吸困难与喘息等表现;监测体温情况。

（二）休息与保暖

急性期应减少活动,增加休息时间,室内空气新鲜,保持适宜的温度和湿度。

（三）保证充足的水分及营养

鼓励患者多饮水,必要时由静脉补充。给予易消化营养丰富的饮食,发热期间进食流质或半流质食物为宜。

（四）保持口腔清洁

由于患者发热、咳嗽、痰多且黏稠,咳嗽剧烈时可引起呕吐,故要保持口腔卫生,以增加舒适感,增进食欲,促进毒素的排泄。

（五）发热护理

热度不高不需特殊处理,高热时要采取物理降温或药物降温措施。

（六）保持呼吸道通畅

观察呼吸道分泌物的性质及能否有效地咳出痰液,指导并鼓励患者有效咳嗽;若为细菌感染所致,按医嘱使用敏感的抗生素。若痰液黏稠,可采用超声雾化吸入或蒸气吸入稀释分泌物;对于咳嗽无力的患者,宜经常更换体位,拍背,使呼吸道分泌物易于排出,促进炎症消散。

(七)给氧与解痉平喘

有咳喘症状者可给予氧气吸入或按医嘱采用雾化吸入平喘解痉剂,严重者可口服。

(八)健康教育

1.疾病预防指导

预防急性上呼吸道感染的诱发因素。增强体质,可选择合适的体育活动,如健康操、太极拳、跑步等,可进行耐寒训练,如冷水洗脸、冬泳等。

2.疾病知识指导

患病期间增加休息时间,避免劳累;饮食宜清淡、富含营养;按医嘱用药。

3.就诊指标

如 2 周后症状仍持续应及时就诊。

五、护理效果评估

(1)患者自觉症状好转(咳嗽咳痰、喘息、发热等症状减轻)。

(2)患者体温恢复正常。

(3)患者听诊时双肺有无闻及干、湿啰音。

(马　丽)

第七节　慢性支气管炎

慢性支气管炎是由于感染或非感染因素引起气管、支气管黏膜及其周围组织的慢性非特异性炎症。临床以咳嗽、咳痰或伴有喘息反复发作为特征,每年持续 3 个月以上,且连续 2 年以上。

一、病因和发病机制

慢性支气管炎的病因极为复杂,迄今尚有许多因素还不够明确,往往是多种因素长期相互作用的综合结果。

(一)感染

病毒、支原体和细菌感染是本病急性发作的主要原因。病毒感染以流感病毒、鼻病毒、腺病毒和呼吸道合胞病毒常见;细菌感染以肺炎链球菌、流感嗜血杆菌和卡他莫拉菌及葡萄球菌常见。

(二)大气污染

化学气体如氯气、二氧化氮、二氧化硫等刺激性烟雾,空气中的粉尘等均可刺激支气管黏膜,使呼吸道清除功能受损,为细菌入侵创造条件。

(三)吸烟

吸烟为本病发病的主要因素。吸烟时间的长短与吸烟量决定发病率的高低,吸烟者的患病率较不吸烟者高 2~8 倍。

(四)过敏因素

喘息型支气管炎患者,多有过敏史。患者痰中嗜酸性粒细胞和组胺的含量及血中 IgE 明显高于正常。此类患者实际上应属慢性支气管炎合并哮喘。

(五)其他因素

气候变化,特别是寒冷空气与慢支的病情加重有密切关系。自主神经功能失调,副交感神经功能亢进,老年人肾上腺皮质功能减退,慢性支气管炎的发病率增加。维生素 C 缺乏,维生素 A 缺乏,易患慢性支气管炎。

二、临床表现

(一)症状

患者常在寒冷季节发病,出现咳嗽、咳痰,尤以晨起显著,白天多于夜间。病毒感染痰液为白色黏液泡沫状,继发细菌感染,痰液转为黄色或黄绿色黏液脓性,偶可带血。慢性支气管炎反复发作后,支气管黏膜的迷走神经感受器反应性增高,副交感神经功能亢进,可出现过敏现象而发生喘息。

(二)体征

早期多无体征。急性发作期可有肺底部闻及干、湿性啰音。喘息型支气管炎在咳嗽或深吸气后可闻及哮鸣音,发作时,有广泛哮鸣音。

(三)并发症

(1)阻塞性肺气肿:为慢性支气管炎最常见的并发症。

(2)支气管肺炎:慢性支气管炎蔓延至支气管周围肺组织中,患者表现寒战、发热、咳嗽加剧、痰量增多且呈脓性;血白细胞总数及中性粒细胞增多;X 线胸片显示双下肺野有斑点状或小片阴影。

(3)支气管扩张。

三、诊断

(一)辅助检查

1.血常规

白细胞总数及中性粒细胞数可升高。

2.胸部 X 线

单纯型慢性支气管炎,X 线片检查阴性或仅见双下肺纹理增多、增粗、模糊、呈条索状或网状。继发感染时为支气管周围炎症改变,表现为不规则斑点状阴影,重叠于肺纹理之上。

3.肺功能检查

早期病变多在小气道,常规肺功能检查多无异常。

(二)诊断要点

凡咳嗽、咳痰或伴有喘息,每年发作持续 3 个月,连续 2 年或 2 年以上者,并排除其他心、肺疾病(如肺结核、肺尘埃沉着病、支气管哮喘、支气管扩张、肺癌、肺脓肿、心脏病、心功能不全等)、慢性鼻咽疾病后,即可诊断。如每年发病不足 3 个月,但有明确的客观检查依据(如胸部 X 线片、肺功能等)亦可诊断。

(三)鉴别诊断

1.支气管扩张

多于儿童或青年期发病,常继发于麻疹、肺炎或百日咳后,并有咳嗽、咳痰反复发作的病史,合并感染时痰量增多,并呈脓性或伴有发热,病程中常反复咯血。在肺下部周围可闻及不易消散的湿性啰音。晚期重症患者可出现杵状指(趾)。胸部 X 线上可见双肺下野纹理粗乱或呈卷发状。薄层高分辨率 CT 检查有助于确诊。

2.肺结核

活动性肺结核患者多有午后低热、消瘦、乏力、盗汗等中毒症状。咳嗽痰量不多,常有咯血。老年肺结核的中毒症状多不明显,常被慢性支气管炎的症状所掩盖而误诊。胸部 X 线上可发现结核病灶,部分患者痰结核菌检查可获阳性。

3.支气管哮喘

支气管哮喘常为特异体质患者或有过敏性疾病家族史,多于幼年发病。一般无慢性咳嗽、咳痰史。哮喘多突然发作,且有季节性,血和痰中嗜酸性粒细胞常增多,治疗后可迅速缓解。发作时双肺布满哮鸣音,呼气延长,缓解后可消失,且无症状,但气道反应性仍增高。慢性支气管炎合并哮喘的患者,病史中咳嗽、咳痰多发生在喘息之前,迁延不愈较长时间后伴有喘息,且咳嗽、咳痰的症状多较喘息更为突出,平喘药物疗效不如哮喘等可资鉴别。

4.肺癌

肺癌多发生于 40 岁以上男性,并有多年吸烟史的患者,刺激性咳嗽常伴痰中带血和胸痛。X 线胸片检查肺部常有块影或反复发作的阻塞性肺炎。痰脱落细胞及支气管镜等检查,可明确诊断。

5.慢性肺间质纤维化

慢性咳嗽,咳少量黏液性非脓性痰,进行性呼吸困难,双肺底可闻及爆裂音(Velcro 啰音),严重者发绀并有杵状指。X 线胸片见中下肺野及肺周边部纹理增多紊乱呈网状结构,其间见弥漫性细小斑点阴影。肺功能检查呈限制性通气功能障碍,弥散功能减低,PaO_2 下降。肺活检是确诊的手段。

四、治疗

(一)急性发作期及慢性迁延期的治疗

以控制感染、祛痰、镇咳为主,同时解痉平喘。

1.抗感染药物

及时、有效、足量,感染控制后及时停用,以免产生细菌耐药或二重感染。一般患者可按常见致病菌用药。可选用青霉素 G 80 万 U 肌内注射;或复方磺胺甲噁唑,每次 2 片,2 次/天;或阿莫西林 2～4 g/d,3～4 次口服;或氨苄西林 2～4 g/d,分 4 次口服;或头孢氨苄 2～4 g/d 或头孢拉定 1～2 g/d,分 4 次口服;或头孢呋辛 2 g/d 或头孢克洛 0.5～1 g/d,分 2～3 次口服。亦可选择新一代大环内酯类抗生素,如罗红霉素,0.3 g/d,2 次口服。抗菌治疗疗程一般 7～10 d,反复感染病例可适当延长。严重感染时,可选用氨苄西林、环丙沙星、氧氟沙星、阿米卡星、奈替米星或头孢菌素类联合静脉滴注给药。

2.祛痰镇咳药

刺激性干咳者不宜单用镇咳药物,否则痰液不易咳出。可给盐酸氨溴醇 30 mg 或羧甲基半胱氨酸 500 mg,3 次/天,口服。乙酰半胱氨酸(富露施)及氯化铵甘草合剂均有一定的疗效。α-糜蛋白酶雾化吸入亦有消炎祛痰的作用。

3.解痉平喘

解痉平喘主要为解除支气管痉挛,利于痰液排出。常用药物为氨茶碱 0.1～0.2 g,每隔 8 h 口服;丙卡特罗 50 mg,2 次/天;特布他林 2.5 mg,2～3 次/天。慢性支气管炎有可逆性气道阻塞者应常规应用支气管舒张剂,如异丙托溴铵(异丙阿托品)气雾剂、特布他林等吸入治疗。阵发性咳嗽常伴不同程度的支气管痉挛,应用支气管扩张药后可改善症状,并有利于痰液的排出。

(二)缓解期的治疗

应以增强体质,提高机体抗病能力和预防发作为主。

(三)中药治疗

采取扶正固本原则,按肺、脾、肾的虚实辨证施治。

五、护理措施

(一)常规护理

1.环境

保持室内空气新鲜、流通,安静、舒适,温湿度适宜。

2.休息

急性发作期应卧床休息,取半卧位。

3.给氧

持续低流量吸氧。

4.饮食

给予高热量、高蛋白、高维生素易消化饮食。

(二)专科护理

1.解除气道阻塞,改善肺泡通气

及时清除痰液,神志清醒患者应鼓励咳嗽,痰稠不易咳出时,给予雾化吸入或雾化泵药物喷入,减少局部淤血水肿,以利痰液排出。危重体弱患者,定时更换体位,叩击背部,使痰易于咳出,餐前应给予胸部叩击或胸壁震荡。方法:患者取侧卧位,护士两手手指并拢,手背隆起,指关节微屈,自肺底由下向上,由外向内叩拍胸壁,震动气管,边拍边鼓励患者咳嗽,以促进痰液的排出,每侧肺叶叩击 3～5 min。对神志不清者,可进行机械吸痰,需注意无菌操作,抽吸压力要适当,动作轻柔,每次抽吸时间不超过 15 s,以免加重缺氧。

2.合理用氧减轻呼吸困难

根据缺氧和二氧化碳潴留的程度不同,合理用氧,一般给予低流量、低浓度、持续吸氧,如病情需要提高氧浓度,应辅以呼吸兴奋剂刺激通气或使用呼吸机改善通气,吸氧后如呼吸困难缓解、呼吸频率减慢、节律正常、血压上升、心率减慢、心律正常、发绀减轻、皮肤转暖、神志转清、尿量增加等,表示氧疗有效。若呼吸过缓,意识障碍加深,需考虑二氧化碳潴留加重,必要时采取增加通气量等措施。

(马　丽)

第八节 支气管哮喘

支气管哮喘是由多种细胞(如嗜酸性粒细胞、肥大细胞、T细胞、中性粒细胞等)和细胞组分参与的气道慢性炎症性疾病,这种慢性炎症与气道高反应性相关,通常出现广泛而多变的可逆性气流受限,并引起反复发作的喘息、气急、胸闷或咳嗽等症状,多数患者可自行缓解或经治疗缓解。

典型表现为发作性呼气性呼吸困难或发作性胸闷和咳嗽,伴哮鸣音,症状可在数分钟内发生,并持续数小时至数天,夜间及凌晨发作或加重是哮喘的重要临床特征。目前尚无特效的根治办法,糖皮质激素可以有效控制气道炎症,β_2肾上腺素受体激动剂是控制哮喘急性发作的首选药物。经过长期规范化治疗和管理,80%以上的患者可以达到哮喘的临床控制。

一、一般护理

(1)执行内科一般护理常规。

(2)室内环境舒适、安静、冷暖适宜。保持室内空气流通,避免患者接触变应原,如花草、尘螨、花露水、香水等,扫地和整理床单位时可请患者室外等候,或采取湿式清洁方法,避免尘埃飞扬。病室避免使用皮毛、羽绒或蚕丝织物等。

(3)卧位与休息:急性发作时协助患者取坐位或半卧位,以增加舒适度,利于膈肌的运动,缓解呼气性呼吸困难。端坐呼吸的患者为其提供床旁桌支撑,以减少体力消耗。

二、饮食护理

大约20%的成年患者和50%的患儿是因不适当饮食而诱发或加重哮喘,因此应给予患者营养丰富、清淡、易消化、无刺激的食物。若能找出与哮喘发作有关的食物,如鱼、虾、蟹、蛋类、牛奶等应避免食用。某些食物添加剂如酒石黄和亚硝酸盐可诱发哮喘发作,应引起注意。

三、用药护理

治疗哮喘的药物分为控制性药物和缓解性药物。控制性药物是指需要长期每天规律使用,主要用于治疗气道慢性炎症,达到哮喘临床控制目的;缓解性药物指按需使用的药物,能迅速解除支气管痉挛,从而缓解哮喘症状。哮喘发作时禁用吗啡和大量镇静药,以免抑制呼吸。

(一)糖皮质激素

糖皮质激素简称激素,是目前控制哮喘最有效的药物。激素给药途径包括吸入、口服、静脉应用等。吸入性糖皮质激素由于其局部抗感染作用强、起效快、全身不良反应少(黏膜吸收、少量进入血液),是目前哮喘长期治疗的首选药物。常用药物有布地奈德、倍氯米松等。通常需规律吸入1~2周方能控制。吸药后嘱患者清水含漱口咽部,可减少不良反应的发生。长期吸入较大剂量激素者,应注意预防全身性不良反应。布地奈德雾化用混悬液制剂,经压缩空气泵雾化吸入,起效快,适用于轻、中度哮喘急性发作的治疗。吸入激素无效或需要短期加强治疗的患者可采用泼尼松和泼尼松龙等口服制剂,症状缓解后逐渐减量,然后停用或改用吸入剂。不主张长期口服激素用于维持哮喘控制的治疗。口服用药宜在饭后服用，以减少对胃肠道黏膜的刺激。重度或严重哮喘发作时应及早静脉给予激素，可选择琥珀酸氢化可的松或甲泼尼龙。无激素依赖倾向者，可在 3～5 d 内停药；有激素依赖倾向者应适当延长给药时间，症状缓解后逐渐减量，然后改口服或吸入剂维持。

(二)β₂肾上腺素受体激动剂

短效 β_2 肾上腺素受体激动剂为治疗哮喘急性发作的首选药物。有吸入、口服和静脉三种制剂，首选吸入给药。常用药物有沙丁胺醇和特布他林。吸入剂包括定量气雾剂、干粉剂和雾化溶液。短效 β_2 肾上腺素受体激动剂应按需间歇使用，不宜长期、单一大剂量使用，因为长期应用可引起 β_2 受体功能下降和气道反应性增高，出现耐药性。主要不良反应有心悸、骨骼肌震颤、低钾血症等。长效 β_2 肾上腺素受体激动剂与吸入性糖皮质激素联合是目前最常用的哮喘控制性药物。常用的有普米克都保(布地奈德/福莫特罗干粉吸入剂)、舒利迭(氟替卡松/沙美特罗干粉吸入剂)。

(三)茶碱类

具有增强呼吸肌的力量以及增强气道纤毛清除功能等，从而起到舒张支气管和气道抗感染作用，并具有强心、利尿、扩张冠状动脉、兴奋呼吸中枢等作用，是目前治疗哮喘的有效药物之一。氨茶碱和缓释茶碱是常用的口服制剂，尤其后者适用于夜间哮喘症状的控制。静脉给药主要用于重症和危重症哮喘。注射茶碱类药物应限制注射浓度，速度不超过 0.25 mg/(kg·min)，以防不良反应发生。其主要不良反应包括恶心、呕吐、心律失常、血压下降及尿多，偶可兴奋呼吸中枢，严重者可引起抽搐乃至死亡。由于茶碱的"治疗窗"窄以及茶碱代谢存在较大个体差异，有条件的应在用药期间监测其血药浓度。发热、妊娠、小儿或老年，患有肝、心、肾功能障碍及甲状腺功能亢进者尤须慎用。合用西咪替丁、喹诺酮类、大环内酯类药物等可影响茶碱代谢而使其排泄减慢，尤应观察其不良反应的发生。

(四)胆碱 M 受体拮抗剂

胆碱 M 受体拮抗剂分为短效(维持 4～6 h)和长效(维持 24 h)两种制剂。异丙托溴铵是常用的短效制剂，常与 β_2 受体激动剂联合雾化应用，代表药可比特(异丙托溴铵/沙丁胺醇)。少数患者可有口苦或口干等不良反应。噻托溴铵是长效选择性 M_1、M_2 受体拮抗剂，目前主要用于哮喘合并慢性阻塞性肺疾病以及慢性阻塞性肺疾病患者的长期治疗。

(五)白三烯拮抗剂

通过调节白三烯的生物活性而发挥抗感染作用，同时舒张支气管平滑肌，是目前除吸入性糖皮质激素外唯一可单独应用的哮喘控制性药物，尤其适用于阿司匹林哮喘、运动性哮喘和伴有过敏性鼻炎哮喘患者的治疗。常用药物为孟鲁司特和扎鲁司特。不良反应通常较轻微，主要是胃肠道症状，少数有皮疹、血管性水肿、转氨酶升高，停药后可恢复正常。

四、病情观察

(1)哮喘发作时，协助取舒适卧位，监测生命体征、呼吸频率、血氧饱和度等指标，观察患者喘息、气急、胸闷或咳嗽等症状，是否出现三凹征，辅助呼吸肌参与呼吸运动，语言沟通困难，大汗淋漓等中重度哮喘的表现。当患者不能讲话，嗜睡或意识模糊，胸腹矛盾运动，哮鸣音减弱甚至消失，脉率变慢或不规则，严重低氧血症和高碳酸血症时，需转入重症加强护理病房(重症监护室，ICU)行机械通气治疗。

（2）注意患者有无鼻咽痒、咳嗽、打喷嚏、流涕、胸闷等哮喘早期发作症状,对于夜间或凌晨反复发作的哮喘患者,应注意是否存在睡眠低氧表现,睡眠低氧可以诱发喘息、胸闷等症状。

五、健康指导

（1）对哮喘患者进行哮喘知识教育,寻找变应原,有效改变环境,避免诱发因素,要贯穿整个哮喘治疗全过程。

（2）指导患者定期复诊、检测肺功能,做好病情自我监测,掌握峰流速仪的使用方法,记哮喘日记。与医师、护士共同制定防止复发、保持长期稳定的方案。

（3）掌握正确吸入技术,如沙丁胺醇气雾剂、富马酸福莫特罗、舒利迭的使用方法。知晓药物的作用和不良反应的预防。

（4）帮助患者养成规律生活习惯,保持乐观情绪,避免精神紧张、剧烈运动、持续的喊叫等过度换气动作。

（5）熟悉哮喘发作的先兆表现,如打喷嚏、咳嗽、胸闷、喉结发痒等,学会在家中自行监测病情变化并进行评定。以及哮喘急性发作时进行简单的紧急自我处理方法,例如吸入沙丁胺醇气雾剂 1～2 喷、布地奈德 1～2 吸,缓解喘憋症状,尽快到医院就诊。

（马　丽）

第九节　支气管扩张

一、疾病概述

(一)概念和特点

支气管扩张是由于急、慢性呼吸道感染和支气管阻塞后,反复发生支气管炎症、致使支气管组织结构病理性破坏,引起的支气管异常和持久性扩张。临床上以慢性咳嗽,大量脓痰和/或反复咯血为特征,患者多有童年麻疹、百日咳或支气管肺炎等病史。

(二)相关病理生理

支气管扩张的主要病因是支气管-肺组织感染和支气管阻塞,两者相互影响,促使支气管扩张的发生和发展。支气管扩张发生于有软骨的支气管近端分支,主要分为柱状、囊状和不规则扩张 3 种类型,腔内含有多量分泌物并容易积存。呼吸道相关疾病损伤气道清除机制和防御功能,使其清除分泌物的能力下降,易发生感染和炎症;细菌反复感染使气道内因充满包含炎性介质和病原菌的黏稠液体而逐渐扩大、形成瘢痕和扭曲;炎症可导致支气管壁血管增生,并伴有支气管动脉和肺动脉终末支的扩张和吻合,形成小血管瘤而易导致咯血。病变支气管反复炎症,使周围结缔组织和肺组织纤维化,最终引起肺的通气和换气功能障碍。继发于支气管肺组织感染病变的支气管扩张多见于下肺,尤以左下肺多见。继发于肺结核则多见于上肺叶。

(三)病因与诱因

1.支气管-肺组织感染

支气管扩张与扁桃体炎、鼻窦炎、百日咳、麻疹、支气管肺炎、肺结核等呼吸道感染密切相关,引起感染的常见病原体为铜绿假单胞菌、流感嗜血杆菌、卡他莫拉菌、肺炎克雷伯杆菌、金黄色葡萄球菌、非结核分枝杆菌、腺病毒和流感病毒等。婴幼儿期支气管-肺组织感染是支气管扩张最常见的病因。

2.支气管阻塞

异物、肿瘤、外源性压迫等可使支气管阻塞导致肺不张,胸腔负压直接牵拉支气管管壁导致支气管扩张。

3.支气管先天性发育缺损与遗传因素

支气管先天性发育缺损与遗传因素也可形成支气管扩张,可能与软骨发育不全或弹性纤维不足导致局部管壁薄弱或弹性较差有关。部分遗传性 α-抗胰蛋白酶缺乏者也可伴有支气管扩张。

4.其他全身性疾病

支气管扩张可能与机体免疫功能失调有关,目前已发现类风湿关节炎、溃疡性结肠炎、克罗恩病、系统性红斑狼疮等疾病同时伴有支气管扩张。

(四)临床表现

1.症状

(1)慢性咳嗽、大量脓痰:咳嗽多为阵发性,与体位改变有关,晨起及晚上临睡时咳嗽和咳痰尤多。严重程度可用痰量估计:轻度每天少于 10 mL,中度每天 10~150 mL,重度每天多于 150 mL。感染急性发作时,黄绿色脓痰量每天可达数百毫升,将痰液放置后可出现分层的特征,即上层为泡沫,下悬脓性成分;中层为混浊黏液;下层为坏死组织沉淀物。合并厌氧菌感染时,痰和呼气具有臭味。

(2)咯血:反复咯血为本病的特点,可为痰中带血或大量咯血。少量咯血每天少于 100 mL,中量咯血每天 100~500 mL,大量咯血每天多于 500 mL 或 1 次咯血量>300 mL。咯血量有时与病情严重程度、病变范围不一致。部分病变发生在上叶的"干性支气管扩张"患者以反复咯血为唯一症状。

(3)反复肺部感染:由于扩张的支气管清除分泌物的功能丧失,引流差,易反复发生感染,其特点是同一肺段反复发生肺炎并迁延不愈。

(4)慢性感染中毒症状:可出现发热、乏力、食欲减退、消瘦、贫血等,儿童可影响发育。

2.体征

早期或病变轻者无异常肺部体征,病变严重或继发感染时,可在病变部位尤其下肺部闻及固定而持久的局限性粗湿啰音,有时可闻及哮鸣音,部分患者伴有杵状指(趾)。

(五)辅助检查

1.影像学检查

胸部 X 线检查:囊状支气管扩张的气道表现为显著的囊腔,腔内可存在气液平面,纵切面可显示"双轨征",横切面显示"环形阴影",并可见气道壁增厚。胸部 CT 检查:可在横断面上清楚地显示扩张的支气管。高分辨 CT 进一步提高了诊断敏感性,成为支气管扩张的主要诊断方法。

2.纤维支气管镜检查

有助于发现患者的出血部位或阻塞原因。还可局部灌洗,取灌洗液做细菌学和细胞学检查。

(六)治疗原则

保持引流通畅,处理咯血,控制感染,必要时手术治疗。

1.保持引流通畅、改善气流受限

清除气道分泌物、保持气道通畅能减少继发感染和减轻全身中毒症状,如应用祛痰药物(盐酸氨溴索、溴己新、α-糜蛋白酶)等稀释痰液,痰液黏稠时可加用雾化吸入。应用振动、拍背、体位引流等方法促进气道分泌物的清除。应用支气管舒张剂可改善气流受限,伴有气道高反应及可逆性气流受限的患者疗效明显。如体位引流排痰效果不理想,可用纤维支气管镜吸痰法以保持呼吸道通畅。

2.控制感染

急性感染期的主要治疗措施。应根据症状、体征、痰液性状,必要时根据痰培养及药物敏感试验选择有效的抗生素。常用阿莫西林、头孢类抗生素、氨基糖苷类等药物,重症患者,尤其是铜绿假单胞菌感染者,常需第三代头孢菌素加氨基糖苷类药联合静脉用药。如有厌氧菌混合感染,加用甲硝唑或替硝唑等。

3.外科治疗

保守治疗不能缓解的反复大咯血且病变局限者,可考虑手术治疗。经充分的内科治疗后仍反复发作且病变为局限性支气管扩张,可通过外科手术切除病变组织。

二、护理评估

(一)一般评估

1.患者的主诉

有无胸闷、气促、心悸、疲倦、乏力等症状。

2.生命体征

严密观察呼吸的频率、节律、深浅和音响,患者呼吸可正常或增快,感染严重时或合并咯血可伴随不同程度的呼吸困难和发绀。患者体温正常或偏高,感染严重时可为高热。

3.咳嗽咳痰情况

观察咳嗽咳痰的发作时间、频率、持续时间、伴随的症状和影响因素等,患者反复继发肺部感染,支气管引流不畅,痰不易咳出时可导致咳嗽加剧,大量脓痰咳出后,患者感觉轻松,体温下降,精神改善。重点观察痰液的量、颜色、性质、气味和与体位的关系,痰液静置后的分层现象,记录24 h痰液排出量。注意患者是否出现面色苍白、出冷汗、烦躁不安等出血的症状,观察咯血的颜色、性质及量。

4.其他

血气分析、血氧饱和度、体质量、体位等记录结果。

(二)身体评估

1.头颈部

患者的意识状态,面部颜色(贫血),皮肤黏膜有无脱水、是否粗糙干燥;呼吸困难和缺氧的程度(有无气促、口唇有无发绀、血氧饱和度数值等)。

2.胸部

检查胸廓的弹性,有无胸廓的挤压痛,两肺呼吸运动是否一致。病变部位可闻及固定而持久的局限性粗湿啰音或哮鸣音。

3.其他

患者有无杵状指(趾)。

（三）心理-社会评估

询问健康史,发病原因、病程进展时间以及以往所患疾病对支气管扩张的影响,评估患者对支气管扩张的认识;另外,患者常因慢性咳嗽、咳痰或痰量多、有异味等症状产生恐惧或焦虑的心理,并对疾病治疗缺乏治愈的自信。

（四）辅助检查阳性结果评估

血氧饱和度的数值;血气分析结果报告;胸部 CT 检查明确的病变部位。

（五）常用药物治疗效果的评估

抗生素使用后咳嗽咳痰症状有无减轻,原有增高的血白细胞计数有无回降至正常范围,核左移情况有无得到纠正。

三、主要护理诊断/问题

（一）清理呼吸道无效

与大量脓痰滞留呼吸道有关。

（二）有窒息的危险

与大咯血有关。

（三）营养失调

低于机体需要量与慢性感染导致机体消耗有关。

（四）焦虑

与疾病迁延、个体健康受到威胁有关。

（五）活动无耐力

与营养不良、贫血等有关。

四、护理措施

（一）环境

保持室内空气新鲜、无臭味,定期开窗换气使空气流通,维持适宜的温湿度,注意保暖。

（二）休息和活动

休息能减少肺活动度,避免因活动诱发咯血。小量咯血者以静卧休息为主,大量咯血患者应绝对卧床休息,尽量避免搬动。取患侧卧位,可减少患侧胸部的活动度,既防止病灶向健侧扩散,同时有利于健侧肺的通气功能。缓解期患者可适当进行户外活动,但要避免过度劳累。

（三）饮食护理

提供高热量、高蛋白质、富含维生素易消化的饮食,多进食含铁食物有利于纠正贫血,饮食中富含维生素 A、维生素 C、维生素 E 等(如新鲜蔬菜、水果),以提高支气管黏膜的抗病能力。大量咯血者应禁食,小量咯血者宜进少量温、凉流质饮食,避免冰冷食物诱发咳嗽或加重咯血,少食多餐。为痰液稀释利于排痰,鼓励患者多饮水,每天饮水 1 500～2 000 mL。指导患者在咳痰后及进食前后漱口,以祛除口臭,促进食欲。

（四）病情观察

严密观察病情,正确记录每天痰量及痰的性质,留好痰标本。有咯血者备好吸痰和吸氧设备。

（五）用药护理

遵医嘱使用抗生素、祛痰剂和支气管舒张剂，指导患者进行有效咳嗽，辅以叩背及时排出痰液。指导患者掌握药物的疗效、剂量、用法和不良反应。

（六）体位引流的护理

体位引流是利用重力作用促使呼吸道分泌物流入支气管、气管排出体外的方法，其效果与需引流部位所对应的体位有关。体位引流的护理措施如下。

（1）体位引流由康复科医师执行，引流前向患者说明体位引流的目的、操作过程和注意事项，消除顾虑取得合作。

（2）操作前测量生命体征，听诊肺部明确病变部位。引流前 15 min 遵医嘱给予支气管舒张剂（有条件可使用雾化器或手按定量吸入器）。备好排痰用纸巾或一次性容器。

（3）根据病变部位、病情和患者经验选择合适体位（自觉有利于咳痰的体位）。引流体位的选择取决于分泌物潴留的部位和患者的耐受程度，原则上抬高病灶部位的位置，使引流支气管开口向下，有利于潴留的分泌物随重力作用流入支气管和气管排出。首先引流上叶，然后引流下叶后基底段。如果患者不能耐受，应及时调整姿势。头部外伤、胸部创伤、咯血、严重心血管疾病和病情状况不稳定者，不宜采用头低位进行体位引流。

（4）引流时鼓励患者做腹式深呼吸，辅以胸部叩击或震荡，指导患者进行有效咳嗽等措施，以提高引流效果。

（5）引流时间视病变部位、病情和患者身体状况而定，一般每天 1～3 次，每次 15～20 min。在空腹或饭前一个半小时前进行，早晨清醒后立即进行效果最好。咯血时不宜进行体位引流。

（6）引流过程应有护士或家人协助，注意观察患者反应，如出现咯血、面色苍白出冷汗、头晕、发绀、脉搏细弱、呼吸困难等情况，应立即停止引流。

（7）体位引流结束后，协助患者采取舒适体位休息，给予清水或漱口液漱口。记录痰液的性质、量及颜色，复查生命体征和肺部呼吸音及啰音的变化，评价体位引流的效果。

（七）窒息的抢救配合

（1）对大咯血及意识不清的患者，应在病床旁备好急救器械。

（2）一旦患者出现窒息征象，应立即取头低脚高 45°俯卧位，面向一侧，轻拍背部，迅速排出在气道和口咽部的血块，或直接刺激咽部以咳出血块。嘱患者不要屏气，以免诱发喉头痉挛。必要时用吸痰管进行负压吸引，以解除呼吸道阻塞。

（3）给予高浓度吸氧，做好气管插管或气管切开的准备与配合工作。

（4）咯血后为患者漱口，擦净血迹，防止因口咽部异物刺激引起剧烈咳嗽而诱发咯血，及时清理患者咯出的血块及污染的衣物、被褥，安慰患者，以助于稳定情绪，增加安全感，避免因精神过度紧张而加重病情。对精神极度紧张、咳嗽剧烈的患者，可按医嘱给予小剂量镇静药或镇咳剂。

（5）密切观察咯血的量、颜色、性质及出血的速度，观察生命体征及意识状态的变化，有无胸闷、气促、呼吸困难、发绀、面色苍白、出冷汗、烦躁不安等窒息征象；有无阻塞性肺不张、肺部感染及休克等并发症的表现。

（6）用药护理：①垂体后叶素可收缩小动脉，减少肺血流量，从而减轻咯血。但也能引起子宫、肠道平滑肌收缩和冠状动脉收缩，故冠心病、高血压患者及孕妇忌用。静脉滴注时速度勿过快，以免引起恶心、便意、心悸、面色苍白等不良反应。②年老体弱、肺功能不全者在应用镇静药和镇咳药后，应注意观察呼吸中枢和咳嗽反射受抑制情况，以早期发现因呼吸抑制导致的呼吸衰竭和不能咯出血块而发生窒息。

（八）心理护理

护士应以亲切的态度多与患者交谈,讲明支气管扩张反复发作的原因和治疗进展,帮助患者树立战胜疾病的信心,解除焦虑不安心理。呼吸困难患者应根据其病情采用恰当的沟通方式,及时了解病情,安慰患者。

（九）健康教育

（1）预防感冒等呼吸道感染,吸烟患者戒烟。不要滥用抗生素和止咳药。

（2）疾病知识指导:帮助患者和家属正确认识和对待疾病,了解疾病的发生、发展与治疗、护理过程,与患者及家属共同制订长期防治计划。

（3）保健知识的宣教:学会自我监测病情,一旦发现症状加重,应及时就诊。指导掌握有效咳嗽、胸部叩击、雾化吸入及体位引流的排痰方法,长期坚持,以控制病情的发展。

（4）生活指导:讲明加强营养对机体康复的作用,使患者能主动摄取必需的营养素,以增加机体抗病能力。鼓励患者参加体育锻炼,建立良好的生活习惯,劳逸结合,消除紧张心理,防止病情进一步恶化。

（5）及时到医院就诊的指标:体温过高,痰量明显增加;出现胸闷、气促、呼吸困难、发绀、面色苍白、出冷汗、烦躁不安等症状;咯血。

五、护理效果评估

（1）呼吸道保持通畅,痰易咳出,痰量减少或消失,血氧饱和度、动脉血气分析值在正常范围。

（2）肺部湿啰音或哮鸣音减轻或消失。

（3）患者体质量增加,无并发症(咯血等)发生。

（马　丽）

第十节　肺　　炎

一、概述

（一）疾病概述

肺炎是指终末气道、肺泡和肺间质的炎症,可由病原微生物、理化因素、免疫损伤、过敏及药物所致。细菌性肺炎是最常见的肺炎,也是最常见的感染性疾病之一。在抗菌药物应用以前,细菌性肺炎对儿童及老年人的健康威胁极大,抗菌药物的出现及发展曾一度使肺炎病死率明显下降。但近年来,尽管应用强力的抗菌药物和有效的疫苗,肺炎总的病死率却不再降低,甚至有所上升。

（二）肺炎分类

肺炎可按解剖、病因或患病环境加以分类。

1.解剖分类

(1)大叶性(肺泡性):肺炎病原体先在肺泡引起炎症,经肺泡间孔(Cohn孔)向其他肺泡扩散,致使部分肺段或整个肺段、肺叶发生炎症改变。典型者表现为肺实质炎症,通常并不累及支气管。致病菌多为肺炎链球菌。X线胸片显示肺叶或肺段的实变阴影。

(2)小叶性(支气管性):肺炎病原体经支气管入侵,引起细支气管、终末细支气管及肺泡的炎症,常继发于其他疾病,如支气管炎、支气管扩张、上呼吸道病毒感染以及长期卧床的危重患者。其病原体有肺炎链球菌、葡萄球菌、病毒、肺炎支原体以及军团菌等。支气管腔内有分泌物,故常可闻及湿啰音,无实变的体征。X线显示为沿肺纹理分布的不规则斑片状阴影,边缘密度浅而模糊,无实变征象,肺下叶常受累。

(3)间质性肺炎:以肺间质为主的炎症,可由细菌、支原体、衣原体、病毒或肺孢子菌等引起。累及支气管壁以及支气管周围,有肺泡壁增生及间质水肿,因病变仅在肺间质,故呼吸道症状较轻,异常体征较少。X线通常表现为一侧或双侧肺下部的不规则条索状阴影,从肺门向外伸展,可呈网状,其间可有小片肺不张阴影。

2.病因分类

(1)细菌性肺炎:如肺炎链球菌、金黄色葡萄球菌、甲型溶血性链球菌、肺炎克雷伯杆菌、流感嗜血杆菌、铜绿假单胞菌肺炎等。

(2)非典型病原体所致肺炎:如军团菌、支原体和衣原体等。

(3)病毒性肺炎:如冠状病毒、腺病毒、呼吸道合胞病毒、流感病毒、麻疹病毒、巨细胞病毒、单纯疱疹病毒等。

(4)肺真菌病:如白念珠菌、曲霉菌、隐球菌、肺孢子菌等。

(5)其他病原体所致肺炎:如立克次体(如Q热立克次体)、弓形虫(如鼠弓形虫)、寄生虫(如肺包虫、肺吸虫、肺血吸虫)等。

(6)理化因素所致的肺炎:如放射性损伤引起的放射性肺炎,胃酸吸入引起的化学性肺炎,或对吸入或内源性脂类物质产生炎症反应的类脂性肺炎等。

3.患病环境分类

由于细菌学检查阳性率低,培养结果滞后,病因分类在临床上应用较为困难,目前多按肺炎的获得环境分成两类,有利于指导经验治疗。

(1)社区获得性肺炎(community-acquired pneumonia,CAP)是指在医院外罹患的感染性肺实质炎症,包括具有明确潜伏期的病原体感染而在入院后平均潜伏期内发病的肺炎。其临床诊断依据是:①新近出现的咳嗽、咳痰或原有呼吸道疾病症状加重,并出现脓性痰,伴或不伴胸痛;②发热;③肺实变体征和/或闻及湿啰音;④血白细胞$>10×10^9$/L或$<4×10^9$/L,伴或不伴中性粒细胞核左移;⑤胸部X线检查显示片状、斑片状浸润性阴影或间质性改变,伴或不伴胸腔积液。以上(1)~(4)项中任何1项加第(5)项,除外非感染性疾病可作出诊断。CAP常见病原体为肺炎链球菌、支原体、衣原体、流感嗜血杆菌和呼吸道病毒(甲、乙型流感病毒,腺病毒,呼吸道合胞病毒和副流感病毒)等。

(2)医院获得性肺炎(hospital-acquired pneumonia,HAP)亦称医院内肺炎,是指患者入院时不存在,也不处于潜伏期,而于入院48 h后在医院(包括老年护理院、康复院等)内发生的肺炎。HAP还包括呼吸机相关性肺炎(ventilator associated pneumonia,VAP)和卫生保健相关性肺炎。其临床诊断依据是X线检查出现新的或进展的肺部浸润影加上下列三个临床征候中的两个或以上即可诊断为肺炎：①发热超过38 ℃；②血白细胞计数增多或减少；③脓性气道分泌物。但HAP的临床表现、实验室和影像学检查特异性低，应注意与肺不张、心力衰竭和肺水肿、基础疾病肺侵犯、药物性肺损伤、肺栓塞和急性呼吸窘迫综合征等相鉴别。无感染高危因素患者的常见病原体依次为肺炎链球菌、流感嗜血杆菌、金黄色葡萄球菌、大肠埃希菌、肺炎克雷伯杆菌、不动杆菌属等；有感染高危因素患者为铜绿假单胞菌、肠杆菌属、肺炎克雷伯杆菌等，金黄色葡萄球菌的感染有明显增加的趋势。

（三）肺炎发病机制

正常的呼吸道免疫防御机制（支气管内黏液-纤毛运载系统、肺泡巨噬细胞等细胞防御的完整性等）使气管隆凸以下的呼吸道保持无菌。是否发生肺炎取决于两个因素：病原体和宿主因素。如果病原体数量多，毒力强和/或宿主呼吸道局部和全身免疫防御系统损害，即可发生肺炎。病原体可通过下列途径引起肺炎：①空气吸入；②血行播散；③邻近感染部位蔓延；④上呼吸道定植菌的误吸。肺炎还可通过误吸胃肠道的定植菌（胃食管反流）和通过人工气道吸入环境中的致病菌引起。病原体直接抵达下呼吸道后滋生繁殖，引起肺泡毛细血管充血、水肿，肺泡内纤维蛋白渗出及细胞浸润。除了金黄色葡萄球菌、铜绿假单胞菌和肺炎克雷伯杆菌等可引起肺组织的坏死性病变易形成空洞外，肺炎治愈后多不遗留瘢痕，肺的结构与功能均可恢复。

二、几种常见病原体所致肺炎

不同病原体所致肺炎在临床表现、辅助检查及治疗要点等方面均有差异。

（一）肺炎链球菌肺炎

肺炎链球菌肺炎是由肺炎链球菌或称肺炎球菌所引起的肺炎，约占社区获得性肺炎的半数。

1.临床表现

（1）症状：发病前常有受凉、淋雨、疲劳、醉酒、病毒感染史，多有上呼吸道感染的前驱症状。起病多急骤，高热、寒战，全身肌肉酸痛，体温通常在数小时内升至39 ℃～40 ℃，高峰在下午或傍晚，或呈稽留热，脉率随之增速。可有患侧胸部疼痛，放射到肩部或腹部，咳嗽或深呼吸时加剧。痰少，可带血或呈铁锈色，胃纳锐减，偶有恶心、呕吐、腹痛或腹泻，易被误诊为急腹症。

（2）体征：患者呈急性发热病容，面颊绯红，鼻翼翕动，皮肤灼热、干燥，口角及鼻周有单纯疱疹；病变广泛时可出现发绀。有败血症者，可出现皮肤、黏膜出血点，巩膜黄染。早期肺部体征无明显异常，仅有胸廓呼吸运动幅度减小，叩诊稍浊，听诊可有呼吸音减低及胸膜摩擦音。肺实变时叩诊浊音、触觉语颤增强并可闻及支气管呼吸音。消散期可闻及湿啰音。心率增快，有时心律不齐。重症患者有肠胀气，上腹部压痛多与炎症累及膈胸膜有关。重症感染时可伴休克、急性呼吸窘迫综合征及神经精神症状，表现为神志模糊、烦躁、呼吸困难、嗜睡、谵妄、昏迷等。累及脑膜时有颈抵抗及出现病理性反射。

本病自然病程大致1～2周。发病5～10 d，体温可自行骤降或逐渐消退；使用有效的抗菌药物后可使体温在1～3 d内恢复正常。患者的其他症状与体征亦随之逐渐消失。

（3）并发症：肺炎链球菌肺炎的并发症近年来已很少见。严重败血症或毒血症患者易发生感染性休克，尤其是老年人。表现为血压降低、四肢厥冷、多汗、发热、心动过速、心律失常等，而高热、胸痛、咳嗽等症状并不突出。其他并发症有胸膜炎、脓胸、心包炎、脑膜炎和关节炎等。

2.辅助检查

（1）血液检查：血白细胞计数（10～20）×10^9/L，中性粒细胞多在80％以上，并有核左移，细胞内可见中毒颗粒。年老体弱、酗酒、免疫功能低下者的血白细胞计数可不增高,但中性粒细胞的百分比仍增高。

(2)细菌学检查:痰直接涂片做革兰染色及荚膜染色镜检,如发现典型的革兰染色阳性、带荚膜的双球菌或链球菌,即可初步作出病原诊断。痰培养24～48 h可以确定病原体。聚合酶链反应(PCR)检测及荧光标记抗体检测可提高病原学诊断率。痰标本送检应注意器皿洁净无菌,在抗菌药物应用之前漱口后采集,取深部咳出的脓性或铁锈色痰。10%～20%患者合并菌血症,故重症肺炎应做血培养。

(3)X线检查:早期仅见肺纹理增粗,或受累的肺段、肺叶稍模糊。随着病情进展,肺泡内充满炎性渗出物,表现为大片炎症浸润阴影或实变影,在实变阴影中可见支气管充气征,肋膈角可有少量胸腔积液。在消散期,X线显示炎性浸润逐渐吸收,可有片状区域吸收较快,呈现"假空洞"征,多数病例在起病3～4周后才完全消散。老年患者肺炎病灶消散较慢,容易出现吸收不完全而成为机化性肺炎。

3.治疗要点

(1)抗菌药物治疗:一经诊断即应给予抗菌药物治疗,不必等待细菌培养结果。首选青霉素G,用药途径及剂量视病情轻重及有无并发症而定:对于成年轻症患者,可用240万U/d,分3次肌内注射,或用普鲁卡因青霉素每12 h肌内注射60万U;病情稍重者,宜用青霉素G 240万～480万U/d,分次静脉滴注,每6～8 h 1次;重症及并发脑膜炎者,可增至1000万～3000万U/d,分4次静脉滴注。对青霉素过敏者,或耐青霉素或多重耐药菌株感染者,可用氟喹诺酮类、头孢噻肟或头孢曲松等药物,多重耐药菌株感染者可用万古霉素、替考拉宁等。

(2)支持疗法:患者应卧床休息,注意补充足够蛋白质、热量及维生素。密切监测病情变化,注意防止休克。剧烈胸痛者,可酌用少量镇痛药,如可待因15 mg。不用阿司匹林或其他解热镇痛药,以免过度出汗、脱水及干扰真实热型,导致临床判断错误。鼓励饮水每天1～2 L,轻症患者不需常规静脉输液,确有失水者可输液,保持尿比重在1.020以下,血清钠保持在145 mmol/L以下。中等或重症患者[PaO_2<8.0 kPa(60 mmHg)或有发绀]应给予吸氧。若有明显麻痹性肠梗阻或胃扩张,应暂时禁食、禁饮和胃肠减压,直至肠蠕动恢复。烦躁不安、谵妄、失眠者酌用地西泮5 mg或水合氯醛1～1.5 g,禁用抑制呼吸的镇静药。

(3)并发症的处理:经抗菌药物治疗后,高热常在24 h内消退,或数天内逐渐下降。若体温降而复升或3 d后仍不降者,应考虑肺炎链球菌的肺外感染,如脓胸、心包炎或关节炎等。持续发热的其他原因尚有耐青霉素的肺炎链球菌或混合细菌感染、药物热或并存其他疾病。肿瘤或异物阻塞支气管时,经治疗后肺炎虽可消散,但阻塞因素未除,肺炎可再次出现。10%～20%肺炎链球菌肺炎伴发胸腔积液者,应酌情取胸液检查及培养以确定其性质。若治疗不当,约5%并发脓胸,应积极排脓引流。

(二)葡萄球菌肺炎

葡萄球菌肺炎是由葡萄球菌引起的急性肺化脓性炎症。常发生于有基础疾病如糖尿病、血液病、艾滋病、肝病、营养不良、酒精中毒、静脉吸毒或原有支气管肺疾病者。儿童患流感或麻疹时也易罹患。多急骤起病,高热、寒战、胸痛,痰脓性,可早期出现循环衰竭。X线表现为坏死性肺炎,如肺脓肿、肺气囊肿和脓胸。若治疗不及时或不当,病死率甚高。

1.临床表现

(1)症状:本病起病多急骤,寒战、高热,体温多高达39 ℃～40 ℃,胸痛,痰脓性、量多、带血丝或呈脓血状。毒血症状明显,全身肌肉、关节酸痛,体质衰弱,精神萎靡,病情严重者可早期出现周围循环衰竭。院内感染者通常起病较隐袭,体温逐渐上升。老年人症状可不典型。血源性葡萄球菌肺炎常有皮肤伤口、疖痈和中心静脉导管置入等,或静脉吸毒史,咳脓性痰较少见。

(2)体征:早期可无体征,常与严重的中毒症状和呼吸道症状不平行,其后可出现两肺散在性湿啰音。病变较大或融合时可有肺实变体征,气胸或脓气胸则有相应体征。血源性葡萄球菌肺炎应注意肺外病灶,静脉吸毒者多有皮肤针口和三尖瓣赘生物,可闻及心脏杂音。

2.辅助检查

(1)血液检查:外周血白细胞计数明显升高,中性粒细胞比例增加,核左移。

(2)X线检查:胸部 X 线显示肺段或肺叶实变,可形成空洞,或呈小叶状浸润,其中有单个或多发的液气囊腔。另一特征是 X 线阴影的易变性,表现为一处炎性浸润消失而在另一处出现新的病灶,或很小的单一病灶发展为大片阴影。治疗有效时,病变消散,阴影密度逐渐减低,2～4 周后病变完全消失,偶可遗留少许条索状阴影或肺纹理增多等。

3.治疗要点

强调应早期清除引流原发病灶,选用敏感的抗菌药物。近年来,金黄色葡萄球菌对青霉素 G 的耐药率已高达 90%左右,因此可选用耐青霉素酶的半合成青霉素或头孢菌素,如苯唑西林钠、氯唑西林、头孢呋辛钠等,联合氨基糖苷类如阿米卡星等,亦有较好疗效。阿莫西林、氨苄西林与酶抑制剂组成的复方制剂对产酶金黄色葡萄球菌有效,亦可选用。对于耐甲氧西林金黄色葡萄球菌,则应选用万古霉素、替考拉宁等,近年国外还应用链阳霉素类和噁唑烷酮类药物(如利奈唑胺)。万古霉素 1～2 g/d 静脉滴注,或替考拉宁首日 0.8 g 静脉滴注,以后 0.4 g/d,偶有药物热、皮疹、静脉炎等不良反应。临床选择抗菌药物时可参考细菌培养的药物敏感试验。

(三)肺炎支原体肺炎

肺炎支原体肺炎是由肺炎支原体引起的呼吸道和肺部的急性炎症改变,常同时有咽炎、支气管炎和肺炎。支原体肺炎占非细菌性肺炎的 1/3 以上,或各种原因引起的肺炎的 10%。秋冬季节发病较多,但季节性差异并不显著。

1.临床表现

潜伏期 2～3 周,通常起病较缓慢。症状主要为乏力、咽痛、头痛、咳嗽、发热、食欲缺乏、腹泻、肌痛、耳痛等。咳嗽多为阵发性刺激性呛咳,咳少量黏液。发热可持续 2～3 周,体温恢复正常后可能仍有咳嗽。偶伴有胸骨后疼痛。肺外表现更为常见,如皮炎(斑丘疹和多形红斑)等。体格检查可见咽部充血,儿童偶可并发鼓膜炎或中耳炎,颈淋巴结肿大。胸部体格检查与肺部病变程度常不相称,可无明显体征。

2.辅助检查

(1)X线检查:X 线显示肺部多种形态的浸润影,呈节段性分布,以肺下野多见,有的从肺门附近向外伸展。病变常经 3～4 周后自行消散。部分患者出现少量胸腔积液。

(2)血常规检查:血白细胞总数正常或略增高,以中性粒细胞为主。

(3)病原体检查:起病 2 周后,约 2/3 的患者冷凝集试验阳性,滴度>1∶32,如果滴度逐步升高,更有诊断价值。约半数患者对链球菌 MG 凝集试验阳性。冷凝集试验为诊断肺炎支原体感染的传统实验方法,但其敏感性与特异性均不理想。血清支原体 IgM 抗体的测定(酶联免疫吸附试验最敏感,免疫荧光法特异性强,间接血凝法较实用)可进一步确诊。直接检测标本中肺炎支原体抗原,可用于临床早期快速诊断。单克隆抗体免疫印迹法、核酸杂交技术及 PCR 技术等具有高效、特异而敏感等优点,易于推广,对诊断肺炎支原体感染有重要价值。

3.治疗要点

早期使用适当抗菌药物可减轻症状及缩短病程。本病有自限性,多数病例不经治疗可自愈。大环内酯类抗菌药物为首选,如红霉素、罗红霉素和阿奇霉素。氟喹诺酮类如左氧氟沙星、加替沙星和莫西沙星等,四环素类也用于肺炎支原体肺炎的治疗。疗程一般 2～3 周。因肺炎支原体无细胞壁,青霉素或头孢菌素类等抗菌药物无效。对剧烈呛咳者,应适当给予镇咳药。若继发细菌感染,可根据痰病原学检查,选用针对性的抗菌药物治疗。

(四)肺炎衣原体肺炎

肺炎衣原体肺炎是由肺炎衣原体引起的急性肺部炎症,常累及上下呼吸道,可引起咽炎、喉炎、扁桃体炎、鼻窦炎、支气管炎和肺炎。常在聚居场所的人群中流行,如军队、学校、家庭,通常感染所有的家庭成员,但 3 岁以下的儿童患病较少。

1.临床表现

起病多隐袭,早期表现为上呼吸道感染症状。临床上与支原体肺炎颇为相似。通常症状较轻,发热、寒战、肌痛、干咳,非胸膜炎性胸痛,头痛、不适和乏力。少有咯血。发生咽喉炎者表现为咽喉痛、声音嘶哑,有些患者可表现为双阶段病程:开始表现为咽炎,经对症处理好转,1～3 周后又发生肺炎或支气管炎,咳嗽加重。少数患者可无症状。肺炎衣原体感染时也可伴有肺外表现,如中耳炎,关节炎,甲状腺炎,脑炎,吉兰-巴雷综合征等。体格检查肺部偶闻湿啰音,随肺炎病变加重湿啰音可变得明显。

2.辅助检查

(1)血常规检查:血白细胞计数正常或稍高,红细胞沉降率加快。

(2)病原体检查:可从痰、咽拭子、咽喉分泌物、支气管肺泡灌洗液中直接分离肺炎衣原体。也可用 PCR 方法对呼吸道标本进行 DNA 扩增。原发感染者,早期可检测血清 IgM,急性期血清标本如 IgM 抗体滴度多 1：16 或急性期和恢复期的双份血清 IgM 或 IgG 抗体有 4 倍以上的升高。再感染者 IgG 滴度＞1：512 或 4 倍增高,或恢复期 IgM 有较大的升高。咽拭子分离出肺炎衣原体是诊断的金标准。

(3)X 线检查:X 线胸片表现以单侧、下叶肺泡渗出为主。可有少到中量的胸腔积液,多在疾病的早期出现。肺炎衣原体肺炎常可发展成双侧,表现为肺间质和肺泡渗出混合存在,病变可持续几周。原发感染的患者胸片表现多为肺泡渗出,再感染者则为肺泡渗出和间质病变混合型。

3.治疗要点

肺炎衣原体肺炎首选红霉素,亦可选用多西环素或克拉霉素,疗程均为 14～21 d。阿奇霉素 0.5 g/d,连用 5 d。氟喹诺酮类也可选用。对发热、干咳、头痛等可对症治疗。

(五)病毒性肺炎

病毒性肺炎是由上呼吸道病毒感染,向下蔓延所致的肺部炎症。可发生在免疫功能正常或抑制的儿童和成人。本病大多发生于冬春季节,暴发或散发流行。密切接触的人群或有心肺疾病者容易罹患。婴幼儿、老人、原有慢性心肺疾病者或妊娠妇女,病情较重,甚至导致死亡。

1.临床表现

好发于病毒疾病流行季节,临床症状通常较轻,与支原体肺炎的症状相似,但起病较急,发热、头痛、全身酸痛、倦怠等较突出,常在急性流感症状尚未消退时,即出现咳嗽、少痰或白色黏液痰、咽痛等呼吸道症状。小儿或老年人易发生重症病毒性肺炎,表现为呼吸困难、发绀、嗜睡、精神萎靡,甚至发生休克、心力衰竭和呼吸衰竭等并发症,也可发生急性呼吸窘迫综合征。本病常无显著的胸部体征,病情严重者有呼吸浅速、心率增快、发绀、肺部干、湿啰音。

2.辅助检查

(1)血常规检查:白细胞计数正常、稍高或偏低,红细胞沉降率通常在正常范围。

(2)病原体检查:痰涂片所见的白细胞以单核细胞居多,痰培养常无致病细菌生长。

(3)X 线检查:胸部 X 线检查可见肺纹理增多,小片状浸润或广泛浸润,病情严重者显示双肺弥漫性结节性浸润,但大叶实变及胸腔积液者均不多见。病毒性肺炎的致病源不同,其 X 线征象亦有不同的特征。

3.治疗要点

以对症为主,卧床休息,居室保持空气流通,注意隔离消毒,预防交叉感染。给予足量维生素及蛋白质,多饮水及少量多次进软食,酌情静脉输液及吸氧。保持呼吸道通畅,及时消除上呼吸道分泌物等。

原则上不宜应用抗菌药物预防继发性细菌感染,一旦明确已合并细菌感染,应及时选用敏感的抗菌药物。

目前已证实较有效的病毒抑制药物有:①利巴韦林具有广谱抗病毒活性,包括呼吸道合胞病毒、腺病毒、副流感病毒和流感病毒。0.8～1.0 g/d,分 3 或 4 次服用;静脉滴注或肌内注射每天 10～15 mg/kg,分 2 次。亦可用雾化吸入,每次 10～30 mg,加蒸馏水 30 mL,每天 2 次,连续 5～7 d。②阿昔洛韦具有广谱、强效和起效快的特点。临床用于疱疹病毒、水痘病毒感染。尤其对免疫缺陷或应用免疫抑制剂者应尽早应用。每次 5 mg/kg,静脉滴注,一天 3 次,连续给药 7 d。③更昔洛韦可抑制 DNA 合成。主要用于巨细胞病毒感染,7.5～15 mg/(kg·d),连用 10～15 d。④奥司他韦为神经氨酸酶抑制剂,对甲、乙型流感病毒均有很好作用,耐药发生率低,75 mg,每天 2 次,连用 5 d。⑤阿糖腺苷具有广泛的抗病毒作用。多用于治疗免疫缺陷患者的疱疹病毒与水痘病毒感染,5～15 mg/(kg·d),静脉滴注,每 10～14 d 为 1 个疗程。⑥金刚烷胺有阻止某些病毒进入人体细胞及退热作用。临床用于流感病毒等感染。成人量每次 100 mg,晨晚各 1 次,连用 3～5 d。

(六)肺真菌病

肺真菌病是最常见的深部真菌病。近年来由于广谱抗菌药物、糖皮质激素、细胞毒药物及免疫抑制剂的广泛使用,器官移植的开展,以及免疫缺陷病如艾滋病增多,肺真菌病有增多的趋势。真菌多在土壤中生长,孢子飞扬于空气中,被吸入到肺部引起肺真菌病(外源性)。有些真菌为寄生菌,当机体免疫力下降时可引起感染。体内其他部位真菌感染亦可循淋巴或血液到肺部,为继发性肺真菌病。

1.临床表现

临床上表现为持续发热、咳嗽、咳痰(黏液痰或乳白色、棕黄色痰,也可有血痰)、胸痛、消瘦、乏力等症状。肺部体征无特异性改变。

2.辅助检查

肺真菌病的病理改变可有过敏、化脓性炎症反应或形成慢性肉芽肿。X 线表现无特征性可为支气管肺炎、大叶性肺炎、单发或多发结节,乃至肿块状阴影和空洞。病理学诊断仍是肺真菌病的金标准。

3.治疗要点

轻症患者经去除诱因后病情常能逐渐好转,念珠菌感染常使用氟康唑、氟胞嘧啶治疗,肺曲霉菌病首选两性霉素 B。肺真菌病重在预防,合理使用抗生素、糖皮质激素,改善营养状况加强口鼻腔的清洁护理,是减少肺真菌病的主要措施。

三、护理评估

(一)病因评估

主要评估患者发病史与健康史,询问与本病发生相关的因素,如有无受凉、淋雨、劳累等诱因;有无上呼吸道感染史;有无性阻塞性肺疾病、糖尿病等慢性基础疾病;是否吸烟及吸烟量;是否长期使用激素、免疫抑制剂等。

(二)一般评估

1.生命体征

有无心率加快、脉搏细速、血压下降、脉压变小、体温不升、高热、呼吸困难等。

2.患者主诉

有无畏寒、发热、咳嗽、咳痰、胸痛、呼吸困难等症状。

3.精神和意识状态

有无精神萎靡、表情淡漠、烦躁不安、神志模糊等。

4.皮肤黏膜

有无发绀、肢端湿冷。

5.尿量

疑有休克者,测每小时尿量。

6.相关记录

体温、呼吸、血压、心率、意识、尿量(必要时记录出入量),痰液颜色、性状和量等情况。

(三)身体评估

1.视诊

观察患者有无急性面容和鼻翼翕动等表现;有无面颊绯红、口唇发绀、有无唇周疱疹、有无皮肤黏膜出血;判断患者意识是否清楚,有无烦躁、嗜睡、惊厥和表情淡漠等意识障碍;患者呼吸时双侧呼吸运动是否对称,有无一侧胸式呼吸运动的增强或减弱;有无三凹征,有无呼吸频率加快或节律异常。

2.触诊

有无头颈部浅表淋巴结肿大与压痛,气管是否居中,双肺触觉语颤是否对称;有无胸膜摩擦感。

3.听诊

有无闻及肺泡呼吸音减弱或消失、异常支气管呼吸音;胸膜摩擦音和干、湿啰音等。

(四)心理-社会评估

患者在疾病治疗过程中的心理反应与需求,家庭及社会支持情况,引导患者正确配合疾病的治疗与护理。

（五）辅助检查结果评估

1.血常规检查

有无白细胞计数和中性粒细胞增高及核左移、淋巴细胞升高。

2.胸部 X 线检查

有无肺纹理增粗、炎性浸润影等。

3.痰培养

有无致病菌生长,药敏试验结果如何。

4.血气分析

是否有 PaO_2 减低和/或 $PaCO_2$ 升高。

（六）治疗常用药效果的评估

（1）应用抗生素的评估要点:①记录每次给药的时间与次数,评估有无按时,按量给药,是否足疗程;②评估用药后患者症状有否缓解;③评估用药后患者是否出现皮疹、呼吸困难等变态反应;④评估用药后患者有无胃肠道不适,使用氨基糖苷类抗生素注意有无肾、耳等不良反应,老年人或肾功能减退者应特别注意有无耳鸣、头晕、唇舌发麻不良反应;⑤使用抗真菌药后,评估患者有无肝功能受损。

（2）使用血管活性药时,需密切监测与评估患者血压、心率情况及外周循环改善情况。评估药液有无外渗等。

四、主要护理诊断/问题

（一）体温过高

与肺部感染有关。

（二）清理呼吸道无效

与气道分泌物多、痰液黏稠、胸痛、咳嗽无力等有关。

（三）潜在并发症

感染性休克。

五、护理措施

（一）体温过高

1.休息和环境

患者应卧床休息。环境应保持安静、阳光充足、空气清新,室温为 18 ℃～20 ℃,湿度 55％～60％。

2.饮食

提供足够热量、蛋白质和维生素的流质或半流质饮食,以补充高热引起的营养物质消耗。鼓励患者足量饮水(2～3 L/d)。

3.口腔护理

做好口腔护理,鼓励患者经常漱口;口唇疱疹者局部涂液体石蜡或抗病毒软膏。

4.病情观察

监测患者神志、体温、呼吸、脉搏、血压和尿量,做好记录,观察热型。重症肺炎不一定有高热,应重点观察儿童、老年人、久病体弱者的病情变化。

5.高热护理

寒战时注意保暖,及时添加被褥,给予热水袋时防止烫伤。高热时采用温水擦浴、冰袋、冰帽等物理降温措施,以逐渐降温为宜,防止虚脱。患者大汗时,及时协助擦汗和更换衣物,避免受凉。必要时遵医嘱使用退烧药。必要时遵医嘱静脉补液,补充因发热丢失的水分和盐,加快毒素排泄的热量散发。心脏病或老年人应注意补液速度,避免过快导致急性肺水肿。

6.用药护理

遵医嘱及时使用抗生素,观察疗效和不良反应。如头孢唑啉钠(先锋 V)可有发热、皮疹、胃肠道不适,偶见血白细胞减少和丙氨酸氨基转移酶增高。喹诺酮类药(氧氟沙星、环丙沙星)偶见皮疹、恶心等。注意氨基糖苷类抗生素有肾、耳毒性的不良反应,老年人或肾功能减退者应慎用或适当减量。

(二)清理呼吸道无效

1.痰液观察

观察痰液颜色、性质、气味和量,如肺炎球菌肺炎呈铁锈色痰,克雷伯杆菌肺炎典型痰液为砖红色胶冻状,厌氧菌感染者痰液多有恶臭味等。最好在用抗生素前留取痰标本,痰液采集后应在 10 min 内接种培养。

2.鼓励患者有效咳嗽,清除呼吸道分泌物

痰液黏稠不易咳出、年老体弱者,可给予翻身、拍背、雾化吸入、机械吸痰等协助排痰。

(三)潜在并发症(感染性休克)

1.密切观察病情

一旦出现休克先兆,应及时通知医师,准备药品,配合抢救。

2.体位

将患者安置在监护室,仰卧中凹位,抬高头胸部 20°、抬高下肢约 30°,有利于呼吸和静脉血回流,尽量减少搬动。

3.吸氧

迅速给予高流量吸氧。

4.尽快建立两条静脉通道

遵医嘱补液,以维持有效血容量,输液速度个体化,以中心静脉压作为调整补液速度的指标,中心静脉压 < 0.5 kPa(5 cmH_2O)可适当加快输液速度,中心静脉压 ≥ 1.0 kPa(10 cmH_2O)时,输液速度则不宜过快,以免诱发急性左心衰竭。

5.纠正水、电解质和酸碱失衡

监测和纠正钾、钠、氯和酸碱失衡。纠正酸中毒常用 5% 的碳酸氢钠静脉滴注,但输液不宜过多过快。

6.血管活性药物

在输入多巴胺、间羟胺(阿拉明)等血管活性药物时,应根据血压随时调整滴速,维持收缩压在 12.0~13.3 kPa(90~100 mmHg),保证重要器官的血液供应,改善微循环。注意防止液体溢出血管外引起局部组织坏死。

7.糖皮质激素应用

糖皮质激素有抗炎抗休克,增强人体对有害刺激的耐受力的作用,有利于缓解症状,改善病情,及回升血压,可在有效抗生素使用的情况下短期应用,如氢化可的松 100~200 mg 或地塞米松 5～10 mg静脉滴注,重症休克可加大剂量。

8.控制感染

联合使用广谱抗生素时,注意观察药物疗效和不良反应。

9.健康指导

(1)疾病预防指导:避免上呼吸道感染、受凉、淋雨、吸烟、酗酒,防止过度疲劳。尤其是免疫功能低下者(糖尿病、血液病、艾滋病、肝病、营养不良等)和慢支、支气管扩张者。易感染人群如年老体弱者,慢性病患者可接种流感疫苗、肺炎疫苗等,以预防发病。

(2)疾病知识指导:对患者与家属进行有关肺炎知识的教育,使其了解肺炎的病因和诱因。指导患者遵医嘱按疗程用药,出院后定期随访。慢性病、长期卧床、年老体弱者,应注意经常改变体位、翻身、拍背、咳出气道痰液。

(3)就诊指标:出现高热、心率增快、咳嗽、咳痰、胸痛等症状及时就诊。

(马　丽)

第十一节　慢性阻塞性肺疾病

一、概述

(一)疾病概念

慢性阻塞性肺疾病(chronic obstructive pulmonary disease,COPD)是一组气流受限为特征的肺部疾病,气流受限不完全可逆,呈进行性发展,但是可以预防和治疗的疾病。COPD 主要累及肺部,但也可以引起肺外各器官的损害。

COPD 是呼吸系统疾病中的常见病和多发病,患病率和病死率均居高不下。近年来对我国 7 个地区 20 245 名成年人进行调查,COPD 的患病率占 40 岁以上人群的 8.2%。因肺功能进行性减退,严重影响患者的劳动力和生活质量。

(二)相关病理生理

慢性支气管炎并发肺气肿时,视其严重程度可引起一系列病理生理改变。早期病变局限于细小气道,仅闭合容积增大,反映肺组织弹性阻力及小气道阻力的动态肺顺应性降低。病变累及大气道时,肺通气功能障碍,最大通气量降低。随着病情的发展,肺组织弹性日益减退,肺泡持续扩大,回缩障碍,则残气量及残气量占肺总量的百分比增加。肺气肿加重导致大量肺泡周围的毛细血管受膨胀肺泡的挤压而退化,致使肺毛细血管大量减少,肺泡间的血流量减少,此时肺泡虽有通气,但肺泡壁无血液灌流,导致生理无效腔气量增大;也有部分肺区虽有血液灌流,但肺泡通气不良,不能参与气体交换。如此,肺泡及毛细血管大量丧失,弥散面积减少,产生通气与血流比例失调,导致换气功能发生障碍。通气和换气功能障碍可引起缺氧和二氧化碳潴留,发生不同程度的低氧血症和高碳酸血症,最终出现呼吸功能衰竭。

(三)病因与诱因

确切的病因不清楚。但认为与肺部对香烟烟雾等有害气体或有害颗粒的异常炎症反应有关。这些反应存在个体易感因素和环境因素的互相作用。

（1）吸烟：为重要的发病因素,吸烟者慢性支气管炎的患病率比不吸烟者高 2～8 倍,烟龄越长,吸烟量越大,COPD 患病率越高。

（2）职业粉尘和化学物质：接触职业粉尘及化学物质,如烟雾、变应原、工业废气及室内空气污染等,浓度过高或时间过长时,均可能产生与吸烟类似的 COPD。

（3）空气污染：大气中的有害气体如二氧化硫、二氧化氮、氯气等可损伤气道黏膜上皮,使纤毛清除功能下降,黏液分泌增加,为细菌感染增加条件。

（4）感染因素：与慢性支气管炎类似,感染亦是 COPD 发生发展的重要因素之一。

（5）蛋白酶-抗蛋白酶失衡。

（6）炎症机制。

（7）其他：自主神经功能失调、营养不良、气温变化等都有可能参与 COPD 的发生、发展。

（四）临床表现

起病缓慢、病程较长。主要症状如下。

1.慢性咳嗽

随病程发展可终身不愈。常晨间咳嗽明显,夜间有阵咳或排痰。

2.咳痰

一般为白色黏液或浆液性泡沫性痰,偶可带血丝,清晨排痰较多。急性发作期痰量增多,可有脓性痰。

3.气短或呼吸困难

早期在劳力时出现,后逐渐加重,以致在日常活动甚至休息时也感到气短,是 COPD 的标志性症状。

4.喘息和胸闷

部分患者特别是重度患者或急性加重时出现喘息。

5.其他

晚期患者有体质量下降,食欲减退等。

6.COPD 病程分期

COPD 的病程可以根据患者的症状和体征的变化分为：①急性加重期,是指在疾病发展过程中,短期内出现咳嗽、咳痰、气促、和/或喘息加重、痰量增多,呈脓性或黏液脓性痰,可伴发热等症状。②稳定期,指患者咳嗽、咳痰、气促等症状稳定或较轻。

7.并发症

（1）慢性呼吸衰竭：常在 COPD 急性加重时发生,其症状明显加重,发生低氧血症和/或高碳酸血症,可具有缺氧和二氧化碳潴留的临床表现。

（2）自发性气胸：如有突然加重的呼吸困难,并伴有明显的发绀,患侧肺部叩诊为鼓音,听诊呼吸音减弱或消失,应考虑并发自发性气胸,通过 X 线检查可以确诊。

（3）慢性肺源性心脏病：由于 COPD 肺病变引起肺血管床减少及缺氧致肺动脉痉挛、血管重塑,导致肺动脉高压、右心室肥厚扩大,最终发生右心功能不全。

（五）辅助检验

1.肺功能检查

肺功能检查是判断气流受限的主要客观指标,对 COPD 诊断、严重程度评价、疾病进展、预后及治疗反应等有重要意义。

（1）第一秒用力呼气容积占用力肺活量百分比（FEV$_1$/FVC）是评价气流受限的一项敏感指标。

（2）第一秒用力呼气容积占预计值百分比（FEV$_1$％预计值），是评估 COPD 严重程度的良好指标，其变异性小，易于操作。

（3）吸入支气管舒张药后 FEV$_1$/FVC＜70％及 FEV$_1$＜80％预计值者，可确定为不能完全可逆的气流受限。

2.胸部 X 线检查

COPD 早期胸片可无变化，以后可出那肺纹理增粗、紊乱等非特异性改变，也可出现肺气肿改变。X 线胸片改变对 COPD 诊断特异性不高，主要作为确定肺部并发症及与其他肺疾病鉴别之用。

3.胸部 CT 检查

CT 检查不应作为 COPD 的常规检查。高分辨 CT，对有疑问病例的鉴别诊断有一定意义。

4.血气分析

对确定发生低氧血症、高碳酸血症、酸碱平衡失调以及判断呼吸衰竭的类型有重要价值。

5.其他

COPD 合并细菌感染时，外周血白细胞计数增高，核左移。痰培养可能查出病原菌；常见病原菌为肺炎链球菌、流感嗜血杆菌、卡他莫拉菌、肺炎克雷伯杆菌等。

（六）治疗原则

1.缓解期治疗原则

减轻症状，阻止 COPD 病情发展，缓解或阻止肺功能下降，改善 COPD 患者的活动能力，提高其生活质量，降低病死率。

2.急性加重期治疗原则

控制感染、抗炎、平喘、解痉，纠正呼吸衰竭与右心衰竭。

（七）缓解期药物治疗

1.支气管舒张药

该类药物治疗包括短期按需应用以暂时缓解症状，及长期规则应用以减轻症状。

（1）β$_2$肾上腺素受体激动剂：主要有沙丁胺醇气雾剂，每次 100～200 μg（1～2 喷），定量吸入，疗效持续 4～5 h，每 24 h 不超过 8～12 喷。特布他林气雾剂亦有同样作用。可缓解症状，尚有沙美特罗、福莫特罗等长效 β$_2$肾上腺素受体激动剂，每天仅需吸入 2 次。

（2）抗胆碱能药：是 COPD 常用的药物，主要品种为异丙托溴铵气雾剂，定量吸入，起效较沙丁胺醇慢，持续 6～8 h，每次 40～80 mg，每天 3～4 次。长效抗胆碱药有噻托溴铵选择性作用于 M$_1$、M$_3$受体，每次吸入 18 μg，每天 1 次。

（3）茶碱类：茶碱缓释或控释片，0.2 g，每 12 h 1 次，口服；氨茶碱，0.1 g，每天 3 次，口服。

2.祛痰药

对痰不易咳出者可应用。常用药物有盐酸氨溴索，30 mg，每天 3 次；N-乙酰半胱氨酸 0.2 g，每天3 次；或羧甲司坦 0.5 g，每天 3 次。稀化黏素 0.5 g，每天 3 次。

3.糖皮质激素

对重度和极重度患者（Ⅲ级和Ⅳ级），反复加重的患者，长期吸入糖皮质激素与长效 β$_2$肾上腺素受体激动剂联合制剂，可增加运动耐量、减少急性加重发作频率、提高生活质量，甚至有些患者的肺功能得到改善。

4.长期家庭氧疗

对COPD慢性呼吸衰竭者可提高生活质量和生存率。对血流动力学、运动能力、肺生理和精神状态均会产生有益的影响。长期家庭氧疗指证:①$PaO_2 \leqslant 7.3$ kPa(55 mmHg)或$SaO_2 \leqslant 88\%$,有或没有高碳酸血症;②PaO_2 7.3~8.0 kPa(55~60 mmHg),或$SaO_2 < 89\%$,并有肺动脉高压、心力衰竭水肿或红细胞增多症(血细胞比容> 0.55)。一般用鼻导管吸氧,氧流量为1.0~2.0 L/min,吸氧时间10~15 h/d。目的是使患者在静息状态下,达到$PaO_2 \geqslant 8.0$ kPa(60 mmHg)和/或使SaO_2升至90%。

(八)急性发作期药物治疗

1.支气管舒张药

药物同稳定期。有严重喘息症状者可给予较大剂量雾化吸入治疗,如应用沙丁胺醇500 μg或异丙托溴铵500 μg,或沙丁胺醇1 000 μg加异丙托溴铵250~500 μg,通过小型雾化器给患者吸入治疗以缓解症状。

2.抗生素

应根据患者所在地常见病原菌类型及药物敏感情况积极选用抗生素治疗。如给予β内酰胺类/β内酰胺酶抑制剂;第二代头孢菌素、大环内酯类或喹诺酮类。如果找到确切的病原菌,根据药敏结果选用抗生素。

3.糖皮质激素

对需住院治疗的急性加重期患者可考虑口服泼尼松龙30~40 mg/d,也可静脉给予甲泼尼龙40~80 mg,每天1次。连续5~7 d。

4.祛痰剂

溴己新8~16 mg,每天3次;盐酸氨溴索30 mg,每天3次酌情选用。

5.吸氧

低流量吸氧。

二、护理评估

(一)一般评估

1.生命体征

急性加重期时合并感染患者可有体温升高;呼吸频率常达每分钟30~40次。

2.患者主诉

有无慢性咳嗽、咳痰、气短、喘息和胸闷等症状。

3.相关记录

体温、呼吸、心率、皮肤、饮食、出入量、体质量等记录结果。

(二)身体评估

1.视诊

胸廓前后径增大,肋间隙增宽,剑突下胸骨下角增宽,称为桶状胸。部分患者呼吸变浅,频率增快,严重者可有缩唇呼吸等。

2.触诊

双侧语颤减弱。

3.叩诊

肺部过清音,心浊音界缩小,肺下界和肝浊音界下降。

4.听诊

两肺呼吸音减弱,呼气延长,部分患者可闻及湿啰音和/或干啰音。

(三)心理-社会评估

患者在疾病治疗过程中的心理反应与需求,家庭及社会支持情况,引导患者正确配合疾病的治疗与护理。

(四)辅助检查结果评估

1.肺功能检查

吸入支气管舒张药后 $FEV_1/FVC<70\%$ 及 $FEV_1<80\%$ 预计值者,可确定为不能完全可逆的气流受限。

2.血气分析

对确定发生低氧血症、高碳酸血症、酸碱平衡失调以及判断呼吸衰竭的类型有重要价值。

3.痰培养

痰培养可能查出病原菌。

(五)COPD 常用药效果的评估

1.应用支气管扩张剂的评估要点

(1)用药剂量/天、用药的方法(雾化吸入法、口服、静脉滴注)的评估与记录。

(2)评估急性发作时,是否能正确使用定量吸入器,用药后呼吸困难是否得到缓解。

(3)评估患者是否掌握常用三种雾化吸入器的正确使用方法:定量吸入器、都保干粉吸入器,准纳器。并注意用后漱口。

2.应用抗生素的评估要点

参照其他相关章节。

三、主要护理诊断/问题

(一)气体交换受损

与气道阻塞、通气不足、呼吸肌疲劳、分泌物过多和肺泡呼吸面积减少有关。

(二)清理呼吸道无效

与分泌物增多而黏稠、气道湿度减低和无效咳嗽有关。

(三)焦虑

与健康状况改变、病情危重、经济状况有关。

四、护理措施

(一)休息与活动

中度以上 COPD 急性加重期患者应卧床休息,协助患者采取舒适体位,极重度患者宜采取身体前倾坐位,视病情增加适当的活动,以患者不感到疲劳、不加重病情为宜。

(二)病情观察

观察咳嗽、咳痰及呼吸困难的程度,观察血压、心率,监测动脉血气和水、电解质、酸碱平衡情况。

（三）控制感染

遵医嘱给予抗感染治疗,有效地控制呼吸道感染

（四）合理用氧

采用低流量持续给氧,流量 $1\sim2$ L/min。提倡长期家庭氧疗,每天氧疗时间在 15 h 以上。

（五）用药护理

遵医嘱应用抗生素、支气管舒张药和祛痰药,注意观察疗效及不良反应。

（六）呼吸功能训练

指导患者正确进行缩唇呼吸和腹式呼吸训练。

1.缩唇呼吸

呼气时将口唇缩成吹笛子状,气体经缩窄的口唇缓慢呼出。作用:提高支气管内压,防止呼气时小气道过早陷闭,以利肺泡气体排出。

2.腹式呼吸

患者可取立位、平卧位、半卧位,两手分别放于前胸部和上腹部。用鼻缓慢吸气,膈肌最大程度下降,腹部松弛,腹部凸出,手感到腹部向上抬起;经口呼气,呼气时腹肌收缩,膈肌松弛,膈肌随腹腔内压增加而上抬,推动肺部气体排出,手感到腹部下降。

3.缩唇呼气和腹式呼吸训练

每天训练 $3\sim4$ 次,每次重复 $8\sim10$ 次。

（七）保持呼吸道通畅

(1)痰多黏稠、难以咳出的患者需要多饮水,以达到稀释痰液的目的。

(2)遵医嘱每天进行氧气或超声雾化吸入。

(3)护士或家属协助给予胸部叩击和体位引流。

(4)指导有效咳嗽。尽可能加深吸气,以增加或达到必要的吸气容量;吸气后要有短暂的闭气,以使气体在肺内得到最大的分布,稍后关闭声门,可进一步增强气道中的压力,而后增加胸膜腔内压即增高肺泡内压力,这是使呼气时产生高气流的重要措施;最后声门开放,肺内冲出的高速气流,使分泌物从口中喷出。

(5)必要时给予机械吸痰或纤维支气管镜吸痰。

（八）减轻焦虑

护士与家属共同帮助患者去除焦虑产生的原因;与家属、患者共同制订和实施康复计划;指导患者放松技巧。但要向家属与患者强调镇静安眠药对该病的危害,会抑制呼吸中枢,加重低氧血症和高碳酸血症。需慎用或不用。

（九）健康指导

1.疾病预防指导

戒烟是预防 COPD 的重要措施,避免粉尘和刺激性气体的吸入;避免和呼吸道感染患者接触,在呼吸道传染病流行期间,尽量避免去人群密集的公共场所;指导患者要根据气候变化,及时增减衣物,避免受凉感冒。

制订个体化锻炼计划:增强体质,按患者情况坚持全身有氧运动;坚持进行腹式呼吸及缩唇呼气训练。

2.饮食指导

重视缓解期营养摄入,改善营养状况。应制订高热量、高蛋白、高维生素饮食计划。

3.家庭氧疗的指导

护士应指导患者和家属做到:①了解氧疗的目的、必要性及注意事项;②注意安全,供氧装置周围严禁烟火,防止氧气燃烧爆炸;③氧疗装置定期更换、清洁、消毒。

4.就诊指标

(1)患者咳嗽、咳痰症状加重。

(2)原有的喘息症状加重,或出现呼吸困难伴或不伴皮肤、口唇、甲床发绀。

(3)咳出脓性或黏液脓性痰,伴发热。

(4)突发明显的胸痛,咳嗽时明显加重。

(5)出现下垂部位水肿,如下肢等。

五、护理效果评估

(1)患者自觉症状好转(咳嗽、咳痰、呼吸困难减轻)。

(2)患者体温降至正常,生命体征稳定。

(3)患者能学会缩唇呼吸与腹式呼吸,学会有效咳嗽。

(4)患者能独立操作 3 种常用支气管扩张剂气雾剂的使用方法和注意事项。

(5)患者能掌握家庭氧疗的方法与使用注意事项。

(6)患者情绪稳定。

（马　丽）

参 考 文 献

[1] 李军红.现代内科疾病诊疗与护理实践[M].长春:吉林科学技术出版社,2020.

[2] 李欣吉,郭小庆,宋洁,等.实用内科疾病诊疗常规[M].青岛:中国海洋大学出版社,2020.

[3] 杨佳丽.新编消化内科疾病诊疗精要[M].长春:吉林科学技术出版社,2018.

[4] 冯晓明.临床肾内科疾病诊疗精要[M].南昌:江西科学技术出版社,2020.

[5] 王军燕.新编临床内科疾病诊疗学[M].天津:天津科学技术出版社,2020.

[6] 徐玮,张磊,孙丽君,等.现代内科疾病诊疗精要[M].青岛:中国海洋大学出版社,2021.

[7] 孔令建.消化内科疾病诊疗理论与实践[M].北京:中国纺织出版社,2018.

[8] 陈云.现代临床内科疾病诊疗学[M].长沙:湖南科学技术出版社,2020.

[9] 岳亮,于群.实用临床内科疾病诊疗学[M].长春:吉林科学技术出版社,2019.

[10] 方千峰.常见内科疾病临床诊治与进展[M].北京:中国纺织出版社,2020.

[11] 王书伟,姜强,胡延旭.内科疾病诊疗[M].天津:天津科学技术出版社,2018.

[12] 明晓.临床呼吸内科疾病诊疗[M].沈阳:沈阳出版社,2020.

[13] 王庆秀.内科临床诊疗及护理技术[M].天津:天津科学技术出版社,2020.

[14] 袁良东.内科疾病诊疗学[M].天津:天津科学技术出版社,2018.

[15] 牟肖莉.临床内科疾病诊疗[M].天津:天津科学技术出版社,2019.

[16] 苗传燕.临床内科疾病诊疗与护理[M].沈阳:沈阳出版社,2020.

[17] 张绪伟.临床内科疾病诊疗[M].西安:西安交通大学出版社,2018.

[18] 赵靓.内科疾病诊疗学[M].长春:吉林科学技术出版社,2018.

[19] 姜靖.实用内科疾病诊疗[M].长沙:中南大学出版社,2018.

[20] 于飞.实用消化内科疾病诊疗新进展[M].天津:天津科技翻译出版公司,2018.

[21] 刘琳.内科疾病诊疗指南[M].长春:吉林科学技术出版社,2018.

[22] 周光耀.实用内科疾病诊疗技术[M].天津:天津科学技术出版社,2020.

[23] 沈斌,吕玲梅,刘琴.内科疾病诊疗与新进展[M].南昌:江西科学技术出版社,2018.

[24] 苑志勇.临床内科常见疾病诊疗与护理[M].北京:世界图书出版公司.2020.

[25] 庚建英.内科疾病诊疗新进展[M].济南:山东大学出版社,2018.

[26] 董桂茜.现在内科疾病诊疗学[M].天津:天津科学技术出版社,2018.

[27] 慕春舟.实用呼吸内科疾病诊疗[M].长春:吉林大学出版社,2018.

［28］郭学峰.精编中医内科疾病诊疗［M］.哈尔滨:黑龙江科学技术出版社,2020.

［29］张风香.现代内科疾病诊疗学［M］.昆明:云南科技出版社,2018.

［30］林晔.现代消化内科疾病诊疗学［M］.昆明:云南科技出版社,2020.

［31］安松涛.内科疾病诊疗与临床实践［M］.西安:西安交通大学出版社,2018.

［32］王海洋.现代内科疾病诊疗学［M］.天津:天津科学技术出版社,2018.

［33］樊书领.神经内科疾病诊疗与康复［M］.开封:河南大学出版社,2021.

［34］刘志强.现代内科疾病诊疗技术［M］.昆明:云南科技出版社,2018.

［35］付玉娜.内科系统疾病的诊疗与护理［M］.天津:天津科学技术出版社,2020.

［36］吴木强.呼吸内科抗生素的合理临床应用［J］.世界最新医学信息文摘,2021,21(34): 249-250.

［37］牛思明.神经内科复视患者的临床诊疗对策探讨［J］.中外医疗,2018,37(1):62-64.

［38］卢红华.老年甲状腺功能亢进的诊疗现状及研究进展［J］.世界最新医学信息文摘,2019,19 (58):36-37.

［39］吴杰文.兰索拉唑治疗消化内科疾病的效果分析［J］.中国农村卫生,2021,13(15):40-41.

［40］邵莎莎.消化内科急性腹痛患者临床诊疗分析［J］.世界最新医学信息文摘,2021,21(56): 206-207.